U0237221

宗中汇西临证实录

主　　编　史载祥　黄柳华

副 主 编　柳　翼　贾海忠

常务编委　杜金行　李春岩　李　格　谷万里　张雪芹　陈　辉
　　　　　贺　琳　徐　敏　崔　立　顾　焕　李　进　朱婷婷

编　　委　王　燕　王铁民　史　峻　刘　妙　肖　响　张海啸
　　　　　张义军　邵明晶　廖江铨

编写人员　马永存　王　昀　厉彦民　石皓月　朴德哲　孙　宁
　　　　　张　新　陈　英　赵　璐　杨　蓉　侯建媛　秦春艳
　　　　　徐子寒　郭力恒　韩学定　董月奎　潘光明

校　　对　李　进　张义军　刘　妙

人民卫生出版社
·北京·

图书在版编目（CIP）数据

宗中汇西临证实录 / 史载祥，黄柳华主编 . —北京：人民卫生
出版社，2021.6

ISBN 978-7-117-31770-2

Ⅰ.①宗⋯　Ⅱ.①史⋯ ②黄⋯　Ⅲ.①中医临床 - 经验 -
中国 - 现代　Ⅳ.①R249.7

中国版本图书馆 CIP 数据核字（2021）第 120616 号

人卫智网	www.ipmph.com	医学教育、学术、考试、健康，购书智慧智能综合服务平台
人卫官网	www.pmph.com	人卫官方资讯发布平台

宗中汇西临证实录
Zongzhong Huixi Linzheng Shilu

主　　编：史载祥　黄柳华
出版发行：人民卫生出版社（中继线 010-59780011）
地　　址：北京市朝阳区潘家园南里 19 号
邮　　编：100021
E - mail：pmph @ pmph.com
购书热线：010-59787592　010-59787584　010-65264830
印　　刷：保定市中画美凯印刷有限公司
经　　销：新华书店
开　　本：710×1000　1/16　印张：26　插页：6
字　　数：453 千字
版　　次：2021 年 6 月第 1 版
印　　次：2021 年 8 月第 1 次印刷
标准书号：ISBN 978-7-117-31770-2
定　　价：98.00 元

打击盗版举报电话：010-59787491　E-mail：WQ @ pmph.com
质量问题联系电话：010-59787234　E-mail：zhiliang @ pmph.com

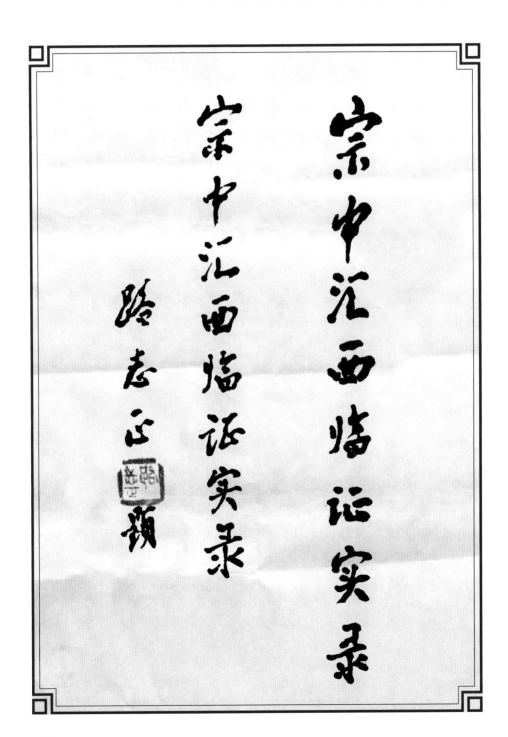

宗中汇西临证实录

路志正题

弘扬传统
融汇新知 祝贺

戴祥柳华教授新著问世

陈可冀 谨题

二〇二一年
春三月北京

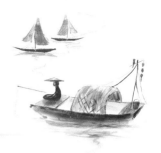

主编简介

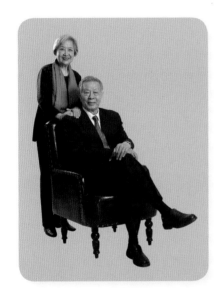

史载祥 1942年生，山东省滕州市人，从医62载。1959年考入南京中医学院（现南京中医药大学，学制6年）学习中医。毕业后分配至南通市中医院，师从朱良春以及陈继明等著名医家。1978年考入北京中医学院（现北京中医药大学），攻读中西医结合内科临床研究生，师从廖家桢。1981年调配至中日友好医院工作至今。曾任中日友好医院中医大内科主任、学术委员会副主任，中国中西医结合学会常务委员、活血化瘀专业委员会主任委员，北京中西医结合学会副会长，世界中医药学会联合会心血管病专业委员会副会长。2017年被评为首都国医名师。

主要著作有《现代中医心血管病学》《实用血瘀证学》《活血化瘀方药临床使用指南》等。

黄柳华 1941年生，江苏省常州市人。1959年考入南京中医学院，与史载祥为同班同学，毕业后结为秦晋之好。先分配至桂林市中医医院，1971年调配至南通市工作，师从朱良春、陈继明等著名医家。1985年调配至中日友好医院工作。曾任中日友好医院老年科主任，北京中医药大学教授。曾担任领队赴瑞士、日本等国的中国医疗中心（TCM）开展医疗、传承中医工作。

主要著作有《高血压及相关疾病中西医结合诊治》《寿康指路》等。

郑　序

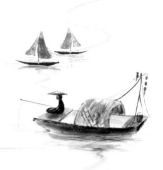

　　史载祥、黄柳华贤伉俪主编的《宗中汇西临证实录》(以下简称《临证实录》)杀青，大史兄邀我作序，令我诚惶诚恐。大史兄与我是中医研究院第一届中西医结合研究生班的同学，在班里他的个儿高、年岁长、资历老，故学弟们多尊称他为"大史兄"。1965年，他们贤伉俪毕业于南京中医学院，我才考入江西中医学院，故对我来说，大史兄是亦师亦友。为师友之书作序，虽觉惶恐但备感荣幸，故唯有认真学习《临证实录》，与读者分享我的学习心得。

　　书名《临证实录》前有"宗中汇西"四字，昭示了大史兄的学术渊源。大史兄毕业实习之年(1964年)，即跟随南通市中医院朱良春先生上临床，毕业后又分配到南通市中医院，亲炙于朱师14年。朱师曾师事近代名医章次公。章次公"发皇古义，融会新知"的名言经朱师发挥为"辨证与辨病相结合"。朱良春先生偏居东南一隅，影响却遍及全国。在现代中医高等教育施行统编教材之后，还能形成"章朱学派"、出现"朱良春现象"，全得益于其强大的学术魅力。该学派最显著的学术特色是"宗中汇西、病证结合"。大史兄深得朱良春大师的真传，他在自序中阐释了这一特色："宗"中医之根本，"汇"西医之所长。"诊"则力求中、西医诊断、辨证明确；"治"则理、法、方、药均备，本诸中医思维。

　　践行"宗中汇西"，说易行难。大史兄有着6年的中医本科训练，又师承名家，可谓"宗中"基础雄厚。1978年他负笈北上，攻读研究生，师从中西医结合大家、首都国医名师廖家桢教授。1981年研究生毕业后供职于中日友好医院，曾于1983年东渡日本，留学于日本千叶大学医学部心内科，导师是日本循环器学会会长稻垣义明先生，故其"汇西"也能得心应手，尤擅长于诊治心脑血管疾病、慢性肾脏病等大内科疾病，成为中日友好医院的中西医结合心内科首席专家、全国中西医结合心血管病中心副主任、首都国医名师。在他从事临床的 56 年生涯中，活人万千，积累了极为丰富的诊疗经验，对"宗中汇西"有许多独特的心得体会。这些经验、心得，今皆收入其《临证实录》一书。

《临证实录》书分三篇：《医论新悟》《方药心得》《临证录验》。其中《医论新悟》篇属于"宗中汇西"理论探讨；《方药心得》篇是从病证结合角度的用药、处方独家心得；《临证录验》篇则主要以西医病名为纲，类集数十年间的"宗中汇西"效验医案。该书的妙论、新见，精彩验案甚多，美不胜收，令我耳目一新！

《医论新悟》篇重点阐释"宗中汇西"与瘀血理论。大史兄根据当代医学的新发展，将其师祖章次公的"双重诊断，一重治疗"，扩展为"多重诊断，综合治疗"，可谓与时俱进。中医活血祛瘀疗法源远流长，在清代与近现代的运用更加广泛。古代瘀血有干血、死血、恶血、衃血、蓄血、败血、毒血、血积、污血、离经之血等种种名目，如何以简驭繁，抓住瘀血理论的关键？大史兄从瘀血基本病理过程入手，归纳出"瘀滞内结""血液离经""血液污秽"三大类型，并从西医学角度（如血液流变学、血流动力学等）解析各种致瘀机理。例如"污秽之血"的致污之因有外源性（生物、理化等因素）、内源性（自身代谢产物堆积、变态反应等）及复合性三类，此可解释许多现代疾病出现污秽之血的原因。抓住了血瘀证的关键病机，就能拓展血瘀证的范围，可谓提纲挈领！但大史兄的瘀血理论研究并未就此停步，他又从舌诊、脉诊、腹诊不同角度，提出一系列血瘀证的统一诊断标准，并进行了血瘀证体征的量化研究、气体信号分子研究、经方研究等。与传统的瘀血理论相比，他的瘀血理论探讨已融合中西理论，体系严谨，独具一格。更可贵的是，他在深入阐释瘀血理论的基础上，结合其用活血化瘀法治疗冠心病的经验，指出心血管多种疾病已进入再灌注治疗时代，单一的活血化瘀有必要突破瓶颈、向综合化瘀方向拓展。例如"化瘀首重气血，言气必重升降""祛瘀生新"，以中药诱导，启动心肌内源性调控保护等，都是拓展活血化瘀法的新尝试。有鉴于此，大史兄溯本求源、以经方为平台，温故知新，再创新方。

《方药心得》篇分"药物古义和新知""方剂今释与发微"两章，前者论药 20 种，后者论方 16 首，皆为基于临床验证的用药处方新经验，既实用有效又能启迪用药思路。朱良春先生曾说过："中医之生命在于学术，学术之根源本于临床，临床水平之检测在于疗效。"大史兄始终牢记朱师的言传身教，善于在中医经典思维指导下，采用现代技术方法开发利用中药，借以提高中医临床疗效。

"药物古义和新知"一章的"大蒜'通五脏、达诸窍'治疗心脑血管病"一节讲述了发掘大蒜应用范围与探究其作用机理的过程。在抢救一位重症肺炎合并下肢持续剧痛、诸药无效的老年患者时，大史兄辨其证属寒凝"脉痹"，遂采用能"通五脏，达诸窍，去寒湿，辟邪恶""破恶血，攻冷积"的大蒜，制成大蒜提取物注射剂获效。进一步的研究表明，大蒜素有扩血管作用，于是又将其应用于治疗心、脑血管疾病，并深入研究其疗效机理。经过一系列临床验证与相关实验研究，最终证明大蒜素对心脑血管疾病、外周血管疾病均具有很好的治疗作用，能够解除冠脉痉挛，扩张冠状动脉，改善心肌供血，其作用与硝酸甘油相近。大史兄及其团队完成的该课题在 2005 年获得中国中西医结合学会科学技术奖二等奖。此外，本篇介绍的雷公藤、仙鹤草、鸦胆子、金荞麦、穿山龙、海蜇等药物的运用与研究也都各有新见。

"方剂今释与发微"一章列举了 16 首临床卓效验方的临床运用与研究过程。让我最感震撼的是"黄白止血凝胶"一方，这是大史兄冒着生命危险亲身验证的一个药方。20 世纪 70 年代，大史兄因诊务繁忙过劳，胃部突然大出血（十二指肠球后动脉破裂出血），立即住院接受常规对症治疗，却无法在 24 小时内止住血。医院下病危通知，准备施行开腹手术，并征求患者意见。因过度失血、已处于朦胧状态的大史兄，想到自己学中医出身，应该用中药自我拯救，于是拒绝手术，口述一方，按方服药，当夜血止，连服 3 日，出血完全控制。此方仅 4 味药，制成胶冻状，故名"黄白止血凝胶"。后来大史兄在临床上又用该方治疗许多上消化道出血，每获卓效，证明此方确有迅速止血之功。大史兄不愧是中医临床大家，能在自己命悬一线之际采用中药自救，真个是有胆有识、有坚实的中医临床用药功底与对中医药满满的自信！

大史兄好学善思，能潜心系统全面深研中西医两套理论，再通过交互思考，令其互相渗透。然后通过临床病证结合，让中西医在"一个脑袋"里交融升华，或互相碰撞，擦出思想火花，形成众多创新点子。许多创新方剂就是这样产生的。他自拟的"升陷祛瘀汤""晕可平""愈消方""芪乌散"等方，都是在长期临床实践中，精思妙想、糅合、化裁古方形成的。这些有效新方立足中医思维，却能解决某些西医尚无有效治法的病患，令人称羡叫绝！

大史兄熟读仲景医书，对经方运用游刃有余。但他却如其师朱良春先生一样，毫无门户之见。其用药既不因炫耀"胆识"而剑走偏锋，亦不效仿"果子医"的清淡用药，唯追求药物的安全、有效。例如他为了治疗临床常见、但病程缠绵难愈的慢性腹泻，经反复查阅古医籍，几度沉思熟考，认定此病之本为沉寒痼冷、耗损脾阳。然后以辛热的巴豆逐寒消积，再用温热的硫黄补命门之火，合而为"巴硫散"。经临床实践，证明巴硫散确对痉挛性结肠炎及黏液性结肠炎疗效较好，对慢性细菌性痢疾、阿米巴痢疾以及非特异性溃疡性结肠炎也有一定疗效。但巴豆有毒，必须去油取霜。最初按传统方法制取巴豆霜时，大史兄均亲自操作，并按规定用量先行自服体验，然后才用于临床（后改用更为安全稳妥的现代新法制取）。由此可见大史兄敬业精神之一斑。

《临证录验》篇类集的医案以大内科疾病为主，这与大史兄长期担任中日友好医院大内科主任医师有关。但身处现代化的大型综合医院，他接诊的疑难病症又不限于大内科，还兼及肿瘤、外科、妇科及其他疾病。此外，该书《方药心得》篇也列举了若干病案。我从该书的诸多医案中，感受到大史兄不仅秉承了"章朱学派"的"英雄肝胆""神仙手眼"，还继承了该派祖师的"儿女性情""菩萨心肠"。这表现在他面对各种疑难病症，总是一切从体恤病患出发，竭尽全力去解除患者的痛苦。例如有一9岁男娃，患诊断不明的间断发热（每发热可高达39℃）1年多，西医未能明确诊断，各种治疗均难根除，致患儿因病退学。大史兄从中医思维出发，精心辨证施治，投以新定柴胡达原饮，3剂热退。患儿复学后专程来京致谢，说："爷爷，你改变了我的人生！"闻之令人动容。

该书中的类似疑难病案还有很多，我虽难以从学术角度逐一加以评述，但我要为这些案例中体现出作者的大医精神、菩萨心肠点赞！我曾罹患过心房颤动、高血压等多种疾病，皆仰仗大史兄妙手回春，深知他医术高超、医德高尚，堪称德技双馨。故我在学习大史兄贤伉俪主编的《临证实录》时，如同追随作者，回眸他们56年来宗中汇西，在中医临床治疗与研究的诸多骄人业绩。今借此作序机会，略谈自己的学习心得，与读者分享。

中国中医科学院中国医史文献研究所原所长
中国中医科学院科学技术委员会委员
郑金生
2021年4月2日

唐　序

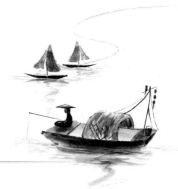

　　史君载祥，余南中医之同窗挚友也。挚友者理念多相通，心声常共鸣之谓。若序岁次，余虚长史君一载。虽不同届，却友谊深厚，因热心公益，共事于学生会，常出版壁报，办校书画展览，夜以继日，乐此不疲。志向、热情、爱好共同，彼此赏识，结下深缘。毕业离校后仍长期互通音讯。余一度遗憾，史君未能同留母校附院工作。但彼分配至南通，深得该市中医院朱良春老院长青睐，史君悟性过人，又刻苦钻研，未几终北上京师，攻读研究生，一展鸿鹄之志。昔时路过金陵，曾邀留盘桓数日，得以促膝长谈，切磋人生事业，可谓同床共梦，依依不舍，临别之际，真有"杨柳岸、晓风残月，执手相看泪眼，竟无语凝噎……"之情。转眼半个多世纪飞逝，昔年十七八，风华正茂，如今八零后，发白齿落，可叹余虽称学长，而蹉跎岁月、混迹应酬、疏于笔耕，于业务实无可称道者。虽与史兄别多聚少，却常闻其才智学识倍增，桃李满天下。今于中日友好医院任首席中医专家，国内中西医结合界著名学者，其医疗、教育、科研硕果累累，令人仰慕！

　　辛丑年岁首，史君微信联系，谓其夫妇将有新作问世，并诚邀余为之作序，接获此讯，深为雀跃，不假思索，竟慨然应诺。然说来惭愧，余之心态竟非八零后之沉稳者，时过一日，心中阵起忐忑，数日不能安寐，检视案头存有两部大作，向为余所珍视而不时学习应用者，乃史兄本世纪以来，亲署所赠。一曰《现代中医心血管病学》（2006年12月，人民卫生出版社第1版），二曰《实用血瘀证学》（2013年10月第2版，亦由人民卫生出版社出版）。二书皆为百万字以上巨著，业内重量级、教科书式范本也，前者由史君领衔主编，而为之作序者，陈可冀院士也。彷徨中不数日，史君新作《宗中汇西临证实录》，电文稿已由微信发至，附言"因出版方催急，序文希于四月初完稿为感！"短短数

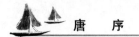
语，有如"金牌"之迫，"君子一言，驷马难追"，此时若再以"力不胜任"悔约，岂不有负于史兄耶！重任难卸，汗颜之下，即陋文也得呈献于"公婆"哉。

展卷拜读，果然又一宏著。全书结构严整，三篇 17 章，篇篇皆作者心血炼成，新悟立论精当，方药发微巧思，病案鲜活真实，余虽不敏，毕竟有先睹之快，晨昏相继，连续两周，门诊之外，不敢稍有懈息。本着窥一斑而知全豹，勉为后学导读数语以为疏引。

一、上篇　医论新悟

核心内容为作者追溯其学术源流。作为原卫生部仅有的两名中医高级顾问，章次公先生是其中之一，早年即主张"发皇古义，融会新知"；而其高足南通朱良春先生，1962 年又率先提出"辨证与辨病相结合"的治学思想，及至史载祥学兄，有幸"朱门立雪"，跟师 14 年，亲面教诲，参与"肺脓肿专科病房"攻坚实践，亲睹金荞麦治疗急性肺脓肿之卓效，学习总结以虫类药治疗类风湿关节炎、肝硬化等疑难杂症，也取得良好效果，并多次获得部、省级科技奖励。史兄从朱老的中医创新实践受到极大鼓舞，首先提出"朱良春现象"之思考，奠定了秉承"章朱学派"之主旨，坚定地走"宗中汇西"、中西医结合之路，以其学术成就，无愧于成为当今"章朱学派"第三代杰出代表人物。笔者理解，"古义"与"新知"的融合，"辨证"与"辨病"的结合，"宗中汇西"等其实都在中西医结合的涵盖之中。走中西医结合之路，笔者十分赞同。"章朱学派"大师们作为中医提出这样的口号，其智慧在相当长的一段时期内是被质疑的，他们的探索是艰难的，甚至是需要有点勇气的。

2014 年拙著《唐蜀华衷中参西临证求是录》梓行，书中有关"中西医结合"若干问题的思考（曾发表于《中国中西医结合杂志》），如现代中医与双重诊断、关于中医后继人才的"西化"倾向还是"中西医结合"倾向辨，以及"铁杆中医"论解析等等，许多热点、论点与学兄可以说是大道不谋而合。本文谨就"中西医结合"的人才论作一点补充：拙见"衷中参西"与"宗中汇西"论其本质似大同小异，应该说一大批现代中医们，实际上都是"中西医结合"这条路上的践行者，然另外还有一大批"衷西参中""宗西汇中"学者（中国及国外都有不少热衷于学习中医的"西学中"们），难道把他们认作是"中西医结合"事业的门外汉吗？肯定不能，他们应该是我们的战友，是另一支促进"中西医结合"事业的生力军，也是我们的同盟军，只是由于知识结构、从事专业的不同，学习中医起步有早晚，认识有深浅，角度及感受不同，语言表达可能存在一些差异，但我们都有构建"中西医结合"这座大桥的目标与热情，可以允许彼此从"中医"与"西医"两岸的不同"桥墩"出发，为"结合"大桥的完美竣工相向作出贡献，故许多看似不同的学术主张和意见也值得彼此平等交流和倾听。

二、中篇　方药心得

史教授躬耕临床 50 余年，学验俱丰，本篇只介绍了廿种中药的"古义"与"新知"，仅见其一斑而已，因前人凡不同年代，不同学派发"古义"有歧见，阐"新知"抑或有别，诚不足为怪，大可于实践中互补或求证。以"活血化瘀"为例，其概念循之"古义"，多源于前人治疗"疔疮痈肿，跌打损伤，中风痹痛"等获效之实，唯探之以理，则委之"色赤入血""味辛可行""角刺、藤络以络通络""虫类入药可钻透搜剔"，未免流于玄想之虚，感性认识之限。古义需要新知，基础在于实践。史教授精研于血瘀证学，尤深耕于心脑血管病、顽痹、癥积等疾病。作者基于师辈经验，整理传统理论，甚多发扬创新。如对中医理论中"气"的本质，"气"与血瘀证的关系等，即有创新性的阐发，研制了升陷祛瘀汤等在临床广泛应用。本篇所列廿味中药，涉及"活血化瘀"功效者即达14 味（占 70%）之多，其心得之亮点，自应格外关注。作者通过本人的实践与研究，综合现代对有关药物物质基础的深入了解，不但对传统属于"活血化瘀"类的中药（如丹参、三棱、莪术等）有了更多新知，对传统非活血化瘀类的药物（如大蒜、穿山龙、白蒺藜、雷公藤、仙鹤草、金荞麦等）都展示了作者独具的新知，对后学者甚有裨益。当然，作为现代中医的专科医生还需要结合更多样本的间接经验（按循证医学要求得出的成果）与有关的药学实验研究资料，有必要了解"扩张血管、改善心脑缺血""再灌注损伤""抗血小板聚集，促纤溶""抗凝、抗黏""改善血流动力学、血液流变学及微循环状态"等等微观机理，也是"活血化瘀"法现代的新知。时代的进步，关于"血瘀"及"活血化瘀"的内涵也在不断发展充实，大师们的"新知"可作为"索引"，后学者还必须通过反复实践方能成为自己的真知。

　　史教授本篇还介绍了方剂应用心得 16 篇，其中包括经方发挥与自拟方之脉络等。研读可知，作者经方功底之深厚，自拟方亦每寓巧思，"今释"与"发微"均有新意。限于篇幅，兹举两自拟方以析之：

　　一如"黄白止血凝胶"之方，为治疗上消化道出血所设，视其药物亦为常用之品，但其组方法度严谨，药少而精。笔者会意，"血证多由于火"，举生大黄以"治火"为君，功能凉血止血，且兼泻瘀止血，因离经之血可以留而成瘀。再辅之以参三七，推陈致新、化瘀止血，又兼具补气生血之功。另白及性涩，收敛止血，兼具护膜生肌。三者配伍皆研成极细粉和之，作者终以阿胶（烊化）及新米煮粥，取其油状米汤与上末调成糊状凝胶（后由胃镜下找到出血处局部喷洒，是为延伸改良法，更佳），此物内服既可以"护膜"，又可减少禁食后胃肠之空腹蠕动，其巧思灼见，岂能不效！尤可贵者，史教授本人昔年曾患溃疡病大出血，已用过中西医多种保守治疗少效。时有其兄长，作为亲属，又系外科主任，拟为急诊手术，因血红蛋白及血压速降，濒至休克阶段，谁也不敢拖延，而史兄本人坚持要求再观察一天，即加用自拟之"黄白止血凝胶"，自上午用药起，居然当夜血止，连服 3 天出血控制。后制成新剂，又屡试多人（包括 SARS 期间，用大剂量泼尼松治疗而引发上消化道出血者）多有卓效。此例充分显示，史教授不仅医术高超，还为体验药效，关键之时，直"以身试之"，"以命搏之"，其精神令人感佩！

　　再如其"巴硫散"之方，笔者似隐见古方"三物备急丸""半硫丸"之义。后者皆为治寒实冷积"便秘"之用，一般医者，皆因其药性猛烈，易见不良反应、毒副作用而视若畏途。今史教授更取其"通因通用"，以"巴硫散"治沉寒凝滞之"腹泻"，处方组成：制巴豆霜 0.62g，生硫黄 1.24g，以上为一日量，装入空心胶囊，分 2 次饭后服。史教授用此剂治寒实腹泻，详尽作了文献考证，通过实践，认为"疗效可靠且巩固"，20 世纪 70 年代末（40 多年前）已于《中医杂志》有专文发表。据称本方"对痉挛性结肠炎及黏液性结肠炎疗效较好，对慢性细菌性痢疾、阿米巴痢疾以及非特异性溃疡性结肠炎也有一定疗效，对肠结核及慢性血吸虫病患者无效"。史教授胆识过人之处又落于其心细，笔者领会其主要经验有：①辨证要准（沉寒凝滞证）；②用量用法须慎；③药物炮制宜亲审。史君介绍最初巴豆霜去油炮制，均为亲自操作，并按规定量自服，最后得出可靠结论：①巴豆霜 0.62g/d 服后除肠鸣、轻度便溏外，安全并无严重反应；

②改用乙醚回流脱脂法，巴豆油等的含量更为稳定。敢试、敢担风险，如此的经验"发微"是十分宝贵的！但笔者仅有一点要与史君商榷，主要是关于硫黄的炮制问题。作者根据张锡纯"亲自尝验后"之主张，强调生用。在药物炮制项内又特加说明："生硫黄去净杂质，研极细末即可。"笔者查新世纪（第二版）全国高等中医药院校规划教材《中药学》（509~510页），其明载硫黄内服应"炮制后入丸、散服"。书中引用（《中国中药杂志》，1997，6：344）有关文章清楚指出，生品比经豆腐炮制者砷的含量大8~15倍，证明炮制有减毒作用，"应用未经纯化或未经炮制的石硫黄，还可引起砷中毒"。笔者认为，天然矿物即经肉眼人工"去净杂质"也是不可靠的，即使去净砷，硫黄在肠道中形成的硫化氢也是一种剧烈的神经毒，慢性病如必须较长时间服用，建议应予限制疗程，并加强对心、肝、肾等功能的监测，如有阳性发现，则需及时妥善处理，若按新药开发，则以上意见，请予考虑。

写到此处，令笔者又不由自主地感叹：四十多年前的中国，正是多少青年热血沸腾，但又不知所措的时候。史君也是血气方刚，却投身医学，敢想敢干，敢闯敢试，这种"龙马精神"，令人仰止。

三、下篇　临证录验

史教授夫妇植根临床，有心将多年来积成之病案心得择要传承。本篇为全书之主体，洋洋大观，集病案数百例，广及内、外、妇、其他计11章，仅内科即覆盖心脏和血管疾病、呼吸系统疾病及危重症、消化系统疾病、神经精神系统疾病、肾脏疾病、糖尿病、风湿免疫疾病乃至肿瘤等诸多病种，几乎无所不包。从中可见作者全科中医之功力，对当今读书多而临床相对薄弱，却早已冠以中医专科之"硕士""博士"者，当有所自省乎？其部分疑难重杂症之治亦颇具特色，即对多年从事专科病治疗之资深中医，包括笔者，亦从中发现多处闪光可法者，令人自愧弗如。

就整体而言，病案最可贵之处在于其实，价值之底线也在于其真实可信。比诸余所熟知之近代诸家名医"医案精华"，如患者人物之可考、病史资料之可信，其诊断依据、疗效标准等观念已有划时代之进步！然欲求其瑕，以放大镜照视，姑容妄言之：如见少数门诊病案，显示中医理、法、方、药不相完全扣接,辨证与立法也有可商榷之处。

　　总之,全书"含金量"之重,创新点之多,读后自明,虽有不足,毕竟瑕不掩瑜,就笔者而言受益匪浅。宏著之刊行迫于时日,余阅电文稿一目十行,多处或疏漏或消化不良;更限于水平,专科多有不及,难免以偏概全,精华误作寻常,瑕者恐有隐曲,虽坦陈肺腑之言,未必一一中肯。承作者信任,聊以塞责。曲终敢竭鄙诚,恭疏短引,四言一章,以呈大家:

　　　　　　根植临床,厚积薄发。
　　　　　　辛勤耕耘,功成大家。
　　　　　　临证实录,春泥护花。
　　　　　　中西汇通,誉载华夏。

江苏省中医院原院长

唐蜀华　识于金陵

辛丑岁清明前

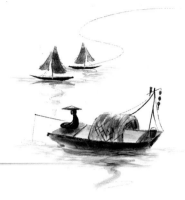

自　序

　　光阴荏苒，日月如梭，我与柳华已近耄耋之年，即将进入"八零后"行列。弹指之间，从 20 世纪（1959 年）同时考入南京中医学院（现南京中医药大学），同窗 6 载，走上临床，已分别是 62 年和 56 年前。斗转星移，工作数度变动，我们从最基层村、乡卫生所、地、市医院到卫生部（现国家卫生健康委员会）直属现代化大型综合医院，始终扎根临床，风雨同舟，辛勤耕耘。临证得失随时录记，寸积铢累，也渐成册。约十年前贤契贾海忠、李格等人，将此打印整理名为《临证实录》就已完稿，但自感汗颜，未同意发表。然嗣后却发现其电子版稿已在学生中流传，似有助传承。无言的激励促使我们于 8 年前为带徒教学及学术交流，遂开"华祥医塾"博客（取黄柳华、史载祥名各一字，也喻"中华吉祥"）陆续发布临证医案及所想、所悟。边整理、边修改，至今已 700 多篇，不忘初衷"愿化春泥育新苗，发挥余热自奋蹄"，师生共同浇灌，开出一片园地，也又有新的积累。

　　有鉴于此，在既往原稿基础上选择"华祥医塾"部分内容，几易其稿，合编为《宗中汇西临证实录》，聊作我们从医 56 年来医学生涯的回眸与自省。秉承"章朱学派"之"发皇古义，融会新知""辨证与辨病相结合"之旨。"宗"中医之根本，"汇"西医之所长，力求中、西医诊断、辨证明确，理、法、方、药均备。并对旧作予修订，补充近十年来新著，分为医论新悟、方药心得、临证录验三个部分，希冀为中医学术发展，"传承精华、守正创新"尽绵薄之力。不当之处，乞多指正。

　　承蒙百岁国医大师路志正前辈赐题书签，中国科学院院士陈可冀国医大师为本书题词。著名中药学者郑金生教授、中西医结合学者唐蜀华教授在百忙之中对本书有关文献引用及临床录验部分不吝指正并赐序，谨致衷心感谢。整理过程中传承弟子（按时序）贾海忠、李格、杜金行、李春岩、柳翼、贺琳、谷万里、张海啸、李进、顾焕，北京市中医管理局委托中国中医科学院培养的第二届西学中学员徐敏、张雪芹、崔立、陈辉，以及刘妙、朱婷婷、张义军、廖江铨、肖响、王燕、邵明晶等同学做了大量工作，一并致谢。

史载祥

2021 年 3 月 8 日

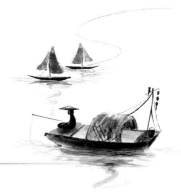

前　言

　　恩师朱良春大师，生前强调"中医之生命在于学术，学术之根源本于临床，临床水平之检测在于疗效。所以临床疗效是迄今为止一切医学的核心问题，也是中医学强大生命力之所在"。临床疗效是中医安身立命之本，是中医学术的核心竞争力。尤其是面对当前西医尚无法解决的，或不良反应显著的，或必须有创治疗的，或患者难以接受且遗留问题显著的重大、疑难疾病时，才能彰显中医简、便、验、廉的特色优势。这也是我从医56年来的探索及夙愿。

　　而"辨证与辨病相结合"是目前最行之有效，也被最广泛认可的临床路径及方法。秉承先贤章次公"发皇古义，融会新知"和张锡纯"衷中参西"的精神，努力宗古义而汇今，精思虑而立新。

　　在生命科学日新月异、疾病谱重大改变的当下，临床医学研究言必"循证"，转化医学也强调以实证为前提，为此中医临床研究也不可能例外。所以临床"证据"以及其进一步科学内涵的阐明，是整理和提高的前提。早年曾师从的我国中西医结合大家、首都国医名师廖家桢教授，以及日本千叶大学稻垣义明先生，也做出了表率，为"宗中汇西"指明方向。尤其近37年来，有幸供职于现代化大型综合医院（中日友好医院），作为国家中西医结合基地，疑难重症集中、客观理化检测及影像学手段一应俱全。所以本书除早年病例外，案例多选择中西医诊断、辨证明确，检测数据、治疗经过转归相对齐全者，并努力做到"图文并茂"。重视"证据"但绝不"唯指标"，采取"拿来主义"，取长补短，即可"佐证"，也是"望、闻、问、切"的感官延伸。

　　我认为改变观念，等同或胜于技术进步，正如巴里·马歇尔（幽门螺杆菌发现者）所言："取得进步的速度与理念改变相匹配。"

　　本书上篇医论新悟，从病证结合角度分析辨病与辨证的思路方法，以及从数十年来所从事的血瘀证及血管病研究入手加以演示及剖析。此中又以临证的关键着眼点如舌诊、脉诊及立法进一步说明。中篇方药心得，再从病证结合角度出发，对具体用药经验及方剂进行阐释及立新，对经临床验证的予以选择性介绍。下篇临证录验，按心脏和血管疾病、呼吸系统疾病及危重症、消化系统疾病、神经精神系统疾病、肾脏疾病、糖尿病、风湿免疫疾病等加以分篇叙述，以更贴近临床，联系实际。

　　但临证案例汇集于不同时期及地域，并着重"实录"，有的是毒性、虫类药物的应用以及药物剂量的突破，然必"谨守病机，各司其属，有者求之，无者求之"，以承恩师"儿女性情，英雄肝胆，神仙手眼，菩萨心肠"之旨。

　　本书适合中医及中西医结合专业的临床医师，中医药院校本科、研究生、西学中班学员，以及其他中医药科研人员、自学爱好者参考学习。

　　此外，本书虽几易其稿，但因临床跨度时间较长，参加整理编写的弟子、学生有多人，难免疏漏，不足之处敬请指正。

史载祥

2021 年 3 月于北京

目　录

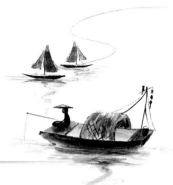

上篇　医论新悟

中篇 方药心得

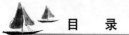

下篇 临证录验

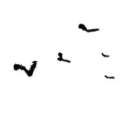
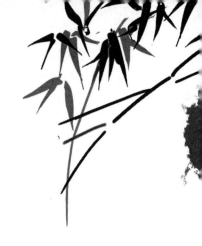

上篇
医论新悟

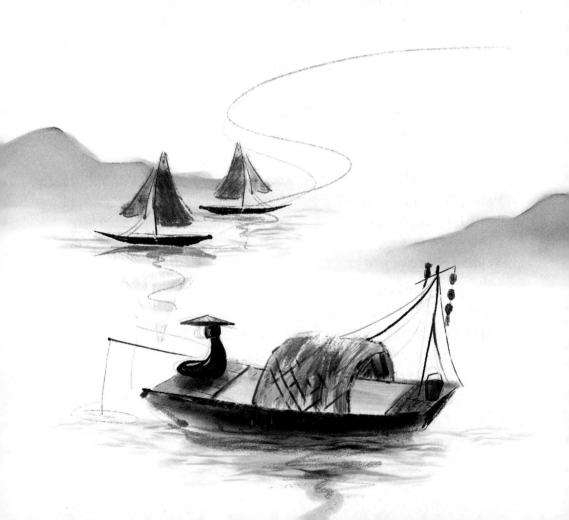

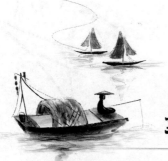

第一章 宗中汇西

第一节 宗中汇西，病证结合

朱步先师兄在《追忆往事 缅怀先师——纪念朱良春先生百年诞辰》一文中，开宗明义称以章次公、朱良春师徒为首的师承体系被称为"章朱学派"。这一学派从理论到实践建立起新的体系，推动中医由传统向现代演进，为患者增福祉，为后学示门径，影响了医坛和一代代学人。

这一体系最鲜明的特征是：病证结合、宗中汇西。章次公先生主张"发皇古义，融会新知"。朱良春老师在半个多世纪前的1962年，率先提出"辨证与辨病相结合"，可见前辈们的远见卓识。时至今日，医界共认，最为实用，且行之有效的"病证结合"已成家喻户晓、医患共享的诊疗模式法则。

年移代革，科技文明光耀世界，章次公先生志在革新中医，认识到中医长于整体调治，但由于历史条件限制，"尚不能由'辨证'发展到'识病'的阶段"，故当用现代诊断方法以济其不足，约在80年前提出"双重诊断，一重治疗"。朱良春老师在倡导"辨证与辨病相结合"中，指出"辨证是绝对的，辨病是相对的"以突出中医主体意识。

当下，医学模式也从"生物－医学模式"转变为"心理－社会－环境－生物医学模式"。从某种意义上说，不仅要"双重诊断"，甚至要"多重诊断"，还应与时俱进，逐步达到"综合治疗"，这与中医注重天人相应、整体观念颇为契合，况且中医治疗除了内治，还有外治，如针灸、导引、推拿、熏蒸等等。当然，这也可从章次公先生提出的"一重治疗"统之。

借助现代医学诊断，以"拿来主义"把理化检测、影像、核医学技术"为我所用"，既是对中医辨证的补充印证，也可用于验证疗效的参照，当然以"宗中汇西"理念贯穿始终，参考指标但不唯指标。临床既可见到无任何症证可辨，但指标早已异常，也可见到指标无任何异常，而症证极为突出的患者，应用"双重诊断"可优势互补。

时至今日，生命科学对人体奥秘的认识仍然是有限的。宗者根本也，汇者汇合、汇通也。《庄子·天道》曰："夫明白于天地之德者，此之谓大，本大宗，与天和者也。"

中医药根植于中华文化数千年的智慧积淀，"是中国古代科学的瑰宝，也是打开中华文明宝库的钥匙"。我们应不忘"苍生大医"之初心、坚守"济世救人"之使命，既要有文化自信、理论自信、实践自信，又要敞开胸怀，秉承"发皇古义，融会新知""病证结合，宗中汇西"，让中医学为实现"健康中国"做出新的贡献，再创辉煌！

第二节　关于方证对应与病证结合

方证对应、方病对应均是整体观念、辨证施治的"尖端"精髓，但不是真理的终止。病因作用于机体产生病理生理变化的状态，可以通过四诊感知、综合、分析，也可借用现代理化检测、影像手段，采取"拿来主义"借鉴参照。以中医经典原创思维，赋予现代检测的中医内涵，而非简单的验证。

正如约100年前曹颖甫所言："足见治危急之证，原有经方所不备，而借力于后贤之发明者，故治病贵具通识也。"

早在1962年恩师朱良春宗"发皇古义，融会新知"，率先提出辨证与辨病相结合（发表于《中医杂志》）这一治学思想，对我影响尤深。我之所以走上"宗中汇西"中西医结合道路，缘由朱师的正确引导。病证结合也是"章朱学派"的学术特点之一。

国医大师邓铁涛也倡导中医临床常用的"四诊八纲"应改为"五诊十纲"，即在四诊望、闻、问、切基础上加"查"，此"查"即现代临床理化、影像等检测。另外，十纲即在八纲基础上再加气、血。由此可见前辈们的开放、宽容胸怀及高瞻远瞩、改革创新的治学精神。

方证对应还应"谨察病机"，方病对应（中医的病）也要病证结合（西医的病）。中、西医学产生于不同的历史、文化、哲学实践背景，但医学的目的都是治病救人。生命科学是一个复杂的巨系统，从不同视角、层面、理论体系观察认识疾病，并逐步有机融合，对临床及基础研究或更有裨益。

第三节　多重诊断，综合治疗

无论医学的发展进步或中医药的继承创新均离不开"临床疗效"，但疗效从哪里来？答案只能是正确（全面、精确）的诊断。章次公前辈提出"双重诊断，一重治疗"，朱良春大师倡导"辨证与辨病相结合"均为此指明方向。当今随着生命科学日新月异的发展，诊断的内容日益丰富，病理生理学诊断、病理诊断、病因诊断、基因诊断等等，还有心理诊断、体质诊断……复杂多变的生命现象及疾病表现，从多层面观察审视，能更为全面接近事物的本质，从而使"情况更明，决心更大"。

诊断明确后，无论从简、便、验、廉或循证医学、卫生经济学等出发，总是要从患者实际出发，找出最好、最快、最省、受创伤（担风险）最小、获益最大的治疗方法。为此，又何必拘泥于中、西、内外、土洋、繁简。比如采用内治、外治、针灸、推拿……甚或民间单方、验方（确有疗效），如章次公前辈"不贵儒医，下问铃串"，朱良春大师采风访贤，成就南通"三枝花"（季德胜蛇药、成云龙金荞麦治肺痈、陈照的瘰疬拔核）等。所以综合治疗，应不拘"门户之见"，不择手段（方法），追求疗效，是提高临床疗效的重要途径。换位思考，当我们自身及亲人患病时，又何尝不做如此选择？

第四节　中西医结合的主旋律应是中医经典思维

中西医结合至今一个世纪，从备受争议，到广为接受，虽有大量成果涌现，但震撼世界医坛、令人刻骨铭心的鲜见，触动现代医学理论体系的不多。究其原因，可能与我们的思维方法有关。

著名音乐家刘诗昆（曾于 1958 年获莫斯科柴可夫斯基第一届国际钢琴比赛大奖），在 20 世纪 60 年代把二胡、琵琶、古筝、三弦按西方交响乐编制，用西方题材创《青年钢琴协奏曲》，当时也未见多大动静，现已多不为人所知。同处 20 世纪 60 年代，陈钢、何占豪创作的《梁山伯与祝英台》（简称《梁祝》），以中国经典越剧为主旋律，用小提琴等西方交响乐器，首次奏响维也纳金色大厅及纽约时代广场，轰动世界，成为"中国符号"，广泛流传全球。

音乐不是医学，但同为文化，"医者艺也"。其核心价值观是相近的，尤其是临床医学，各种疾病都需要深入领悟创新，每一案例都是"独一无二"的作品；迭代更新的"指南"或可避免庸医，但绝对出不了名医、大师，"流水线"下，难出精雕细琢的"精品"。

超越基于继承，创新才有出路，中医经典思维是中西医结合、中医发展创新的泉源。

《伤寒论》原序："撰用《素问》《九卷》《八十一难》《阴阳大论》……为《伤寒杂病论》。"可见张仲景也是依靠继承发扬，源流有序，发展创新了六经辨证。屠呦呦教授依葛洪《肘后备急方》记载的"青蒿一握，以水二升渍，绞取汁，尽服之"，另辟蹊径，一改过去用蒸馏高温提取，而用乙醚低温提取，终于在第 191 号样品中发现青蒿素，并借此获得诺贝尔生理学或医学奖，是中国生物医学界迄今为止获得的世界级最高大奖。

继承亦不能泥古，经典毕竟不是真理的终结。《金匮要略·肺痿肺痈咳嗽上气病脉证治》提及"何以知此为肺痈？当有脓血，吐之则死""始萌可救，脓成则死"。朱良春挖掘整理民间医师成云龙治疗肺脓肿经验，改变了肺痈的预后，脓成也可不死，疗效也远超《金匮要略》提及的桔梗汤、葶苈大枣泻肺汤以及千金苇茎汤。

此外，金荞麦源自民间，又名铁脚将军草，但煎法特殊，且用黄酒。以此推演，治疗"胸痹""心痛"之瓜蒌薤白半夏汤和"脉结代，心动悸"之炙甘草汤的应用，酒煎也是重要关键所在。

中西医结合、中医发展的主旋律，应是中医经典思维，继承与创新是永恒的主题，然超越必须基于继承，创新才能有所发展。

第五节　从朱良春现象看中医学术的继承与创新

作为朱良春老师较为早年的学生，我 1964 年毕业实习起跟师临床，蒙师指导获当时（1965 届）毕业成绩总分第一名。后有幸分配来南通，在朱老指导下工作，并继续学习，直至 1978 年，师从 14 载，几未间断，包括在那"最黑暗的年月"，老师均倾囊相授，使我受用终生。2002 年，我代表朱老学生在一次会议上的谢师感言中提出"朱良春现象"后被多家媒体引用。现再结合主题，谈一下对中医学术继承及创新的看法，以供进一步讨论。

约在 1995 年，为恭贺朱良春先生从医 60 周年，我的学友中国中医研究院（现中国中医科学院）王立教授曾言："深感朱良春先生在中医学术领域中的大家风范，博采百家，自成系统，更难能可贵的是，先生平生所处，偏于东南一隅，故尝语友人：'当今中医居地区一级，而影响及于全国者，朱老一人而已。'"超越区位强势，独树一帜，声誉遍及国内外，这一现象值得我们深思，尤其在强调科学发展观的新形势下，如何更好地发挥中医药优势特色，有其重要的现实及深远意义。

疗效是块试金石，只要是金子放在哪里都会发光。朱良春先生是临床大师，卓著的临床疗效，堆砌出他无穷魅力。朱老强调："中医之生命在于学术，学术之根源本于临床，临床水平之检测在于疗效。所以临床疗效是迄今为止一切医学的核心问题，也是中医学强大生命力之所在。为此，吾人必须在临床实践方面多下功夫，成为一名理论密切联系实践的临床家，而无愧于前人。"告诫我们临床疗效是中医安身立命之本，是中医学术的核心竞争力。此中印象最为深刻者，朱师始终瞄准临床疑难病及危重病，尤其当时、当今西医尚无法解决或解决不好，或即使解决但在身体状况、经济基础方面难以承受的病患，因疗效奇特，逐步彰显优势，扩大服务范围，拓宽生存空间。如对顽痹（类风湿关节炎、强直性脊柱炎等）、痛风、肝硬化、慢性肾炎、肾功能不全、心脑血管病、流行性乙型脑炎（简称乙脑）、肺结核、肺脓肿等的治疗。当疼痛难忍、活动受限，几乎病瘫在床这种"不死的癌症"（类风湿关节炎），西药走到尽头（或激素副作用显著，无法接受）时，以"益肾蠲痹"为主治疗，应用朱老所倡益肾壮督，配钻透搜剔之品，往往能出奇制胜，力挽沉疴。"肝硬化腹水"也属中医内科"风、痨、臌、膈"四大难症之一。朱老首创的"复肝丸"确能使肝、脾缩小，腹水渐退，开中医药抗肝纤维化的先河。约在 20 世纪 60 年代，以红参、紫河车益气扶正，炮山甲、鸡内金、地鳖虫、三七等活血化瘀，逆转肝纤维化的临床事实疗效，我们均一再亲目所睹，惜未进行系统观察。但至 2003 年国家科学技术进步奖二等奖的内容之一已赫然写明"扶正化瘀法在抗肝纤维化治疗中的应用……"无独有偶，20 世纪（1963—1964 年）朱师在《中医杂志》曾连载"虫类药在临床应用上的研究"，一时在国内引起重大反响，文中"水蛭"条下已明显提及治疗胸痹心痛，跟师实践中也常见将冠心病心绞痛、风心病等循环系统疾患，按中医"心痹"辨证施治，常用水蛭、全蝎、地鳖虫等虫类药物，多能收到常规药物治疗难以达到的临床疗效。约 40 年后，以 5 味虫类药为主组成的"通心络"治疗冠心病心绞痛获中华人民共和国成立以来国家科学技术进步奖二等奖（第一个中成药主打）。"肺脓肿"是 20 世纪发病率及死亡率较高的疾病，因抗生素在脓肿一旦形成后已无能为力，胸外科治疗有其严格手术指征，且基层难以普及。朱老深入民间采风，与农民同吃同住、同劳动，发现挖掘出专治"肺痈"的民间医师成云龙，请来医院系统观察，开设"肺脓肿专科病房"。我有幸参加其中攻坚阶段，当亲眼看到中医药的强大优势、大快人心时，会忘记日日夜夜的辛劳。患者来院时持续高热 40℃、咳吐脓血、生命垂危来院后一经确诊，使用铁脚将军草（金荞麦）单一中药制剂后，多数患者在 1~2 日之内体温正常，转危为安。记得最严重的一名患者两肺 23 个病灶（多有液平），5 次血培养均为金黄色葡萄球菌生长，确诊为金黄色葡萄球菌败血症伴多发性肺脓肿。这样严重的患者曾由我主管，所以我清楚记得未使用任何抗生素（包括口服），完全使用中药（以金荞麦制剂为主）治疗后，患者两肺脓肿、空洞均愈合，血培养转阴，痊愈出院。此项研究后经与中国医学科学院药物研究所专家合作，系统观察 506 例（均有治疗前后胸片对照），治愈率 91.3%，效果奇佳，胜出当时多种广谱抗生素的疗效，于 20 世纪 80 年代取得国家技术发明奖及卫生部一等成果奖，是我国对外介绍中医药成果的十三项之一。所以中医的优势特色不是口号、空话，一个事业如此，一个医家也如此。疗效是硬道理，但如朱老所倡导的必须求真务实。应该以科学发展观，不遗余力追求疗效，及时总结经验，光说大话、空话、废话只能帮中医的倒忙。大跃进时，"人有多大胆，地有多大产"的教训值得我们吸取。

继承与创新是中医药发展的永恒主题，继承是创新的基础，创新更是继承的动力。朱良春老师勤于耕耘，学有渊源。我记得早年跟师学习，每次早或晚请教时，朱师多正在伏案阅读，或笔耕不止，不忍打扰。先生坚持"每日必有一得"的刻苦钻研精神，言传身教，常人难及。上自《黄帝内经》《难经》《神农本草经》，下及历代名著，尤对清代叶天士、蒋宝素和近代张锡纯等名家著述，无不用心博览。先生师承章次公大师。章次公先生亲炙前贤丁甘仁、曹颖甫。《经方实验录》《丁甘仁医案》为先生指定后学等必读之书。他对《伤寒论》及《金匮要略》作过深入研究，并从中领悟辨证精髓。尝以经方起大疴，随先生学习时常见以大承气汤加味治疗乙脑、高热、神昏，取效卓越。另，先生对《千金方》曾系统分析研究，吸取其简、便、验、廉的特色，注重搜集民间有效的单方草药。著名的季德胜蛇药、陈照治瘰疬（淋巴结核）的拔核药、成云龙治肺脓肿的铁脚将军草均为先生亲自发掘，并产生巨大社会及经济效益。先生常云，只有将基础理论乃至草头方药进行深入学习研究，才是全面继承，方可系统整理，进而发展、创新、提高。

先生对虫类药悉心研究数十年，从《神农本草经》《伤寒论》《金匮要略》历代医家著作，以至民间验方，广泛搜集，注重验证，结合药物基源、有效成分、现代药理，系统整理，于1981年著述出版我国第一部虫类药专著《虫类药的应用》，将散见于历代文献中的虫类药研究全面继承，并有切于实用的多处创新，尤其在疾病谱发生巨大变化的当今，为治疗许多现代疑难病如肿瘤、心脑血管病另辟蹊径，别开洞天，为中医药特色、优势的发挥添上了一笔浓墨重彩，给中医学乃至整个医学界留下深刻印象。先生受业师章次公先生"发皇古义、融会新知"思想的影响，一向重视对现代医学的学习，吸取其长处，为我所用。据我的学友医学史专家马伯英教授（曾受聘于英国剑桥大学，协助中国科学史专家李约瑟教授工作）考证，朱良春先生为我国最早撰文提出辨证论治与辨病论治相结合的学者，当今即便是初为医者多耳熟能详的观点，先生在近半个世纪前已经明白无误地提出，是多么难能可贵。先生强调中、西医各有所长，辨证论治是中医的精髓之一，特色所在，不但不能丢弃，而且要不断发扬，如结合西医辨病，宏观与微观相参，使治疗各具针对性，有利于提高疗效。先生在《二十一世纪中医的任务与展望》中指出："中医药学是一门科学，是应当随时代的发展而不断充实、创新的，因此，中医药必须实现现代化，这是摆在21世纪中医面前不可推卸的重要任务之一。"

根深才能叶茂，以至硕果累累。朱良春老师深造于"经典"，创新于现代，卓越的继承，成就了超群的创新。诚如已故儿科权威江育仁老师对朱老的评价赞誉："才智天生，思维超人。善于继承，勇于创新。辨证辨病，见解英明。虫类研究，誉满杏林。"

"朱良春现象"揭示出中医药继承与创新一个方面的规律，折射出中医药学扎根临床、发扬光大的真谛，是新形势下，彰显中医特色、优势不可多得的宝贵财富。

第六节 西药中用与中药西用

"西药中用"是中医应用西药，"中药西用"是西医用中药，这两种情况目前医务界较普遍，但这在中国大陆以外是不可能的，因为遵照"医师法"与其执业不符（是超越其执业范围的）。如果跨越，那就必须经过严苛的考核，取得相应资质。这不但是对患者的高度负责，也可避免医疗资源的过度浪费，还有对专业发展的敬畏。

西医不懂中医辨证、寒热虚实，用中药效果不佳，延误病机不说，还让中医背黑锅；中医对西医病理生理、指南不甚了解，结果也可想而知。但这些是行政管理的问题，相信他们的智慧可以解决。尤其我国已逐步健全了中医、西医、中西医结合的配套教育体系。

除了法规、人事行政层面外，"西药中用"及"中药西用"还有其深层内涵及应用价值。要求掌握中、西医两套理论体系。如"西药中用"是以中医辨证指导选用西药，结合患者临床不同表现及西药不同的药理特点（包括从中医升降浮沉、四气五味归经药理理论认识）选用西药。如高血压，降压西药五大类，按指南用药有的患者疗效欠佳。但导入中医辨证，对形体肥胖、苔腻脉滑、痰湿体质明显的首选利尿剂，化湿利水减低容量负荷。而对心烦易怒、脉弦舌红、肝阳上亢的选用β受体阻滞剂，抑制交感神经过度兴奋。而胸憋疼痛、舌紫脉涩、血瘀痹阻的选用钙通道阻滞剂、血管扩张药、活血通脉药等可明显提高降压效果，症状缓解迅速。这方面，我的博士贾海忠有诸多研究体会，并有课题立项。还有学者对抗癌药也从寒热属性分类，按指南应用更可增效减毒，这是从理论高度探索中西医汇通，值得深入。

"中药西用"目前多停留在将中药按现代药理分析，用于西医的病。如活血化瘀药，现代药理研究证实有抗血小板、抗凝、溶栓、扩血管、改善微循环等作用，用于心血管、脑血管等循环系统疾病，确有一定疗效，但有局限性。活血化瘀药针对"血瘀证"绝不局限于循环系统疾病。《伤寒论》方如抵当汤等治如狂、发狂等神志病变（癫痫、精神疾患）也很有效。但不懂中医辨证，尽管是循环系统疾病，如无明显中医"瘀血"证候前提，则产生动血耗阴的不良反应。况且中医理论强调瘀血的成因应有虚、实、寒、热，单一的活血化瘀药发挥作用有限。

我们曾研究大蒜素（性味辛温）治疗辨证属寒性的不稳定型心绞痛、下肢动脉闭塞等效果明显，但对于辨证属热性的几乎无效。

金荞麦（铁脚将军草）清热解毒、凉血祛瘀，对高热，胸痛咳唾脓血的急性热毒壅肺的肺脓肿（中医称之为"肺痈"）疗效卓越（曾观察506例，前后胸片对照，痊愈率91.3%），比葶苈大枣泻肺汤、桔梗汤、千金苇茎汤提高甚多，而多种抗生素因为不能透入脓肿表层，几乎无效。但对于慢性肺脓肿、体虚寒者，金荞麦疗效甚微，此中启示也值得深思。

中医经典思维即辨证论治，中西医结合应尊重中医经典思维，交叉渗透、有机融合，只要能提高临床疗效、减少不良反应，就是硬道理。

第七节 经方例证启示

中西医结合是新型冠状病毒肺炎疫情防控的一大特点，也是中医药传承精华、守正创新的生动实践。以中医参与、中西医结合为特色的"中国方案"让世界共享。国家公布的《新型冠状病毒肺炎诊疗方案（试行第八版）》的中医部分，首先就是《伤寒论》经方组合。

狭义的"经方"是指《伤寒论》《金匮要略》的方剂，广义的"经方"是谓经典之方、经验之方。它们都是经过数千年积累，真实可信。"青蒿一握，以水二升渍，绞取汁，尽服之"治疗疟疾，便出自东晋葛洪所著的经典《肘后备急方》。

在疾病谱改变及生命科学迅猛发展的当下，临床医学研究言必"循证"，转化医学也强调以实证为前提。为此，对于"经方"的临床"证据"及科学内涵的阐明，成为中医药研究的重大科学问题。

"经方"理法严明，博大精深，历代医家共识"用之多验"。近代曹颖甫大师云："用经方取效者，十常八九。"我临床半个多世纪以来，体会殊深。"经方"虽历经上千年，方药虽有土壤、种植、施肥、采摘、炮制、剂量、调剂等环节的变迁，但只要谨守病机，方证对应，仍可取得能"重复"的、有震撼力的疗效。尤其近40年来，我有幸供职于现代化大型综合医院，对西医学治疗棘手的疑难、危急重症，与中西医同道携手并肩，每以"经方"在关键时刻出奇制胜、斩关夺隘、力挽狂澜。因有关"例证"西医诊断明确，治疗前后指标（包括生化、影像功能、病理等）多有对照，在"真实世界"里获中、西医一致认同。为践行习近平总书记提出的"说明白、讲清楚中医药的疗效"，现就不同科别、系统"例证"，简述如下，以抛砖引玉、供讨论交流。

1. 大青龙汤治疗慢性心衰急性加重导致急性肾衰（心肾综合征型），喘憋、胸痛、周身浮肿、血肌酐（Cr）达603μmol/L，尿量500ml/d，应用经方大青龙汤3剂后，主症消失、血肌酐（Cr）降至268μmol/L，尿量增至3 000ml/d。

2. 理中汤、黄土汤治疗遗传性出血性毛细血管扩张致消化道出血病危患者，反复黑便出血3年加重半月，住消化内科，曾应用所有西药止血，以及每天输血（每日输2U红细胞），仍无法止血，先后输注30U红细胞（换算后约为6 000ml血液），血红蛋白下降至28g/L，转入重症监护病房，下病危通知。以经方理中汤、黄土汤等纯中药治疗，消化道出血迅速控制，之后停止输血，血红蛋白水平上升。经中医治疗 13 天出院,血红蛋白上升至 72g/L。回访 3 个月,疗效巩固,血红蛋白升至 74g/L。

3. 大柴胡汤治疗耐甲氧西林金黄色葡萄球菌(MRSA)感染,斜坡区脊髓瘤术后患者,发热(＞38℃)已近 40 天,痰及咽拭子、鼻腔分泌物培养均证实为 MRSA,反复应用多种广谱抗生素无效,最后使用万古霉素 7 天仍无效,遂予大柴胡汤 3 剂,体温降至正常,再无反弹。此种"超级细菌"感染,死亡率超过艾滋病。

4. 桃仁承气汤治疗直肠癌术后肠梗阻、高热,直肠癌术后腹胀如鼓、腹痛高热,多种广谱抗生素应用无效,予经方桃仁承气汤,1 剂胀痛、高热减止,4 剂出院。

上述例证虽是个案,有待系统深入研究,但也可从中得出一些启示。

中日友好医院建院之初,国家给该院的定位是:现代化大型综合医院示范,中西医结合基地,对外医学交流平台。应以最先进的生命科学技术,结合传承祖国医学精华,创新发展,造福人类。

经方研究当深入临床第一线,参与到公共卫生事件、危急重症及西医学尚难以解决的疑难重症的救治过程中,坚持"传承精华,守正创新"。

中、西医学源于不同理论体系,但共同面对的都是健康及疾病。不同的理念、角度,可以相互结合,取长补短,有机融合。某些情况下,我认为改变观念胜于技术进步或设备更新,"取得进步的速度与理念改变相匹配"(诺贝尔奖得主巴里·马歇尔之语,幽门螺杆菌发现者)。

中日友好医院作为中西医结合基地是国家意志,我们应"不忘初心,牢记使命",不断"传承精华,守正创新",使中日友好医院中西医结合取得高质量的发展。

第八节　肝旺痰阻与梅尼埃病

(一)梅尼埃病与"眩晕"

因为定向性"眩晕"是梅尼埃病(Ménière's disease)的主要临床表现,故可列入中医学"眩晕"门中。但中医的"眩晕"是包括一切以眩晕为主要症状的疾病(如中枢性眩晕,以及全身性疾病、药物中毒、脑震荡后遗症所引起的眩晕),并非梅尼埃病一种。中医学中有关"眩晕"的论述很多,早在《黄帝内经》中就有记载,如《素问·至真要大论》所载"厥阴之胜,耳鸣头眩,愦愦欲吐"。

历代医书对"眩晕"的认识渐趋完善，如《丹溪心法》："眩者，言其黑晕转旋，其状目闭眼暗，身转耳聋，如立舟船之上，起则欲倒。"这些叙述类似于西医学中的梅尼埃病。

（二）真性眩晕与"肝旺痰阻"

中医一般将眩晕分为肝肾不足、心脾亏虚、肝旺、痰阻 4 型，也可概括为虚（前两者）实（后两者）两类。

在西医临床上，眩晕作为一个症状，通常分为真性眩晕（或称特殊性眩晕）和一般性眩晕。前者由内耳迷路（或前庭神经）病变产生；后者多由贫血、低血压或其他心血管障碍等疾病所引起。而本文所指是内耳膜迷路积水引起的真性眩晕。我们认为，从中医辨证分型上，真性眩晕多属于肝旺痰阻之实型眩晕，其症多呈突然剧烈性发作。真性眩晕多发于壮年，都有身体失去平衡，自觉外周景物或自身旋转，伴耳鸣或耳聋，常有眼球震颤等一派"肝旺风动"的表现，并见胸痞恶心或呕吐痰涎等痰饮阻滞之象。苔脉也多见腻与弦滑。

至于肝肾不足、心脾亏虚之虚型眩晕，则多属于一般性眩晕。其临床表现常为头晕目花，有站立不稳感觉，而无外物或自身旋转的感觉。形体虚弱，肢清气短，而多无恶心呕痰。脉多虚细（或细数等），苔多薄而质淡（或苔净质红等）。

当然，肝旺痰阻所致的眩晕不都等于真性眩晕，又由于患者的个体差异，而真性眩晕亦不能以"肝旺痰阻"为唯一病机，虚型眩晕也不尽为一般性眩晕。临床应辨证与辨病结合，依具体情况灵活掌握。

（三）内耳膜迷路积水与痰饮留滞"窗笼"

虽然梅尼埃病的病理变化在内耳局部，但中医学强调整体观念，认为这种病理改变与整体有不可分割的联系。从中医生理、解剖角度来看，足少阳胆经起于目锐眦，有支脉从耳后入耳内。《灵枢·根结》云："少阳根于窍阴，结于窗笼。窗笼者，耳中也。"可见"窗笼"似可包括内耳。足少阳胆经透膈络肝，与足厥阴肝经相接合，所谓"肝胆相表里"。肝为风木之脏。《素问·至真要大论》云："诸风掉眩，皆属于肝。"肝旺克土，中州不运，饮食不归正化，体内津液、精气等生理性物质变成病理性痰饮，除了可见的呕逆痰涎，亦可留着于经络脉隧之间的有关病位（窗笼）。故《丹溪心法》有"无痰则不作眩"之说。痰饮与水本同而标异。所谓"积水成饮，饮凝成痰"，痰饮留滞"窗笼"，相当于或类似内耳膜迷路积水。

由此可见，对于本病，从脏腑病变来看与肝有密切关系，在病理产物上痰饮阻滞是主要方面。

(四)同病异治与异病同治

内耳眩晕症以肝旺痰阻为主要发病机制,所以平肝化痰为治疗法则,自制晕可平合剂可选代赭石、夏枯草平肝降逆,半夏、车前草化痰利水。但在有些情况下,以本合剂配合益肝肾、养心脾等疗法,较之单用本合剂为好(此类病例均不列入本文统计)。

此外在临床上,我们还发现,除内耳眩晕症外,其他疾病中具肝旺痰阻、肝阳挟痰类型的病例,使用本合剂也能取效,如某些偏头痛、高血压、颈椎病(有一例高血压患者服本合剂后,除自觉症状改善外,血压明显下降,随访1年未见复发)。山东省聊城市人民医院谷万里等针对肝旺痰阻之病机,将晕可平颗粒运用于治疗颈性眩晕。2007年10月—2009年3月收治颈性眩晕患者60例,随机分为两组。研究结果表明,晕可平颗粒对于颈性眩晕的主要症状、体征、理化检查指标均有明显的改善作用,能够有效地改善眩晕症状,显著改善椎-基底动脉收缩峰最大流速(Vs)、血管搏动指数(PI),以及血液流变学指标,降低脑干听觉诱发电位异常比例,从而达到治疗颈性眩晕之目的。这也就是中医学中所说的同病异治和异病同治。

第九节　严重急性呼吸综合征的中西医结合分期治疗

严重急性呼吸综合征(SARS,曾称"传染性非典型肺炎",曾简称"非典")曾在我国相当一部分地区和世界上32个国家和地区流行,危害颇大。我国政府采取果断措施,全国上下,众志成城,协力奋战,终使疫情得到控制。

(一)中西医结合治疗 SARS 有一定优势

据初步统计,在我国发病的3 000多名SARS患者中,有50%以上采用了中西医结合治疗,总体显示在退热、改善呼吸困难等症状,加速肺部病灶吸收,减少合并症、并发症以及后遗症方面,较单纯使用西药或单纯使用中药均有一定优势。全国防治非典指挥部科技攻关组曾通告,汇集整合了北京地区的中央、地方、军队等几家医院的西医治疗与中西医结合治疗两组(对照)562例患者,150多万项资料记录,2 000余张胸片,500余张患者舌苔、舌质变化的数字化图像等临床资料,采用国际公认的前瞻性、多中心对照研究,统一诊断、统一观察指标,统一疗效评价标准。评价分析表明,中西医结合组退热较西药组发挥作用快,并且持久稳定。中西医结合组血氧饱和度平均值为95.35%,高于西药组的93%;在激素用量上,西药组平均每天285mg,而中西医结合组仅为183.55mg,明显减少了因应用激素而导致的并发症和副作用。对首都医科大学附属北京佑安医院102例患者的观察显示,重症患者中西医结合治疗组治愈率为69.2%、好转率为15.4%、病死率为15.4%,单纯西药组治愈率为52.6%、病死率为47.4%,可见中西医结合治疗组病死率明显低于单纯西药组。在中国科学技术协会学会学术部和中国中西医结合学会联合召开的"华北五省市区及广东省中西医结合防治SARS学术会议"上,来自北京、天津、河北、山西、内蒙古及广东等地的80多名代表,交流了中西医结合治疗SARS论文55篇,共1 455例采用中西医结合治疗,较单纯西药治疗组疗效有明显提高。

首都医科大学附属北京友谊医院观察60例,治疗至第7天,中西医结合组血氧饱和度为98%,单纯西药组为93%;血氧饱和度恢复天数和肺部病灶吸收天数、并发症发生例数,中西医结合治疗组均较单纯西药治疗组短(少)。山西省人民医院的63例观察中,中西医结合治疗组平均退热时间为5.5天,单纯西药组为7.5天,肺部病变吸收、激素平均使用剂量也为中西医结合治疗组快及少(205mg±16mg及287mg±26.5mg)。西苑医院的54例观察中也见到同样趋势的上述结果,而且平均住院日,中西医结合治疗组明显缩短。首都医科大学附属北京地坛医院的135例随机对照,除观察到上述优势外,还发现中西医结合治疗组较单纯西药组减少淋巴细胞下降幅度,减少继发感染,降低死亡率。

(二)SARS的中西医结合治疗以分期辨证论治为主

我国历史上曾发生过无数次疫情,我们的祖先在与传染病的斗争中积累了丰富、宝贵的经验。依2003年SARS发病的临床特点,可将其归属于中医的"温疫"范畴。"疫"是指有传染性的疾病。

中医是针对病原作用于人体时的机体状态,调整脏腑气血的平衡(包括机体的免疫状态),调动人体自身的抗病能力,战胜疾病。SARS是一种新的从未见过的传染病,其确切的病原微生物、传染途径在其流行的头几个月并没有弄清楚,现在虽然知道罪魁是变异的冠状病毒,但短时间之内特效治疗药物、预防疫苗也不可能问世,因此中西医结合治疗应该是最佳选择。

SARS的确切发病机制至今不详,但目前基于SARS致病源(冠状病毒的亚型变种)属有包膜病毒,且以细胞免疫损伤为主要特点,以及主要临床表现[急性肺损伤(ALI)、急性呼吸窘迫综合征(ARDS)及系统性炎症反应综合征(SIRS)],将SARS病理划分为"病毒复制""过度免疫反应(介质损伤)""肺损伤(免疫麻痹)""恢复期"4 个阶段。结合中西医对 SARS 病机的认识,依主要病程经过,发挥中西医各自优势,分期辨证论治,可进一步完善 SARS 的中西医结合治疗。

第一阶段 病毒复制期,发病 1~7 天。

此期相当于临床前驱期,特点以发热为首发症状,可伴有头痛、关节酸痛、乏力等全身中毒症状,或可出现腹泻,脉象多为滑数或濡,舌象多为腻苔(包括白腻、黄腻>50%)、质偏红。此时血中淋巴细胞及 T 细胞亚群 CD3、CD4、CD8 计数均降低。胸部 X 线显示病灶小,肺损伤轻。多仅见一叶病变阴影稳定,进展较慢。此期病毒入侵,在体内大量繁殖,出现病毒血症,病毒主要杀伤淋巴细胞并直接损伤下呼吸道及肺组织。中医此时依 SARS 表现多但热不寒(或有恶寒壮热)、头痛身痛、苔腻舌红脉数,认为证属湿热疫毒、邪伏膜原,治疗以透达郁遏、清热逐邪为主,方选《温疫论》达原饮合杨栗山《伤寒瘟疫条辨》升降散加减,药用厚朴、槟榔、知母、白芍、黄芩、草果、柴胡、蝉蜕、僵蚕、姜黄、甘草等。酌加现代药理研究证实有较广谱抗病毒作用的中药如板蓝根、大青叶、金银花等。

最近基础研究已发现甘草提取物(甘草甜素)可将感染猴细胞内的 SARS 病毒杀死,并对 SARS 病毒的附着和入侵靶细胞有抑制作用,且其作用比利巴韦林要强。中药的早期介入,在调整免疫基础上,遏制病毒复制,截断病情发展,轻型患者经过此期可直接进入恢复期。

西药抗病毒药虽然也可选用,但因现有制品多是针对具体的病毒种类,对冠状病毒的疗效难以肯定。比如,现在使用最广泛的利巴韦林,美国最新资料表明它对冠状病毒无效。另有联合应用方案,可选用利巴韦林、α 干扰素(INF-α)和膦甲酸钠。病毒复制期不可使用激素,因为激素并不能对抗病毒,而且无任何杀灭病毒的作用。激素反而因对机体的免疫系统有抑制作用,若过早使用,只能对机体的免疫系统造成损害。

冠状病毒有与艾滋病病毒相似的特点,破坏机体的免疫系统。如果在免疫系统已经发生损害的情况下,仍大量使用激素,抑制宿主对病毒的正常排斥反应,反可促进或加速病毒在体内复制。而中药是因势利导,调动机体免疫,增强抗病毒作用。而且激素的过度使用,还有可能导致病毒扩散以及合并其他致病微生物(如细菌)的继发感染。如果 SARS 患者有高血压、溃疡病、糖尿病等基础病,激素的使用更是禁忌。另外,在没有明确合并细菌感染的情况下,也不宜使用抗生素。

第二阶段 过度免疫反应期,或称介质损伤期,发病后 7~14 天。

此期临床特点：持续高热（39℃以上）不退，伴胸闷、气促、呼吸困难症状，胸部 X 线显示多发或双侧、大片阴影，进展迅速（48 小时内进展程度＞50%），血中淋巴细胞及 T 细胞亚群 CD3、CD4、CD8 水平呈进行性下降。此期病毒入侵、大量复制，引起机体过度免疫反应，细胞因子等促炎介质过度释放导致肺泡损伤。

为抑制过度免疫及炎症反应，可应用激素，但应严格掌握适应证（糖尿病、消化性溃疡等基础疾病患者忌用）。此期激素作为主要治疗用药，可同时配合中药，目的为减少激素的副作用，增强机体对激素的敏感性，从而达到减少激素用量、缩短疗程、减少并发症的目的。中药的作用主要是清热解毒、滋阴降火、活血化瘀，可选用生地黄、知母、玄参、黄柏、金银花、板蓝根、地龙、益母草等。

激素是一把双刃剑，应用得及时、恰当，可以使患者"起死回生"；反之，不恰当应用，不但使患者承担不必要的风险，也可致人于死命。为趋利避害，同时配合应用中药，不仅可增加激素用药的安全度，而且还能使激素的作用得到最大限度的发挥。

激素应用后，患者脉象、舌象乃至症状可因激素效应而变化，按传统常规辨证已难以为凭，此时依中医理论须"舍脉从证"或"舍苔从证"。

第三阶段 肺损伤期，发病后第 14~21 天。

此期以呼吸困难、伴高热表现突出，多以急性呼吸窘迫综合征（ARDS），或伴严重继发感染为特征。此期血内淋巴细胞 CD3、CD4 相继降至最低水平，合并继发感染者可见中性粒细胞计数增加，痰细菌培养阳性，极重型可出现脓毒血症及多器官功能障碍综合征（MODS）。此阶段肺血管内皮损伤、屏障破坏、肺泡塌陷，肺损伤致呼吸衰竭的同时机体免疫功能广泛受到抑制，对感染的易感性增加。

肺损伤致患者呼吸困难，呼吸衰竭，宜尽早给予呼吸支持。对于氧气治疗，开始可用鼻导管或面罩给氧；如果此时治疗无效，呼吸困难改善不明显（血氧饱和度＜93% 时），应及时改用呼吸机，实行无创正压机械通气；使用后如果仍不见显著效果或患者难以适应（不能接受）时，可进行气管切开，实行有创正压通气治疗。

另外，从减轻肺损伤，改善肺微循环入手，可在上述高氧流量面罩给氧时，大剂量使用山莨菪碱（654-2），静脉注射，20mg 每隔 15 分钟注射 1 次，一般 2~3 次即可观察到氧饱和度回升，呼吸困难明显改善，从而可以避免插管或气管切开。此法在以往抢救流行性脑脊髓膜炎、乙脑呼吸衰竭以及成人呼吸窘迫综合征中已得到证实。近年来，用山莨菪碱治疗 ARDS、肺损伤已得到临床及实验证实。

此阶段,中医辨证多为疫毒伤肺、气阴两虚;可发挥中药扶正祛邪、驱除疫毒的作用,提高、调整机体免疫功能,保障氧气治疗更好地发挥作用,加速肺功能改善。依临床表现,可选用中药注射剂如生脉注射液、参附注射液、参芪注射液、丹参注射液,以及百令胶囊等。

此外,在治疗 SARS 并发症上,常见的细菌感染可根据临床表现结合痰培养以及药敏试验的结果,有针对性选择大环内酯类、氟喹诺酮类、β- 内酰胺类抗生素,但当发生肺脓肿、脓肿囊壁形成时,再有效的抗生素,也因无法穿透脓肿囊壁而无能为力。此时应用中药金荞麦制剂(黄烷醇)可有特殊效果;用后可以使肺脓肿的囊壁自溃,脓液引流得以通畅,从而使患者避免了胸外科手术痛苦。此期激素应迅速减量或停用。

如合并霉菌感染时,现有抗霉菌药物对肝肾功能多有损害,此时可以使用中药大蒜素注射液静脉注射。大蒜素在抗霉菌的同时,还有清除自由基、改善微循环的作用。

第四阶段　恢复期,约发病 21 天以后。

患者渡过或从不同阶段直接进入恢复期,往往肺部阴影消退较慢,部分患者可能遗留肺纤维化。患者即便达到临床出院标准(在不应用退热药物情况下体温正常 7 天以上,呼吸系统症状明显改善,X 线胸片有明显吸收),也不等于痊愈。部分患者胸片显示阴影已完全吸收,但胸部 CT 扫描往往仍可见网状影,表现为肺纤维化特征。此时选用活血化瘀、软坚散结中药,如丹参(粉针剂)注射液、川芎嗪、大蒜素,以及首都医科大学附属北京友谊医院研究的抗肝纤维化有效的复方 861。最近的实验筛选及以往研究,上述治疗有抗博来霉素所致肺纤维化的作用。

此外,有在古方鳖甲煎丸基础上研制的鳖甲软肝胶囊,新近实验证实也有较好的抗肺纤维化作用。恢复阶段的中医治疗原则仍是扶正兼清余邪,在两补气阴基础上,活血化瘀,防治肺纤维化,改善肺功能。这对于针对肺纤维化尚无特效药物治疗的时下,仍有不可忽视的实用价值。

在 SARS 临床治疗中,中西医发挥各自优势,在病毒复制、过度免疫反应、肺损伤、恢复期不同阶段,依其特点及相对规律,中西医有机结合,在避免治疗的盲目,规范激素、抗生素、抗病毒药物应用上发挥了应有作用。另外,在充分调动患者自身免疫功能,有效组合有限医疗资源,避免浪费,最终提高治愈率,降低死亡率以及减少后遗症方面,中西医结合应大有可为。

(原载《医学研究杂志》2004 年 33 卷 2 期)

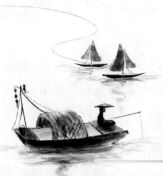

第二章 血瘀证论

第一节 活血化瘀法的运用及探讨

活血化瘀法的主要作用是消散瘀滞，流通血脉，从而调畅营卫，祛除癥结。无论因瘀致病或因病致瘀者皆可应用，与攻逐驱破有所不同，妙在能去其旧而生其新，不伤正而正自复。用本法治疗了一些常见疾病以及部分疑难杂证（若干病例），取得了良好效果。现就文献复习与临床体会，加以初步探讨。

（一）活血化瘀法之沿革

活血化瘀法肇始甚早。《素问·至真要大论》："坚者削之……结者散之，留者攻之……逸者行之。""疏其血气，令其调达，而致和平。"殆本法之理论基础。东汉张仲景，首先确立"瘀血"之名，与惊悸、吐衄、下血、胸满并列专篇，加以论述，创活血化瘀（包括逐瘀）方剂14首，配伍确当，组织严谨，而成为后人制定此类方剂之楷模。《千金方》《本事方》所载之化瘀方剂多准此绳墨。金元时期通过各家争鸣，对本法内容有新的发展，张子和力主"贵流不贵滞"，善用下法以调畅气血，尤其又发展了源于《灵枢》之刺血疗法；朱丹溪强调因郁致病，而将"血郁"列为其中之一。逮至明清，本法更趋丰富。张景岳虽偏于温补，然对本法亦极重视。《景岳全书》载有"血有涩者宜利之""血有蓄而结者宜破之逐之"等法。叶天士更创"治络法"而开活血化瘀之另一法门，如《临证指南医案》《未刻本叶氏医案》运用此法案例达240余则。王清任更有其卓越之见，在《医林改错》中自拟的32方中，属此类化瘀方剂达19种之多，并将本法扩大应用于内、外、妇、眼等科。此后，唐容川在《血证论》中专辟一章，大加阐发，提倡依据瘀血之不同病位而分别施治。近代张锡纯认为"癥瘕多兼瘀血"，立理冲汤、理冲丸等方，发展了扶正化瘀之法。总之，前人对活血化瘀法论述颇多,当前有关本法之报道亦复不少,此间所举仅荦荦大者而已。

(二)瘀血的病因及活血化瘀法的临床运用

由于导致瘀血的病因或者兼证不同,血瘀影响机体所表现的病情亦就各异,因此活血化瘀并非一味攻逐,而必须与其他方法配伍,如补气化瘀、行气化瘀、养血化瘀、止血化瘀、散寒化瘀、清热化瘀等。所有这些均应同中求异,从而达到去其旧而生其新,不伤正而正复之目的。

1. 气病所致血瘀 血为有形之体,气乃无形之用。《灵枢·营卫生会》曰:"夫血之与气,异名同类。"《难经》曰:"气主呴之,血主濡之。"以上均说明气血功能相依,来源同共,关系密切。更因"气为血帅,气行则血行",故无论气虚无力率血,或气滞血行不畅,皆可导致血瘀而为病。

(1)气虚所致血瘀:"血者依附气所行也。"(《医林绳墨》)若因劳倦过度,久病失养,以致气虚不能率血,血行不畅,流速减慢,涩滞而瘀。临证见形瘦色苍,虚寒怯冷,少气懒言,或久病经年乃至半身不遂,舌多淡白,脉细涩。本《黄帝内经》"血实宜决之,气虚宜掣引之",治宜补气化瘀法,取补阳还五汤或黄芪建中汤合桃仁、红花、失笑散之类以治。

例1:陈某,男31岁。左侧偏瘫3个月余。初曾语言謇涩,神志模糊。经某医院脑血管造影确诊为脑血栓形成。使用血管扩张剂后,病情稍有好转,但左侧肢体仍然不遂,肌肉萎缩,心悸气短,手足欠温。血压146/100mmHg。脉细弦,苔薄质淡,舌下青筋隐现,少腹拒按,左眼白睛内上方可见1条血络紫红凸起,末端椭圆形黑点(笔者拟称"疑瘀线",下同)。证属气虚血瘀,络脉痹阻,拟补气化瘀,流通血脉法。予补阳还五汤(黄芪用四两)。服10剂明显好转,30剂后活动自好,步行500m,尚有余力。血压减为120/90mmHg。

例2:宋某,女,30岁。胃脘痛已历3年。初不介意,日益增剧,久治无效。去年摄片检查确诊为十二指肠球部溃疡,今年5月19日再次摄片证实病灶发展。刻诊:疼痛以夜间为甚,时或吞酸,倦怠怯冷,脉短涩,苔薄衬紫,舌下青筋隐现,左眼角上有"疑瘀线"1条。证属久痛中虚,瘀凝胃络。当益气化瘀,予黄芪建中汤去姜合桃仁、红花、失笑散加乌贼骨、茜草炭,连服8剂,疼痛消失,精神亦振,再以前方去桃仁、红花、失笑散,建中培土,巩固疗效。

(2)气滞所致血瘀:"气滞则血滞",《血证论》载"气结则血凝"。情志郁结,湿痰阻遏,跌仆损伤,均可导致气滞而血瘀。临证见胸胁脘腹疼痛,乃至癥瘕癖积,痞闷噎膈,脉多弦或涩,苔多薄或腻。本气行则血行之旨,宜用行气化瘀法,取血府逐瘀汤,或复元活血汤。

例3:沈某,男,44岁。胸痛8年。近来转剧烈,自觉胸中有核桃大硬块

1枚，阻塞痞痛，大便色黑，小便自利。脉弦，苔白腻衬紫，舌下青筋显露，右眼有"疑瘀线"，少腹压痛明显。血瘀气滞，胸阳失旷。拟行气化瘀，佐化浊通阳法。用血府逐瘀汤去生地黄，加陈皮、桂枝、瓜蒌、薤白、半夏。服2剂，疼痛显著减轻，胸中硬块消失。续予原方4剂，即告根治，未再复发。

例4：季某，男，19岁。昨曾参与摔跤比赛，皆告败北，数回跌仆，以致周身疼痛，两胁肩背少腹为甚。脉细弦而数，苔薄尖红，发热（37.6℃），溲黄便约。《黄帝内经》云："有所堕坠，恶血留内。"气滞络伤瘀阻，不通则痛。拟行气化瘀通络，以冀痛随利减，予复元活血汤加枳壳、赤芍，一剂霍然。

2. 血病所致血瘀

（1）血虚所致血瘀：病中失血或久病耗血以致经络失其濡养，脉道干涩，血流不畅，久而为瘀。血乃气之母，血弱则气虚，气虚无力率血，更促使瘀血的形成，与《金匮要略》所云"经络营卫气伤，内有干血"相近。如痨瘵、干血痨之疾，临证见消瘦，经绝，自觉发热，肌肤甲错，脉多细或涩，舌衬紫而尖红。法当养血化瘀，去旧生新。方用桃红四物汤加丹参、鸡血藤或大黄䗪虫丸，缓中补虚，活血化瘀。

例5：黄某，男，26岁。夙罹肺痨之症，头痛已经年余，痛如针刺，夜间为甚，欠寐健忘，脉细弦，苔薄，舌下青筋隐现，少腹压痛，左眼白睛有"疑瘀线"。阴血虚弱，兼有瘀滞所致，拟养血益阴、化瘀通络法。用桃红四物汤加紫丹参、白蒺藜、熟女贞子，2剂疼痛显著减轻，6剂头痛全止，余证即除。唯不耐劳烦，前法加枸杞子、全蝎。

例6：李某，女，54岁。恙起十余载，两目干涩，懒于开启（为时短暂，颇感吃力），看书工作均受影响，面部肌肉跳动，前投滋阴息风剂鲜效。目眶暗滞，脉细弦涩，苔薄衬紫，两目各有"疑瘀线"1条，舌下青筋明显，少腹微有压痛，指甲内映紫色。"五脏六腑之精气，皆上注于目。"病经数年，阴血已虚，血络失养，干涩瘀阻。上充之源先虚，上充之道亦瘀，故一味徒补无益。拟养血益阴，化瘀通络。予桃红四物汤加丹参、夜明砂、黄芪、柴胡等。服药4剂，自觉明显好转，继进6剂，面部跳动渐止。右眼基本恢复正常，工作甚感方便；左眼仍感开启不便。仍依原意出入，以竟全功。

（2）出血而致血瘀（包括瘀积而致出血）：离经之血，未能排出体外，又不能复还故道，可停而为瘀。多见于出血之时，过早凉遏兜涩，或血止之后未能及时化瘀生新，或产后恶露，妄行止塞，亦有痞积伤络，血不归经，而致出血。当予止血化瘀法，取葛可久花蕊石散或《医学衷中参西录》化血丹加味。

例7：赵某，女，67岁。去年在某医院确诊为"子宫癌"。近月来不时阴道出血,量多色紫夹瘀块,行后痛胀减轻。但随又作痛,周身疼痛,少腹动悸,时而上移,心悸胆怯,脉细弦右涩,苔薄衬紫,舌下青筋显露,右眼白睛可见"疑瘀线"。瘀血阻滞,血不归经,宜止血化瘀,予花蕊石散合桂枝龙牡汤加参三七、血竭、红花、桃红、丹参。服药4剂,血行渐止,少腹动悸、上移之象亦平,步履较前便捷。续以扶正宁血之剂,善后观察。

3. 寒凝所致血瘀 《素问·调经论》云:"寒独留,则血凝泣,凝则脉不通。"《诸病源候论》亦曰:"血得冷则结成瘀也。"可见寒邪侵入血脉,血凝成瘀。临证见脘腹疼痛,四肢青紫,畏寒怯冷,脉沉涩,苔白滑质紫。治宜散寒温经,活血化瘀。方选当归四逆汤、失笑散等。

例8:顾某,女,43岁。右手五指从第1指青紫已匝月。脉细涩,苔白衬紫,舌下青筋隐现。由寒凝血瘀,营卫失和所致。姑拟散寒化瘀,和营通络。用当归四逆汤为主,配红花、川芎、牛膝、鸡血藤、片姜黄、独活、桑枝等出入为方,服药10剂,青紫尽退,冷痛渐止。

例9:黄某,男,26岁。脘痛6年余。经治无效,近来转剧,痛则彻背引胁,四末逆冷,平素畏寒,脉沉细涩,苔白衬紫,舌下青筋隐现,两眼白睛均有"疑瘀线",少腹拒按。是中焦寒滞,瘀凝络阻所致,用失笑散合良附丸加陈皮、郁金、附片。服2剂痛止,畏寒肢冷亦趋好转,唯右腋窝下不时刺痛,是瘀渐化,寒渐散,而络未谐和,原方加降香、川芎,调治而愈。

4. 热结所致血瘀(包括血瘀化热) 伤寒邪热不解,随经入腑,热与血结,可成蓄血。推而衍之,或虚热,或实热入于血脉使其流动性质改变,易滞为瘀。王清任指出"血受热则煎熬成块",可见热与血结,也可致瘀。致于瘀血内阻,郁而化热者也不少见。临证见少腹满痛,如狂或发狂,烦热口渴,大便色黑,小便自利或黄赤,目赤脉数,苔黄舌红、有紫斑。当予清热化瘀。方选桃仁承气汤,或曹仁伯瘀热汤等。

例10:徐某,女,36岁。病延3载,身外凉,心里热,王清任所谓"灯笼病"也。左胁刺痛,口渴欲饮,溲黄便约,经行超前、夹有瘀块。虽按阴虚肝旺施治,未见效果。面色暗滞,肌肤干涩,苔薄质有紫斑,脉细数,少腹拒按,两手拇指、食指指甲弧形明显。此乃瘀血内阻,日久化热所致。拟化瘀清热,用血府逐瘀汤合栀子豉汤加牡丹皮、瓜蒌,连进8剂。寒热罢,胁痛止。相隔4个月后,因劳累过度,诸症复发,但较以往为轻,原方小其制,去牡丹皮,加旋覆花、郁金,8剂愈。

(三)讨论及体会

1. 对"瘀血"含义的商榷 张仲景始立"瘀血"之名,历代医家注释不一,朱丹溪理解为"死血",尤在泾释为"血积",具体含义终欠明朗。清代唐容川认为凡系离经之血,未能排出体外,日久即成血瘀,近人多引用之,个人对此提出几点不成熟的见解。

(1)瘀血并非皆离经:常人之血,"循经而行",既不会越轨离经而出,亦不致停滞瘀阻为瘀。一旦因病影响血行,则无论离经与否,皆可成瘀,而不离经致瘀的可能性更大。从以上经化瘀治愈之病例所见,并非皆有出血史,也未尽见癥瘕、血肿等明显血行离经的体征。《灵枢·痈疽》载:"寒邪客于经络之中则血泣,血泣则不通。"以寒邪入经,血凝成瘀为例,足证血不离经,亦能成瘀。有明确出血病史者,若正气健旺,瘀阻吸除,也不一定成瘀血证。"瘀"字原意是淤积。唐代颜师古《急就章注》:"瘀,积血之病也。"段玉裁《说文解字注》云:"血积于中之病也。"为此不难理解,"瘀血并非皆离经"。

(2)瘀血的形成过程可长可短:"气留而不行者,为气先病也;血壅而不濡者,为血后病也。"(《难经·二十二难》)叶天士宗此而论"初为气结在经,久则血伤入络",后人对此多不加考虑,且逐步酿成"瘀血形成,病经必久"的概念。实践证明,瘀血之形成过程,可长亦可短。使用活血化瘀法的主要依据是症状和体征,病程的长短仅供参考,有病程短而成瘀者,更有病程长而不成瘀者,全在临证详审细辨。伤寒蓄血及外科痈疽初期之热壅血瘀,可在数日内形成。《素问·生气通天论》:"大怒则形气绝,而血菀于上。"菀既指郁结,亦指茂盛,即因暴怒,血随气上而偏盛郁结的病理状态,其为时就更短了。

(3)血行迟缓、涩滞不畅亦属瘀血范畴:对瘀血之形成,应以运动的、发展的眼光来看。血行迟缓,涩滞不畅也应属瘀血范畴。因迟为停之渐,涩为留之初,迟涩不前,诸恙渐起,单求行气自难胜任。若能掌握瘀血之诊断规律,提早使用活血化瘀法,或可未病先防、已病防变。

2. 瘀血的诊断要点

(1)瘀血舌征:张仲景认为瘀血患者具有"舌青"之特征。临床体会所谓"舌青",除意味舌质衬紫或有瘀斑外,还包括舌底(反面)青筋显露,瘀络四散,或成结节、串珠状,对瘀血有无之辨识颇有意义。考舌下经脉与心肝两经关系密切,而心肝与血之关系又最为直接,所谓肝藏血,心主血。所以不论体内何处有瘀积停留,脉道不利时,皆可现之于舌下静脉怒张、扭曲及周围放射状小络之改变。

(2)瘀血脉征:因瘀血阻滞,脉道不利,易见脉沉细、涩,或微大来迟。

(3)瘀血腹征:腹诊对瘀血的诊断有较重要的意义,除有明显瘀积、癥块等直接征象外,还包括《金匮要略》所云"腹不满,其人言我满",即患者自觉腹胀,按之不满。而近现代日本大冢敬节发现下腹部有压痛及抵抗感,可作为瘀血的间接体征,亦有一定价值。推其后者之机制,可能因:①少腹于躯体之最下位,此处相对缺少活动,血行易缓积。②血海冲脉及女子胞等与血关系密切者皆位于此。如血流行迟,逐渐成瘀,当先从此处聚集表现出来(大冢敬节从西医学角度认为,此处静脉相对缺乏静脉瓣,且门脉回入肝实质时,所受阻力较大。故血流本身徐缓,稍有瘀滞,即易察觉)。虽然机制之本质,仍不十分明确,但引用至临床,亦可证实,确有进一步研讨之价值。

(4)瘀血面征:瘀血患者多面色晦滞,眼眶鳘暗,口唇焦紫。

(5)瘀血眼征:《素问·五脏生成》所云"诸脉者皆属于目",提示血脉与目之间的密切关系。因而我们留意观察了近600个病例,通过分析比较,发现白睛部分有紫红凸起(从侧位30°~40°角易见,末端有圆形黑点之血络,即所称之"疑瘀线")是内有瘀血停滞的表现。通过40例有效病例体征资料分析,具此项体征者达31例,占总数的77.8%,证实对瘀血之辨识有一定意义,有进一步观察总结的必要。此与民间所述"损伤点"近似。

(6)瘀血甲征:《素问·五脏生成》曰:"肝之合筋也,其荣爪也。"说明爪之变化可反映肝之情况,而"肝藏血"与血直接相关,所以指甲可间接反映血之变化。临床若见指甲内映青紫,而非突发,或以拇指按住患者指甲之游离缘,时压时松,青紫并不尽散或呈现不同形状之紫色斑影,或指甲形状改变,弧形明显,中间凸起,皆与瘀血内阻有关,可辅助瘀血的辨证。

(7)瘀血肤征:肌肤甲错,毛发少泽,大腿内侧及腹壁有青筋隐现。

(8)瘀血痛征:痛位不移,犹如针刺,日轻夜重。按之益甚,或痛有定时,逢气交之变加重。

(9)瘀血热征:《金匮要略》云:"病者如热状,烦满,口干燥而渴,其脉反无热,此为阴伏,是瘀血也。"又云:"口燥,但欲漱水不欲咽……为有瘀血。"临床所见,患者自觉发热,但测体温不高。

(10)瘀血神征:"血在上善忘,血在下如狂。"印证于临床,患者或可见一些精神失常的症状。

以上所述的10个特征,为临床所见典型病例之总汇。然更有不典型者,不可固执己见,以一测全。但是掌握这些特征,对临床辨证颇有裨益。至于舌、眼、腹、甲几个特征,仍为初步总结,在尚未经过长期实践印证之前,还须继续遵循"从特殊到一般,从一般到特殊"的客观规律进一步深入研究。

3. 活血化瘀法应用中的几个具体问题

(1)审证求因,随证施治:辨证求因是中医诊断的基本原则,亦是立法施治的重要依据。广义的求因，除求其原始"三因"外，更须求疾病的本质和症结所在，而瘀血就是重要一项。因为瘀血作为一种病理产物阻滞血行，压迫脏腑，又可成为续发证之病因。上述瘀血的形成、辨证，亦全然从此和依据病情，结合病史、体征，从瘀血立论而治。

（2）活血以理气为先：血之运行，全靠气之推动，因此瘀血之活、化也离不开气之流动与行畅。"气行则血行，气滞则血滞"的规律不仅能用于理解气血关系及瘀血之形成，同时亦有指导治疗的价值。谨宗此旨，按其虚实不同或补气，或理气，使先行主导者畅达调和，运行无阻，血瘀之活化固不难也。

（3）化瘀以和为贵：治瘀之法，不外逐破、活化两端，大体前者以虫类、峻下药合成，后者以花果药为主。然从实际应用及祛瘀扶正而言，当以和为贵。经云"令其调达，而致和平"之最终意旨亦即在此。王清任6首"逐瘀汤"，名之为"逐"，实为"活化"；除3方使用了2味虫药（地龙、蟅虫）外，均以桃仁、红花、赤芍等为主，以消散见长，可祛瘀而不伤正，无玉石俱焚之弊。当然病延日久，恙根深固，花果药力所难及时，应酌情选用虫蚁搜剔，使瘀化结散之血无留着，如例5即在花果药取效的基础上，稍加全蝎，配伍枸杞子养阴制偏，搜剔余邪，而收全功。但总的说来，仍以花果药为主活化，且应用广泛，作用缓和，效果可靠。

（4）选具"双重"或"双向"功能之药物稳妥而效良：瘀血为患多有不同兼夹证，临床用药除注意配伍外，选择一些符合病机，功用兼备者，亦有助于提高疗效。看来这不同于两种功用的简单相加，而是自然的有机组合。

1）双重功用者：如既可行气又可活血化瘀的广郁金、川芎、紫降香、片姜黄等。或如既可清热亦可化瘀的粉丹皮、赤芍、地龙、紫草等。

2）双向功用者：如既能止血又能行血化瘀的花蕊石、参三七、血竭、大黄、蒲黄等。又如既能养血又能活血化瘀的全当归、紫丹参、鸡血藤、九龙虫等。

4. 治病重视气血而不偏执　王清任曰："治病之要诀，在明白气血。"活血化瘀药专入血分，直达病所，若能投合病机，及时投用，获效专一而显著。死守待瘀积成形而致痿、癓、痹、瘰等瘀证俱备，方用活血化瘀药，则往往坐失治疗时机，甚则鞭长莫及。依《黄帝内经》"逸者行之""上工治未病"启示，新近提倡的"瘀血未病学"当是血瘀证学新的分支。

（附：该文是1965年在朱良春老师指导下的习作）

第二节　瘀血三论

血瘀证的发病机制,文献记载比较笼统、分散。总结历代文献,发现血瘀证形成的基本病理过程可概括为"瘀滞内结""血液离经""血液污秽"3个方面。现结合现代研究,将血瘀证病理过程的现代认识分述如下。

(一)瘀滞内结之血为瘀血

瘀滞内结是指血液在脉道中运行迟缓、阻滞、凝聚,是中医对血瘀的最基本认识。此认识源于《灵枢·痈疽》之"血泣则不通"、《素问·痹论》之"血凝而不流"。从西医学角度研究发现,瘀滞内结之瘀血主要表现为以下几方面的异常。

1. 血液流变性异常　从生物物理、流体力学角度可以较直观地理解"血瘀滞不行""血泣则不通"以及"血凝而不流"的血瘀证,可以想象血瘀证之血液的流动性及黏滞性也理应改变。临床中明确诊断属血瘀证的心肌梗死、冠心病心绞痛、急性脑梗死、红细胞增多症均表现为血液黏度增高,经活血化瘀治疗后,随其病症改善,血液的流动性及黏滞性也多有不同程度的改变。有关全血比黏度、血浆比黏度、血沉等与血瘀证关系的研究甚多。还有上述血液流变学的定量改变,应来源于其内部组成成分和结构的改变,为此我们从分子流变学角度进行了深入研究。除血细胞比容,以及反映红细胞聚集的红细胞电泳时间外,还对红细胞膜流动性(以血沉仪、5DXYL描记,测定红细胞膜外层脂肪酸链第5位碳原子动力幅度)进行研究。实验研究表明,血瘀证膜流动指标较正常时明显增加,用化瘀药后可显著下降;另在扫描电镜下观察红细胞立体形态改变,发现血瘀证患者脊型、口型、类球型总检出率为 $6.9\% \pm 0.8\%$,比正常人的 $1.4\% \pm 0.3\%$ 明显增加($P < 0.05$)。经活血化瘀治疗后,其总检出率可明显下降。

还有,白细胞的变形程度比红细胞小得多,可形成的阻力远大于其他血液有形成分。为此,白细胞流变性对血液的黏稠聚凝反应较之红细胞流变性更敏感、准确。因此,我们对白细胞的变形性以微孔滤膜法进行了初步研究,结果显示,血瘀证患者的变形滤过指数(6.14 ± 4.57)比正常人(0.85 ± 0.5)明显增大($P < 0.01$)。经活血化瘀治疗后,变形滤过指数可降至 1.63 ± 1.3。

2. 血流动力学改变　中医认为"气行血行""气为血帅""心主血脉",与血瘀证直接相关的血、脉与心气密切相关,这与西医学的血液循环、微循环有不少共同之处。我们从不同层次进行了深入研究，首先从整体水平上，我们以超声心动图测定 30 例血瘀证患者，发现心输出量、每搏量、心指数等均下降，外周阻力增加，从临床诊断分析 30 例中均属充血性心力衰竭、扩张型心肌病、潜在性心功能不全等。我们以 Doppler 血流仪测定 50 例急性脑梗死患者，发现脑血流量较正常人减少，经活血化瘀治疗后均有不同程度改善。其次，从微循环角度也发现血瘀证患者甲皱、球结膜、舌多有微循环障碍。我们还以激光 Doppler 血流测定仪观察了 30 例血瘀证患者的舌微循环，发现较正常人有明显改变。

3. 血栓形成及动脉管腔狭窄　中医认为"脉不通则血不流……血先死"（《灵枢·经脉》），以及"留血""结血"也多为此。临床上，血栓性疾病如冠心病心绞痛、心肌梗死、脑梗死、血栓闭塞性脉管炎、深部静脉栓塞，以及视网膜中央动静脉栓塞等，按中医辨证多属血瘀证。现代认识到，瘀血的形成与血小板的形态及功能（聚集及释放）改变、凝血活性增强、抗凝血活性降低等密切相关。以动脉粥样硬化为基础的心、脑、血管疾病，如心肌梗死、心绞痛、脑梗死、老年血管性痴呆、闭塞性动脉硬化等，其动脉壁脂质沉积、管壁平滑肌细胞过度增生或血小板聚集造成管腔狭窄，均可出现血运不畅的"留血""结血"等临床血瘀证。

血小板活化时，可溶性 α- 颗粒膜蛋白（GMP-140）释放到血浆内，而 GMP-140 具有介导活化血小板或内皮细胞与多种不同类型的白细胞黏附的功能。我们应用 GMP-140 单抗 SZ-51 测定血浆 GMP-140 值，发现血瘀型急性脑梗死患者（706ng/L ± 187ng/L）较正常人（345ng/L ± 153ng/L）明显增高，说明血小板活化、释放功能的改变，而给予活血化瘀治疗后，血浆 GMP-140 值下降（601ng/L ± 106ng/L），有非常显著差异（$P < 0.01$）。

（二）离经之血为瘀血

《诸病源候论》提出"若因堕落损伤，即血行失度……皆成瘀血"，此"失度"与"离经"实质意义当为一致，皆因"脉者血之府也"，血离经脉，失度使然。确切提出"离经之血为瘀血"的观点，始见于清代唐容川的《血证论》卷二"吐血"条下："血止之后，其离经而未吐出者，是为瘀血。既与好血不相合，反与好血不相能。"结合西医学，将对"离经之血为瘀血"的认识归纳如下。

1. 出血后的离经之血

（1）各种空腔脏器出血：如胃、肠、胆囊、子宫等不能及时排出的积血，以及胸腔、心包腔、腹腔、盆腔，还有蛛网膜下腔、硬脑膜下腔等出血的积血。脏器组织小血管受损时，局部血管收缩，血流减慢，易致血小板在受损处黏附聚集，促使局部血液凝固，这无疑对加固止血有重要生理意义。但若凝血等促凝物质的致凝活性在应激状态下过度激活，加之临床若不加分析盲目运用促凝药物，使循环血液的流动性受到影响，血液维持内环境稳态以及运输、防御等功能受损，加之过量积血对周围组织的机械性压迫，血运不畅，促使瘀血产生。

（2）堕落、外伤以及外科大手术：组织、血管的损伤使皮下、软组织以及其他脏器组织积血、外伤后释放组织因子Ⅶ，而因子Ⅶ在 Ca^{2+} 存在条件下，激活因子Ⅹ成为Ⅹa，当Ⅹa形成后，使凝血酶原生成凝血酶，经凝胶形成阶段达到凝血。另外，组织严重破坏使大量组织因子进入血液，启动外源性凝血系统而致弥散性血管内凝血。

2. 先天性心血管疾病、其他脏器的血管畸形，以及各种新生物的血供，还有移植脏器及血管搭桥再通等，均存在血失常度的离经之血。

先天性心脏病由于肺充血、血液氧含量降低、气管受压、全身及脑供血不足，可致发绀、中枢症状及心力衰竭。其他血管畸形，或脏器移植、动脉搭桥等，可因微循环障碍、血供不足，或缺血 - 再灌流损伤，而致"无出血性离经之血"。

3. 宫外孕、子宫内膜异位症、子宫肌瘤、功能失调性子宫出血、产后恶露不尽等是妇科常见的离经之血疾患。

宫外孕因受精卵着床于输卵管，随其发育长大引起输卵管破裂出血，导致腹腔内出血。对于子宫内膜异位症，其异位的子宫内膜，可发生于子宫肌层、卵巢、盆腔腹膜及子宫骶骨韧带等处，在组织上不但有内膜腺体，且有内膜间质围绕，并随月经周期性激素影响发生增生、分泌、脱落出血。

（三）污秽之血为瘀血

早在《素问·刺腰痛》《灵枢·邪气脏腑病形》等篇中已提出"恶血"，《素问·五脏生成》亦提出"衃血"。王冰注："衃血，谓败恶凝聚之血，色赤黑也。"王肯堂的《证治准绳·杂病》"蓄血篇"认为："夫人饮食起居一失其宜，皆能使血瘀滞不行，故百病由污血者多。"此即"污血为瘀血"的观点。污血的性质是败血、毒血、恶血，故可概括为"污秽之血"。结合西医学对血瘀证的认识，大体归纳如下：

1. 外源性"污秽之血" 指由生物、理化等因素所"污染"的血液。对外源性"污秽之血"，生物性致病因素包括各种致病性微生物，如细菌、病毒、螺旋体、细菌内毒素等，可使血管内皮细胞损伤，激活凝血因子Ⅶ，启动内源性凝血系统，还可相继激活纤溶、激肽和补体系统，从而引起弥散性血管内凝血。

化学性因素可见于许多无机或有机化学物质所致的"血液污秽",如一氧化碳与血红蛋白有很强的亲和力,选择性地作用于红细胞,形成碳氧血红蛋白而导致发绀等血瘀证表现。对于物理性严重创伤、外科大手术或大气压的改变(高山病),可因组织严重破坏使大量组织因子进入血液,启动外源性凝血系统而致弥散性血管内凝血。

2. 内源性"污秽之血" 指由于重要脏器衰竭引起自身代谢产物在血中的堆积。如尿毒症患者中各种胍类化合物(甲基胍、胍基琥珀酸)、尿素、肌酐、尿酸增多,肝硬化患者血氨的升高(氨中毒所致肝性脑病),一些代谢性疾病如高脂血症、糖尿病,这些患者的血液与正常血液比较已属"污秽之血"。对动脉硬化血瘀证患者,我们以血府逐瘀丸治疗,在国内首先应用彩色多普勒超声法发现该药可明显缩小颈动脉粥样硬化斑块的厚度和面积,减少动脉内膜 - 中膜的厚度(IMT)。

3. 复合性"污秽之血" 指外源性"污秽之血"和内源性"污秽之血"先后并存的情况。由于接触抗原物质,在一定条件下可出现变态反应及自身免疫性疾病,如肾小球肾炎,其抗原抗体复合物始为可溶性,循环于血液之中,以后抗体生成增多,复合物沉积于血管床可引起血管炎症,沉着于肾小球可引起肾炎。其他许多自身免疫性疾病,如硬皮病、皮肌炎、红斑狼疮、结节性多发性动脉炎、干燥综合征等,临床上血瘀证的表现也较明显,用活血化瘀治疗也可取得相当疗效,这或可能作为"污秽之血为瘀血"的佐证。

第三节 血瘀证体征的量化

血瘀证诊断标准目前尚未统一,但对客观体征在血瘀证诊断中的决定作用均无疑义。如从舌、脉、腹诊中任何一项瘀血体征的确认,即可使血瘀证诊断成立。但上述体征长期以来凭肉眼、手感观察,系统误差较大,更不便于定量比较。我们应用光谱分析、红外热像、多普勒超声等生物物理方法,分别对紫暗舌、涩脉、瘀血腹证等典型血瘀证体征进行了较系统的观察与定量研究。

(一)紫暗舌的舌分光定量及舌表浅血流量观察

紫暗舌是诊断血瘀证标准的首要见症,但长期以来凭肉眼察舌,系统误差较大,更不便于定量比较。我们对紫暗舌进行舌分光定量及舌表浅血流量测定,以冀为血瘀证诊断、疗效观察提供客观参数。

1. 舌分光定量测定 采用中国科学院生物物理研究所依据舌光谱分析

原理研制的物理舌诊仪,将 12V 25W 白炽灯光源发射的光束照于舌面,对发射光束分别进行红、橙(黄)、绿、蓝、紫等五色分光,并进行光电转换,由数字定量仪显示其电压、光强度大小,也即反映其色调、亮度、彩度的信息。受试者取安静坐位 10 分钟左右,伸出舌后,舌面与仪器构成封闭光路系统,入射光照射舌面前部。物理舌诊仪约 10 秒即显示测定数据,重复 3 次,取其均数。

检测紫暗舌患者 68 例,结果显示,紫暗舌患者紫光定量为 0.48 ± 0.01(m$\overline{\text{v}}$读数),较正常人舌紫光定量 0.32 ± 0.01(m$\overline{\text{v}}$读数)明显增加,统计学处理有极显著差异($P < 0.001$)。与此相应,紫暗舌患者红光定量 17.77 ± 0.52(m$\overline{\text{v}}$读数)较正常人舌红光定量 22.23 ± 0.71(m$\overline{\text{v}}$读数)明显减少,且有极显著差异($P < 0.001$)。两组紫光均数差额为 0.16(m$\overline{\text{v}}$读数),红光差额为 4.46(m$\overline{\text{v}}$读数)。依据上述结果,紫暗舌(血瘀证)患者舌分光紫光定量可初定为 0.48 ± 0.01(m$\overline{\text{v}}$读数),而 0.32 ± 0.01(m$\overline{\text{v}}$读数)为正常值,两者之间为临界值。

2. 舌表浅血流量测定 采用中日友好医院临床医学研究所根据温差电动势原理研制的舌表浅血流量 DM80-B 型测量仪,测定舌表浅血流。受试者取安静坐位 10 分钟左右,张口,舌体放松,将 4.5mm 的圆形探头置于舌体前半部,记录接触后 1.5~2 分钟间的 5 次温差电动势变化,取其均值,用产生相同温差电动势变化的模型水流量(ml/s)表示血流量。

检测 68 例紫暗舌患者,结果显示,紫暗舌组舌表浅血流量为(0.018 ± 0.001)ml/s,正常组为(0.039 ± 0.003)ml/s,可见紫暗舌组舌血流量较正常人明显减少($P < 0.01$)。两组均数差额为 0.02ml/s,紫暗舌(血瘀证)患者舌表浅血流量可以初定为(0.018 ± 0.001)ml/s,而 0.018~0.039 之间可初定为临界值。

当然,同为血瘀证,有病情轻重不同,同为紫暗舌也有淡紫、深紫(正至瘀斑或瘀点密集处与正常测试点之间)之分,其紫光定量及表浅血流量也应有所不同,尚有待进一步积累。

紫暗舌组舌红光与舌表浅血流量相关分析结果显示,相关概率为 0.053 8,相关系数为 0.234 9,定量表述随舌红程度的增加其血流量也相应增加,故紫暗舌分光定量与舌血流量测定联合对照观察就更为全面。

上述两项检测随年龄改变其年龄参数也有变化,还有体检及各项检查均正常,且无任何临床症状,但舌质显示紫暗舌者,临床也不少见,这都有待今后在大样本调查中再深入探讨。由于舌分光定量是反映舌质与舌苔综合状态的光学信息,所以舌苔的厚度在一定程度上也影响测试结果。苔质过厚对温差电动势变化估计也将产生一些潜在改变。此外,苔质的润燥度不等,其彩度及光强度也可能有一定变化。舌质的硬、软、震颤、歪斜及缩短等,由于与探测装置难以满意结合,检测时受到一定限制,也有待于进一步改进。

(二)涩脉的多普勒脉搏图改变

涩脉是诊断血瘀证的重要体征,并已列入血瘀证诊断的主要依据。由于临床难以掌握,系统研究不多,对涩脉的客观重要性国外尚有疑义。有鉴于此,我们在以压力脉搏图描记出涩脉脉搏图特征的基础上,再以多普勒超声测定寸口脉的血流量、血流速度及寸口脉管腔内径改变,并同步测定患者舌分光定量,取其紫光定量(表述诊断血瘀证无疑义的紫暗舌)与上述多变量进行相关分析,以冀为涩脉的客观表述以及血瘀证诊断提供一定参数。

选用多普勒脉搏图:用 QFM-1000 型超声血流测定装置,以多普勒和示波跟踪法,测定搏动中桡动脉的口径 D(mm)。该机具有 0.5mm 分辨率,同时可以经内装计算机测出血流量、血流速度并同步输出,而且数据显示最大值、最小值以及平均值,并自动打印描记图形。

具体观察时,除涩脉观察组外,另选正常人对照组,以及涩脉的对应脉象——滑脉组。具体方法如下:

选择涩脉患者 30 名为涩脉组,滑脉孕妇 35 名为滑脉组,35 名正常人为对照组。直接测定寸口脉内径,客观证实涩脉为(2.68 ± 0.09)mm,较正常人(3.66 ± 0.09)mm 明显变小,形象地表达了涩脉较正常人寸口变细。其次,寸口脉血流速度涩脉组为(7.34 ± 0.63)cm/s,正常人组为(13.10 ± 0.69)cm/s,可见涩脉组明显降低,具体说明了涩脉组较正常人迟。我们理解涩脉的迟主要是脉搏动势的迟。涩脉组寸口脉血流量为(0.40 ± 0.03)ml/s,较正常人(1.17 ± 0.06)ml/s 显著减少,提示寸口脉血流量的相对不足,从一个侧面可以初步说明涩脉的"短散无根,涣散不收"的特点。

滑脉作为涩脉的对应脉,脉搏形态特征理应与涩脉相反。结果证实,滑脉多普勒血流改变恰与涩脉相反,其血流速度(16.35 ± 0.06)cm/s 较正常人(12.35 ± 0.60)cm/s 加快,而血流量(0.81 ± 0.05)ml/s 较正常人(0.70 ± .06)ml/s 有所增加。

紫暗舌在血瘀证诊断中的地位,已无明显争议。我们将涩脉组舌分光定量与正常人舌分光比较,证实涩脉患者的紫光、蓝光定量明显增加,红光明显减少,说明涩脉与紫暗舌存在平行关系。进一步将涩脉组舌分光定量与其寸口脉多普勒脉图各参数作相关分析,也发现,涩脉患者舌紫光定量与其同步的寸口脉流量、流速以及寸口脉管腔内径呈负相关,前两者相关系数(R)分别为 0.26、0.28(P 均 < 0.05)。研究提示,涩脉多与紫暗舌并见,临床相互参照更有利于血瘀证的诊断。

（三）瘀血腹证的表浅血流及红外热像图改变

作为血瘀证诊断的重要依据，瘀血腹诊已广泛用于临床，并为国内外学者所重视，但对其客观定量检测研究尚未见系统报道。我们采用红外热像仪及表浅血流量仪对瘀血腹证的腹部温度及表浅血流量进行了初步观察。

腹部表浅血流量测定：采用中日友好医院临床医学研究所根据温差电动势原理研制的 DM80-B 型表浅血流量仪，测定腹部表浅血流量。受试者取安静卧位，腹部暴露放松，室温控制在 22~23℃，将 415mm² 圆形探头置于腹部（相当于关元穴部位）及左右髂部（相当于水道穴部位），分别记录放置后 1 分 30 秒至 1 分 50 秒每 5 秒 1 次的温差电动势变化，取其 5 次的温差电动势均值，并用产生相同温差电动势变化的模型水流量（ml/s）表示血流量。

选有瘀血腹证者 31 例为瘀血腹证组，以及健康人 25 例为正常人组。两组腹部表浅血流量测定结果表明，瘀血腹证组下腹部、右髂部、左髂部的表浅血流量均较正常人组减少。经统计学处理，瘀血腹证组的下腹部和右髂部的表浅血流量较正常人组减少，有显著统计学差异（$P < 0.01$）。

腹部温度测定：采用 6T66 型红外热像仪，利用红外热成像技术测试腹部温度，室温恒定在 22~23℃，受试者取安静立位，腹部放松，暴露 15~20 分钟，在 0.5m 距离处摄查腹部热像图，热像仪中心温度 31.5℃，首先探寻低温区部位，并定点测其温度及摄像记录。

用红外热像仪同步测定瘀血腹证组 15 例、正常人组 12 例的腹部温度。结果表明，观察组腹部最低温度为（29.82 ± 0.21）℃（均值 ± 标准误，下同），正常人组腹部最低温度为（31.4 ± 0.26）℃，两组比较，有极显著性差异（$P < 0.01$）。分析腹部低温区出现的部位，观察组腹温最低部位多出现在下腹部，其余依次为右髂部、左髂部；正常人组腹部低温区多出现在右髂部，其次为下腹部。

根据临床瘀血腹证患者水道穴压痛率高的特点，选择两侧水道穴及关元穴为表浅血流探察点。结果表明，瘀血腹证组血流量均较正常人组减少，经统计学处理，关元穴和右侧水道穴所测表浅血流量，两组间有极显著差异。红外热像仪同步观察腹温情况表明，瘀血腹证患者腹温明显降低，而且与正常人组比较，腹温最低值差别有极显著意义；瘀血腹证患者好发低温区的部位是下腹部，其次为两髂部。腹部低温区的产生，与腹部表浅血流量减少、热量供给不足有很大关系。因此，可以认为，血瘀导致腹部血流量减少，是瘀血腹证产生的机理之一。

表浅血流量仪、红外热像仪均可用以整体、连续、无创伤、动态摄取信息，其所测取数据虽来自体表,但能反映内在变化,亦即中医理论所提示"有诸内者,必形诸外"。经用以上 2 种仪器所得小样本观察结果表明,该方法能一定程度反映瘀血腹证患者的病情轻重,为瘀血腹证的诊断提供有益的定量参考。

第四节 后再灌注时代活血化瘀研究的新思考

(一)活血化瘀治疗冠心病的历程

20 世纪 70 年代,郭士魁、陈可冀前辈创活血化瘀治疗冠心病心绞痛,后以冠心 Ⅱ 号为代表,从临床、基础研究方面均获重大突破。其至以活血化瘀(心梗合剂)结合西药对症治疗,可使急性心肌梗死的死亡率下降至 15% 左右(当时单纯西药治疗组死亡率在 30% 左右)。在理论层面上也是对《金匮要略·胸痹心痛短气病脉证治》的超越及发挥。众所周知,该篇提及"阳微阴弦"是胸痹心痛的发病机制,治疗集中于宣痹通阳,但尚未触及活血化瘀治疗。这也是病证结合的典范,尤其当时西医对冠心病的认识,是基于冠状动脉粥样硬化所致冠状动脉狭窄,冠状动脉血流量下降,造成心肌缺血缺氧。针对这种较单一的血流动力学观点,活血化瘀治疗确实显示了其独特的疗效,体现了"心血瘀滞,不通则痛"的活血化瘀治则优势。

20 世纪 80 年代后,经皮腔内冠状动脉成形术(PTCA)、经皮冠脉介入术(PCI)以及冠状动脉旁路移植术(CABG)等再灌注治疗技术的进步,使其治疗由保守转为主动血运重建,从而冠心病急性心肌梗死的死亡率逐步下降至 5% 左右,活血化瘀治疗也风光不再。

(二)瘀毒互结与经脉下陷

20 世纪 90 年代后,Ross 发现血管内皮结构及功能受损是动脉粥样硬化发生发展的关键,易损斑块破裂以及血栓形成是急性冠脉综合征(ACS)的发病机制,而单纯的冠状动脉狭窄并非决定因素。依据冠状动脉粥样硬化导致的动脉重构以及内皮功能改变,心肌细胞能量代谢异常,提出从易损斑块到易损患者的冠心病认识,开启了生物物理学(血流动力学及血液流变学)向系统生物学观念转变。这种转变证实,斑块大小、位置以及冠状动脉狭窄的程度与 ACS 发病无关。PCI 虽能重建血运、纠正严重狭窄,但不能改变动脉硬化的生物学过程,其斑块不稳定仍未解决。有鉴于此,结合 ACS 的炎症瀑布反应、氧化应激损伤、细胞凋亡、组织坏死,在血瘀基础上,有研究又提出"因瘀化毒、瘀毒互结"这一新的冠心病中医病因病机认识。这一认识基于《金匮要略》气、血、水理论,以及日本汤本求真《皇汉医学》所述"万病一毒",可以从瘀毒理解。

西医学对冠心病认识的转变,给我们重要启示。但中医学理论体系的特点及优势,更应引起我们的关注。10年前,全球50多位最著名的心血管专家在 Circulation 上共同提出预防急性心脏事件的新方向,即"易损患者"新理念,而其实质就是突出整体观念。否则见狭窄就扩,见堵就通,"除恶务尽"何时是了? 曾问及某介入专家给患者做 PCI 最多做过多少支架,答"17枚"。而早在1 800多年前,《金匮要略·胸痹心痛短气病脉证治》开篇明义"阳微阴弦,即胸痹而痛",并将胸痹、心痛、短气病合一篇共同讨论,这与现代有些学者提倡重新组合"胸痛"专科如出一辙。

为此,活血化瘀研究要走出目前的瓶颈,应注重中、西医两套理论体系的碰撞、渗透、化合。数据显示,我国 PCI 总例数去年约40万例(每年还以30%的速度增长),然而,即使进行了完全血运重建,仍有50%左右的患者在术后1年内仍存在心绞痛症状。COURAGE 研究显示,即使 PCI 联合最佳药物治疗,使患者血压、血糖、血脂均达标,并加用硝酸酯类、β受体阻滞剂、长效钙通道阻滞剂治疗心绞痛,第1年仍有34%的患者存在心绞痛症状,提示传统物理学治疗无法完全缓解症状,而单一的活血化瘀治疗,也遇到难题。PCI 使心外膜大血管再通,并不意味着心肌组织在微循环水平恢复再灌注,也不意味着缺血心肌细胞都可以被挽救存活,其中冠状动脉无复流及心肌无复流是最常见的原因。其机制主要是微血管栓塞、痉挛,缺血再灌注损伤、炎症细胞因子介导等等。

为此,再灌注治疗的关注点渐从心外膜大血管血运重建,逐步转移到心肌组织水平的灌注。另外,国外研究提示"非阻塞性冠心病"发病也是逐步上升趋势(2011年 European Heart Journal "冠状动脉微血管病变研究进展")。所谓"非阻塞性冠心病"多指合并糖尿病的冠心病、女性冠心病、心肌梗死后以及 PCI 后仍存心绞痛者。

冠状动脉微循环障碍,应属中医心络瘀阻,但这是整体气、血、脏腑、经络功能障碍的延续,然局部的心络瘀阻又是整体血瘀证的再致病因素。中医对胸痹、心痛的整体认识是本虚标实,也即"阳微阴弦"。阳微主要指气虚、阳虚,阴弦主要指血瘀及痰浊(包括瘀毒、浊毒)。中医理论基于对气血的认识,认为瘀血的形成不能离开气,或气滞血瘀,或气虚血瘀,但气的理论核心是气化、升降，所谓"出入废则神机化灭，升降息则气立孤危。故非出入，则无以生长壮老已；非升降，则无以生长化收藏。是以升降出入，无器不有"（《素问·六微旨大论》）。中医对胸痹心痛的基本认识是"阳微阴弦，即胸痹而痛，所以然者，责其极虚也。今阳虚知在上焦，所以胸痹心痛者，以其阴弦故也"（《金匮要略·胸痹心痛短气病脉证治》）。此处上焦即心、肺，以此为出发点，心绞痛从中医整体辨证是本虚标实，当今也基本达成共识。即从整体上是"虚陷瘀阻"，但其就升降而言"升降出入，无器不有"，也就是说患者整体有气陷、升化失司，从脏器水平上，心、肺也有气虚下陷，而从络脉水平上也有"经脉下陷"。结合临床，如冠状动脉扩张症（CAE）形成慢血流、血栓形成，或痉挛诱发心肌缺血，还有 PCI 后冠状动脉无复流或慢复流，以及心肌无复流，包括微血管栓塞、血栓形成、痉挛等。上述"非阻塞性冠心病"也应包括于此。所以治疗上单一的活血化瘀已难以胜任，必须"化瘀首重气血，言气必重升降"。我们由此以"升陷祛瘀"治疗 PCI 后心绞痛，也取得初步疗效。

有学者概括中医理论与西医理论最大区别之一是，中医讲"气"，西医不谈"气"。但也不尽然，如一氧化氮（NO）、硫化氢（H_2S）、一氧化碳（CO）等对血管内皮的作用已逐步解明。活血化瘀必须与气化升降相结合。

（三）祛瘀生新与活血生脉

活血化瘀治疗的目的除控制疼痛、缓解症状外，更主要是"瘀血去而新血生，不伤正而正自复"。美国稳定型心绞痛指南，也强调在控制症状疗效相当的情况下，首选能改善预后或可能改善预后的药物，即改善血供的同时又能保护心脏，减少冠状动脉事件发生。实验证实，某些活血化瘀中成药可使鸡胚绒毛尿囊膜上血管数增加，细胞表达，血管内皮生长因子（VEGF）mRNA 明显增高，以及在心肌梗死大鼠的梗死边缘区的 VEGF、重组碱性成纤维细胞生长因子（BFGF）等表达以及血管密度均增加。当然，这种治疗性血管新生与所谓"药物促进的心脏自身搭桥"的临床实际还有一定的距离。

中医"祛瘀生新"，即通过祛除瘀血，疏通经络，调畅气机。"气化生血"，"血为气母"，祛瘀和生新是相互关联，辩证统一的。"旧血不去，则新血断然不生；而新血不生，则旧血亦不能自去也。"（《血证论》卷二《吐血》）故祛瘀是前提，但新血（脉）不生，则祛瘀也难完成。

活血祛瘀可促使侧支循环的形成，以及心肌微循环血运完善重建。此外，"新血"不完全是肉眼所见物质的"血"，而应该包括组织氧供以及心肌代谢方面的改变。比如，即便再灌注治疗后血运重建，心脏血供增加，并不一定是心肌组织（细胞）氧供以及氧利用的增加，以及心肌代谢的充分改善。

"气血冲和，万病不生。""正气存内，邪不可干。"中医认为，人体是一脏腑经络为内在联系的有机整体，局部病变是整体阴阳失调的体现，重视整体内因作用。后再灌注时代活血化瘀研究也不例外。中西医结合治疗有从整体出发多层面、多靶点的优势。尤其以中药诱导的内源性调控保护，可能是更为积极、主动、有效地走出困境的新途径。缺血预处理是目前所知最好的心肌保护策略。即先给予可耐受的缺血刺激，此类触发机制启动心肌内源性保护机制，这一多途径保护机制作用很强。但涉及伦理，目前未应用于临床。我们以中药大蒜提取物可模拟早期以及延迟预保护作用，证实可减少心肌细胞损伤、死亡，比对照组明显缩小（约10%）心肌梗死范围，促进心功能恢复，减轻过氧化损伤，且在一定范围内呈剂量 - 效应关系。这种保护作用在预处理后 3 小时产生，6 小时作用最强，12 小时基本消失，其作用机制可能与大蒜素激活信号传导途径，通过 PKG8.MAPKS 通路（蛋白激酶 Ge，分裂原激活的蛋白激酶超家族），促进 HSP（热休克蛋白）等表达上调，使蛋白合成加速有关。大蒜在明《本草纲目》"葫"条已有记载，可"通五脏，达诸窍……化癥积肉食"。在我们的另一研究中，已认识到大蒜对犬心肌缺血再灌注损伤的明显保护作用。活血化瘀有望从内源性调控保护，证明其缓解冠心病临床症状，提高生活质量，发挥远期心脏保护作用，减少心脏事件的发生。

第五节　活血化瘀经方研究

活血化瘀研究作为最活跃、最有成效的领域之一，受到世人瞩目。尤其是在生命科学日新月异的今天，新技术、新制剂不断涌现，令人目不暇接，但当下突破性进展不多，瘀血病概念被不同程度的泛化及异化，临床不良反应逐步显现，这不能不引起我们的深思与忧患。

瘀血病以及活血化瘀作为中医的独特辨证论治体系，理论根植于岐黄，方术至妙，始于张仲景（本文所指经方乃《伤寒论》《金匮要略》之方）。针对迷茫或困惑，最好的良剂莫过于溯本崇源、理清思路，知道"我从哪里来"。远离经典使我们伤痛，以现代临床新的视角，重新认识活血化瘀经方或许能调整、改变观念，走出"平台"，再上台阶。

（一）经方开创了以活血化瘀治疗瘀血病的先河

《伤寒杂病论》最早确定"瘀血病"的病名，见《金匮要略·惊悸吐衄下血胸满瘀血病脉证治》。张仲景所创的《伤寒论》113方,《金匮要略》205方(该书附录方中有57方疑非仲景所著),其中活血化瘀方有33首,占8.8%。《伤寒杂病论》当时使用的161味药中活血化瘀药有23种,占1/7(约14.3%)。

《金匮要略》22篇病脉证治,涉及活血化瘀治疗的病种在17篇中出现过,超过半数。具体篇目为:百合狐惑阴阳毒、疟病(疟母)、中风历节病、血痹虚劳病、肺痿肺痈咳嗽上气病、胸痹心痛短气病、腹满寒疝宿食病、五脏风寒积聚病(肝着)、消渴小便不利淋病、水气病、黄疸病、惊悸吐衄下血胸满瘀血病、呕吐哕下利病、疮痈肠痈浸淫病、妇人妊娠病、妇人产后病、妇人杂病。

从现代临床角度来看,涉及内、外、妇、传染、皮肤、肿瘤、五官各科,以及内科多系统(呼吸系统、循环系统、消化系统、泌尿系统、神经系统、内分泌系统、风湿免疫系统、血液系统)等。

可见,活血化瘀广泛应用于临床,并非始于近代。不但当时有其相对严格的中医诊断、病名规范,且整体系统观念突出,如胸痹、心痛短气病,列入同一篇论述,说明循环、呼吸系统,气血瘀滞病变常交互并见,但有联系也有区别,较当下提倡整合心内科、心外科、呼吸内科、胸外科等相关学科组成"胸痛门诊"前卫甚多。

(二)经方奠定了瘀血病的辨证诊断基础

瘀血病的诊断:散见于《伤寒论》《金匮要略》各篇,但对于瘀血病的易患人群病史、诱因、症状、体征、舌脉都有详细的记载。归纳分述如下:

1. 病史　热入血室、妇人漏下、曾经半产、五劳虚极、食伤、忧伤、饮伤、饥伤、劳伤、营卫气血伤。

2. 诱因及易患人群　尊荣人、骨弱肌肤盛、重困疲劳汗出、卧不时动摇、加被微风。

3. 症状

(1)如狂、发狂、谵语、善忘(神志、精神改变)。

(2)口燥、口干、渴、但欲漱水而不欲咽。

(3)发热恶寒、发作有时如疟状、如热状。

(4)胸胁下满、胸满(烦满)、腹不满其人言我满、胸痹气短、心痛彻背。

(5)吐脓血。

(6)消谷善饥、小便自利。

(7)屎硬、便易、色黑(上消化道出血,以及出血后引起的瘀血)。

(8)半身不遂(肢体瘫痪)。

(9)身如被杖(身痛)。

4. 体征

（1）两目暗黑、面赤斑斑如锦纹（毛细血管扩张）。

（2）手足厥冷。

（3）肌肤甲错。

（4）身必发黄（黄疸）。

（5）身体不仁（麻木痛温深感觉障碍）。

（6）妇人癥瘕（疝母、脏器肿大、新生物、炎性或非炎性包块、组织增生）。

（7）少腹满硬，按之即痛（拒按、压痛）。

5. 舌脉

（1）舌象：唇萎、舌青（紫暗）。

（2）脉象：脉微大来迟、微涩，寸口关上微、尺中小紧，沉脉，迟脉，结脉，微欲绝。

限于客观历史条件，已经能够较全面系统地反映瘀血病的病理生理改变，为瘀血病的诊断辨证提供了明确的指征，值得我们重视。

正基于此，我们复习上述经方有关瘀血病的病史、症状、体征、舌脉，在修订新的血瘀证诊断标准时，将瘀血病的经典认识集中反映，以示血瘀证诊断辨证继承而不离"宗"。并增设影像学检测，以及血流动力学、血液流变学、凝血等相关指标，以与时俱进。

（三）活血化瘀经方的功用、主治类聚

前人誉经方为"众法之宗，众方之祖"，为后世方剂学以及活血化瘀法的形成起到了模板作用。瘀血病的治疗不是单一的化瘀，是针对形成瘀血病不同的病因病机，在辨病基础上予以辨证论治。为此，活血化瘀经方大致可归为12类，见表1-2-1。

表1-2-1　活血化瘀经方分类

功用	方名	主治	出处
散寒化瘀	温经汤	崩漏、月经不调、不孕	金匮22
	当归四逆汤	手足厥寒、脉细欲绝	伤寒·厥阴病篇
	当归四逆加吴茱萸生姜汤	内有久寒	伤寒·厥阴病篇
	当归生姜羊肉汤	寒疝腹痛、胁痛里急	金匮10
	通脉四逆汤	腹痛、里寒外热、手足厥逆、脉细欲绝	伤寒·少阴病篇、伤寒·厥阴病篇

续表

功用	方名	主治	出处
泻热化瘀	大黄牡丹汤	肠痈	金匮18
	土瓜根散	月经不调	金匮22
	抵当汤(丸)	闭经、发狂、喜忘	金匮22、伤寒·太阳病中篇、伤寒·阳明病篇
	桃核承气汤	如狂、少腹急结、热结膀胱	伤寒·太阳病中篇
	泻心汤	吐血、衄血	金匮16
益气化瘀	桂枝加黄芪汤	黄汗、肌肤甲错	金匮14
	黄芪桂枝五物汤	血痹	金匮6
	薯蓣丸	虚劳	金匮6
行气化瘀	旋覆花汤	肝着	金匮22
	枳实芍药散	产后腹痛	金匮21
	红蓝花酒	妇人腹痛	金匮22
利湿化瘀	蒲灰散	小便不利	金匮13
	滑石白鱼散	小便不利	金匮13
	硝石矾石散	黄疸	金匮15
	桂枝茯苓丸	癥积	金匮20
	当归芍药散	妊娠腹痛	金匮20
化痰活血	瓜蒌薤白白酒汤 瓜蒌薤白半夏汤	胸痹、心痛	金匮9
逐水化瘀	大黄甘遂汤	水血并结血室	金匮22
解毒化瘀	升麻鳖甲汤	阴阳毒	金匮3
	赤豆当归散	便血	金匮3
止血化瘀	王不留行散	金创	金匮18
化瘀消癥	鳖甲煎丸	疟母	金匮4
	大黄䗪虫丸	虚劳干血	金匮6
	下瘀血汤	产后腹痛	金匮21
	桂枝汤	身痛不休	伤寒·霍乱病篇

续表

功用	方名	主治	出处
和解化瘀	小柴胡汤	热入血室	伤寒·太阳病下篇、伤寒·阳明病篇、伤寒·少阳病篇、伤寒·厥阴病篇、伤寒·阴阳易差后劳复病篇
养血化瘀	当归散	胎动不安	金匮 20

注："金匮 22"指《金匮要略》第 22 篇《妇人杂病脉证并治》，"伤寒·厥阴病篇"指《伤寒论·辨厥阴病脉证并治》，其他类推。

瘀血证的形成是以营卫、气血、升降、寒热、虚实失调为前提，故和解化瘀是经方治疗瘀血证的重要思想。《伤寒论》387 条："吐利止，而身痛不休者，当消息和解其外，宜桂枝汤小和之。"《广瘟疫论》："寒热并用之谓和，补泻合剂之谓和，表里双解之谓和，平其亢厉之谓和。"

和解化瘀，如小柴胡汤治疗热入血室。热入血室指妇女在经期或产后，感受外邪，邪热乘虚侵入血室，与血相搏所出现的病证。症见下腹部或胸胁下硬满，寒热往来，白天神志清醒，夜晚则胡言乱语、神志异常等。《金匮要略·妇人杂病脉证并治》载："妇人中风，七八日续来寒热，发作有时，经水适断，此为热入血室，其血必结，故使如疟状，发作有时，小柴胡汤主之。""妇人伤寒发热，经水适来，昼日明了，暮则谵语，如见鬼状者，此为热入血室，治之无犯胃气及上二焦，必自愈。"

少阳枢机不利，热入血室，其血必结，治宜和解少阳，以达血活瘀除。虽不是直接使用活血化瘀药，但可以治疗"其血必结"的血瘀病。这对后世气血理论的发展是一重要启示。

（四）活血化瘀经方的用药规律

1. 物原属性分类

矿石类：矾石、硝石、滑石、赤硝。

草本类：牡丹皮、大黄、川芎、地黄、当归、干漆、王不留行。

花果类：桃仁、旋覆花、红蓝花、芍药。

动物类：鼠妇、䗪虫、蜣螂、蜂巢、虻虫、水蛭、蛴螬、白鱼、阿胶、鳖甲。

其中，动物虫类药最多，占经方活血化瘀药的 2/5，在经方用药 93 味中接近 1/9（《朱良春虫类药的应用》，人民卫生出版社，2011 年）。胶乳类的活血化瘀药如乳香、没药、血竭尚未使用。矿物类的如花蕊石、自然铜也尚未使用。

2. 从活血化瘀药理作用强度分类

活血：调和营卫，和解枢机。

生姜、大枣、当归、苦酒、羊肉。

化瘀：活血化瘀。

川芎、芍药、地黄、当归。

祛瘀：祛瘀通脉。

桃仁、王不留行、干漆、䗪虫。

破瘀：破血逐瘀。

虻虫、大黄、蛴螬、蜣螂、水蛭。

3. 具有活血化瘀复合药理作用的药物

软坚化瘀：鳖甲。

养阴化瘀：阿胶、地黄。

清热化瘀：牡丹皮、大黄。

利湿化瘀：硝石。

行气化瘀：川芎、王不留行。

益气化瘀：黄芪。

4. 活血化瘀药物应用规律（表1-2-2）

表1-2-2　活血化瘀药物应用规律

病位	病名	用药
上、外	胸痹、肝着、血痹	黄芪、旋覆花、桂枝、苦酒
下、里	癥结、疟母、虚劳、肠痈、产后腹痛	大黄、川芎、芍药、桃仁、水蛭、虻虫、蛴螬、甘遂

5. 非常规活血化瘀药组成活血化瘀经方

干姜温经通瘀（通脉四逆汤）。

桂枝调和营卫（桂枝汤）。

柴胡和解化瘀（小柴胡汤）。

大黄泄热化瘀（泻心汤）。

6. 关于经方活血化瘀药物的用量　关于经方药物用量，现在仍是一个讨论的热点。虽然涉及古代度量衡与现代的计量标准有待考证，但是以桃仁、水蛭、虻虫、䗪虫为代表的活血化瘀药，经方中多以"个"为标准。如桃仁20个、䗪虫20个、水蛭30个（百枚），都是以这种明确的"枚""个"来表示的。

虽然时空跨度近 1 800 年，但对物种的进化演变来说，在时间长河中不过一瞬，不会有过大的差异。选桃仁 20 个约为 7g，与现代的临床应用大体接近。故在活血化瘀经方应用时，因为药味较少，剂量可适量加大，但没有必要成倍或数倍盲目使用。尤其要依患者的体质而定，否则容易引起出血等不良反应。

7. 活血化瘀经方的剂型　32 张活血化瘀经方中，绝大部分为汤剂。其他如散剂 8 张，占 1/4；丸剂 5 张，约占 1/6；酒煎剂 3 种，约占 1/10。

（五）活血化瘀经方发挥

张仲景首先提出气分、水分、血分的概念。这是活血化瘀治疗瘀血病的重要理论支撑；突出整体观念，强调辨证论治的理论内核。笔者认为："治瘀必言气、水，言气必察虚实升降，言水务辨痰饮、寒热。"张仲景从临床实践提出了大气概念，并且指出"阴阳相得，其气乃行；大气一转，其气乃散"（《金匮要略》）。

张锡纯《医学衷中参西录》："愚既实验得胸中有此积气与全身有至切之关系，而尚不知此气当名为何气。涉猎方书，亦无从考证。惟《金匮》'水气门'桂枝加黄芪汤下有'大气一转，其气乃散'之语。后又见喻嘉言《医门法律》谓：'五脏六腑，大经小络，昼夜循环不息，必赖胸中大气，斡旋其间。'始知胸中所积之气，当名为大气。"张锡纯提出大气下陷论，创升陷汤。从学术渊源上深入学习思考，此方是源于李东垣的补中益气汤，而补中益气汤实是以薯蓣丸为基础，而气血兼顾，补中益气（表 1-2-3）。

表 1-2-3　升陷汤、补中益气汤、薯蓣丸

升陷汤	生黄芪、升麻、柴胡、知母、桔梗
补中益气汤	黄芪、升麻、柴胡、人参、白术、炙甘草、当归、陈皮、生姜、大枣
薯蓣丸	薯蓣、防风、柴胡、人参、白术、炙甘草、当归、桔梗、干姜、大枣、曲、干地黄、豆黄卷、川芎、芍药、麦门冬、杏仁、茯苓、阿胶、白蔹、桂枝

我们通过学习张仲景气、血、水的理论，结合临床实际，在升陷汤的基础上提出升陷祛瘀法，以升陷祛瘀汤加减治疗相关疾病。

升陷祛瘀汤：生黄芪、升麻、柴胡、知母、桔梗、山萸肉、党参、益母草、三棱、莪术。治疗难治性心绞痛、介入后心绞痛，以及冠心病终末期患者，取得较好的疗效。

另外，虫类药的应用，当今已备受关注。章次公、朱良春先生，基于大黄䗪虫丸、抵当汤等经方，又创出钩蝎散、益肾蠲痹汤，且均有所发挥，临床疗效可重复验证，不另赘述。

第六节 血瘀证与气体信号分子研究

血瘀证与活血化瘀研究已取得举世瞩目的成就，但我们也应清醒地看到，自冠心Ⅱ号等有显著疗效的活血化瘀方药的研究之后，鲜有自主创新和突破性进展，血瘀证的研究进入了一个平台期。这种情况促使我们思考，如何使血瘀证的研究再深入？临床实践证实，气虚血瘀证患者应用益气化瘀法治疗比单纯活血化瘀可提高临床疗效，而行气化瘀法对气滞血瘀证亦有良效。可见将"气"的理念导入，是提高血瘀证临床疗效的重要环节。但此中的"气"除了功能的含义外，其物质基础、作用机制以及气血关系究竟如何，半个世纪以来，虽经数次论证，均无定论。近年来，气体信号分子的不断发现以及"气体生物学"概念的提出，为回答上述问题提供了可能。

（一）气体信号分子与气体生物学

1. 气体信号分子的概念 气体信号分子是指一氧化氮（NO）、一氧化碳（CO）、硫化氢（H_2S）等生物体中普遍存在的化学结构很简单的小分子气体物质。它们具有分子量小、持续产生、弥散迅速、作用广泛等特点，能自由通过各种生物膜，彼此相互作用，对来自内皮细胞和平滑肌细胞等的不同类型细胞发挥重要的生物学效能。

气体信号分子的英译名尚未统一，常用的名称有"gaseous messenger""gaseous signal molecule"以及"gasotransmitter"。人们根据NO和CO的理化特点提出了气体信号分子这一新概念的参考标准：①均为气体小分子；②均可自由通过细胞膜，其作用不依赖于相应的质膜受体；③可以在酶催化下内源性产生，其产生受体内代谢途径的调控；④在生理浓度下均有明确特定的功能；⑤其细胞学效应可以依赖或不依赖第二信使介导，但均具有特定的细胞和分子作用的靶点。

2. 气体信号分子的发现 长期以来，NO被认为是有害物质，直到20世纪80年代发现内皮源性舒血管因子（EDRF，又称内皮舒张因子），并进一步证实其化学本质为NO后，才更新了人们对NO的传统认识。NO在血管内皮细胞由L-精氨酸（L-Arg）和氧分子在一氧化氮合成酶（NOS）催化下生成，迅速进入平滑肌细胞，通过增加环磷酸鸟苷（cGMP）的生成介导平滑肌舒张，并对平滑肌细胞增殖起抑制作用。NO分布于全身各器官组织，具有多种生物学效应，是心血管、内分泌和神经系统重要的生理性介质，对局部及全身的血管阻力、血流分布、氧的运输等具有重要的调节作用，是体内发现的第一种气体信号分子。

CO 也一直被认为是有害气体，直到 20 世纪 90 年代中期才发现 CO 可在血红素代谢过程中由血红素氧合酶（HO）催化产生，通过 cGMP、NO 等通路发挥与 NO 相似的舒张血管、抑制平滑肌细胞增殖等生物学效应，是体内发现的第二种广泛分布的多功能内源性气体信号分子。

CO 和 NO 有共同的特点：都属于小分子量的气体分子；不通过受体起作用；其产生受到内源性关键酶的调节；生理浓度时有很明确的特殊作用；都有明确的细胞或分子作为作用靶点等。

科学界将内源性 NO 和 CO 从传统的神经转导信使和体液转导信使中区别出来，并以此作为内源性气体信号分子的标准，而把新近发现具有多种生理调节作用的 H_2S 归为第三类内源性气体信号分子。

H_2S 是有很强臭鸡蛋味的有毒气体，是蛋氨酸等含硫氨基酸的代谢终末产物，其生理作用最早是在神经系统中发现的，以后在消化系统、心血管系统、泌尿生殖系统、血液系统、新陈代谢等中也有发现。20 世纪 90 年代中叶，内源性的 H_2S 又被发现作为重要的新型气体信号分子在多个器官、组织中保持着动态平衡，可以作用于内皮细胞和平滑肌细胞发挥生理调节功能，独立或与 NO 协同舒张血管平滑肌。自此开始受到极大关注，正成为当前心血管病理生理研究的前沿和热点之一。

3. 气体信号分子体系的建立和调控机制　目前对内源性气体信号分子 NO、CO 的研究已很多，如 NO 体系能使 CO 体系上调，生理低水平的 CO 可促进 NO 的释放，病理状态下高水平的 CO 则抑制 NO 的释放，其相互调控关系已经明确。对于 H_2S，在低氧性肺动脉高压（PH）和高血压发病中的机制研究较多，如 H_2S 在 PH 形成中对肺血管平滑肌 CO 体系具有重要的调节作用；NO 对 H_2S 有正调控作用，而 H_2S 对 NO 则呈负调控作用。可见，气体信号分子 NO、CO、H_2S 之间可相互发挥调控作用，形成具有网络调节关系的复杂的气体信号分子体系。作为生物调节复杂体系的组成部分之一，内皮细胞和平滑肌细胞通过各自所分泌的气体分子，以快速而安全的方式相互调节，对循环、神经等系统功能的稳态调节具有极其重要的生理和病理生理意义。

4. "气体生物学"概念的提出　基于上述发现和研究，日本学者通过总结近年来气体分子在机体中产生和作用机制的研究情况，更进一步提出了"气体生物学"的概念，认为人体所消耗的大部分氧气（O_2）生成三磷酸腺苷（ATP），剩余的 O_2 被用来氧化生物合成，包括合成血管活性物质，如前列腺素和二级气体型活性物如 NO 和 CO，因而 O_2 不仅用于维持能量的供应，而且能调节组织的血供。内源性生物活性气体能参与细胞和组织功能调节，而有力的穿透力使这些气体分子轻松进入受体蛋白内部并发挥其生物学效应。

（二）"气"与气体信号分子的联系

中医学认为，气是有很强活力的精微物质，有推动、温煦、防御、固摄、营养、中介的功能，具有生命物质和生理功能双重属性。气病的范围很广泛。《素问·举痛论》说："百病生于气也。"气病常见的证候可概括为气虚、气陷、气滞、气逆 4 种。历代医家有关"气为血之帅，血为气之母，气行则血行，气滞则血瘀"的论述，反映了气血在生理病理方面是相互为用而又相互致病的密切关系。深入探讨气的本质和气血关系，对中西医结合血瘀证的研究有重要意义。

1. 气的来源与气体信号分子 气主要来源于脾胃化生的水谷精微和肺吸入的自然界清气。如《灵枢·营卫生会》说："人受气于谷，谷入于胃，以传与肺，五脏六腑，皆以受气。"又说："此（中焦）所受气者，泌糟粕，蒸津液，化其精微，上注于肺脉，乃化而为血，以奉生身，莫贵于此。"表明中焦是气血的化源，而且肺主气司呼吸，在气血生成过程中也起重要作用。

与心肺关系最密切的气的概念是宗气。《灵枢·邪客》说："宗气积于胸中，出于喉咙，以贯心脉，而行呼吸焉。"宗气由肺从自然界吸入的清气和脾胃从饮食物中运化而生成的水谷精气相合而成，具有走息道以行呼吸，贯心脉以行气血的作用。这与西医学的认识相一致。肺是机体气体交换及代谢的重要场所，任何气体成分的变化均可能对肺循环产生重要影响。虽然氧气是吸入体内的气体的精华部分，但不是宗气的全部。环绕地球的能直接影响人体的大气主要是对流层内各种气性物质分子，其中氮气 78%，氧气 21%，其余为二氧化碳、水蒸气、惰性气体及二氧化硫、一氧化氮等。《黄帝内经》强调天人合一，人气通于天气，"天气通于肺"（《素问·阴阳应象大论》）。人体内的气性物质与大气之间通联、转换。正常存在于人体内的气性物质包括血液中的氧气、二氧化碳、水蒸气，呼吸系统内固存（即余气量）的氮气、氧气、二氧化碳、水蒸气等，胃肠腔中固存（即胃肠气）的甲酸、氢气、二氧化碳、水蒸气以及少量空气等。因此，中医学"气"的概念在我们可感知和检测的物质层面上是广义的，不只是狭义的氧气，也包括我们所生活的环境中的大气和我们体内的各种气体。气体信号分子的发现也为此提供了重要佐证。

2. 气的中介作用 气作为感应、传递信息的载体，充斥于体内各脏腑组织器官之间，成为它们相互联系的中介。人体内各种生命信息，通过气的升降出入运行来感应和传递,构建了人体各部位之间的密切联络和调控机制。气的这种中介作用发挥的通路主要是经络系统,由气血的循行来完成;另外,气作为有很强活力的精微物质,具有弥散、穿透的特点,能独立发挥作用。气的中介调控效能与气体信号分子相似,具有信息传递的功能特征。

(三)气体信号分子与血瘀证研究

气体信号分子的生理特点和功能具有中医"气"的特点,在体内广泛分布,发挥"气为血之帅,气行则血行,气滞则血瘀"的生理病理作用。气血关系以气为主导,决定了气血之间必然形成气病血亦病、血病气必病的病理状况。血瘀证的产生莫不与气机失调有关,如气郁则血行不畅,气滞则血行瘀滞,气虚则行血无力,均可形成瘀血。王清任、张锡纯等医家对调气治疗血瘀证有深刻见解和独到经验,其所制逐瘀之方,必配行气、调气、补气之品。因此,血瘀证研究要从气血相关入手,才能全面深入。

1. **气体信号分子与血管内皮细胞** 血管内皮细胞是覆盖于血管腔表面的光滑内膜和机械屏障,维持血液在血管腔内的正常流动以及血管内外物质的交换。近年研究表明,血管内皮细胞是人体最大的内分泌器官,可合成、分泌多种血管活性物质,有调节血管的收缩和舒张,抑制血小板聚集和白细胞黏附,抗凝血和血栓形成以及调控血管平滑肌细胞增殖和血管新生等作用;机体所有器官、组织无一不受其影响和调控。NO是内皮细胞产生的最主要的舒血管物质,乙酰胆碱、缓激肽、组胺等的舒血管作用均由NO介导。不同区域的血管(包括冠状动脉)在正常条件下均有NO的基础性释放,调控该区域血管的紧张度,并抑制血管内皮细胞增殖。气的固摄作用和推动作用是相辅相成的两个方面。阳气可"卫外而为固"(《素问·生气通天论》)。"壅遏营气,令毋所避,是谓脉。"(《黄帝内经太素》"摄生·六气")这种对气(卫气)和脉的描述与血管内皮的功能有相似之处,而气体信号分子的调控异常会导致血脉瘀滞。

2. **气体信号分子与微循环氧供** 微循环是指直接参与生物体细胞、组织的物质、能量、信息传递的血液、淋巴液、组织液的流动。心脏的搏动主要表现在推动动脉血的循环上,而毛细血管的微循环则是由气体信号分子来调节的,中医学称之为气化功能。就人体生理病理与气的关系而言,除机体组织、器官的供氧外,目前研究最多的当属体内生理性气性物质 NO、CO、和 H_2S。它们广泛存在于血液、组织液中,是参与微循环调节的重要血管活性物质;不仅参与人体循环、呼吸、消化以及神经等多个系统的生理过程,也与心脑血管等多种疾病的发生、发展等病理变化过程密切相关。

　　既往的活血化瘀研究主要针对改善血供和氧供,我们认为应提出广义的"气供"概念,即"气"应包括含氧原子的 O_2、NO、CO、CO_2 和不含氧原子的目前已知的 H_2S(可能还有新的气体分子有待发现)。从中西医结合的视角,不仅应重视血液循环的灌注研究,更应注重血压建立和组织灌注恢复后所面临的实质性问题——氧供和气供障碍。以心脏为例,溶栓、介入治疗虽然恢复了心外膜冠脉再灌注(其实只是大血管水平的血运恢复,而对微循环的改善不良,导致再灌注损伤和无复流现象),但心肌组织、微循环血流灌注并不一定改善,即使微循环改善也不一定改善组织的氧供和氧利用。

　　3. 气体信号分子与自由基　自由基是人体内广泛存在的具有强活性的不配对电子的离子、分子、原子或基团。在生理状态下,有些分子氧能还原为超氧化物阴离子自由基,维持着需氧有机体的物质、能量代谢和信息传递,同时兼具杀灭细菌的防御免疫功能。体内生理性气性物质如 NO、CO、CO_2 和 H_2S 也可看作是相对稳定的气体自由基,具有高度生理活性,发挥舒血管等重要生理作用。自由基与细胞信号转导之间的内在关联已引起关注。自由基和气体信号分子都是在人体内广泛存在的、维持正常生命活动所不可缺少的物质,两者均与人体的代谢、循环、免疫功能有关。但是,如同氧自由基在体内积累会对机体造成损害,体内的气体信号分子也遵循着中医"亢则害,承乃制"的规律,过量也会产生毒性作用,类似中医的气滞、气逆病机。

　　4. 气体信号分子与活血化瘀药物研究　硝基类舒血管药物用于临床已有一百多年,人们晚近才清楚其作用机制,实际上是 NO 的供体。当 NO 自供体释放后,可激活血管平滑肌细胞的鸟苷酸环化酶,致使 cGMP 含量增加,发挥舒张血管作用,并降低血管对多种缩血管激动剂的敏感性。硝基类舒血管药物引起的血管舒张直接取决于 NO 的生成量,并有量效关系。可见,对血瘀证有治疗作用的硝基类舒血管药物是通过气体信号分子发挥作用的,这为我们进一步研究具有气体信号分子供体作用的活血化瘀中药提供了借鉴和思路。例如,我们前期对有"宣通温补"(《本草拾遗·大蒜》)作用的大蒜素的临床和基础研究表明,大蒜素能调控升高血中 NO 和降低内皮素(ET)水平,对血管平滑肌的作用机制与 H_2S 有多个相似的途径,提示含 3 个巯基的大蒜素可能作为 H_2S 的供体,通过气体信号分子调控途径发挥活血化瘀作用,其确切机制正在进一步研究证实。

　　中医"气"的概念较难把握,但气毕竟是物质的,有其物质基础才能完成其重要功能。《素问·气交变大论》说:"善言气者,必彰于物。"国内已有人对气的物质基础从多个层面进行类比研究,赋予气以新的内涵。气和血是机体复杂调控体系的两大要素，我们不仅应重视其各自独立的生物学效应及作用机制，更要注重其协同作用的研究，从气血相关来全面认识、研究血瘀证，才能使血瘀证和活血化瘀研究走向深入。随着对体内气性物质种类、功能的深入探讨，气的客观实质必将得到科学的验证和解释，中西医可能在"气"的层面找到新的结合点。

（谷万里　史载祥）

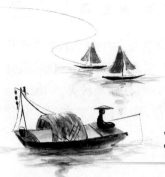

第三章 心 的 研 究

第一节 心的临床研究

近 10 年来,我们以中医脏腑、气血等理论为指导,应用现代科学方法,结合临床对心的辨证进行了验证、探讨,现概述如下。

(一)心主血脉的定量表述及临床验证

中医认为,心的主要生理功能是主血脉、主神明。心主血脉是指心有推动血液在脉管中运行以营养周身的功能,心气则是推动血运的动力。

1. 心气与左心室功能 "心气"是指"心藏血脉之气"。能否以左心室功能作为反映心气本质的客观指标,以便定量比较观察? 1981 年,我们首先以心机图无创性检查方法,采用心脏收缩时期(STI)及心尖搏动图(ACG)对 76 例中医辨证为心气虚的冠心病心绞痛患者进行了测定。结果显示,心气虚组患者心电机械收缩时间(QS_2)、射血前期(PEP)、等容收缩期(ICT)、等容舒张期(IRP)、缓慢充盈期(SFP)、快速充盈期(RFP)较正常人延长,左心室排空时间(LVET)缩短,PEP/LVET、a%、SFP/RFP 比值较正常人增大,而 LVET/ICT 减小,提示左心室舒张末期压力增高,心室收缩力减弱,心搏量及心输出量降低,左心室功能减退。同时,我们又观察了一组中医辨证为心气虚证的急性心肌梗死患者,其左心室功能减退更为显著。此后,我们对心气虚证患者的左心室功能进行了较全面的调查分析,为除外影响心功能分析的生理变异等系统误差,选取经中医辨证审察,西医体检以及心电图、X 线胸透等检查均正常的 200 例健康人作为对照组,进行左心室功能测定,另选中医辨证为心气虚证患者 104 例;经对比发现,心气虚证组较正常人 LVET 缩短,PEP、ICT、IRP 延长,以及 LVET/ICT 减小,PEP/LVET、a% 增大,并发现心气虚证组患者临床症状越显著、越严重,上述改变也相应明显,两者有平行相关关系。说明上述指标在对心气虚证表述上,除有定性意义外,尚有定量意义。

为了直接显示心肌的运动状态及结构改变,应用超声心动图对心气虚证组患者的左心室功能进行了观察(为便于对照,同步描记 STI),发现随 STI 上述改变同时显示每搏量(SV)、心排血量(CO)、心脏指数(CI)均较正常人减少,同时,活动平板负荷试验也提示心气虚证患者运动总时间、次极量运动中所达最大心率较正常人减少。

近年来,现代医学临床发现,许多心脏病患者的心脏在早期收缩功能尚属正常范围,而舒张功能已有所改变。实验研究也证明,心脏的收缩功能储备明显大于舒张功能。故单以心脏收缩功能说明心功能不全有一定片面性,因为心气虚证患者心脏的舒张功能也应有所改变。因此,为了对心气虚证患者左心室功能进行全面评价,我们在首先应用 ACG 观察心气虚证的 IRP、RFP、SFP、a/H(ACG 的 a 波垂直高度占收缩波高度的百分数)的基础上,又使用 DZ-Y 软件,对心气虚证患者 ACG 及微分阻抗等检测进行了分析,结果显示,舒张振幅时间指数(DATI)、总舒张时间指数(TARTI)均显示异常,并且结合上述 ACG 参数,比同步描记的 STI 参数异常率高且显著,提示以左心室舒张功能指标评价心功能不全更为敏感,两者结合更为全面。

2. 临床验证及应用

(1)上述对心气定量化研究的分析已有初步结论,但能否作为可比性指标,还要在临床上进一步验证。

为此,我们选择冠心病监护治疗病房(CCU)住院 48 小时内,辨证为心气虚证的急性心肌梗死患者 22 例,即刻予生脉饮注射液 10ml 加入 10% 葡萄糖注射液 10ml 静脉推注,1 小时后检查发现 LVET 明显延长,PEP、ICT 明显缩短,PEP/LVET 比值减小,LVET/ICT 比值增大,a/H 减小,SFP/RFP 比值增大,反映左心室功能明显改善,而心肌氧耗量(MVO_2)较用药前明显减少(以上均有显著性差异,$P < 0.05$)。进一步在血流动力学监测下(Swan-Ganz 气囊漂浮导管)观察到生脉散对血流动力学 I 型、II 型、IV 型患者均可增加心搏出量并轻度降低体循环血管阻力,说明生脉散补益心气、改善心功能的优点在于增加心排出量的同时不伴有外周阻力的增加(区别于一般拟交感神经类药物),主要增加"流量功",且耗能少,心肌收缩力增加的同时不伴有额外氧耗量的增加。

另外,我们以生脉饮注射液静脉滴注(生脉饮 20ml 加 10% 葡萄糖注射液 200ml),每 15 天为 1 个疗程,治疗一组辨证为心气虚的冠心病心绞痛患者,结果显示,在胸痛、心悸等临床症状改善的同时,患者的左心室功能也明显好转。还有报道,以生脉散口服液治疗冠心病40例,采用随机双盲、安慰剂对照、交叉试验,结果显示心功能改善效应可以得到重复。以同样观察方法,用生脉散口服液治疗扩张型心肌病,能显著改善左心室功能及提高用活动平板运动试验估价的运动耐量,而安慰剂组均无改变。

(2)病态窦房结综合征(SSS)是指主要因窦房结及其周围组织缺血、炎症、退行性病变等,使起搏传导障碍的一组综合征,临床并不少见。我们对134例明确诊断为SSS的患者进行了辨证分析,发现其主导病机为心气不足,心血瘀阻。以超声心动图、STI以及循环功能测定(用XG-I型脉图描记-循环功能测定仪)、活动平板运动试验为指标进行观察,均证实其左心室功能绝大部都明显降低。采用补益心气兼益肾活血制剂能显著改善患者临床症状(心悸、晕厥、气短等),同时患者左心室功能也相应明显好转。同时观察到,其中120例患者除上述改善以外,心率显著增加,动态心电图(Holter)监测心律失常改善,阿托品试验、食管心房调搏及窦房结电图都提示窦房结起搏及传导功能明显好转,这为本病的非起搏器疗法提供了一个良好的启示。

(3)潜在性心功能不全,又称潜在性心力衰竭(LHF),是一组临床症状不明显,但血流动力学检查显示心输出量明显减少,肺静脉压明显升高的疾病。如未能及时发现和治疗,易诱发或发展成重笃的急性心功能不全,同时也是脑梗死以及心肌梗死的重要病理基础。有国外研究观察了200例本病患者,发现60%以上的本病患者出现的症状是心悸、气短、四肢乏力、全身倦怠、易汗、夜尿增多,与我国目前采用的心气虚证标准不谋而合。如果将舌、脉标准加上以心气虚证辨证来认识本病,是诊断上重要的中西医合参,并可减少漏诊。予补益心气为主的中药(益心合剂)干预,可明显改善左心室功能、血流动力学指标,且无任何副作用。

(二)"心开窍于舌""心在体为脉"的验证及应用

1. 心开窍于舌 心经之别络系舌本,心开窍于舌,因此心气不足、心血亏虚、心脉瘀阻、心神不安等病理变化,在舌质、舌苔上都会有所反映。但仅凭肉眼察舌,误差较大,且不便于定量比较。近年来,我们采用中日友好医院研制的舌表浅血流量测仪,以及中国科学院生物物理研究所依据舌光谱分析原理研制的物理舌诊仪,对舌色分光进行定量分析,同步测定舌表浅部分单位时间血流量。对一组辨证为心气虚舌质偏淡的患者(40例),测定红光定量为$(17.55 \pm 1.24)\text{m}\bar{\text{v}}(\bar{X} \pm SE)$,而健康对照组为$(24.81 \pm 1.24)\text{m}\bar{\text{v}}(\bar{X} \pm SE)$;患者组舌表浅部分单位时间血流量为$(0.024 \pm 0.001)\text{m/s}(\bar{X} \pm SE)$,而健康对照组为$(0.037 \pm 0.002)\text{ml/s}(\bar{X} \pm SE)$,说明在红光减少的同时,心气不足者的舌表浅部分单位时间血流量也相应减少。经过规定 1 个疗程的辨证治疗后,随着心气不足症状改善的同时,红光定量增加至$(20.15 \pm 1.55)m\bar{v}$,舌表浅部单位时间血流量也增加至$(0.034 \pm 0.002)ml/s$。

2. 心在体为脉 "心之合脉也",心经病变在脉(尤其寸口脉)的部位、节律、速率、形态等方面均有所反映,与健康人之平脉有明显区别。我们选用超声连续多普勒技术(Doppler)对 QFM-100 型血流测定仪探头适当加垫,测取寸口脉的流量、流速以及寸口脉管腔内径,发现涩脉的寸口脉管腔内径为$(2.52 \pm 0.07)mm(\bar{X} \pm SE)$,正常人组为$(3.63 \pm 0.13)mm$;血流速度为$(6.78 \pm 0.41)cm/s(\bar{X} \pm SE)$,正常人组为$(12.54 \pm 0.95)cm/s$。在微观上也证实,其单位时间内血液流速较正常人明显减慢。又如短、散脉,文献记载是指"不及本位,应指而回,不能满部"。经检测,其寸口脉血流量为$(0.35 \pm 0.03)ml/s(\bar{X} \pm SE)$,较正常人$(1.20 \pm 0.07)ml/s$明显减少,证明确实"难以满部"。同步对涩脉组微分阻抗、STI 等心功能测定,反映其每搏量、心输出量、心指数、PEP/LVET 等心功能指标较正常人减低,且与脉搏测定参数有平行相关关系。有鉴于此,我们观察了冠心病心气虚证患者在应用生脉散治疗后的脉搏改变,结果(即刻观察)发现,用生脉散后其血流速度、血流量、管腔内径都有所增加,而安慰剂组则无变化,这进一步验证了生脉散的益气复脉作用。

西医学对多发性大动脉炎的病因及发病机制尚不清楚,治疗无特异疗法。本病患者左心功能测定显示,有关主要参数均较正常人低下,血液流变学观察较正常人黏、稠、聚、凝。为此,通过筛选,设计了益心活血通脉治则。通过临床观察,除症状改善外,其左心室功能、肢体血流均有明显改观。

(三)心的临床研究展望

1. 心的辨证规范、标准化 有关心的辨证诊断标准虽然已经逐步建立,但仍存在着很多问题,如辨证标准分散不系统:冠心病辨证分型中的心气虚与虚证标准中的心气虚稍有出入;目前的标准仍然只能定性,不能定量;客观指标数量少,特异性差,敏感性也有待提高。对各地重复验证,比较公认的辨证标准应统一起来,以便全国范围的大样本调查,协作以及统一评定疗效。

2. 中医理论体系的心有别于西医学的循环系统。心在脏腑中的主导作用的实质内容有待临床、实验验证。

3. 心的辨证诊断动物模型研究 按照中医理论体系,结合现代诊断,模拟心的辨证的动物模型是一项艰巨而有价值的工作。有人以睡眠剥夺法建立心气虚证大鼠模型已有初步苗头。我们在犬身上先建立急性冠状动脉缺血(钳夹犬右冠状动脉干支)模型,同时观察其循环功能及脉、舌改变也取得初步成果。

4. 多学科渗透, 重点突破 众所周知, 当今医学科学研究正从生物 - 医学模式向社会 - 心理 - 生物 - 医学模式过渡, 而对心的研究更为突出。社会学、心理学在心的病因、发病, 以及治疗、预防、康复中都占有重要地位。自20世纪80年代以来, 新技术、新材料的快速发展、更新, 使现代医学心血管病的诊疗技术有了长足进展, 在这种新形势下, 应中西医结合, 认清方向, 突出优势, 抓住重点, 争取新的突破。

(发表于《实用中医内科杂志》1992 年第 1 期)

第二节 "心主神明"的现代辨识

"心主神明"是近代中医理论研究仍有争议的论题之一, 自明、清以来不少医家认为神志、精神活动应划归属脑, 现代不少论著及中医教科书也认为"脑主神明"是对中医理论的发展。我们过去应用左心室功能测定从一个侧面探索"心主血脉"时, 也曾认为"心主神明"这种与现代认识相悖、明显"错误"的理论不应继续下去。但是, 随着研究深入, 从大量临床实践中发现心经病变, 在左心室功能改变的同时往往伴有神志变化。中风、脏躁、百合病等神志、精神改变疾患的患者, 其左心室功能异常者也不少见。为此引起我们的反思, 认为有必要从实践的基础上, 以现代研究、微观辨证的手段进行深度研究, 对"心主神明"予以重新认识。

(一)"心主神明"的认识演变

《难经·四十二难》:"心重十二两, 中有七孔三毛, 盛精汁三合、主藏神。"《素问·灵兰秘典论》:"心者, 君主之官也, 神明出焉。"自《黄帝内经》以来, 中医所指"心"以及"心藏神"均是以具体有形之物质为基础, 并非单纯的抽象功能概括。当然"神、魂、魄、意、志"五神与五脏相关。如《素问·六节藏象论》:"心者……神之变也;……肺者……魄之处也;……肝者……魂之居也。"这些神志表现都可影响心, 并集中由心所主, "主明则下安""主不明则十二官危"。对心病中神志改变的描述, 如《灵枢》载"心气虚则悲, 实则笑不休";《金匮要略》亦载"心气虚者, 其人则畏, 合目欲眠, 梦远行而精神离散, 魂魄妄行";《诸病源候论·五脏六腑病诸候·心病候》载"心气不足, 则……惊悸恍惚"。至明清, 有的医家提出"脑主神明"。如李时珍说:"脑为元神之府。"汪昂引金正希之言云:"人之记性, 皆在脑中。"王清任《医林改错》亦云:"灵机记性不在心在脑。"随着近现代西医的传入，对中枢神经系统基于解剖学的认识，使"脑主神明"的观点被认为是对中医"心主神明"的否定与发展。但是不少学者对此仍持异议，认为中医藏象学说是人体整体观念的系统理论，它不仅阐明个体脏腑独特含义的生理功能，而且强调整体统一性的生理功能，不同于西医的解剖学中某个脏腑实质器官。应该公允地说，这也是中医学发展中的"对号入座"。大量的临床实践证明"心主神明"仍确有其实际意义，并能指导临床。

（二）"心主神明"的临床表现

《素问·调经论》"心藏神"以及《素问·灵兰秘典论》"心者，君主之官也，神明出焉"，比喻心有统治、高于一切的含义，说明了心在脏腑中的重要地位。广义的"神明"或"神"是指高级神经活动，这些功能由心主持和体现，也即"心主神明"。若心不藏神，心经病变可致情志、思维活动的异常，如健忘、失眠、癫狂、昏迷等。狭义来讲，"神明"即神清为"明"，神不清（神昏）为"不明"。如痰火内扰、上蒙心窍、神不守舍，多见神志痴呆、语无伦次，甚则哭笑无常、如癫如狂、噩梦纷纭、躁扰难寝等。我们曾观察了30例辨证为心气虚，表现为心悸、气短、乏力、自汗、脉缓舌淡的心力衰竭（不同病因所致）的患者，发现均有不同程度的左心室功能低下。我们测定30例患者，结果与心气虚程度有平行关系。这一"心主血脉"的现代表述以及作为心气虚的客观辨证参考，已为许多研究所重复及引用。但其中失眠、多梦者16例，占53%；神志恍惚、梦幻离奇、神志失常（多为一过性）者10例，占33%。我们还观察了40例辨证为心气（阳）虚的病态窦房结综合征患者，其中30例有失眠、黑蒙（短暂视力消失）、恍惚；5例有阵发性晕厥、抽搐等表现。另外，我们观察了56例冠心病心绞痛辨证以心气虚为主的患者，结果发现在存在左心室功能低下的同时，有32例伴失眠多梦、紧张、焦虑等神志改变。另外30例同为冠心病心绞痛，辨证以心血瘀阻为主的患者中，有27例出现了上述神志改变（占90%）。其他辨证为心阳虚脱，表现为突然昏厥、大汗淋漓、四肢厥逆、谵妄、抽搐，脉沉微、舌淡白，可见于不同病因所致心源性休克，以及肺性脑病、高血压心脏病并发高血压脑病。临床既有心经证候，也都有明显的神志症状。

精神刺激、情志改变可以导致心悸、怔忡、胸痛等心经病症，诱发心律失常、心力衰竭、心绞痛发作，甚至心跳骤停或猝死。Reirstein等报道，61%中风病例3天内有心悸、怔忡症状。Levy等发现，51%缺血性中风患者和78%出血性中风患者有心律失常；Trichopaulas等研究也指出，雅典地震后几天内，突然紧张等精神刺激诱发心脏病而死亡者明显增加。

"心主神明"作为中医藏象学说的重要内容，从整体观念的系统理论出发，表明"心主神明"生理关系失调，在引起心经病变、"心主血脉"功能障碍的同时，神亦无所主，从而产生一系列神志症状。反之，情志、精神的异常又更易导致心经病症的出现。这些病理生理改变，正是古人"心主神明"立论的基点。

（三）"心主神明"的现代认识

从临床观察出发，同时实验研究、微观辨证也逐步有了深入发展。尤其20世纪80年代以来，随着新的边缘学科如神经心脏病学、内分泌心脏病学的涌现，大量的实验室工作已证实了这些器官之间新的确切的神经通路、真实可见的物质内在联系。尤其近代人体整体水平的心血管功能研究技术的开展，已经明确了心脏与中枢神经系统存在一些核团之间的神经通路，这主要是基于新的解剖方法的应用，如辣根过氧化物酶技术。

基础实验证实，存在心脏功能失常的动物，可出现中枢神经活动亢进。MeNair 等发现，在动物蛛网膜下腔和脑内注射血液后，有 50% 的动物发生了心肌梗死。直接或间接对脑内中枢核团进行刺激，可造成心脏功能障碍，其通路涉及从自主神经到心脏产生这些功能障碍的各个环节。上述研究结果表明，心脏在神经系统功能障碍方面占有极为重要的地位，而神经系统在心脏功能障碍的病因学中起着至关重要的作用。

自 20 世纪 80 年代以来，有研究发现了心房肌细胞内产生分泌一种具有强力选择性的利尿、扩张血管等暂时性生物活性物质心钠素（心房肽）（atrial natriuretic polypeptide，ANP）。随后，对 ANP 研究取得迅速发展，现已进入合成及临床应用阶段，充分说明了心脏作为一个重新被认识的内分泌器官，通过神经体液调节系统地影响思维等高级神经活动。除上述研究外，最新研究表明，脑内可以检测出 ANP 的特异抗体及 ANP mRNA。从微观辨证分析来看，"心主神明"是具体、真实、可见的。在某种意义上说，使"心主神明"学说从险被割弃的境地中被挽救回来。此外，中日友好医院临床研究所又发现心脏分泌的另一种新激素 prepro ANF56-92，它与 ANP 作用于相同的受体，但其结构及作用与 ANP 都不相同，这提示心脏是一个多元性内分泌系统，尤其值得注意的是心脏还分泌一种有选择作用的 P 物质（又称肠特质），这将为中医脏腑相合、"心合小肠"的微观认识提供有益的佐证。

总之，随着医学科学的发展，充分利用现代前沿、边缘学科，从整体、微观、分子生物水平对中医基础理论加以重新认识，对中医藏象理论充实提高将有极大的裨益。

第三节　中西医结合治疗高血压
思路与方法

（一）肝旺痰阻是高血压的基本病机

高血压的发生是遗传因素和后天环境共同作用的结果。中医虽无"高血压"的病名，但是历代文献对其证候表现、病因病机、演变规律及治法方药则早有记载。一般认为，高血压归属于中医学"眩晕""头痛""中风"等范畴。本病的发生与肝肾阴阳失调密切相关。肾为先天之本，藏精生髓，而步入中老年后，肾中阴精渐损，水不涵木，导致肝阳上亢；肝为风木之脏，体阴而用阳，若因长期精神紧张或情志抑郁，可致肝气郁结，郁而化火，风阳升动，上扰清空。正如《素问·至真要大论》所言"诸风掉眩，皆属于肝"。另一方面，饮食不节，嗜烟酗酒，肥甘厚味，伤及脾胃，运化失职，酿生痰热，随风火上扰，正所谓"无痰则不作眩，痰因火动"（《丹溪心法·头眩》）。

高血压的发生多因风火夹痰，上扰清窍所致。正如金代刘完素《素问玄机原病式》所言："风火皆阳，多为兼化，阳主乎动，两动相搏，则为之旋转。"本病属本虚标实证，本虚是肝肾阴虚，标实为肝火、肝阳、肝风、痰热等。临床见证以标实为主。

（二）平肝潜阳、化痰息风是治疗高血压的基本法则

高血压患者临床常见的症状有眩晕耳鸣，头痛且胀，面部潮红，急躁易怒，失眠多梦，心烦口苦，舌质红或暗，苔黄或黄腻，脉弦滑等。辨证多属肝阳化风，夹痰上扰。治以平肝潜阳，化痰息风。常用自拟加减羚钩汤治疗。加减羚钩汤是从《通俗伤寒论》的羚羊钩藤汤化裁而来。羚羊钩藤汤原为治疗外感热病热盛动风证所设，但是具有良好的清热化痰、平肝息风作用，所以用于治疗高血压属肝阳化风夹痰者，症见眩晕、头痛、肢体震颤等，切合病机。方中羚羊角入肝经，清热平肝，息风止痉；钩藤、桑叶、菊花平肝潜阳；鲜生地、白芍滋阴柔肝以潜阳；川贝母、竹茹清化痰热；茯神宁心安神；甘草调和诸药。本方平肝之力稍弱，又加生石决明以镇肝潜阳；川牛膝引血下行；车前草清肝利水；苦丁茶清热平肝。诸药相合，共奏平肝潜阳、化痰息风之效。应用时以羚羊角粉冲服，剂量0.6~1.5g不等。羚羊角实为平肝息风之第一要药，非他药所能比拟。

对于热象不显，痰湿较重的高血压患者，临床见症为头晕目眩，头重如裹，胸闷脘痞，纳食不馨，舌淡暗，苔白腻，脉滑数等。治以平肝潜阳，化痰利湿。以自拟方晕可平治之。晕可平由生代赭石、车前草、夏枯草、法半夏组成。方中生代赭石归肝、心包经，平肝潜阳，重镇安神；半夏燥湿化痰；车前草清热利水；夏枯草泻火平肝。四药共奏平肝潜阳、化痰利湿之功。

若失眠较重，常加夜交藤、珍珠母、黄连、肉桂，以交通心肾，养心安神；若兼大便秘结，常加全瓜蒌、决明子，以润肠通便；若兼胸闷、气短、乏力，常加生黄芪、香加皮、红景天等，以补气行血；若急躁易怒、口苦心烦等肝火亢盛者，常加龙胆、黄芩等，清泻肝火；若头痛明显者，常加全蝎末 2~3g 吞服，以搜风通络止痛；若兼晨起手胀、下肢肿胀者，常加益母草、车前草、白茅根等，利水渗湿降压；若腰酸腿软、夜尿频多等肾虚症状明显者，常加杜仲、桑寄生、益智仁等，补肾固涩；如兼困倦欲睡，舌苔厚腻，常加石菖蒲、藿香、佩兰等，以化湿开窍醒神；颈项僵硬不适者，加葛根、木瓜、威灵仙、白芍、甘草等，以增液柔筋。

（三）阴阳双补治疗妇女围绝经期高血压

妇女围绝经期高血压属于特殊人群的高血压，其发病机制目前认为是绝经前后体内激素变化所致。临床症状表现多端，常见有头晕耳鸣，烘热汗出，失眠心悸，心烦口干，乍寒乍热，腰膝酸软，月经量少或周期紊乱，舌质红、苔少而干，脉细数，尺脉弱等。肾为先天之本，内寄元阴元阳。肾中阴阳息息相通，相互制约，相互影响。绝经期天癸逐渐枯竭，肝肾精血亏虚，日久必然导致肾阳亦亏，从而出现阴阳两虚的证候表现。治疗应温养肝肾，育阴助阳。方宗二仙汤加减。本方以仙茅、仙灵脾、巴戟天滋养肝肾二经，温阳填精；当归养血和血，温通经脉；知母、黄柏泻相火、固肾阴，并防温药过于辛燥。若阴亏明显者，常加鹿角胶、炙龟甲等血肉有情之品，温养肝肾，填补精血；若兼肢体麻木、疼痛者，加鸡血藤、片姜黄、威灵仙，养血祛风通络；若兼胸闷胸痛者，加丹参、赤芍、川芎等，活血祛瘀，行气止痛。

（四）健脾利湿治疗妊娠期高血压

妊娠期高血压、子痫前期、子痫统称为妊娠高血压综合征，是妊娠期最危险的疾病之一。妊娠期高血压在治疗上颇为棘手，因为要顾及母体和胎儿的安全，使降压药物的选择受到很大的限制。中药因其安全、有效的特点，在妊娠期高血压的治疗中可以发挥积极作用。脾气亏虚，湿浊内阻是妊娠期高血压的主要病机之一。若因素体脾虚，其孕后更虚，或孕后喜食生冷厚味，重伤脾胃，加之妊娠数月，胎体上升阻碍中焦气机，气机停滞，水湿无以运化，中焦水停，清气不升，浊气不降，故见眩晕、脘腹胀满、恶心欲吐；湿邪浸渍肌肉四肢，而发浮肿；舌淡苔白润，脉缓滑，为脾虚湿困之象。治疗当以健脾利湿为主，常选用茯苓、白术、砂仁、苏叶、车前草等药物。若兼热象，常加黄连、黄芩等清热安胎；若兼肾虚胎动不安，常加川续断、杜仲、桑寄生等补肾安胎。

（五）中西医结合治疗高血压的思路

中西医学从不同的理论体系出发，对高血压的发病机制有不同的认识，治疗理念上也有较大的差异。西医治疗着眼于降低血压，以减少靶器官的损害，使患者长期获益；强调根据患者的危险分层及合并症，控制血压达标。中药在降压的速度及强度方面虽然不及西药，但中医药注重整体调节，通过调整机体脏腑、阴阳、气血平衡，多层面、多靶点发挥作用，使机体恢复自稳态，从而达到治疗目的；在临床上通过改善高血压患者的症状，提高生活质量，起到了协同降压、保护靶器官的作用。例如在临床上经过中药治疗，高血压患者的失眠、便秘、头痛等症状得到改善，血压也会相应下降。中医药可以在高血压治疗的以下几方面发挥作用：①某些轻度高血压患者，通过限盐、减轻体重、改变生活方式等，配合中药治疗，可以在相当一段时间内得到血压的控制，不必服用降压药；②某些高血压患者在服用降压药后血压虽然得到控制，但是仍然有明显的临床症状，应用中药可以明显改善症状，提高生活质量；③虽然多种降压药联合使用，血压仍不能得到满意控制，或者是不能耐受降压药副作用的患者，应用中药后可以起到协同降压或替代降压的效果；④目前研究发现，某些中药能在一定程度上预防及逆转高血压靶器官的损害。总之，中医药治疗高血压要找到切入点，中西医结合治疗才能取得最佳疗效。

（李春岩　整理）

第四节　对中国高血压指南的质疑与建议

随着人口的老龄化迅速发展，高血压已成为我国最常见也是危害最大的慢性病之一。在我国，约 1/5 的成年人患有高血压，目前全国大约有 2 亿高血压患者，而高血压所致脑卒中的患病率仍居世界第 1 位。此外，冠状动脉粥样硬化性心脏病、心肌梗死的发病率迅速增高，使心脑血管病成为我国第一死亡病因。

《中国高血压防治指南（2010 年修订版）》（后文简称《指南》）在高血压的定义、诊断以及治疗等方面取得了一定的进步及发展。《指南》近 5 年的推广，对我国高血压防治工作发挥了积极作用,但在反复学习及实践中也发现了一些不足,希望在下一版修订中予以关注。

(一)质疑

高血压已成为影响我国全民健康的罪魁祸首,以及影响可持续发展的潜在危害,理应全社会共同为之努力。但指南推荐意见多依据西方医药企业资助研究的结果,虽声明无利益冲突,但有的缺少严格的第三方监督及管理。执笔者中长期坚持临床一线的专家所占比例不大,从事理论研究、统计学研究的医生不少,中西医结合、中医专家缺如。

1. 中医及中西医结合 名为《中国高血压防治指南》,却忽视中国现有的西医、中医、中西医结合医疗体制并存的现状。洋洋万言的《指南》中仅在"降压药的联合应用中的固定配比复方制剂"提及珍菊降压片(此品乃中西药合用),以及在"难治性高血压原因的筛查"中提及甘草、麻黄。这与"指南"的全称"中国高血压防治指南"不完全相符。

事实上,数千年来中医药在高血压的防治以及当前的医疗改革中发挥了巨大作用,不应该成为《中国高血压防治指南》的盲点。辨证方面,中医理论体系对高血压证型进行调查分析,有明确的认识。治疗方面,中医药物及非药物疗法均已在高血压的防治中发挥了很大作用。

中药汤剂和中成药在高血压的防治中应用广泛,临床研究也很多,如二仙汤联合硝苯地平治疗围绝经期高血压的有效率可达 96.67%,较单用硝苯地平组 81.68% 的有效率有着明显的提高($P < 0.05$)。熊兴江等进行了一项系统评价和荟萃分析(涉及 73 项临床试验、17 种中成药,包含 8 138 例患者),对考克兰图书馆、PubMed、EMBASE、CNKI、中国科技期刊数据库、中国生物医学文献数据库、万方等 7 个数据库中涉及中成药联合降压药与单用降压药疗效对比的文献进行系统分析,结果表明,在应用降压药物的基础上联合应用中成药,能够更好地达到目标血压,同时显著降低死亡率、减缓严重并发症的进展、降低药物副作用发生率以及改善生活质量。杨晓忱等进行的一项纳入 17 项随机对照试验,包含 1 778 例患者的系统评价和荟萃分析也表明,松龄血脉康胶囊与降压药物在降压疗效方面没有显著差异,而联合使用松龄血脉康胶囊和降压药的作用优于单独应用降压药。由此可见,中医药作为降压用药,临床已广泛使用且疗效肯定。

另外,气功、太极拳、针灸等非药物疗法防治高血压有效的研究早在 20 世纪 70 年代就已经开展,且相关研究仍在不断深入。

遗憾的是,上述研究,《指南》均未予关注。

2. 预防及"治未病" 中国医疗保健服务体系区别于全世界任何国家而具有中国特色。中国医疗经费为国内生产总值（GDP）的 5.5%（世界最低），以如此少的经费解决 13 亿人民健康保障，其中重要的原因，是因为有中医、中西医结合这些"简、便、廉、验"的医疗方式的存在。

进入 21 世纪后，国际上提出了新的医学目标，第一条就是"预防疾病和损伤，促进和维持健康"，人们对医学的认识已经从疾病医学转向健康医学。然而，在共有 76 页、约 11.2 万字的《指南》中，谈及预防的部分只占 5 页（包括社区规范化管理），这说明防治部分需进一步加强细化。

《指南》将高血压定义为"心血管综合征"体现了对高血压病理生理学的再认识，对复杂的血压调节系统已经有了较全面的了解，包括使血压升高的外部环境、生活方式、精神等导致的神经内分泌失调、靶器官的损害。

中医早在 2500 年前的《黄帝内经》中就已有"上工治未病"这一防治疾病的超前理念，并提出了"心主神明""心主血脉"的理论认识，是远早于"双心医学"的先见之明。还有在 1800 年前《金匮要略·胸痹心痛短气病脉证治》中，专篇提出"胸痹心痛"的系统整体辨证治疗，较之当下有人提出的"胸痛专科"建议，更为超前。对祖先们的智慧结晶，当有所敬畏。穿越时空的真知灼见定含有一定的普世真理。

（二）建议

面对我国这一重大疾病问题，中医、中西医结合从业者无权失语。

对《中国高血压防治指南（2010 年修订版）》的建议：

1. 防治高血压及其相关的心脑血管重大疾病，应充分发挥中国现行中西医并重的医疗卫生体制优势，中西医携手，共同协作，全民动员、共同参与。

2. 突出未病先防，发挥中医"治未病"优势，展现中医的非药物疗法及中医中药的治疗特色。应该在今后的指南修订中有所体现。

3. 降压药对不同人种的体内代谢过程，生物利用度会有所不同。2014 年美国成人高血压治疗指南（JNC8）中推荐的 9 条意见中，提及黑人与非黑人的区别占 2 条（第 6 和第 7 条）。我国作为一个幅员辽阔、民族众多的国家，指南应对不同地域和种族高血压的具体防治加以区别，进一步细化。

4. 加入中医辨证，不同证型的高血压，对《指南》推荐的 5 类降压药有不同的反应，应病证结合指导治疗，如血瘀证型首选钙离子拮抗剂，痰湿型首选利尿剂，肝旺型首选 β 受体阻滞剂。结合中医辨证使用降压药，对促进血压达标、减少不良反应、降低医药费支出会有所贡献。

（三）结语

国家的强大是以全民健康为前提，《指南》牵动大健康，有鉴于医学发展的目标向"健康促进"转变，组织结构向"协同研究"靠拢，理论研究向"整体系统"深入，提高疗效向"精准治疗"转化。这与祖国医学治未病、整体观念、辨证施治的理论内涵颇为契合，因此中国的指南应逐步体现中国的特色，这对医学进步及全民健康定会有所裨益。

第五节　冠心病证治概要

冠心病是冠状动脉粥样硬化性心脏病的简称，是临床常见病、多发病。近年来，随着生活水平的提高、生活环境的改变、生活节奏的加快以及人口老龄化的加剧，我国冠心病的发病率明显增高，尤其在中老年人群中。冠心病在心脏病中的比例已跃居首位，给人类健康构成巨大的威胁。根据世界卫生组织（WHO）的统计，全世界死于心血管病的人数占总死亡人数的1/4，其中冠心病死亡占1/2以上。随着20世纪80年代后"再灌注时代"的到来，PTCA、PCI、CABG等技术的进步使原保守治疗转为"血运重建"，使西医学对冠心病的治疗上了一个台阶，目前这些技术已逐步普及。尽管我国PCI治疗已增加至每年近100万人次，但据2019年《中国心血管健康与疾病报告》，冠心病发病率并未减少，而是逆势增加，说明介入治疗并不能一劳永逸。中西医结合治疗应有较大优势发挥空间。

冠心病属于中医学"胸痹""厥心痛""真心痛"范畴。张仲景《金匮要略·胸痹心痛短气病脉证治》云："夫脉当取太过不及，阳微阴弦，即胸痹而痛，所以然者，责其极虚也。今阳虚知在上焦，所以胸痹心痛者，以其阴弦故也。"揭示了胸痹、心痛的主导病机是"阳微阴弦"，即胸阳不振、阴邪上乘阳位所致。病理性质总属本虚标实。

我认为冠心病总体属本虚标实（阳微阴弦），本虚以气虚、气阴两虚为主，标实以寒凝、瘀血、痰浊为主。这与西医学认为冠状动脉粥样硬化斑块引起管腔狭窄是冠心病心绞痛发病的主要病理基础颇为一致。

临床应重视局部冠脉狭窄、缺血（痰、瘀等病理改变），但更应从整体"阳微阴弦"把控。不止着眼于冠状动脉的物理性改变，而更应从整个心脏冠状动脉循环，包括冠脉微循环、心脏功能、代谢状态，以及人体循环系统及各脏器系统整体体质、功能状态，以中医的恒动、整体观着眼。

"阳微阴弦"的本质，即"所以然者，责其极虚也""今阳虚知在上焦"。上焦者心肺也，心主血脉，肺主气，均居胸中。《灵枢·邪客》："宗气积于胸中，出于喉咙，以贯心脉，而行呼吸焉。"此"宗气"乃后世《医门法律》之大气："五脏六腑，大经小络，昼夜循环不息，必赖胸中大气，斡旋其间。"故宗气（"大气"）虚陷是"阳微阴弦"的始动病因。《素问·六微旨大论》："升降出入，无器不有。故器者生化之宇，器散则分之，生化息矣。故无不出入，无不升降。""器"者，容器中空之喻也，心脏如此，血脉经络，无谓大小、粗细皆有之。冠脉之"斑块"狭窄，痰瘀阻滞实源于此。如无经脉（内皮）塌陷，何以痰聚瘀阻，癥积至脉道狭窄。故治痰瘀必言气之虚实，言气必究其升降。结合多年临床观察，立升陷祛瘀、升陷化痰、升陷消癥诸法，验之临床，多有效验。

西医学治疗冠心病多在心外膜的三支大血管上下功夫，但患者的真正获益应该在组织水平、微小循环缺血改变上得以体现。然至目前为止，尚无能为力。而"升陷祛瘀"恰可发挥其"癥积去而新血生"的作用，改善微循环，在其狭窄或堵塞的大血管周围建立起能够有效提供血液供应的侧支循环，调动人体自我修复能力、系统生物学再生进程，进而达到"中医生物搭桥"。我们曾遇到一名前降支近段狭窄无法支架治疗，转请心外科搭桥，又因血管条件不佳无法施行手术的患者（患者无法工作，步行仅能 20m，胸憋胸痛），经过升陷祛瘀方药治疗，症状完全消失，恢复正常工作。治疗后冠脉造影可见侧支循环建立丰富，局部血供可恢复 90%。此外，依患者整体状态、体质辨证，可分别配合温阳通脉，育阴逐痹、泄浊豁痰、安神复脉等法，而达"阴平阳秘，精神乃治"。宗《素问·至真要大论》"谨察阴阳所在而调之，以平为期"，是治"阳微阴弦"胸痹心痛的不二法门。值得一提的是，"辛香温通"虽是治疗冠心病心绞痛的途径之一，但对前述本病主导病机本虚标实、"阳微阴弦"而言，疗程不宜过长，可暂而不可久。所憾当下治疗本病的中成药中含冰片、麝香、降香等，几无例外，均是芳香走窜、耗气伤阳之品，甚虞犯"虚虚实实之戒"。

结合本病，尤其急性冠脉综合征（ACS，包括急性心肌梗死、不稳定型心绞痛）起病急骤，预后严重。注射剂也是中药剂型改革的创新，我和我的团队开发了大蒜提取物治疗 ACS，临床及实验证实其可启动心脏内源性保护机制，疗效优于西药对照组。急性心肌梗死泵衰竭时，生脉注射液可明显改善左心功能及临床症状，但这必须以中医的经典思维为指导，如大蒜素注射液的研发始于《灵枢·五味》的"心病者，宜食……薤"（薤者，民间称野蒜、小蒜）。《本草纲目》谓大蒜可"通五脏，达诸窍……化癥积肉食"，性温，对辨证属于寒者，方才有效。注射剂参附注射液也当如此。而对急性心肌梗死泵衰竭，以气阴两虚者,方用生脉注射液。如瘀毒阻络,热盛脉数者,选用脉络宁、丹参注射液为妥。

总之,守正传承,重于技术进步。这也是宗中汇西治疗冠心病取效的关键所在。

第六节 《金匮要略·胸痹心痛短气病脉证治》 脉证的病证结合解

《金匮要略·胸痹心痛短气病脉证治》开章明义云:"夫脉当取太过不及,阳微阴弦,即胸痹而痛,所以然者,责其极虚也。今阳虚知在上焦,所以胸痹心痛者,以其阴弦故也。平人无寒热,短气不足以息者,实也。"

此处"太过""不及",后世多有不同解读,有用浮沉解,有用左右解,有以寸关尺分析,不一而足。

我体会主要是寸脉尤其是左寸与关尺的相比。《金匮要略·胸痹心痛短气病脉证治》涉及脉诊的共2处,除以上论述外,在瓜蒌薤白白酒汤方条述及"胸痹之病,喘息咳唾,胸背痛,短气,寸口脉沉而迟,关上小紧数,栝蒌薤白白酒汤主之"。

此条"寸口脉沉而迟,关上小紧数",一根脉管上出现"迟"与"数"完全相反的脉象,更为费解,历代医家众说纷纭。有人综述过,对此至少有八九种解释,如认为是"衍误",或"脱文",或作"脉势"解,或作"或然"解,或作"阳微阴弦"病机解。或如经方大师胡希恕主张"数"改"弦",可能依据"其脉数而紧乃弦"(《金匮要略·腹满寒疝宿食病脉证治》),或作"室上性心动过速"解,这让后学者莫衷一是。可另有近代医家祝谌予前辈的观点值得注意,他说"同一脉出现迟又数之脉象是不可能的,应当是寸口脉沉而迟或关上小紧数,都是胸痹的脉象"。总体上应该首先确定本篇主证"胸痹",而这2种脉都可见于该证,"阳微阴弦"是本篇总纲病机、主题明确。还有上海中医学院中医基础教研室在校注《金匮要略心典》时说得更为清楚:"以上两句,是指脉象有时可见寸口脉沉而迟,有时可见关上小紧数。"

为此,我认为胸痹患者整体平素脉象"沉而迟",而发作时为"小紧数"。临床多年可见心绞痛发作时心率加快,血压升高,此时多见"小紧数"。另,特定同时"迟""数"并见的临床情况,可见于病态窦房结综合征的"快-慢综合征"型或"慢 - 快综合征"型,这在心电图诊断中应该不难看出。经典的学习也应病证结合,古义新知融汇或更贴近临床,便于理解,这对胸痹整体脉证把控也会有所帮助。

关于胸痹的虚、实辨证,篇首提及"平人无寒热,短气不足以息者,实也",其平人的依据是平脉,应与上述"阳微阴弦"之脉加以区别。临床上的过度换气,胸膈功能紊乱综合征以及神经症并不少见,此为这类功能性病变脉证与"阳微阴弦"之胸痹辨治的眼目。

瓜蒌薤白半夏汤证提及"胸痹不得卧",是比瓜蒌薤白白酒汤更为严重的症状。"不得卧"似可理解为静息型心绞痛,如瓜蒌薤白白酒汤证为稳定型心绞痛,则瓜蒌薤白半夏汤证应为不稳定型心绞痛(急性冠脉综合征),或者伴有左心功能不全,应予重视。当然,也要依临床具体情况辨证,不可将"胸痹心痛"与冠心病心绞痛完全机械地等量齐观。上文提及"平人无寒热"也事实上已与"寸口脉沉而迟,关上小紧数"的胸痹加以区别辨证、鉴别诊断。还有,当下全国大型综合医院跟随欧美倡导的"胸痛中心"(即熔心内科、心外科、胸外科、消化科等为一炉)建设正方兴未艾,而距今1800多年前的《金匮要略》已将胸痹、心痛、短气病脉证列为专篇研讨,整体辨治的超前意识更激励我辈传承经典、守正创新。

第七节　益阴维治心痛

1979年回家探亲,近邻金某胸闷憋气、胸骨后刺痛阵发年余,近来发作更为频繁,每日发作1~2次,稍事劳累、激动,或饱食后易诱发,每次发作持续1~2分钟,含硝酸甘油可缓解,血压160/90mmHg,心律齐,心率84次/min,听心尖部可闻及S4,未闻及杂音,心电图Ⅱ、Ⅲ、avF导联ST段压低,血糖正常,血脂(胆固醇、甘油三酯)均增高,过去服消心痛(硝酸异山梨酯片)、潘生丁(双嘧达莫)、复方丹参片控制发作效果不理想,诊脉细弦数,舌苔薄白质深红、边尖有瘀点,先拟瓜蒌薤白通阳宣痹加活血化瘀通络之品,心绞痛发作不但未能减缓、控制,反有加重趋势。追问近日工作及生活环境并无变化,且过去服用类似通化方药多剂,自述患神经衰弱多年,近年来心绞痛发作后,头晕、失眠、健忘、腰痛、咽干等有增无减。良思"经脉流行不止,环周不休"之正常血运,与心主血脉密切相关,经脉(包括十二正经和奇经八脉)与心之气血在生理、病理上紧密相连,心脉营血痹阻日久,亦可延损奇经。《难经·二十九难》："阴维为病苦心痛。"金某心病日久，阴维受累之气血运行痹阻，单纯以化瘀宣痹之剂已难获效机，故取补心丹养心营合益阴维之剂，寓通于补。药用：当归 12g，大生地 15g，北沙参 15g，紫丹参 30g，辰麦冬 10g，五味子 10g，柏子仁 15g，酸枣仁 30g，炙龟甲 30g（先煎），紫石英 30g，山萸肉 15g。连服 7 剂。药后胸闷憋气、心绞痛发作的次数、程度减轻，硝酸甘油用量减少。已获效机，不另更章。原方又进 10 剂，心绞痛发作明显减轻，夜寐渐安，舌红变淡，头晕腰痛也有所缓解，血压降为 150/85mmHg，心率 78 次 /min。因探亲假期即将结束，返京前以上方为基础，剂量加大 10 倍，和蜜适量为丸，每服 6g，日 3 次，嘱其连续服 3 个月。

半年后某日，我正在病房查房，护士长喊我听电话，我接过来一听原来是老金心绞痛发作已控制，心电图复查也已正常，现出差来京并给我带来了家信和家中托老金带来的书物。

第八节　对"心气不足、吐血、衄血，泻心汤主之"的再认识

做"心气虚与左心功能不全"研究生课题时，对经典文献中有关"心气不足""心气虚"论述备加关注。复习《金匮要略·惊悸吐衄下血胸满瘀血病脉证治》之"心气不足、吐血、衄血，泻心汤主之"，与当下对心气虚、心力衰竭的治则真是南辕北辙，颇为费解。有关注家也各执一词，众说纷纭，不得要领。《医宗金鉴》直以讹误论述，认为"不足"为"有余"。但也有尤在泾《金匮要略心典》述及此方时谓"心气不足者，心中之阴气不足也"，也颇勉强，阴与气当属不同概念。我认为此处仍应宗《素问·阴阳应象大论》"壮火之气衰，少火之气壮，壮火食气，气食少火"之旨。"心气不足……泻心汤主之"，既无误也不必强解。《周礼·天官冢宰·亨人 / 兽医》："凡药……以苦养气，以甘养肉，以滑养窍。"泻心汤虽三黄俱苦，但用味苦之品作为补益之用称作"苦补"（朱步先《小议"苦补"》）。"苦入心""以苦养心"，不可不知。临床尝以"泻心汤"抢救吐血、咯血、血沫外喷的左心衰之"心气不足"，亦可获效，亦笃信"心气不足、吐血、衄血，泻心汤主之"确为真知灼见。唯当下临床多疑而弃用，颇为可惜、可叹！

另对消化道出血、多脏器衰竭之"心气不足"者也有应手取效机会，但剂

型上要稍作改革。泻心汤原方"大黄二两，黄连、黄芩各一两。上三味，以水三升，煮取一升，顿服之"。临床应急时可各1g研极细末冲服，日2~3次（或从胃管中注入）。

第九节　"胸中冷"刍议

"胸中冷"临床并不少见，尤其在冠心病心绞痛、心肌梗死、急慢性心力衰竭、心律失常（如病态窦房结综合征、心房颤动）等危重疑难疾病中表现尤为突出。患者自觉胸内冷，发自胸中（胸腔内），这一症状与主诉一样突出（如胸痛、胸憋、气短、喘息）。患者多以热水袋、暖宝（充电供能）等日夜护以胸前，寸刻难离，特征很典型。西医学对此并不重视，《症状鉴别诊断学》中未见此症状表述，现代西医治疗也无针对、有效的治疗，中医教科书中亦鲜见论述。

但如结合患者面色无华，苔白、质淡暗（紫），寸口脉微而数，可辨证为沉寒痼冷、寒凝血瘀，以大剂附子、乌头、麻黄、干姜、蜀椒等往往取效明显。此乃宗《素问·六节藏象论》之"心者，生之本，神之变也。其华在面，其充在血脉，为阳中之太阳"以及《素问·生气通天论》之"阳气者若天与日，失其所则折寿而不彰，故天运当以日光明，是故阳因而上，卫外者也"。

"胸中寒"用经方治疗效卓，但"胸中寒"在其相对应的病种，如"胸痹心痛短气病"以及"惊悸吐衄下血胸满瘀血病"的专篇中均无此记载，常在诊余难得其解。记得甘草干姜汤条下曾有"肺中冷"记述。"肺痿吐涎沫而不咳者，其人不渴，必遗尿，小便数。所以然者，以上虚不能制下故也，此为肺中冷。"（《金匮要略·肺痿肺痈咳嗽上气病脉证治》）。但此处"肺中冷"，似并非症状表述，而是肺气虚冷的病机概括，以与肺热叶焦的虚热肺痿加以鉴别。

可是《金匮要略·呕吐哕下利病脉证治》第4条赫然可见"胸中冷"的记述："寸口脉微而数，微则无气，无气则荣虚，荣虚则血不足，血不足则胸中冷。"此"寸口脉微而数"与我临床所见"胸中冷"患者，多能吻合。"寸口脉"除广义的"寸口"外，也有寸部脉微数的意思。"血不足则胸中冷"与当下以心肌缺血为中心认识冠心病（并非单以冠脉的狭窄为中心）较为贴合，心衰、心律失常等也多如此。另外，微而数，正是"阳微阴弦"的体现。"胸痹之病，喘息咳唾、胸背痛、短气，寸口脉沉而迟，关上小紧数，栝蒌薤白白酒汤主之。"（《金匮要略·胸痹心痛短气病脉证治》)此处"脉迟"与"脉数"并见，一根脉上同见迟、数，历代医家颇难理解，众说纷纭，甚或有认为是"字误"或"衍文"。但从临床实际出发，我认为这是胸痹之病，平素之脉"沉而迟"（广义寸口），但胸痛发作时为"小紧数"（狭义关上为寸），如典型冠心病心绞痛发作时心率加快，血压升高，此为基本规律。

"血不足则胸中冷"，脉仅见数，更是心肌缺血、心功能衰减时心率加快、心功能代偿的基本表现。故不可一见"脉微而数"而不敢用桂、附、麻黄等温阳通脉的方药，此时不但要用，且依病势急重而当重用，因为一般剂量往往难以取效。李可老中医"破格救心汤"中附子起步就是100g，由此也便可以理解。当然"谨守病机，各司其属，有者求之，无者求之……令其调达，而致和平"（《素问·至真要大论》），才是至关重要的。

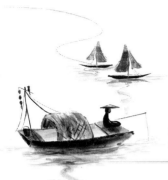

第四章 临证启钥

第一节 舌诊中应该重视的几个细节

舌诊在中医临床中有重要地位。舌通过经络气血与脏腑密切相关,是众所周知的。实际应用中,舌诊的有些细节在教科书及常识中往往被忽略。但是,如治疗中"剂量是不传之秘"一样,诊断中的"舌诊是辨证的眼点"。

现就日常舌诊中易被忽视的几个细节分述如下:

(一)舌体形态

首先,望舌应在自然光线下,面向光亮充足处,尽量放松并自然适度伸出为佳,不可过分用力,致使舌体收缩造成舌尖充血而显红(此时舌体放松后其"舌红"可立即复原),否则可误判为"实热内盛""心火充盛"等。伸展时间只需数秒便可,时间过长,唾液分泌,可造成"水滑"假象。还有伸出舌前,为表示"慎重",先咽几口唾沫,再行伸出,此时舌面水分、唾液全被咽下吸收,润舌可能误认为糙舌。

另外,慢性杂病中血瘀证的舌诊辨证常见而实用,舌面紫暗、瘀斑,舌下静脉粗显,大多已为常识。但应在详细问诊前,先行观察,否则在过多交谈或饮水后,舌体过度运动或加温使紫暗、瘀紫易淡化或漏诊。尤其舌下观察,除舌体翘起外,应适当调动,向两侧转动,这更可充分显现舌下除两舌下静脉之粗长、迂曲、结节外,其他细小分支更密集、紫暗,对血瘀证辨识更有意义。

(二)口腔环境

舌位于口腔内,所以口腔内环境、结构等改变,必然会影响至舌苔、舌质的改变,临证应加注意。如口腔内感染,产生积粉状、浊腐苔的霉菌感染,凡危重患者、免疫力极差的老人、孩子(鹅口疮)并不少见。口腔内溃疡对舌苔分布及色泽均有影响,易被忽略。

齿痕是因舌体胖大膨胀，扣压在齿缘上（如同骨性"模具"）形成的牙印，多是脾虚、气弱、阳不足的表现，这是古人的细察及智慧。在稍有水液代谢异常、组织间隙液体积存时早期便可发现，临床颇有价值。但对全口牙齿脱落（或全口义齿，仅在外出、饮食时戴上者），是不易发现的。另，若只是部分牙齿脱落且未及时镶植者，舌苔会看到一侧厚苔，一侧薄苔，或完全缺如的特殊"布态"，舌面的干、滑不匀。而《舌鉴辨正》在述及"半边白滑舌"时认为"白滑在左乃肝寒，宜温肝药；在右乃胆寒，宜温胆药""旧说为半表半里，用小柴胡汤"。就连高等医药院校教材《中医诊断学》（5版）也认为"舌苔偏于一侧，为邪在半表半里"。这可能引自《辨舌指南》："偏左滑苔，为脏结，邪并入脏，最为难治；偏右滑苔，为病在肌肉，为邪在半表半里。"此说难以验效于临床。我的观察，大凡见此一侧偏厚而润（滑）者，其偏厚的一侧，多有牙齿脱落，牙龈疼痛，或下颌关节疼痛，或复发性口腔溃疡疼痛。此时患者只能用对侧健齿咀嚼食物，对侧食物摩擦与舌体的搅动，使舌苔逐渐消磨变薄甚或消失，同时舌面津液也逐减，反之患侧舌苔仍较厚而滑，与病在肝、胆、半表半里实不相干，故不可"尽信书"，临证读书，应有独立思考。

口腔内温度也应注意，冬季刚喝完热粥、羊肉汤、火锅、麻辣烫，或夏季冷饮后来诊，口腔内充血，或血管收缩，均会改变其真实苔质的色泽、枯润，不可不知。

（三）药物影响

面对目前医疗环境，来看中医的患者，未用过西药的已不多，尤其是很多慢性病，多用抗生素及激素等药，肿瘤患者又多有化疗、放疗的治疗经过。对此，舌诊时应充分了解，而这些在前人经验中记载尚不多，值得注意。

抗生素的应用，尤其较长疗程时，多可见到厚腻、黄腻甚或黑苔，如合并二重感染时更易见到腐浊、积粉状苔。

激素应用时多可见到舌质发红，舌体胖大、有齿痕。

利尿药过多使用，或水电解质平衡失调，苔质均会改变。利尿剂过多使用，可见光红苔、津干液枯、瘦薄舌。中药用药经过也当细察，当下"火神派"倡"阳主阴从"，动则大剂附、姜、辛、桂，有悖"阴阳互根"天地之气化也。张锡纯在《驳方书贵阳抑阴论》中述及"阳无阴则飞越，阴无阳则凝滞"。临证也每遇误投大剂辛温而见舌质红而苔剥或净者，见此情景，则宜滋阴以化阳，或泻阳以保阴，上述舌苔或可转为正常布苔。

反之，如脾虚湿困，气化失司，误投滋腻恶补，也可呈厚腻浊滑之舌苔，也当注意。

（四）病证结合

有些特殊的舌象，与西医学诊断密切关联，甚可作为诊断的主要依据，也应掌握。钟南山早年在英国爱丁堡大学留学时，查房中见肺心病舌红无苔，即可一言断定此为"细胞外液减少，低钠血症"，经实验检查确可证实，令英国导师及同事称奇，这实为中医之阴伤或阴损及阳。

"草莓舌（杨梅舌）"，舌质鲜红，可见像草莓样凸起的舌乳头，多见于猩红热或川崎病，也可见于伤寒型心肌炎、沙门氏菌属食物中毒、副伤寒、诺沃克病毒性胃肠炎、轮状病毒感染等，但以猩红热最为常见。

"地图舌"，舌苔不均匀剥落，一块一块没有舌苔，在儿童并不少见，多与胃肠消化功能紊乱、偏食以及某些微量元素（如锌）、营养素（如维生素 B）的缺乏有关。但在成人，除一般认为的脾胃功能失调或脾阴不足之外，应警惕"正中菱形舌炎"（书末彩图 1），这是一种被认为源于胚胎缺陷的疾病（*N Engl J Med*，2010）。正中菱形舌炎表现为平滑的黏膜层（缺乏乳头和味蕾）上的圆形或菱形斑，并且通常位于盲孔正前方的正中线上。如果同时出现不同的临床症状，如舌痛、吞咽困难、出血、构音不清，舌或邻近结构有念珠菌病证据，或区域性淋巴结病，以及诸如发热、体重减轻等全身症状，需要活检排除舌癌。如果这种"正中菱形舌炎"边界清晰，往往自童年起注意到这种"不同寻常"的舌头改变，并且自那时起，该变化的大小和形态一直保持稳定，那么这种"正中菱形舌炎"是良性的。中医从体质辨证往往多为"阴虚型"，先天不足。

"学而不思则罔，思而不学则殆。"舌诊不能停留于书本，应不断实践、验证、思考。看似一些细节，不易重视，易被忽略，但在临证时往往起到关键作用。"细节决定成败"，对临床取效往往起到关键作用。

第二节　舌红无苔并非皆"阴虚"，
厚腻也不尽"湿浊"

中医临床应"望、闻、问、切"四诊合参。舌诊是"望诊"的重要组成部分，也是辨证诊断的重要体征，临证要千锤百炼，去伪存真，但也有所谓"假阳性"及"假阴性"，尤当细察。

"舌红无苔"往往认为是阴虚证，但并不尽然。《金匮要略·肺痿肺痈咳嗽上气病脉证治》："肺痿吐涎沫而不咳者，其人不渴，必遗尿，小便数，所以然者，以上虚不能制下故也，此为肺中冷，必眩，多涎唾，甘草干姜汤以温之。"文中未提及舌苔变化，但现实临床"肺痿"患者舌光红无苔并不少见。曾治一直肠癌化疗患者，口腔至食管多发溃疡，疼痛，口干，不能饮食，频吐涎沫，每餐只能进 20ml 左右流食，低热，舌光红无苔，脉沉细无力，治取温上制下，用甘草干姜汤。3 剂吐涎沫顿减，低热退，饮食可增加至 100ml。又进 3 剂，吐涎沫止，溃疡愈合，诸症消退，饮食复常，光红舌苔转布薄白苔，渐复本质舌象（书末彩图 2）。寒去阳复，津回热退，也是辛甘化阳又一体现。

舌苔的生成，乃由胃气之蒸化，有谓"肺主一身之气"，"气能化水"，肺为水之上源，阳虚气化蒸腾失司，上虚不能制下之"肺痿"所见之光红无苔，当与温热阴伤鉴别。治从"阴阳互根""阳生阴长"，舌苔也渐从无到有逐步满布。

曹炳章也谓"舌红非常并非火"，类同面赤如妆之假热，误用清热泻火则危，临证极需留意。

另，李可前辈也认为："临床所见，不少气虚、阳虚，甚至亡阳危证中也出现这样舌苔（光红无苔）。此时，无苔舌不属阴虚，并非阴津不足，而是阳虚气化不利，水津失于敷布所致。治当舍舌从证，投以回阳破阴之辛热大剂，在主症解除的同时，舌上可以生出薄白苔，而布满津液，裂纹也愈合。"确为真知灼见，并引左季云《伤寒论类方汇参》（北京：人民卫生出版社，1957）："附子味辛大热，经云辛以润之，开发腠理，致津液通气也。"可见舌红无苔，不能一概以"阴虚"论之，切记别把鲜活灵动的辨证施治"固化"。

临床除肿瘤放化疗、各科大手术后病变外，肺间质纤维化、干燥综合征、心肺等多脏器衰竭、电解质紊乱、低钠血症时也可见此光红无苔，切勿一概以"阴虚"论治，当细辨真伪。

还有厚腻舌苔，认为是"痰湿""湿浊"，几乎已成为一思维定式，然临床实践并非尽然。青年时期，见陈继明老师治疗疑难杂症舌苔厚腻者，尝力排众议，仍使用大量熟地黄、炙龟甲等，可见随病势扭转渐瘥的同时，厚腻舌苔反而逐步变薄甚或消退，十分惊奇之余也多有不解。后学习"补下启中"，方悟"使其下焦气化、中焦运行，壅滞得以疏通"，后在临床中也多得以验证。还有值得一提的是，在抗生素、激素滥用的当下，尤其广谱抗生素不规范使用，致肠道菌群失调，甚至二重感染时，此厚腻、浊腻苔也并不少见，这已不是辨证本质的反映，应当重视。

裘沛然先生在《从来此事最难知——兼论张熟地》一文中曾介绍一案例："患咳嗽痰喘甚剧，病程已历半年，备尝中西药物都没见效。后来，这个病人到某一医生处求治。初诊时病人主诉胸脘窒闷异常，腹胀不思进食，咳嗽频作,咯痰难出,痰质清稀而黏,唾出稍多则脘闷较舒,气逆喘急不平。患者面容憔悴,精神委顿,舌上满布腻厚白苔,脉象迟缓。前医诊断都认为是土阜湿盛,酿痰阻肺,肺失肃降,气机壅滞,影响脾运之证。显然,按照我们现在一般所理解的病因病机的概念,这样的诊断,应该说是可以成立的。然而,通阳运脾,温肺肃降,理气祛痰、燥湿畅中之剂,愈进而病愈剧,病者已经失去了治疗的信心。据患者自述,后来遇到一位医生,为处一方:熟地用四十五克,当归三十克,半夏、茯苓各十二克,陈皮、甘草各九克。本方仅服三剂,胸闷已觉渐宽,颇思进食。服七剂后,咳减喘轻,胃纳大香,痰化而痞胀竟消。后仍照原方续进七服。在第三次复诊时,病人高兴地向医生欢呼,他已经上夜班工作了。缠绵痼疾,半月尽除。"

此方乃景岳新方八阵中的和阵的第一方"金水六君煎",对肺肾虚损、水泛为痰、苔厚腻者方可应用。所谓"水生万物,阳根于阴",然"气化水运"是本。

舌诊在温病中的应用发挥至极致,意义非凡。但在慢性杂病更为集中的当下,大有忽略之趋势,甚或停留一般"教科书"等的定论,甚或僵化成"公式"。

我辈面对博大精深的中医学术,当博极医源,精勤不倦,守正创新,传承精华。

第三节　朱良春《脉学杂谈》整理

整理以往学习笔记时,发现跟随朱良春老师学习的笔记,其中一篇《脉学杂谈》重读数遍仍很有收获,查阅文献及"朱良春全集"也未见收录。遵孔子吾日三省吾身之一"传不习乎",温故知新,重读朱师《脉学杂谈》,发现仍有重要理论、实践的现实意义,故重新整理,供同道一起学习参考。

(一)脉诊的发展简史

《黄帝内经》云:"能合脉色,可以万全。"(《五脏生成》)公元280年,晋代王叔和,集汉以前脉学之大成,撰写了第一部脉学专著《脉经》。

元代滑伯仁著《诊家枢要》,将脉诊分阴阳,言简意赅;寸、关、尺、五脏六腑分布最详。明代张景岳所著《景岳全书·脉神章》发微启蔽,其中独论及《胃气解》为最精华部分。李中梓《诊家正眼》谈兼脉较详细。李时珍《濒湖脉学》通俗易懂。清代《张氏医通》的作者张璐,所著《诊宗三昧》,后世评"与李氏《濒湖脉学》同一精密之作"(《郑堂读书记·医学类》)。清末民初王雨三《治病法轨》,注重以脉理立言,以脉理为医者至切至要之法,提出两侧对比,找出偏盛、偏衰。清代周学霆《三指禅》强调"对待",认为"人之一身,不离阴阳,而见之于脉,亦不离阴阳。浮、沉、迟、数,阴阳相配之大者也,举其余而对待训之。事以相形而易明;理以对勘而互见",如洪与伏对,滑与涩对,长与短对,虚与实对,等等。

(二)切脉的重要性

掌握脉学不只凭脉知病,更主要是要凭脉用药,分析阴阳虚实寒热。掌握脉学用药比单纯症疾可以更为本质、全面(因为症疾的反映有时是片面或相反、虚假的)。"舍脉存症"是不存在的,"舍症存脉"是可以的。外症往往似是而非,或与本质相去甚远。治病的疗效不高,当归罪于脉学不精,"病有千变,而脉终不变"。病之外情虽同而本质则决不同,在掌握一般规律的基础上,结合临床反复实践,依脉选方定药,可明显提高临床疗效。

(三)脉象的归类与简化

28种脉象加之排列组合,纷乱而繁杂,尤其初学者更难以入门,故应从归类简化入手(如八纲脉:浮、沉、迟、数、滑、涩、大、小),能由博返约。而朱氏主张16种:浮、沉、迟、数、洪、濡、芤、紧、弦、缓、滑、涩、促、结、代、牢。执简驭繁、实用而易掌握。

(四)独取寸口与寸、关、尺脏腑分配

李时珍脏腑分配较为合理(尤其腑的分配),大、小肠位居下焦,应定位在关部,而不应在寸部。并指出:"两手六部,皆肺之经脉也,特取此以候五脏六腑之气耳,非五脏六腑所居之处也。"寸、关、尺分候脏腑,是根据天一生水、地二生火的五行变化规律排比的。譬如一根竹管,依法制成箫、笛,几个同样的孔眼,可吹出五声八韵,抑扬顿挫,绕梁不绝。其变化之妙,全在孔眼的位置和声波震荡的轻重起伏耳。

(五)脉诊中的胃气、神、根的重要作用

胃气、神、根(即根本)对观察疾病的正邪盛衰进退起了很大作用,还有对疾病的预后也是关键作用。

1. 胃气　胃气指脉搏过程中,有一种悠扬、缓和、从容不迫之姿态,即所谓"平脉"。若失去胃气者,是急迫不匀,是真脏脉见,预后不佳。平素即是根据胃气之有无、多少来区分平脉、病脉。疾病之进退、顺逆也应视其胃气之多少、存亡。七怪脉或十怪脉说明胃、神、根三者皆绝(死脉)。

2. 神　神是一抽象名词,然具有统率一切的职能。脉有神是指脉来有力且和缓之意,柔软之中而有力,《黄帝内经》谓"得神者昌,失神者亡"。临床目眩睛迷,大肉尽削,谓失神;呼吸急促、微弱、循衣摸床、语无伦次,神情淡漠,多为神亡之兆。

3. 根　有两种看法,一是两手尺部,尺脉无者,多预后不好;另一种说法为沉取(重按)不到,见不到脉,即为无根,阴阳离决,失去相互维系。临床见洪大散乱(无神)且沉取不见者,预后不良。另,脉微欲绝或脉不出也见于湿热壅遏,阻绝脉气不出,阴邪闭脉,此时外症多见烦躁。还有寒气闭塞胞宫者,脉也不易取。如图1-4-1所示。

正常脉(阴阳互根)	真寒假热	真热假寒
———浮	———浮取大	－ － －浮取小
———中	－ － － －中取减	－ － － －中取减
———沉	－ －沉取无	———沉取大

图1-4-1　脉根示意

(六)脉症从舍的问题

现象是本质的反映,但不等于就是本质。现象只从某一角度反映了本质的部分,但有时会出现假象。马克思:"如果事物的表现形式和事物的本质会直接合而为一,一切科学都成为多余的了。"脉症不符则说明疾病的表现仅为一部分,而真正的本质并未暴露出来。我认为脉多反映病之本质,然某些情况下因其他病机因素(可通过详细诊察寻找)影响而表现出异常的脉,应从全面分析排除这些因素,如某些早期肿瘤等(此时应病证结合)。《伤寒论·平脉法》曰:"脉病人不病,名曰行尸。""人病脉不病,名曰内虚。"

病脉不符可见于以下情况:

1. **患者体质特殊**　阴虚阳亢者外感,脉多浮而洪,而不是浮而紧。肥人肌肉丰腴,脉多沉,虽受风寒也难见浮。瘦人肌肉瘦削,稍受风寒即见浮。还有,曾有外伤史者脉多不足。

2. **发病新久有异**　新病气血尚未逆乱,可见"形病脉不病"。然暴病如大失血可脉沉如丝或不见或芤。

3. **痰食**　阻遏气血,反可见脉不出。

(七)脉证的顺逆

某证见某脉为顺,症实脉实为顺,症实脉虚为逆,反之亦然,以把握疾病之本质。水不涵木,阴虚阳亢,脉浮大无根是阴阳离决,为逆。类中风,脉迫大而急为逆,细小缓为顺。热病汗后,脉静身凉,邪退正安为顺,反之为逆。阳症见阴脉,正不胜邪,预后不佳。阴阳平衡,相互维系,至关重要。

(八)掌握脉诊的几种方法

掌握正确方法,虚心钻研,是完全可以学会的。"学而不思则罔,思而不学则殆。"徐洄溪曰:"脉虽变化无定,而阴阳表里寒热虚实之应于指下者,又自有确乎不易之理,思之思之,鬼神将通之耳。""况有象可求,学者精勤,则熟能生巧,三指多回春之德矣。""夫脉理渊微,须心领神会,未可以言求。""只可意会,不可言传。"

诊脉时最好双手同时切脉,更有利于对比体会。腕部后高骨定关(以中指),三指间正常身高者以一米粒大小为间隔,可举、按、取,可三指按脉(总按法),也可单指取(单按法)。

1. 学习脉诊应穷本溯源,由博返约而归于《黄帝内经》,然临床应用日久,又不只局限《黄帝内经》。

2. 学习脉诊二步法

(1)从症辨脉:症疾可分为寒热、虚实、阴阳两大类,明确其基础脉象,了解每病之主症、主脉,从总体上了解,从实践上可辨别。

(2)从脉辨证:在第一步基础上,以脉为主,然不可偏,应与其他望、闻、切有机结合。如芤脉兼虚数,掌心热,舌质红,多上部(肺)出血;芤而大,多见下部(肾、膀胱)出血。浮而涩是外邪兼血瘀,浮而滑多为兼食积,浮而洪属虚热,浮数而不发热多为痈疽将发。

3. 柯韵伯所述,脉有十种,阴阳两分可参考。浮、沉是脉体,大、弱是脉势,滑、涩是脉气,动、弦是脉形,迟、数是脉息。并以此:

(1)对看,浮为表,沉为里,滑为血多,涩是气少。

(2)正看,浮大滑动数,为有余,阳盛而阴病;沉细弱涩迟,属阴,阴盛而阳病。

(3)反看,夫阴阳在天地之间,有余时,又有其不足之对立面。

(4)互看,浮弦、浮涩,阳中有阴;沉滑,阴中有阳。

4. 区别阴阳的诊脉法 沉、迟、细、涩、微属阴脉,主阴病;浮、数、大、滑、洪属阳脉。

病情多变复杂时,体现之脉也不同,"阳消阴长",由阳入阴为病势转甚,阳浮阴退为向愈。阴病见阳脉者生,阳病见阴脉者死。

阳脉兼见阳脉为纯阳之脉,如滑数。

阴脉兼见阴脉为重阴之脉,如沉迟(为阴盛而阳衰)。

阳脉兼见阴脉,如浮而迟(缓),为阳中有阴之象,阴气伏于阳脉之中,需防有阳亡之变,治应固其阳气。

阴中有阳之象，多为阴虚之势而阳邪不得发越，邪陷于阴，阴守其本，治本存阴。

5. 四诊合参 程序为望、切、问、闻。先望、切得出一个概念，通过问诊来印证。望问是病标，经切探其本，脉症应密切结合。

6. 三个对比法 寸、关、尺三部对比，二手对比，三候对比（浮、中、沉），以知阴阳脏腑间的消长关系。

芤脉，见于右寸肺出血，见于右关胃出血，见于尺（下焦）多见下焦出血，如尿血、肠出血、子宫出血等；或出血前兆也可见此脉。左关弦，病多肝旺；左关弦而右关弱，为肝强脾弱；重按无力，轻取见弦，多见木旺克土；浮、沉正常，中取乍大乍小，多见腹痛或与虫积有关。

两尺部脉紧，多为感受寒邪、腰痛。

高血压患者，有的可见寸、关弦劲，尺弱，如左尺弱，多水亏火旺，应滋阴潜降；如右尺弱，多命火式微，虚阳上越，当引火归原，温阳摄纳。

7. 三部分属脏腑的举例

（1）左寸脉数，心经有热，症见心中烦热，口渴欲饮，舌红，口舌生疮，两目赤痛，烦躁不寐或谵语，移热小肠可见尿血赤痛。

（2）左关脉弦数，说明肝胆有热，可见肝火上炎，目赤肿痛，眩晕胁痛，易怒潮热；肝胆相表里，胆热则胸脘烦闷，口苦，夜寐不安，寒热往来，耳聋，胸胁苦满。

（3）左尺细数而弱，说明阴分不足，而左尺沉迟无力，多为阴损及阳，阳虚不能摄纳。

（4）右寸脉数，说明肺有热，发热烦渴，咽喉肿痛，咳嗽痰稠，鼻干衄血，移热大肠，便秘腹痛。

（5）右关脉数，说明脾胃有热，脾为湿土，湿热蕴郁中焦，腹满而胀痛，纳谷不馨，泻利或腹乍痛乍止，移热于胃，口渴欲饮，嘈杂不安，口秽糜烂。

（6）右尺沉迟，命火式微，可见五更泻、腰腿痛、浮肿。

8. 寸关尺、上下左右合参是诊脉的重要一环

（1）左寸与左尺，是心肾辨证关系，两者本应水火（坎离）相寄。左寸微而左尺弱，多心阳虚弱，肾阴亏损，水火不寄，多见眩晕健忘、心神不安失眠、腰痛滑精。

（2）左关与左尺，肝肾乙癸同源（肝肾同治，有母子关系，泻肝即泻肾，补肝即补肾）。左关弦，左尺细弱，为水亏木旺，多见眩晕腰痛、舌红烦躁、男梦遗滑精、女带下阴痒。

（3）右寸与右尺，如右寸虚右尺弱，为肺气虚而命门火衰，治宜温肾纳气。

（4）右关与右尺，如右关虚右尺弱，为脾肾阳虚，火不生土，多见畏寒肢冷、五更泻。

9. 左右两手，三部阴阳平衡相互辨证

（1）左寸数，右寸微，心火旺克及肺金，症多见喘咳，治宜清热降火。右寸浮而数，左寸弱，多见肺金受外感邪热而"逆传心包"。

（2）左关弦，右关微弱，肝强脾弱，治宜柔肝安脾。

（3）右尺实，左尺虚，治宜壮水之主；左尺实，右尺虚，宜益火之源。

结语： 朱良春老师曾说："观当今中医界，言脉者泛泛，重脉者寥寥，部分中医仅视脉为装点门面的形式而已，令人慨叹！脉诊向来为中医学不可或缺的传统诊法之一，虽居四诊之末，却负冠冕之誉。"又说："我70年来的实践体会确是信而有征，历试不爽的。"朱师的言传身教，使我受益终生。50余年的临床，虽屡得验证又深觉愚钝学浅，所幸初涉临床得大师恩泽，铭感五内，缅怀恩师感慨良多。

第四节　奇经八脉理论的临床应用

冲脉、任脉、督脉、带脉、阳维脉、阴维脉、阳跷脉、阴跷脉，因其不与脏腑直接相连接，也无表里关系，循行途径及病变特征均有异于十二正经，故称之为奇经八脉。十二正经虽循环贯注人体内外，其经脉运行首尾相接，但就其相互间纵横交错的整体联系，却有赖于奇经八脉贯穿维系其间，从而使脏腑经络发挥行气血、营阴阳，沟通表里上下的作用。所以，历代医家对奇经理论颇为重视。正如李时珍《奇经八脉考》所说："医不知此，罔探病机。"叶天士《临证指南医案》指出："不知此旨，宜乎无功。"清《得配本草》亦载有"奇经药考"，收录归属奇经药物43种。陈继明[1]老师继承《黄帝内经》《难经》理论，对后世各家奇经八脉学说精心钻研，联系实践，治疗疑难杂症，擅长从奇经论治，数十年来，积累了丰富的临床经验。兹择要介绍如下。

（一）肝肾精血损伤，通补任阴督阳

奇经八脉中，任督二脉贯穿于人身腹背的中行。督脉总督一身之阳经，任脉担任一身之阴经，起源于小腹，隶属于肝肾。肝藏血，肾藏精，故凡慢性

---

[1] 陈继明（1919—1989），原名济民，江苏省南通如东人。为著名中医。

久病，肝肾精血损伤，必然累及奇经；任、督为八脉之首，先受其戕。内伤杂病，如劳损、久痹以及妇女经、带、胎、产诸症，肝肾亏虚者，必损八脉，治宜充养精血，通补奇经，当宗《黄帝内经》"形不足者，温之以气；精不足者，补之以味"之旨，选用血肉有情之品，或静摄任阴，或温理督阳，补而不腻，温润不燥，其效始彰。

例： 类风湿关节炎

吴某，女，46岁，教师。1973年11月10日首诊。

腰脊四肢及下颌关节疼痛，反复发作，已10余年。经多次摄片提示病变关节间隙狭窄，邻近有骨质疏松改变。长期使用水杨酸钠制剂，辅以祛风化湿中药，病情不见好转，改服激素（泼尼松）近3年，痹痛虽见减轻，但副作用明显，以致不能正常上班。1971年发现面浮足肿，尿常规异常［蛋白（＋）~（＋＋）］，贫血（红细胞及血红蛋白含量减少）、白细胞计数仅3 000/mm³（3.0×10⁹/L）左右，并见圆盘状脱发明显，曾疑为系统性红斑狼疮，反复检查狼疮细胞、抗核因子等均为阴性，仍考虑为结缔组织病——类风湿关节炎。来诊时形瘦神怯，面色浮黄，腰脊疼痛，俯仰维艰，手指关节变形，握固不利，诊脉细弦，重按无力，苔薄白，舌质淡。此乃肝肾亏虚，累及奇脉，精血损伤，筋骨失养。治宜温养肝肾，通补奇经。

处方： 鹿角片10g，鹿角胶（烊化）10g，仙灵脾12g，厚杜仲12g，淡苁蓉12g，巴戟肉12g，骨碎补12g，当归10g，生黄芪15g，鹿衔草30g，枸杞子12g。

连续服用30剂后，精神较振，关节疼痛有所减轻。前方加入大熟地、鸡血藤、紫河车、炙蜂房、补骨脂、怀牛膝等出入为方，在2个月治疗过程中逐步撤除激素，证情日趋轻减，手指关节肿痛全消。续投上方随证加减近百剂，精神日渐恢复，面色转趋红润，周身关节疼痛除偶有小发作外，病情基本稳定。继以前方扩充煎熬药膏服用3个月，关节疼痛基本不发，已能全日上班。嘱常服全鹿丸巩固疗效，随访至1980年9月，一切良好。

按： 本例病情较为复杂，迭经中西药物治疗，未能遏止病情进展。陈师宗叶天士"柔剂阳药，通奇脉不滞，且血肉有情，栽培身内之精血，但王道无近功，多用自有益"之旨，施用温养肝肾，通补奇经，尤其着眼于温壮督脉，充填精血，守方治疗多年痼疾近三载，竟能逐步见效，足证奇经理论指导临床实践，确有一定的现实意义。

（二）心营痹阻日久，宣痹兼益阴维

心主血脉，而"经脉者，所以行血气而营阴阳，濡筋骨、利关节者也"（《灵枢·本脏》）。可见心脏的生理活动，与经脉的传注血气有着密切的关系。经脉包括十二正经和奇经八脉,故心之气血,实与八脉相通,戚戚相关。若心脉营血痹阻日久,亦可延损奇经。《难经·十九难》:"阴维为病苦心痛。"举凡心病日久,阴维受累,气血运行痹阻之心绞痛,使用和络宣痹,兼益阴维之剂,多可获得心脉渐复,瘀痛蠲除之佳效。

例:冠心病、心绞痛

石某,男,58岁,干部。1976年11月5日首诊。

胸闷憋气,心前区刺痛,阵发频繁。患者有高血压病史多年,于1976年8月上旬感觉阵发性胸闷憋气,继之心前区刺痛,呈绞痛状,持续1~2分钟,放射至胸骨后及背部,每于劳累或激动时易诱发,含硝酸甘油片或服冠心苏合丸可即刻缓解,伴头晕口干,胸闷窒塞,血压168/98mmHg,脉搏86次/min。根据心电图及化验检查,诊为冠状动脉硬化性心脏病、心绞痛。脉象弦细而数,舌苔薄、质深红。曾服潘生丁、复方丹参片及通阳宣痹、活血化瘀中药多剂,心绞痛发作反较前加重。

患者素体肝肾阴亏,心营不足,络脉痹阻,阴维兼病。治宜和络宣痹,兼益阴维。

处方:当归10g,大生地15g,川芎6g,生白芍12g,炙甘草6g,炙龟甲30g,紫石英15g,失笑散(包)12g,北沙参15g,全瓜蒌15g。3剂。

药后胸痛已减,仍感头晕咽干,夜难成寐,脉数渐平、弦细无力,舌红少苔。心脉渐复而阴虚血少,阴维受损,心气不宁。改用:当归10g,大生地15g,北沙参15g、炙龟甲30g,紫石英15g,酸枣仁、柏子仁各12g,功劳叶15g,紫丹参12g,辰麦冬10g,五味子5g,炙甘草6g。连服5剂,左胸前疼痛基本控制,胸闷较舒,夜寐得安,舌红亦淡、苔呈薄白。继予调益心营之剂治理半月,诸症消失,病情稳定。3年来,当工作过劳时,偶有小发,按前法施治,迅即缓解,多次复查心电图均在正常范围,血压亦趋稳定。

按:本例初以四物汤为主方,养血滋阴,和络宣痹,而重用龟甲、紫石英兼益阴维,调摄阴阳,继用天王补心丹加减滋养心营,仍取龟甲、紫石英敛阴摄阳、引入阴维,取得较好疗效。这对从多方面探索冠心病、心绞痛的治疗规律,似有一定参考价值。

(三)脾虚气陷血亏,着眼调冲固带

脾为后天之本,气血生化之源,正经与奇经均赖脾胃运化水谷精微之濡养,才能发挥经脉"行血气,通阴阳,以荣于身"(《难经·二十三难》)的作用。冲脉为十二经之要冲,称之为"血海",隶于阳明。中虚不能摄血,则冲脉不固。带脉绕腰一周,总束纵行之各条经脉,使其守于常度。中气虚陷,则带脉松弛,约束失司。故凡脾不统血之各种出血,中气下陷之内脏下垂以及慢性泻利等症,病程日久,损及八脉,施用补脾、摄血、益气升陷等常法疗效不著者,参以通补奇经治法,或可提高疗效。

例:功能失调性子宫出血

王某,女,21 岁,工人。1976 年 3 月 12 日首诊。

经漏淋漓不净半年。患者 15 岁月经初潮,周期、经量尚属正常。19 岁以后,每次经来量多,需 7~9 天量始减少,继则淋漓不断,形体日见羸瘦,面色萎黄无华,午后足跗轻度浮肿,妇科诊断为功能失调性子宫出血。迭经中西药物治疗,未见显效。诊脉细软无力,舌质淡、苔薄白、边有齿印,精神委顿,气短懒言,胃纳不振,夜难成寐。

此乃中虚气陷,脾不统血,奇脉损伤,冲任不固。治宜益气摄血,固冲止漏。

处方:炙黄芪 15g,潞党参 12g,炒白术 10g,炙甘草 6g,炙升麻、炙柴胡各3g,鹿角霜 12g,紫石英 15g,牛角腮 12g,乌贼骨 12g,茜草炭 12g,炙龟甲 24g。5 剂。

药后漏下大减,精神较振,仍守原方续服 5 剂,血行已止,足肿消退,胃纳转佳。再予调养气血,温摄冲任。方用:炙黄芪 15g,炒当归 10g,潞党参 12g,炒白术 10g,大熟地 12g,仙鹤草 15g,炙甘草 6g,紫石英 15g,鹿角胶(烊化)10g,炙龟甲 15g,红枣 5 枚。连服 10 剂,月经如期而至,色量正常,4 日而净,精神振作,眠食俱安。继以归脾汤加减,调理 2 个月,面色红润,体重增加。随访 1 年,经漏未见复发。

按:肝脾肾三脏与奇经八脉密切相连,故凡三脏亏损之症,日久多兼八脉空虚。上述案例,属脾虚气陷,统摄无权,冲脉失调,带脉约束失司。治用益气摄血、通补奇经之法,以摄纳冲任,升举督阳,固束带脉,乃是取得疗效的关键。

(四)虚损乍寒乍热,调复阳维纲常

阴维阳维二脉,含有纲维之意。阴维维于阴,阳维维于阳,分别连系着阴阳两组经脉而相互维系,以维持机体阴阳的平衡和协调。故凡肝肾亏损,奇经受累而出现寒热疼痛等症,多与维脉有关,而虚损乍寒乍热,尤以阳维脉衰为主。所以《难经》说:"阳维为病苦寒热。"临床上以腹部手术后体虚不复,或妇女产后诸痛兼有寒热缠绵难愈者最为常见。治宜通补奇经,调复阳维之用,以冀营卫调和,则寒热自可蠲除。

例:慢性子宫内膜炎、子宫内膜增殖

成某,女,38 岁,工人。1979 年 7 月 20 日首诊。

低热缠绵,时时形寒,倦怠乏力2个月。患者于1979年4月以早期妊娠做人工流产术,术后子宫出血延至5月,再次诊刮后出血方止(刮片病理报告为慢性子宫内膜炎、子宫内膜增殖)。此后出现形寒发热(37.6~38.5℃),倦怠乏力,胃纳不馨,腰酸头昏,夜寐易惊,脉细软无力,苔净舌质淡白,面色少华,精神疲乏。经中西药治疗,均少效验。证属肝肾精血受损,累及奇经八脉,阳维脉衰,营卫不和。治宜调复阳维,以和营卫。

处方:生黄芪20g,生白芍10g,川桂枝6g,鹿角片10g,仙灵脾12g,生龙骨、生牡蛎各15g,当归10g,生姜2片,大枣5枚,炙甘草6g。5剂。

上方服后形寒已罢,上午体温正常。午后仍有低热(37.4~37.8℃),胃纳较馨,精神略振,仍感口淡无味,腰膝酸软。续予原方5剂,低热已退,胃纳转佳,而腰酸带下、头晕少寐诸羔如故,脉弦细,舌淡红。还是肝肾精血受损,八脉运用乏力,原方去桂枝、大枣、生姜,加龟甲、肉苁蓉、紫石英、怀山药、枸杞子、菟丝子,大熟地等出入为方,治疗半月,寒热未作,眠食俱安,腰酸带下均减,精神振作。继以乌鸡白凤丸,每服1粒,每日2次,调治2个月,经行正常,带下已愈。

按:该患者人工流产失血较多,再经诊刮,腰酸头晕,低热神疲,苔不垢腻,舌质淡红,脉细软无力,均为精血损伤,奇脉空虚,以致阴阳失调、营卫不和之表现。由于辨证确切、药证合拍,故效亦捷。

(五)疝痛瘕聚诸疾,宜疏八脉气血

若肝肾气血痹阻,瘀凝络结,或癥瘕痞块诸症,如《难经·二十九难》所谓"任之为病……男子为七疝,女子为瘕聚",则属奇经实证范围。不过病及奇经,病程多已日久,往往伴见形体羸弱,腰膝酸软,甚或乍寒乍热等症,故其邪虽实,其正必虚,在临床上必须慎用破坚消积,不可孟浪从事。

叶天士说:"奇脉之结实者,古人必用苦辛和芳香以通脉络;其虚者,必辛甘温补,佐以流行脉络。务在气血调和,病必痊愈。"故凡疝痛瘕聚日久,宜在补虚的前提下疏通八脉气血,常可取得较好的疗效。

例:卵巢囊肿

张某,女,36岁,干部。1964年4月10日首诊。

患者结婚十载,未曾孕育,近半年来,月经愆期量少,伴见少腹胀痛,且有下坠之感,平时腰酸带多,形瘦面色晦滞,头晕耳鸣,午后低热。妇科检查:宫颈光滑,子宫前位偏小,左侧附件触及囊样组织约4cm×6cm×4cm。苔薄舌暗红,脉象细弦而涩。此为血虚气滞,冲任失调,瘀结为癥。治宜养血理气,化瘀散结,调复冲任。

处方：当归 10g，大生地 12g，炒赤芍 10g，西川芎 6g，制香附 10g，台乌药 10g，失笑散（包）12g，粉丹皮 6g，炙鳖甲 18g，泽兰叶 12g。

上方连服 10 剂，月经如期而至，量较多，夹有紫黑小血块，少腹痛减，午后低热亦瘥，白带仍多，腰酸头晕未见减轻。于原方去失笑散、香附、乌药，加阿胶、红花，又服 10 剂。精神渐振作，腹痛、腰酸、带下诸症亦随之减轻。改用胶艾四物汤煎送大黄䗪虫丸，调理 2 个月，腹痛瘥，月经正常。再做妇科检查：仅左侧附件肥厚，已无包块可征。续以妇科八珍丸常服，以巩固疗效。

按：陈师宗叶氏之法，凡见奇经气滞之瘕聚，治以苦辛芳香，疏通脉络，喜用青囊丸（香附、乌药）为主，伍以柴胡、当归、赤芍、木香、延胡索等理气和营；若瘀结为癥，则加活血化瘀之品，轻则桃仁、红花、川芎、泽兰之类，重则三棱、莪术、炮山甲、䗪虫之属，且多辅以温养肝肾、通补奇经之药，持之以恒，缓图效机。本例卵巢囊肿，取大黄䗪虫丸之缓攻消坚，而伍以胶艾四物汤之养血温经，药后形体日充，癥块也随之潜移默消，此亦消补兼施、扶正祛邪之又一法门也。

综上所述，可见陈师诊治内伤杂病，十分重视奇经八脉理论，不少疑难杂症，运用奇经治法，颇能得心应手，提示奇经学说，值得进一步深入探索和研究。

第五节　谈陈继明老师倡导的"补下启中"

刘方柏先生在《刘方柏重急奇顽证治实》（人民军医出版社，2010 年）第一篇的最醒目的开篇文章《"绝招"嫁接更能创造奇效——重证膹胀》一文中，提及"补下启中"法，并说"此法是我从南通名老中医陈自明那里学来的"。然陈老名讳应该是"陈继明"。

陈继明老师出身中医世家，又毕业于上海中国医学院，中医功底深厚。上自《黄帝内经》《伤寒论》，下至近代诸家，尤其对张景岳《景岳全书》、叶天士《临证指南医案》、吴鞠通《温病条辨》、王士雄《温热经纬》、俞根初《通俗伤寒论》，多能大段背诵，信手拈来。讲课深入浅出，旁征博引，临床疑难危重症多能力挽狂澜或出奇制胜。写作著书从不用草稿，一挥而就，一气呵成。20 世纪 50 年代错划为右派，60 年代"文革"中又受冲击、抄家，文稿散失诸多，甚为可惜。

我从 1964 年毕业实习在南通市中医院，毕业后留在该院工作至 1978 年。

其间老师讲课、查房以及门诊的谆谆教导、倾囊相授，使我受益终生，没齿难忘。1978 年赴京学习工作时，陈老师还将他自己案头熟读的《重订通俗伤寒论》赠送给我，我收藏至今，永难忘怀。

刘方柏先生文中提及的"补下启中"适用于虽脾虚水湿不运、然肝肾阴血极度损伤情况，重用生、熟地黄补下以启中，"使其下焦气化、中焦运行，壅滞得以疏通"。除此之外，陈继明老师尚有其他治疗顽固臌胀（肝硬化腹水）之通补奇经法、开郁通络法等。此外，《神农本草经》谓地黄"味甘，寒……主折跌绝筋，伤中，逐血痹，填骨髓，长肌肉"，重用可发挥其"育阴逐痹"之功，治疗由气及血的疑难病确有重要作用。故学习陈继明老师"补下启中法"验证于临床，其疗效确实不同凡响。对肝硬化（肝癌）腹水晚期、低蛋白血症，有显著减轻；在消除腹水，改善临床症状的同时，其肝功能及生化指标均相应改善（详见陈继明老师遗著《肝炎与肝硬化的中医辨治》）。另外，临床应用于脾虚肾亏、运化失司，戕及阴血之肝肾综合征，以及原发性血小板减少症、再生障碍性贫血、不全性肠梗阻等均可获效机。

我曾治疗患者刘某，女，39 岁。主诉：剧烈下腹胀痛反复发作年余，加重半年。1 年前（2018 年 10 月）出现下腹部胀痛，腹部平片示肠管胀气伴液气平面（图 1-4-2）。2019 年 2 月胃镜示慢性非萎缩性胃炎，浅表溃疡，幽门螺杆菌（−）。肠镜正常。腹部超声检查未见异常。在急诊对症治疗后好转。此后反复发作，严重时坐卧不安，脐下压痛，仅能仰靠，按之如鼓，且每次发作体重增加 1.5kg 左右，大便干结，2~3 天 1 次，先球后稀，不成形。舌淡苔腻，脉沉细滑。

先经大黄甘遂汤、桃核承气汤均有暂效，但数日后又反复。复查苔腻根厚，脉短滑（右偏弦滑）、两尺不足。虑其脾失健运，又复攻伐，肾气阴津不足，改拟补下启中：熟地黄 60g，巴戟天 10g，龟甲 30g，山萸肉 15g，山药 15g，枸杞子 15g，肉桂 2g，生黄芪 15g，枳实 12g，党参 10g，仙灵脾 10g，莪术 15g。共 14 剂。服药 2 周后，腹胀痛症状基本解除。后熟地黄加至 90g，又 14 剂药后胀痛完全消失，腹形复原如初，舌苔反渐化如常（书末彩图 3）。

服药 2 周后的腹平片示液平消失（图 1-4-3）。此后虽有所反复，但较前已明显改善。确能证明张景岳所云："下气虚乏，中焦气壅，欲散满则更虚其下，欲补下则满甚于中。治不知本而先攻其满，药入或减，药过依然，气必更虚，病必渐甚。乃不知少服则资壅，多服则宣通，峻补其下以疏启其中，则下虚自实，中满自除。"对照此案，教训深刻，感叹古人之经验可贵。陈继明老师倡明的"补下启中"指导治疗疑难杂症的理论及临床价值显而易见。

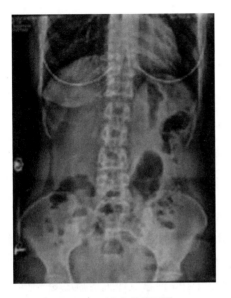

图 1-4-2 治疗前腹平片

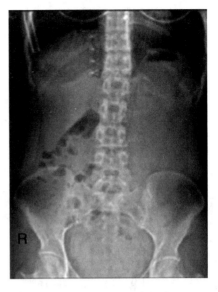

图 1-4-3 治疗后腹平片

陈老师还总结了"补下启中法"的用药，有壮阳和填阴的侧重，补真阳行肾气可借鉴《张氏医通》启峻汤，临床常用附子、肉桂、黄芪、党参、仙灵脾、肉苁蓉、山萸肉、山药、茯苓等，务使气得峻补，则上行而启中，中焦运行，壅滞疏通，中满自消，下虚自实。看真阴枯竭，余用大熟地（120g）配合枸杞、山萸肉、肉苁蓉、首乌、山药、龟甲等原味滋填，育阴化气，常收到意外之效。

总之，温补肾阳，有补火生土之意，而峻补真阴，亦有濡养脾阴之功。因火衰不能生土者，温肾即所以补脾；因阴伤而脾土迟运者，滋肾亦可以健脾。

陈继明老师是守正创新、传承精华的楷模，当之无愧的一代宗师。值此老师逝世 30 周年之际，以作纪念。

第六节 通补法在慢性脾胃病中的运用

通补法就广义而言，包括两个方面：一是谓六腑以通为用，以通为补，指运用通滞泻下法达到补益目的，即《黄帝内经》中"通因通用"的反治法；一是指补益与通运相伍，如《素问·至真要大论》所云"逆者正治，从者反治……逆而从之，从而逆之，疏气令调，则其道也"。本文着重论述后者。

通补法肇始于《黄帝内经》，历代医家颇多创见。《金匮要略·血痹虚劳病脉证并治》治五劳虚极，将地黄、芍药缓中补虚药与大黄、䗪虫等祛瘀生新药并用，为通补剂之先行。《景岳全书》云："气血虚弱者，宜温补而通之。"倡补通相伍。叶天士《临证指南医案》指出"阳明胃腑，通补为宜"，若"守补则谬"，本文立论实源于此。

（一）慢性脾胃病的生理病理特点

脾主运化，喜燥恶湿，以升运为健；胃主承纳，喜润恶燥，以通降为用。脾胃的正常生理功能，体现在纳与运、升与降、燥与湿三者的对立统一，恒动协调。若破坏了纳运、升降、燥湿三对关系中之任何一对，便产生纳运失司、升降失调、燥湿失常等病理改变。若不能及时纠正则可产生气机逆乱、血瘀络阻、水湿积滞、停痰留饮等病理性产物。这些病理产物可用气、血、水三者概括。若三者未能及时清除、疏导，又可作为"再致病因素"第2次反作用于脾胃，形成恶性循环。这往往是慢性脾胃病守补益甚，祛邪致虚，治疗棘手的原因所在。病程日久分别可有脾（气）阳、脾阴、胃（气）阳、胃阴受损累及他脏他腑之变，绝非脾胃虚弱一言所能概之。此中特别要辨析的是3对关系（纳运、升降、燥湿）的失调，3种病理（气、血、水）产物的出现，2个阴阳（脾胃阴阳）的不同受损，形成一个"三、三、二"的局面，而这些因素又可交织出现，变化万千。

（二）慢性脾胃病的辨证要领

本文所谈慢性脾胃病，指病程半年以上，反复发作，以脾胃病证为主要临床表现的慢性疾患。在辨证上宜从以下三方面入手。

1. 病因辨证　据原发（第一）病因，结合3种病理产物（第二病因）的出现，依气（气滞、气结、气逆、气陷）、血（瘀血、络阻、出血、血虚）、水（水湿、痰饮）等相应的脉证做出病因诊断。

2. 病机辨证　从3对动态平衡关系的失调，结合其相应脉证做出病理、功能的诊断。

3. 病位辨证　辨别脾胃阴阳受损，可分为：①脾阳虚：面㿠神疲，形寒肢冷，食少嗳气，口泛清涎，腹胀隐痛，喜温喜按，泄泻清谷，舌淡苔白，脉沉弱；②脾阴虚：形瘦倦怠，纳少便难，食后腹胀，口渴心烦，舌红无苔或少苔，脉细微数或弦细数；③胃阳虚：食欲不振，嗳气呃逆，呕吐清水或朝食暮吐，暮食朝吐，胃脘隐痛，喜温喜按，苔白滑，脉沉缓或迟；④胃阴虚：口干唇燥，不思饮食，或嘈杂虚痞，呕恶便约，烦躁不寐，舌红少苔，脉细数。

脾胃气虚，可早见于脾胃阳虚，不再另列出，亦自能理解。

（三）通补法在慢性脾胃病中的运用举例

1. 益气健运，调节升降

2. 温脾助阳,培土胜湿

3. 甘寒益胃,化痰消瘀

4. 温脾清肠,调气化湿

5. 补脾摄血,通腑化瘀

6. 益气化瘀,调肝运脾

具体见临证医案部分。

(四)体会

1. 通补法是以补为本,以通为用,寓通以补,通补兼施的一种治疗法则,与一味地"壅补,守补"形成对照,有治则配伍和药物配伍两层内容。就治则配伍而言,补是补脾胃阴阳的内伤不足,通是通气血水留滞。通补法的药物配伍,为参、芪配枳、桔、升、柴,益气与理气并用,脾胃升降并调;麦冬、沙参配半夏、陈皮,补而不滞,滋而不腻;黄芪配莪术益气化瘀,健胃消积,都起到单一药物不可能取得的疗效,发挥了药物之间协同、相加的作用,避免不该造成的副作用。但若辨证确为纯实或纯虚,不应墨守本法。

2. 慢性脾胃病兼见他脏病变甚为多见,通过通补,调理脾胃,他脏病变随之而愈者并不鲜见,所以通补还是治疗多种慢性杂病的重要途径。

3. 治疗慢性脾胃病时,甘味药应用较多,但甘味药多能助湿或甜腻碍胃,用之不当往往加重病情。应用此类药物时,应适当常规配以辛开流通之品,从某种意义上说通补法专为此而设。

4. 既是慢性脾胃病,脾胃虚弱由来已久,须从缓图治,宜从小剂着手,而大剂峻补,剂量过重,往往加重脾胃负荷,欲速不达。各种疾病中表现为脾胃气虚的顽固腹胀脘痞,每以小剂投之,如黄芪 3~6g、党参 3~6g、白术 1~2g、茯苓 5g 等,每收敏效,待病情改观,脾胃功能渐复后剂量可逐步再加大。一般不用丸剂,尤其水丸,胃内崩解慢,脾胃磨运不易,甚可成为外加异物刺激,反加重症状。

5. 慢性脾胃病之重心虽在脾胃,但仍是整体病变在局部的一种反映,应在通补运用时兼调他脏阴阳,尤以肝脾、脾肾、心脾、肺脾之间的关系极为重要。

第七节　论顽固性腹胀的成因及辨治

顽固性腹胀是指合理应用一般辨证施治而无明显疗效的腹胀患者。这类患者临床并不少见。有的因腹胀顽固、诊断不明行开腹探查也无阳性发现。

病因治疗无从着手,对症处理反应亦甚差,然从整体辨证、变通施治,常可取得较为满意的疗效。兹就其成因及辨治,择要介绍如下。

肝主疏泄,脾主运化,肝脾不调,是腹胀的重要成因。腹胀初期,调和肝脾,理气除胀,行之有效,而顽固性腹胀则大为不然。因其病理生理较为复杂,且有些易为忽略。现就其主要特点归纳如下。

(一)肺失宣肃

《素问·至真要大论》云:"诸气膹郁,皆属于肺。"故后世医家宗此而称"肺主一身之气"。肺的生理功能有宣发和肃降的作用。宣发是指由于肺气的推动,使气血津液得以输布周身,内而脏腑经络,外而肌肉皮毛,无所不至。若肺气不能宣发而壅滞,则可导致胸闷、腹胀。肺气以清肃下降为顺,肃降不能则气郁而胀。此外,生理上肺与大肠相表里,肃降失司,津液不能下达,则可见便秘腹胀;又可作为第二病因,更进一步影响肺之宣肃气化功能,而加重腹胀。

其特点如腹胀伴胸闷或咳嗽、气短,腹胀的增减常与咳嗽进退程度相平行,多有大便秘结不畅,苔薄白或微腻,脉浮、右寸尤显。治宜宣肃肺气,取《太平惠民和剂局方》温白丸意出入。

某女,33岁,腹胀经年,服疏肝理气消导之剂,及西药多酶丸等对症治疗,无显著效果。审其腹胀及苔脉改变如前述,药用麻黄6g,桔梗、紫菀、柴胡、杏仁各10g,石菖蒲12g,全瓜蒌30g,决明子30g。前后服药2周,腹胀、便秘均瘥。随访半年,未见复发。

(二)脾阳不升

《素问·太阴阳明论》云:"脾与胃以膜相连耳,而能为之行其津液。"生理上脾以升则健,胃以降则和。脾胃之纳运、升降、燥湿3对动态平衡若受到影响都可导致腹胀。顽固性腹胀的病理生理,往往非单纯脾运不健,而是以上三者对立统一关系的失调。

其临床表现如腹胀闷窒、痞塞感明显,食后加重,晨起腹胀即甚,常伴有腹泻,乏力,头晕或痛,脉细缓无力、不耐重按,苔白滑或腻,舌嫩胖大或兼见齿痕。治宜健脾升阳益气,取补中益气汤出入。

某男,64岁,腹胀2年,服中药数十剂。多以保和、逍遥健胃疏肝为主,始终鲜效,腹胀特点如前记,脉沉细,苔白微腻。治拟补中益气法,药用生黄芪4g,党参、白术各3g,陈皮、茯苓、当归各10g,升麻、柴胡各6g,小制其剂,投药1周,复诊腹胀显减。仍以原治法巩固2周,症状消失。

个人体会,脾虚清阳不升患者,投以补中益气之剂时以小量为妥,较易获效。反之,欲速则不达。综观李东垣《脾胃论》所列之方多小其制,且制成粗末,其意也正寓于此。

(三)瘀血留滞

顽固性腹胀多病程久远,由气及血,导致血瘀,而血瘀又可导致气滞加重。此乃络脉瘀阻,载气不能所致。《金匮要略》云:"腹不满,其人言我满,为有瘀血。"明确指出瘀血所致腹胀的临床特点。瘀血作为再发病因,是腹胀顽固持久的重要因素之一。临床瘀留日久,其腹胀特点日轻夜重,逢气交之变加甚,适当活动可稍轻减。多有明确的外伤、手术或其他血瘀疾病的病史。妇女经行愆期、量少、色黑夹块或闭经。脉细涩或结代,苔薄质紫或见瘀斑。治宜活血化瘀,方选大黄䗪虫丸、膈下逐瘀汤等。

某女,42岁,患腹胀半年,曾住院检查各系统均无阳性发现。虽腹外形膨隆,但X线、超声检查均除外实质性肿块及积水等。腹胀入夜尤甚,需室内不断绕行,方稍事缓解。苔脉兼症悉如前述。曾治以理气、疏肝、解郁之剂,治疗后未见效果,改拟活血化瘀、缓中补虚。投大黄䗪虫丸,每服1丸,每日2次。1周后症状明显缓解,改为半丸,每日2次。治疗2个月痊愈。

(四)沉寒痼冷

《素问·异法方宜论》曰:"脏寒生满病。"《素问·生气通天论》曰:"阳不胜其阴,则五脏气争,九窍不通。"说明中寒深沉、阳损内寒是腹胀难愈的恶根。临证可见腹胀喜暖,逢寒或食生冷则腹胀加甚,或伴泛呕清涎,或腹泻,日行数度,脉沉伏细,苔白质淡。治宜温通逐寒,方选《外台秘要》九转玉壶丹等。药用生硫黄、巴豆、胡芦巴、乌头、干姜等。

某男,42岁。腹胀年余,伴每日呕逆黏涎,量约150~300ml,形瘦骨立,胃镜检查提示肥厚性胃炎改变。但服对症治疗西药及健脾化痰中药腹胀仍然。苔脉所见足证沉寒痼冷为患。改拟生硫黄1g研末分吞,2周后加至3g,腹胀逐步减轻,同时呕逆清涎也随之减少。调治1个月后,经年痼疾,竟然痊愈。随访3年,未见复发,且体重增加,形神俱佳,已恢复工作。

(五)奇经受损

正常人体十二正经虽循环贯注人体内外,且其经脉运行首尾相接,但就相互间纵横交错的整体联系,却有赖于奇经八脉贯穿维系其间,从而使脏腑经络发挥其行气血、营阴阳、沟通表里上下的作用。李时珍《奇经八脉考》曰:"八脉者,先天大道之根,一气之祖。"李时珍尤为注重督任。任督通则百脉皆通。考督、任直接起于脐下"气海"。顽固性腹胀患者脏腑经络气机窒塞,病久延绵,奇经受损并非鲜见,但从病理上如不加认识,难免疏漏。其实早在

《难经·二十九难》中就有"带之为病,腹满……"等记载。

其临床特点为腹胀膨隆,环腰腹有胀压紧束感,往往伴遗精、耳鸣、欠寐、畏寒、面烘,女性崩漏、带下延绵不愈,脉细弦数,重按无力,苔薄或伴朱点,多属肝肾两亏,阴阳并损,奇经受累。治宜通补奇经,两益肝肾。曾见江苏名医陈继明老师治一病程 5 年之"气臌"患者,前医从柴附龙牡,益气化瘀及针药并施,腹部胀满仍然,陈师改从通补奇经论治。药用熟地 30g,首乌、肉苁蓉、锁阳各 12g,仙灵脾、紫河车、菟丝子、稽豆衣各 10g,前后无大出入,守方 40 剂渐见显效,80 剂膨消胀除,随访 3 年未见复发。后验证于奇经受损顽固性腹胀者也有卓效。但准确认证,把握守方,是为关键。切忌单一壅滞守补或消满除胀,否则反致腹胀加重。贵在寓通于补,胀自渐除。

第八节 也话"大复方"

早年学医多崇经方,见到当时裘沛然、施今墨、焦树德、冉雪峰等前辈的"大复方"(多至 20 味以上)治疗疑难病验案,不甚理解。以原有的"理、法、方、药"思维定势,颇难学习应用。而临证时,患者携以往就医时所用的别的前医之"大复方"更不以为然。但随行医日久,所见疑难病也逐步增多,单一方一法加减难以收效,仿古人"复方合治",往往可明显改善疗效。如冠心病、心绞痛,先拟经方瓜蒌薤白半夏汤加味,有的效果不显,后结合"冠心Ⅱ号",其中痰瘀交阻患者疗效可提高。但仍有部分病机、病理复杂,尤其合并气虚下陷、血脉凝滞显著者改合自拟升陷祛瘀汤,效果可在原有基础上又有提高。确如冉雪峰所云"多方以求,随其所宜,适得其平"。另外,通过再读经方及近代文献,发现《金匮要略·血痹虚劳病脉证并治》治"虚劳诸不足,风气百疾"之薯蓣丸,包括制作服用时之蜜及酒共有 23 味之众,所治虚劳不足,风气百疾乃虚实夹杂、寒热并见者。单一治法颇难胜任,故熔补虚扶正、气血兼顾、祛风散邪、升阳达表、宣通气机、和胃开郁于一炉,看似庞杂无章,但用之确当,疗效颇为显著。

曾治一位肺癌术后又心肌梗死经搭桥抢救存活的患者,糖尿病 10 余年,应用胰岛素注射治疗已达 10 年之久,极度虚弱,骨瘦形立,弱不禁风。经以薯蓣丸变化出入治疗,体重增加,面貌焕然,判若两人,并用中药后已完全停用胰岛素及口服降糖药物,血糖水平仍正常。另如鳖甲煎丸也是 23 味,《温病条辨》中的安宫牛黄丸也是药味众多的名方。

当然更多的《伤寒论》《金匮要略》方，药简效宏，但若病情夹杂，一方难以应对也可两方合用或加味变通。祝谌予在《名老中医之路》(第三辑)中述及施今墨用药时说到"先生善用《金匮》《伤寒》之经方，每每合剂使用，加之先生所创"对药"，难免方剂稍大，药味众多。曾被当时医生所讥。其实先生用药组方，极有法度，绝非堆砌药物，杂乱无章，胸中无数。

经方大师李可前辈创"破格救心汤"，自述"本方脱胎于《伤寒论》四逆汤类方、四逆汤衍生方参附龙牡救逆汤及张锡纯的来复汤，验证于临床治疗急重心衰，确有疗效"，也是三合一的复方。

焦树德前辈在《医学实践录》中也提到："我在治疗久久不愈的胃脘痛时，常用自订名的三合汤即良附丸、百合汤、丹参饮三个方合起来用。如痛处固定或时有大便发黑、疼痛较重者，可再合入失笑散方，则又名四合汤。"即古方、时方、经验方相结合进行加减而成。药与法之间、药与方之间等，均应有有机的内在联系，不是散乱无章的拼凑。

国医大师裘沛然治疗肾病常集清热解毒、温补肾阳、培益脾气、滋阴补血、祛湿利尿、辛温解表、收涩下焦众法于一方，药味多达 20 余味，但斐然成章，疗效突出。他说："我自己也深知药味之庞杂，治法之凌乱，然而危疾大证却往往收到桴鼓之效。所谓庞杂凌乱之法，亦值得我们进一步研究。"

生命科学是个复杂系统，多因夹杂、变化万千，单一、直线的思维模式已难应对。中医如此，西医更是如此，应该客观承认，当下对生命奥秘的探索仍处于"初期阶段"，尽管科学技术突飞猛进、日新月异。心血管专业是临床内科系统新技术、新材料应用最先进的学科。2017 年《中国心血管病报告》重磅发布：我们每年通过介入治疗冠心病已达 75 万余例，并每年仍以 10%~20% 的速度增长。但冠心病、心肌梗死无论其发病率及死亡率反逆势增长，说明技术进步发挥的效益有限。我曾治疗一例中国医学科学院阜外医院分次植入支架 7 枚的严重复杂心绞痛患者，因 PCI 后疼痛仍然，又去该院做 2 次冠脉造影复查，结论是支架内通畅，疼痛与血管狭窄无关，遂转首都医科大学宣武医院做节段神经阻断术，术后无效，重复再手术一次仍然无效，后转来我处治疗。对这种疑难复杂的胸痹，单一的处方当然难以应对，依辨证合温经散寒、洞启心阳、化痰宣痹、升陷祛瘀诸法于一方，取乌头赤石脂丸、薏苡附子散、人参汤、升陷祛瘀汤、薤白枳实桂枝汤等治疗后，心绞痛完全缓解。

"大复方"用之常规难以取效的顽症、难病，也能收到意想不到的疗效，促使我重新认真思考，尤其"经方热"的当下更应反思。"药味少，剂量大"误为"正宗经方"的标准，也有借"医疗保险"限制，对"大复方"一刀切、予以否决，似也应具体分析。如按药味多少设限，按所患病种定价，均脱离临床，有"简单机械"之嫌。诚然，我们也不主张毫无理论及实践依据、章法全无、心中无底，"韩信用兵，多多益善"的片面"大复方"，不但延误病机，也是极大浪费，当依临床实际、据临床辨证需要选择为妥。《素问·至真要大论》："君一臣二，制之小也；君一臣三佐五，制之中也；君一臣三佐九，制之大也。"按中医理论，可分为小、中、大之制，剂量应用也如此。"大剂可起沉疴，四两也能拨千斤"，大、小两相宜，全在临床实际要求及功能所及。

第九节　谈点读书与临证体会

古今医学著作汗牛充栋，浩如烟海。如何以提高临床疗效为目的，在有限的时间内获得最大的效益是值得深思的。这也是我指导中西医结合临床博士生（如贾海忠、谷万里、张海啸、李春岩等）的重点授课内容之一，主旨是从自身学习体会"授人以渔"。

首先选好学界公认的经典及权威著作，熟读、精读。再结合专业及临床例证，复读、重读以温故知新。更为重点的是学会融合、交叉、综合、边思边读。尤其对辨证与辨病结合，中西医结合更为重要。

（一）读中医名著体会

读中医经典名著时，在充分理解中医理论精髓内涵的基础上，可用现代病理、生理、实验检测，加以二重分析认证参照，力避硬套。在我授课案例中先列举以下几个：

如《金匮要略·惊悸吐衄下血胸满瘀血病脉证治》提到"如热状"，应为患者自感发热、烘热，"心里热"（灯笼病）为外凉心里热（见《医林改错》），但用体温计测量体温并不高。

"腹不满，其人言我满"应指患者自感腹满，但客观查体无腹大或肿块，B超、CT、MRI也无积液或占位性病变。

《金匮要略·腹满寒疝宿食病脉证治》："心胸中大寒痛，呕不能饮食，腹中寒，上冲皮起，出见有头足，上下痛而不可触近，大建中汤主之。"此处"上冲皮起，出见有头足"应是肠型或肠痉挛、积气，可见于肠梗阻、肠套叠，或肝区、脾区综合征。而"上下痛而不可触近"，应为压痛或拒按，应谨慎除外感染及"急腹症"。然上述病症，通过辨证确认，脉证符合"大建中汤证"，应用得当，确有显效。近年来，日本外科学界应用本方概率甚高，值得关注。

对后世名著也当重视。我在授课中参选的活血化瘀论注集中的,如王清任《医林改错》中的血府逐瘀汤条下所主治的 21 个病症。如"胸任重物"(某 22 岁女子,夜间睡觉时必须让其侍女坐胸上方睡)及"胸不任物"(江西巡抚阿霖公,年七十四,夜卧露胸可睡,盖一层布压则不能睡,已经七年)均数剂而愈等,多为神经症表现。而治"天亮出汗"之自汗,用补气、固表、滋阴、降火服之不效者,更为自主神经功能不调。推演到临床遇形形色色表述的"神经症"患者,只要抓住"气滞血瘀"的病机,应用血府逐瘀汤获效概率较高。

(二)读西医著作及文献体会

读西医著作及现代文献时,尤其对西医学中许多诊断明确,但治疗缺少办法,甚至尚无理想治疗方案的疾病,要以中医理论及思维来理解认识,或能找到一些办法。

月经性气胸(catamenial pneumothorax,CPTX)是一种伴发于月经期间的自发性气胸,发病机制未完全明确,但多倾向于"经血逆流假说",即子宫内膜组织可能经血液、淋巴、腹腔等途径进入肺、胸膜、膈肌或支气管。月经期在雌激素作用下,异位内膜发生了如子宫内膜样坏死、脱落和出血,导致胸膜破裂,引发与月经伴行性气胸或伴有血胸。西医无特效治疗,除对症处理外,绒毛膜促性腺激素、达那唑、孕激素等效果有限,且可能阻断月经,甚或绝育。胸外科开胸切除病灶、修补胸膜或切除卵巢均为患者难以接受的治疗方案。

而从中医理论来看,CPTX 属于"离经之血"。《诸病源候论》提出"血行失度",即血运失去正常法度。唐容川《血证论》中明确提出离经之血"是为瘀血""与好血不相合"。为此,我们以临床辨证为基础用自拟"升陷祛瘀汤"治疗,可控制病情,且疗效巩固,不易再发(有案例痊愈已达数年)。并有患者按我们报道的治疗方药,自行服药,也已治愈,巩固 2 年。从一个侧面说明,这种病证结合思维,疗效可验证重复。其实早在拙著《实用血瘀证学》(1999 年第 1 版)有关血瘀证成因及发病机制中,我在"离经之血为瘀血"章节中,已把"子宫内膜异位"列入其中。

此外,随着冠脉 CTA 以及冠状动脉造影的逐渐普及,"心脏肌桥症"临床并不少见,这是先天冠状动脉变异所致。冠状动脉原本应循行在心外膜,但这种"变异"的冠状动脉在发育中部分血管潜入心肌中,其表面还有心肌纤维横跨,形成"桥状"心肌,也就是所谓的"心脏肌桥"。在心脏收缩时被埋在心肌中的血管会受到挤压,为此造成心脏供血受到一定影响,并可出现胸闷、胸痛、气短、心悸等症状。此时西医手段有限,首先支架无法植入(易致冠脉血管破裂或支架断裂),而外科治疗开胸剥脱"心肌桥"使血管松解或"搭桥",但疗效不理想，且有小题大做之嫌。而以前述中医"血行失度""离经之血"来辨证，予祛瘀通络治疗，可明显改善患者胸痛、心悸、憋气等症状。

两套理论体系的交互思考、渗透，需要对双方的系统学习。对某一研究对象（病证）的较全面掌握，需长期沉潜、整理提炼，并且提倡病证结合。中西汇通应在"一个脑袋"交融升华，或能擦出新的火花。当然医道精微，思贵专一，不容浅尝者问津；学贵沉潜，不容浮躁者涉猎。

第十节　"药后瞑眩"小议

在临床上常有"药后瞑眩"的现象。《说文解字》："瞑，翕目也。""眩，目无常主也。"《尚书·说命上》："若药弗瞑眩，厥疾弗瘳。"临床上以眩晕为多见，但又不局限于眩晕。《伤寒论》："服药已，微除，其人发烦目瞑，剧者必衄，衄乃解。"亦有："三服都尽，其人如冒状，勿怪，此以附子、术并走皮内，逐水气未得除，故使之耳。"瞑眩反应是指人服药后，机体得药力之助，邪正交争，引起的较激烈的变化及症状反应，是机体自我调整、平衡转变的过程，待这一过程结束，原有病症迅速解除，恰如《素问·六微旨大论》所云"亢则害，承乃制，制则生化"。生化者，升降、出入之常态也。

"瞑眩"的表现形式各异，不单单指眩晕，而是指服药后的"非常规"反应，也有可能是腹泻、呕吐、发热、衄血、汗出等症状，这是药物与邪气在人体内的斗争，是一种上、下、内、外、寒、热等自我调节的排病反应，而非"不良反应"，可不必惊慌，或轻易去换药更方，稍事观察，原发疾病往往能一剂则愈，而"瞑眩"表现也随之消失。

例：岳某，女，66岁。于2018年4月26日首诊。

2018年4月中旬头部起带状疱疹伴疼痛，疹出10余天，有甲亢、冠心病、持续性心房颤动病史。经西医治疗后，疱疹仍显色暗红，且仍跳痛，眠欠佳，纳可，二便调，时测血压120/72mmHg。舌淡暗，苔黄腻、干裂，脉细弦。中医辨证为肝胆经火郁，兼有血瘀阻络。处方用瓜蒌红花甘草汤合牵正散加味。

瓜蒌60g	红花10g	生甘草10g	全蝎末3g
蜈蚣末3g	僵蚕30g	附子8g先煎	生栀子15g
黄芩15g	白蒺藜15g		

7剂，水煎服，每日1剂。

2018 年 5 月 31 日复诊：间隔月余后，患者因痫疾（冠心病、持续性心房颤动）来诊。述及之前的带状疱疹病史，服 1 剂药后，小腹痛、恶心呕吐 5~6 次，腹泻 7~8 次，遂停药不再服用，而后症状迅速改善，疱疹消失，头部带状疱疹疼痛已无。顷诊时有胸闷气短，眠欠佳，食后困倦，大便正常，舌淡暗，苔黄腻有裂纹，脉参伍不调，沉弦滑寸弱。改用炙甘草汤、瓜蒌薤白半夏汤合升陷祛瘀汤加减治疗。

按： 带状疱疹属中医"蛇串疮"范畴，多发于胸肋部，故俗称缠腰龙、火带疮、蜘蛛疮等。该患者疱疹主要以头部侧边为主，此为足少阳胆经循经所过之处。疹色暗红，舌淡暗，苔黄腻、干裂，脉细弦。辨证为肝胆经火郁，兼有血瘀阻络，处方以瓜蒌红花甘草汤合牵正散加味治疗。

结合本例，大瓜蒌一个也相当于 50g，可事先告诉患者可能会有一些头晕、恶心、腹泻等反应，是药物与机体的正常反应，不必过分担心而引起焦虑，以为是药物的不良反应，进而改方或自行停药。本案也说明"药后瞑眩"的一个表现，所以疗效才能这么快。

（韩学定 整理）

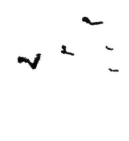
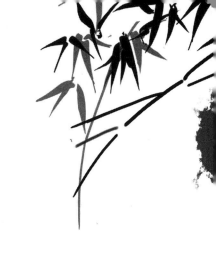

中篇
方 药 心 得

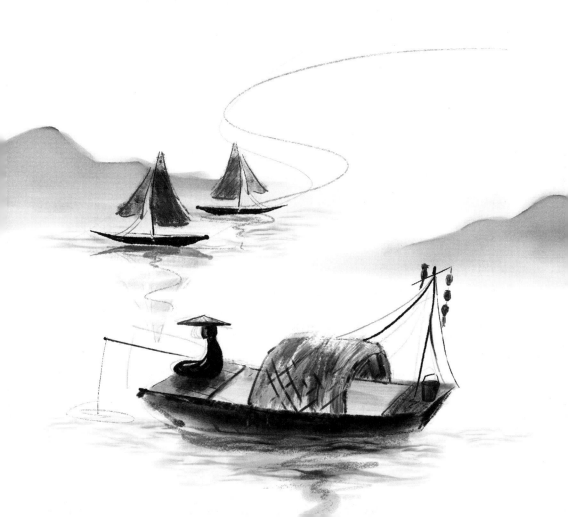

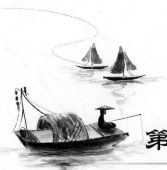

第一章　药物古义和新知

第一节　雷公藤活血化瘀、清热解毒

雷公藤系卫矛科植物,始见于《本草纲目拾遗》,味苦、辛,性寒,有大毒;具有活血化瘀、清热解毒、消肿散结、杀虫止血等功效。近代研究发现,雷公藤具有多种免疫抑制作用和非特异性抗炎作用,是目前中药治疗肾脏疾病最有效的药物之一。早年雷公藤饮片应用,多从少量(3~5g/d)逐步加量(10~15g/d),但仍时有不良反应发生,而随着制剂的不断改进(多苷片),疗效增加的同时,毒副反应明显减少。

雷公藤的疗效与用药剂量有关。传统的雷公藤多苷用药剂量为 1.0mg/(kg·d)。近年来,我加大用量至 1.5~2.0mg/(kg·d),2~3 个月后逐渐减量,总疗程为 6 个月,可以提高疗效。因其有恶心、食欲减退,白细胞、血小板减少,月经紊乱、精子减少等不良反应,所以应用时注意定期检查血常规、肝功能,谨慎用于未婚育的患者,禁用于孕妇和哺乳期妇女。另,我们还首次发现,雷公藤多苷片对心脏也有不良反应,可导致心电图 ST-T 改变(心肌缺血),但停药后,上述不良反应绝大部分可消失。还有,与激素强调逐步减停不同,不能耐受的患者即刻停用雷公藤多苷片,并无停药反应。

雷公藤能有效降低糖尿病肾病患者的尿蛋白含量,延缓肾衰竭的进展。我认为对辨证为湿热瘀阻、湿热内蕴血分者尤其适用。

曾治赵某,肾病综合征,予雷公藤多苷片 40mg,每日 3 次。后增加到 50mg。合升陷祛瘀汤。治疗 1 个月,患者 24 小时尿蛋白定量从 9.06g/24h 降至 0.33g/24h,血清白蛋白定量从 21g/L 升至 25g/L。治疗后肝肾功能、血常规(红细胞、白细胞、血小板)均正常,且颜面下肢浮肿均完全消退。

又治张某,乙型肝炎病毒相关膜性肾病。应用醋酸泼尼松龙 10mg 每日

1 次时，24 小时尿蛋白定量 6.45g/24h。根据患者体重按 1mg/（kg·d）剂量使用雷公藤 20mg，每日 3 次，兼以中药汤剂。治疗 14 天，尿量增加，水肿明显减轻，24 小时尿蛋白定量降至 1.98g/24h，体重从 97kg 降至 89.5kg。后随诊，病情平稳无反复。

（柳　翼　整理）

第二节　白术用量大、小两相宜

白术是菊科苍术属药用植物的干燥根茎，主产于浙江省东阳、新昌、天台等地，具有健脾益气、温燥利水、固表止汗、和中安胎等功效。《神农本草经》所载"术"即本品，被列为上品。临床适应证广泛，为常用药，一般用量为6~12g（《中华人民共和国药典》），但不同病症，量效迥异，如白术治疗便秘需大量。《金匮要略·痉湿暍病脉证治》："伤寒八九日，风湿相搏，身体疼烦，不能自转侧，不呕不渴，脉浮虚而涩者，桂枝附子汤主之；若大便坚、小便自利者，去桂加白术汤主之。"已昭示白术可治便秘。

近代北京名医马龙骧曾治一便秘 6~7 年的患者，已用泻下排毒、益气滋阴中药数百剂，常年使用开塞露、甘油栓、蜂蜜，便秘始终不愈。马老见其心烦汗出，眠食日减，苔薄腻，脉细。辨证为便秘过久，脾胃功能失调。拟生白术90g，生地 60g，升麻 3g。仅此三味，患者存疑，姑且一试，当日便通。20 余剂，多年顽疾再不复发。受此启发，我在辨证为"气虚便秘"的患者，以大便秘结，但并不干燥，仅初始排便困难，临厕努挣乏力，挣则汗出，便后疲倦，四肢乏力，脉虚无力为主要症状，常用大剂量白术，疗效可以重复。最大剂量可用至100~150g，并无不良反应，更无致泻之虞，小量则无效。《本草通玄》："白术，补脾胃之药，更无出其右者，土旺则能健运……"现代药理研究也证实，大剂量使用可促进胃肠运动，对胃肠功能紊乱有治疗作用。我曾治疗糖尿病胃轻瘫患者，临床表现饥饿时腹胀明显，先拟化积消导补益等法治疗，几无寸功；改拟辨证加大量白术（100g），腹胀反迅速缓解，令人深思。

白术在治疗临床常见慢病、大病（或手术之后）、老年体虚、脾气衰弱、食欲不振、中州乏运时，则切忌大量，反宜小量，甚至要小于常用量。我一般从3g 用起，逐步加量，并与疏利之品相伍，恰如补中益气汤中用柴胡、陈皮等。《长沙药解》也谓："白术，性颇壅滞，宜辅之疏利之品。"此时徐徐小量反可开胃进食，使脾气渐复，体力日增。若以大量反适得其反，欲速而不达。

《脾胃论》补中益气汤内白术也只用三分,相当于 1g。可见白术用量"四两拨千斤,重剂起沉疴",大小两相宜。总之,谨守病机,知犯何逆,随证治之,便可达随宜为妙。

另外,据考仲景时代,白术、苍术当未加区别,但其所用应为白术。梁代陶弘景首次记载术有白术、赤术(苍术)两种。北宋开始真正区分苍术、白术入药。功用上白术偏补脾益气,苍术偏燥湿健脾。

第三节 仙鹤草止血活血、调衡心律

仙鹤草又名龙牙草、狼牙,味苦、辛,性平,止血活血,临床多用于治疗咯血、吐血、尿血、便血等各种血证,为止血要药,但其活血一面则鲜为人知。朱良春老师提出"仙鹤草能行能止"(《朱良春用药经验集》),考诸文献及民间多用来"理跌打伤、止血"(《生草药性备要·龙牙草》)。另外,朱良春创"仙桔汤"治疗慢性痢疾与结肠炎,其活血排脓止泻之功已为临床验证,效果不同凡响。仙桔汤方:仙鹤草 15~30g,桔梗 6g,乌梅炭、广木香、甘草各 4.5g,白槿花、炒白术、白芍各 9g,炒槟榔 1.2g。

我在心血管疾病如心律失常、心力衰竭、冠心病中应用仙鹤草较多。临证"心动悸"症状明显(如心律失常之各种传导阻滞、心房颤动、心房扑动、各种期前收缩,尤其合并心功能不全者)用量以 30g 为宜,合并浮肿者可加量至 60~100g,加入常规辨证治疗中,可加强疗效。

叶橘泉先生在《现代实用中药》一书中提及仙鹤草"为强壮性收敛止血剂,并有强心作用"。有报道,对于克山病合并完全性房室传导阻滞,以仙鹤草治疗 6 例,4 例曾转变为窦性心律。对于快速心房颤动合并高度传导阻滞(伴长间歇),所谓快-慢综合征,临床患者除心动悸外,还常伴有头晕、黑蒙甚至晕厥,按西医临床指南应安装心脏起搏器,而我在武泽民主任领衔研制的参仙生脉口服液(红参、仙灵脾、五味子、麦冬、水蛭、枸杞子等。已有市售)组方基础上再加仙鹤草,治疗本病,多能获效。

仙鹤草还有别名"脱力草",民间用于脱力劳伤,有益气强壮作用。对于心力衰竭患者,气虚血瘀水停明显时,治疗往往益气、活血兼顾。有些活血利水药如益母草因有"肾毒性"已上"黑名单",而仙鹤草则不必犯忌。

冠心病介入治疗(如 PCI)后仍然心绞痛、心功能不全者,必须接受双抗(阿司匹林、氯吡格雷抗血小板)治疗,其中气陷血瘀证临床甚为多见,此时我常在自拟"升陷祛瘀汤"中以仙鹤草易益母草（尤其是合并出血倾向者），防止活血化瘀药加重其"双抗"治疗的出血不良反应。

国医大师张志远在《张志远临证七十年日知录》中提及仙鹤草时云："同道翁时来，素研药理临床数十年，屡起沉疴大病，不计报酬，以济世为乐。对老朽说仙鹤草又名狼牙、脱力草，有多种用途：一，益气补虚，治全身乏力，精神不振；二，调整心律，治心脏期外收缩，脉结代间歇，呈现早搏；三，治吐血、衄血、尿血、便血、皮下出血……四，消炎治痢疾、慢性结肠炎……本品属保健、医疗双重性质的广谱临床药，老朽在调理乙型肝炎过程中，发现还有抗乙肝病毒、能令五项指标转阴的作用。"

书中提及"这是我最后的贡献"，恩师朱良春也倡"知识不保守，经验不带走"，真令我们晚辈汗颜，当学习前辈们的"倾囊相授"，尽快传承精华、培养后人。

第四节 大蒜"通五脏、达诸窍"治疗心脑血管病

记得20世纪80年代初，中日友好医院建院伊始，收治从外院转来的一位老年重症肺炎合并下肢疼痛的患者，在外院已更换使用多种抗生素治疗，但病情仍未得到控制。当时考虑合并二重感染，加用了抗真菌药物，但病情仍继续加重，应患者及家属要求转至我院进行中西医结合治疗。最初按病证结合、辨证论治予麻杏甘石汤加味治疗其外寒内热，热势稍有顿挫，但病势仍胶着，下肢冷痛有增无减，60多岁的患者失声哭嚎，严重时使用强痛定（布桂嗪）、吗啡等镇痛药物也难止痛。为尽快找到逆转患者病情、减轻患者痛苦的方法，通过不断查阅文献，发现当时有报道称白血病合并感染的患者应用大蒜素静脉滴注有较好疗效，但当时在院内并无大蒜素相关药物，情急之下，请医院药学部制剂专家协助（因生大蒜有较强刺激，我自己和同事将大蒜皮剥光、洗净）制作大蒜提取物注射剂，加急完成药物安全性、毒性实验后，对该患者进行静脉滴注。用药1~3天后，患者下肢疼痛即逐渐减轻至消失，后感染亦逐步控制。从中医辨证考虑，该患者下肢冷痛、皮肤温度低、肤色改变，均属于中医"脉痹"范畴，而大蒜在《本草纲目》中被记载属五辛菜，有补气御邪之功。《本草纲目》："葫蒜入太阴、阳明，其气薰烈，能通五脏，达诸窍，去寒

湿，辟邪恶，消痈肿，化癥积肉食。"清代医家王士雄在《随息居饮食谱》中论述"葫"（大蒜）："生辛热，熟甘温，除寒湿，辟阴邪，下气暖中，消谷化肉，破恶血，攻冷积，治暴泻腹痛，通关格便秘，辟秽解毒，消痞杀虫，外灸痈疽，行水止衄。"基于大蒜"通五脏、达诸窍、去寒湿、消痈肿、化癥积""破恶血、攻冷积"之功，我与中日医院临床药物研究所药理室陈淑华教授合作，以维拉帕米为工具药，研究大蒜素的扩张血管作用，证实其通过钙离子拮抗机制扩张血管，相关文章发表在《中国药理学报》，后被美国《化学文摘》(*Chemical Abstracts*)选载。在国际上，我们是最先发现大蒜素扩血管作用的。

《素问·脉要精微论》讲"夫脉者，血之府也"，《诸病源候论》云"心主血脉"，我们由此推测大蒜素对治疗心、脑血管疾病可能亦有一定作用。我的博士研究生贾海忠及李格两位医生先后至中国中医科学院西苑医院心血管病研究室进行大蒜素对心脑血管疾病治疗作用的研究。在李连达院士的指导下，该研究顺利完成，并得出结论：大蒜素对冠状动脉血供、氧供均有改善作用。同时在我院导管室开展以垂体后叶素干预犬，制作冠脉痉挛动物模型，以硝酸甘油作为对照药，观察大蒜素的扩血管作用；结果证明大蒜素能够解除冠脉痉挛，扩张冠状动脉，改善心肌供血，作用与硝酸甘油相近。后来，傅俊英博士在中国人民解放军总医院（301医院）病理生理实验室完成了大蒜素延迟缺血预保护的观察。在此基础上，汪燕博士于北京大学药学院进一步完成了大蒜素脂质体制剂的制备及其对冠心病的靶向治疗观察。大蒜素的脂质体制剂获国家专利（专利号CN1810236）。在此之后，我们继续开展了一系列关于大蒜素的研究。谷万里博士证实了大蒜素治疗心绞痛具有多重作用机制，能针对寒凝血瘀心肌缺血的多个发病环节，通过调控气体信号分子和改善微循环，多层面发挥对缺血心肌的保护作用，并首次提出中医辨证指导用药能够优化药物提取方法，是提高临床疗效的关键。随后，张海啸博士从分子生物学及基因组学水平深化研究了大蒜素对抗心肌纤维化的作用机制。这一系列研究不仅丰富了大蒜素的作用，同时也证实了中医基本理论是临床研究的源头活水。经过我的整个团队的精诚合作、不懈努力，"大蒜素治疗冠心病心绞痛的临床及实验研究"在2005年获得了中国中西医结合学会科学技术奖二等奖。后续研究中，李宪伦博士通过动物实验证实大蒜素能够减缓心肌缺血及缺血再灌注损伤，减少心肌梗死面积及改善"无复流"。临床观察得出，大蒜素对不稳定型心绞痛有较好的疗效，对寒瘀型不稳定型心绞痛患者疗效更佳，能够100%改善临床症状，65%的患者心电图亦有改善。在此期间，我们还对大蒜素治疗缺血性脑血管病、脑外科大手术后脑血管痉挛以及外周血管病如大动脉炎、深静脉血栓进行了研究和临床观察。在 2002 年，首都医科大学附属北京安贞医院血管科转至我科一例右下肢深静脉血栓患者。该患者由外地赴京就医，因血栓形成已经超过 72 小时，错失了溶栓治疗时机。当时患者右下肢肿胀疼痛，不能行走，给予中西医结合治疗，用大蒜素静脉滴注，同时予四妙勇安汤加味煎煮口服。1 周后，患者下肢肿胀疼痛完全消失，下肢超声检查与治疗前对比，血栓明显减小。另有一例本院肾内科转至我科的难治性肾病综合征患者，经西医规范化治疗后蛋白尿及浮肿、腰痛症状始终未缓解，腹部磁共振检查可见肾静脉血栓形成。患者舌紫暗，脉涩，属中医血瘀证范畴，予丹参制剂及大蒜素静脉滴注治疗，同时煎服通脉四逆汤加味治疗，2 周后患者浮肿、腰痛症状明显缓解，尿蛋白转阴。还有，与放射科导管室合作，以大蒜素加压注射治疗一组大动脉炎患者，通过治疗前后对比，发现症状改善的同时，血管造影也可见明显改善。

综上可见，大蒜素对心脑血管疾病、外周血管疾病具有很好的治疗作用，在中医经典思维指导下应用现代技术、方法能够更好地挖掘大蒜的应用范围和探究作用机制，其作为药物的开发利用将具有广阔的前景。

第五节　矾石豁痰消疸、燥湿祛腐

《唐本草》云："矾石有五种：青矾、白矾、黄矾、黑矾、绛矾。然白矾多入药用。"我临床中使用的有白矾和皂矾（绿矾）。白矾既为一味中药，又是炮制所用辅料。白矾的主要成分为十二水合硫酸铝钾，由明矾石提取，煅制脱水后成枯矾。皂矾的主要成分为水合硫酸亚铁。

汉代白矾与皂矾、胆矾等统称矾石。张锡纯谈及《金匮要略》硝石矾石散时，根据《神农本草经》称矾石为羽涅（涅为黑色之意），认为硝石矾石散中为皂矾。今人王家葵通过系统考证，认为《神农本草经》和《伤寒论》中矾石为皂矾。而《本草经集注》统指诸矾。唐宋以后，白矾逐渐独立出来。明代李中立《本草原始》"矾石"中归纳："主治：寒热，泻痢白沃，阴蚀恶疮……去鼻中息肉……痈疽疔肿恶疮，癫痫痰疾。"

我临床中以白矾外用敛疮去腐，内服治痰浊蒙蔽心神。

外用方面，曾有一例印象深刻的病例：胡某，男，83 岁，右鼻腔内巨大赘生物 10 余年，病理报告为乳头状瘤，当时加重 1 周，已感染、溃烂、流脓。予中药汤剂、散剂、成药口服，以及药液外洗、粉剂搐鼻等综合治疗。其中，枯矾制细粉，每次 1~3g，每日 1~2 次外敷或搐鼻，以燥湿敛疮，促使息肉枯萎脱落。鼻腔肿物脓性分泌物逐渐减少，肿块体积逐渐缩小并萎缩干枯，最终脱落。

内服方面，治癫痫、癫狂。白矾冲服，成人每日用量 1~2g，分 2~3 次服用。另外，我用枯矾、乌贼骨、浙贝母研粉冲服，治疗消化性溃疡，不仅可以收敛、制酸、止痛，且可以去腐生肌促进溃疡愈合。另，曾治一王姓患者，男，31 岁，1 岁时因化脓性脑膜炎导致间断癫痫发作，智力障碍。近 3 个月发作频繁，每周 2~3 次，表现为失神发作，喉中痰声辘辘，每次持续数小时，严重时全身抖动，呼之不应。舌质红，苔黄腻，脉弦细。考虑风痰瘀热内结，拟息风祛痰逐瘀泄热，予白金丸、抵当汤、升降散合方。郁金 15g，白矾 1.5g（从 1g 开始冲服），姜黄 10g，蝉蜕 10g，僵蚕 30g，熟大黄 8g，炙水蛭 10g，生虻虫 8g，桃仁 15g，生黄芪 30g，酒乌梢蛇 30g，鸡血藤 30g，醋莪术 15g，陈皮 15g，法半夏 15g，7 剂。服药后，发作频率明显降低。自行按原方服用，近 3 个月发作共计 4~5 次，发作程度轻，持续时间短，仅数分钟到十几分钟，且仅表现为发愣。《寿世保元》卷五《癫狂》载白金丸，由白矾、郁金二药组成。《医方考》"白金丸"下载："《本事方》云：昔有一妇人癫狂失心，数年不愈，后遇至人授此方，初服觉心胸有物脱去，神气洒然，再服顿愈。"我还曾治一例血管性痴呆的患者，当时情况是入夜即烦躁叫喊，整病房难以安宁，医护人员彻夜不能休息，同病区患者也不堪忍受。西药镇静药效果不显，投侯氏黑散原方冲服（矾石用白矾）三日而安然入睡。需要说明的是，侯氏黑散方后服法指出"常宜冷食"以积药于肠内，然白矾兼有涩肠之功，虽热食亦不影响药效。皂矾在消除难治性黄疸时常有卓效。张锡纯论黄疸治法言："以治黄疸，白矾之功效，诚不如皂矾。"我曾以硝石矾石散 [火硝 1g（冲服），皂矾 1g，大麦粥和服，每日 1 剂] 治疗一中年男性患者，患淤胆性肝炎 6 个月，在北京协和医院住院花费已数万元（约 20 年前），曾用熊脱氧胆酸等西药规范治疗，黄疸始终未消。后转我处中医治疗，先用茵陈蒿汤和下瘀血汤 3 个月，黄疸稍退但未尽。仍见巩膜、皮肤黄染，午后低热，但恶寒，苔白腻、质偏红，脉细涩短，正所谓"黄家日晡所发热，而反恶寒，此为女劳得之……硝石矾石散主之。"服用 2 周，黄疸退尽。此外，皂矾还有消积、除满功用，治黄、胖、虚、肿、"食劳疸黄"等。《重订广温热论》以皂矾面裹烧红绛矾，加苍术、厚朴、陈皮、甘草、半夏等组成"绛矾丸"。《绛雪园古方选注》载有以皂矾、苍术、六神曲组成的"伐木丸"，并引张三丰《仙传方》言"治脾土衰弱，肝木气盛，木来克土，病心腹中满，或黄肿如土色，服此能助土益元。"南通汤承祖前辈以"绛矾丸"治疗虚劳（血虚），西医诊断为再生障碍性贫血患者，获效显著，印象深刻。现"绛矾丸""伐木丸"均难寻，可以"复方皂矾丸"代之。中成药复方皂矾丸用于治疗骨髓抑制以及再生障碍性贫血多有报道，我亦曾用十全大补汤合复方皂矾丸(替代伐木丸、绛矾丸)治疗一例高龄巨幼细胞性贫血患者，服药 2 周，红细胞计数由 0.79×10^{12}/L 恢复到 3.31×10^{12}/L。

第六节　鸦胆子凉血止血、祛瘀生新

鸦胆子，味苦，性寒，有毒，归大肠、肝经。张锡纯《医学衷中参西录》谓鸦胆子"最能清血分之热及肠中之热，防腐生肌，诚有奇效"。早年在南通行医，用鸦胆子治疗休息痢、脓血便，辨证为"瘀毒蕴肠"，尤其结合西医诊断为阿米巴痢疾者，多取效甚捷。后病证结合用其治疗 1 例阿米巴肝脓肿，也获效机。

近年来，随着生活品质、卫生条件的改善，阿米巴原虫病已少见，但自身免疫性疾病、非特异性溃疡性结肠炎较多见。凡脓血便反复发作，伴腹痛、纳呆、苔黄腻、质暗红、脉短滑等，辨证为瘀热内蕴为主者，均可应用鸦胆子。曾治某女，反复脓血便低热 3 年，肠镜检查见肠腔多处出血、溃疡、糜烂。体温 37.8℃，血沉 78mm/h，C 反应蛋白(CRP)31μg/ml，经西药硫氮磺胺吡啶、激素等治疗无效，改以中药辨证汤剂基础上加用鸦胆子 30 粒/d，分 8 次吞服。治疗 2 周后体温 36.4℃，脓血便止，大便每日 1 次、成形，血沉 15mm/h，CRP 11.2μg/ml。2 个月后复查肠镜，出血及溃疡均已消失。

鸦胆子，味极苦，难下咽，且有局部刺激性，应用时需去除硬壳，尽量保留其核仁之皮衣，如破碎者尽量不用，过去多用桂圆肉、豆腐皮包裹吞服。我在临床使用时，多装入空心胶囊内，服用更为方便，每次应用 10~20 粒，一日 2 次。脾胃虚寒的胃肠出血，以及肝肾功能损害者，应忌用、慎用。

第七节　白蒺藜疏肝安神、活血通络效宏

白蒺藜又名刺蒺藜，味辛、苦，性温，入肝经。《神农本草经》谓："主恶血，破癥结积聚，喉痹，乳难。久服长肌肉，明目，轻身。"《名医别录》："主治身体风痒，头痛，咳逆，伤肺，肺痿，止烦，下气。"《杂病源流犀烛》卷十八的名方"达郁汤"疏肝解郁、通络振痿，其中白蒺藜为重要组成。辨证为气滞

血瘀的抑郁症、围绝经期综合征、神经症等，用白蒺藜有较好疗效。近代药理研究显示，白蒺藜有扩张冠状动脉及外周血管、抗心肌缺血、抗动脉硬化，以及利尿作用。这其实与《神农本草经》所述"主恶血，破癥结积聚"和《本草汇言》所载"去风下气""行水化癥"可相互印证。为此，我在冠心病、心绞痛、心力衰竭、糖尿病视网膜微血管病变的治疗中，也依病证结合，常配合使用。

曾治李某，因急性心肌梗死，猝死抢救成功（置支架2枚）后，心悸胸闷、乏力，心烦易急、失眠。先拟常规辨证施治，虽有好转，终难痊愈。后加用潼白蒺藜各15g，2周后诸症若失，使人印象深刻。此处潼蒺藜又名沙苑子、沙苑蒺藜，偏于补益肝肾。对虚实夹杂、肝郁风动、血瘀络阻、心肾不交者，我常将白蒺藜与潼蒺藜作为药对同用，可加强疗效。

2004年治疗晏姓患者，62岁，多发脑梗死（CT证实），左侧肢体麻木疼痛3个月，活动后缓解，伴失眠乏力。从血瘀络阻、肝风内动论治，在整体辨证基础上加潼白蒺藜，治疗2周，左侧肢体麻木疼痛消失，睡眠明显改善。"肝主疏泄"，白蒺藜解郁疏肝、活血通络，还可延伸其"疏泄"功能至前后二阴。有关神经内分泌代谢功能障碍的疾病，如在中医辨证前提下，加用本品，往往可收效。

第八节　金荞麦清热解毒、排脓祛瘀

金荞麦又称苦荞头、铁脚将军草。《本草纲目》："甘苦温，有小毒。"功用清热解毒，排脓祛瘀，健脾利湿。20世纪60年代前，金荞麦不为人们重视。朱良春老师深入民间，与草药大夫成云龙同吃同住，让成大夫深为感动，遂献出铁脚将军草（金荞麦）治疗肺脓肿的秘方。取干的金荞麦根茎（去须）250g切薄片，加黄酒（料酒）或水1 250ml放入瓦罐中，以竹箬（或芦苇叶）封罐口，隔水文火蒸3小时，得汤液1 000ml。成人每服40ml，每日3次，口服，疗效十分显著。

当年我正在南通市中医院工作，参加见证了这个治疗肺脓肿的药物研发过程，印象十分深刻。我亲自以金荞麦治疗过一位36岁男性患者，发热、胸痛、咳吐脓血，胸片显示多发空洞及液平（双肺仔细观测共大小空洞23个），5次血培养均为金黄色葡萄球菌生长，诊断为"金黄色葡萄球菌败血症伴多发性肺脓肿"。我们仍然单纯以中药金荞麦制剂治疗。当年我亦未见过这样的重症患者,十分恐惧,恰好此时我在医院举办的南通市高级西学中班任教,听课者多为南通医学院(现南通大学医学院)教授、主任等高年资医师,于是课后我邀他们来病房会诊。他们均惊愕:"这种危重患者,不用抗生素治疗非常危险,必须用,而且一种不行,至少2~3种,剂量要大。"记得该项目研究是南通市卫生局的重点项目,卫生局局长到场后坚决否定,指示:只能单纯中药治疗,至多在金荞麦治疗的基础上加中药制剂。就这样,我们单纯以金荞麦加用辨证中药煎剂,治疗月余,患者双肺23个空洞闭合,血培养转阴。

此间,南通市中医院观察了以金荞麦治疗506例肺脓肿,痊愈率为91.3%,治疗前后均有胸片、血常规等对照。多数患者在服药1周左右后退热,服药后可咳出大量臭脓痰,热退脓消而病愈。体外药理实验发现,金荞麦不但没有杀菌作用,而且抑菌作用也不明显。可是它能治愈多联抗生素无能为力的肺脓肿,这恰是值得深入研究传承的精华所在。这项临床研究在20世纪80年代被评为卫生部一等成果奖,并作为当时向国际报道的13项成果之一。其治疗效果远超《金匮要略》葶苈大枣泻肺汤及千金苇茎汤,更非《金匮要略》所述"始萌可救,脓成则死"。金荞麦治疗肺脓肿无须开胸手术及抗生素,单服用金荞麦后可使脓肿破溃,引流排脓。为此,我们假想,它应有"化学性切开脓肿"的作用。

另外,金荞麦清解排脓祛瘀,还可治疗热毒瘀结,咳吐浊痰的其他疾患,验之临床,也有突出疗效。比如,咳嗽性晕厥、间质性肺炎、急性胃肠炎合并呼吸衰竭、尿毒症合并喉麻痹、双侧肺炎、超高龄多脏器衰竭、急性化脓性胆囊炎合并肺部感染、肿瘤转移、放射性肺炎高热等伴有排痰困难,瘀热蕴结明显者,用之多可获效。此外,虽非肺系疾患,但引流不畅,属热毒瘀结者,金荞麦也可发挥排毒清热、祛瘀的良好作用。现金荞麦经中国医学科学院药物研究所参与研究,已形成新药"金荞麦片",并有市售,每服5片,一日2~3次,临床应用更为方便。

药物在整体层面对神经、体液、循环免疫的网络调节,有待于我们创新发掘。恰如当下抗击新冠肺炎,单纯地一味寻找中药杀灭病毒的证据,是直线、狭隘思维在作祟。

第九节 穿山龙活血通络、止咳定痛

穿山龙别名穿地龙、穿龙骨、穿山骨、地龙骨等,性温,味甘、苦,入肺、心、肾经。《中华本草》[1]记载，穿山龙具有祛除风湿、活血化瘀的作用。朱良春老师经大量临床实践，认为穿山龙能扶正气，祛风湿，通血脉，蠲痹着，为标本同治之妙药。穿山龙的主要化学成分为薯蓣皂苷等多种甾体总皂苷。现代药理研究证实，甾体总皂苷有轻度降血压、减缓心率、改善冠脉血供、抗心肌缺血的作用。甾体总皂苷是地奥心血康胶囊的主要成分。穿山龙亦可广泛用于风湿类疾病的治疗，如干燥综合征、间质性肺炎等。用量宜大，30g以下收效不著，我认为用量以40~50g为佳。

我临床以穿山龙治疗气虚血瘀痰阻的冠心病、心绞痛，多用至60g，验之临床，疗效可佳，尤其对疼痛，不止局限胸部，往往放射至肩、背、上肢，走窜性的效果显著。

2012年，地奥心血康在荷兰成功注册，成为欧盟成员国以外获得市场准入的第一个植物药，应用于风湿类免疫性疾病，如类风湿关节炎、强直性脊柱炎的顽痹疼痛，以及相应的间质性肺炎咳喘，对肾脏的病变亦有良效。

近年来，有人用穿山龙治疗恶性肿瘤以及血液病，如免疫性血小板减少症，也有可喜的苗头，值得临床关注。

第十节　附子温阳散寒、"破癥坚积聚"、祛瘀通络

《神农本草经》载："附子……味辛，温……主风寒，咳逆，邪气，温中，金疮，破癥坚积聚，血瘕，寒湿痿躄，拘挛，膝痛，不能行步。"然当下中医高校教材论述附子功效时仅提及"回阳救逆，补火助阳，散寒止痛"，临床应用也多以"温阳散寒"为主。还有现今"火神派"的兴起，注意力多集中于"回阳补火，阳主阴从"，而附子的消癥逐瘀、通络除积反被淡化，甚或湮没，确实可惜。

动脉硬化、心脑血管及外周血管性疾病，已是我国居民的首要死因，临床极为常见。这些疾病的共同病理改变为动脉粥样硬化斑块形成，中医从局部（微观）辨证应为癥坚积聚，此时仅治以常规活血化瘀已难胜任。尤其结合整体"阳微阴弦"辨证，《金匮要略·胸痹心痛短气病脉证治》述及"心痛彻背，背痛彻心"之乌头赤石脂丸，以及"胸痹缓急"之薏苡附子散，治疗胸痹之急、

---

[1]《中华本草》第8册238页载本品为薯蓣科植物穿龙薯蓣 *Dioscorea nipponica* Makino 的根茎。

重症。胸痹的核心病机是"阳微阴弦"，此处"阴弦"所指应包括痰瘀、寒凝、癥积。

　　曾治某冠心病心绞痛三支病变患者，经 PCI 治疗（支架 2 枚）心绞痛仍作，因工作性质，不时外出，服硝酸甘油虽可缓解疼痛，但面赤、头痛副作用明显，改投薏苡附子散随身携带，止痛效果与硝酸甘油大致相同，但无副作用。更有数名患者，虽行多次 PCI（最多者行 3~4 次 PCI，植入支架多达 7 枚），仍然心绞痛不止，或再经"神经阻断术"（有的患者曾 2 次），心绞痛依然故我，痛不欲生，经用乌头赤石脂丸（改煎剂并加味），心绞痛完全控制。有的经重复冠脉造影，可见原斑块缩小，侧支循环建立，局部心肌血供基本恢复。还有心律失常、传导阻滞、病态窦房结综合征之快 - 慢综合征、慢 - 快综合征等，因窦房结退行性病变，痰瘀阻滞所致也多应用附子破癥消积，每能建功。

　　治李某完全右侧肢体麻木厥冷，语言不利伴抽搐，当地通过 CT 检查诊为急性脑梗死，予西药治疗 2 周，症状无变化，来京求治。依辨证投小续命汤，2 周后基本缓解。

　　尽管西医介入治疗心血管病，如 PTCA、PCI 在恢复血供，治疗危急重症中发挥了重要作用，但也产生了很多新问题，如介入后再狭窄、再灌注损伤、无复流、慢复流，尤其对一些微小血管的斑块或血栓，更显得无能为力。在谨守病机、整体辨治的前提下，选附子补火助阳、破癥消积、祛瘀通络，比单一常规理念上的活血化瘀药，疗效可以进一步提升。

　　朱良春前辈提出"附子温五脏之阳，要善用，而不可滥用"。依他的经验，不同的人对附子有不同的耐受性，有人用 60g 没问题，有人仅几克就会出现中毒反应。用法上提出"递增""递减"式，开始从小剂量（3~6g），如无反应可逐渐加大，大致以 30g 为度，得效后不再用大量，且在巩固疗效阶段采取递减式，所谓"大毒治病，十去其六"（《素问》）。煎法上，宜先煎半小时以上（依剂量可递增）或加入蜂蜜 1 匙同煎更好。

　　另，恩师朱良春对于附子的独特应用经验，更善于采纳和勇于实践。记得恩师曾亲口述及与李可老中医的交往，当时恩师年近九旬，因下肢肿胀、心房颤动，请李可老中医诊脉处方。李老也殊为慎重，踌躇再三，室内徘徊往返约半小时，香烟抽了半包，最后开出处方中附子 100g，煎法上，久煎约 3 小时，并嘱分 3 次服。恩师已耄耋之年，仍毅然亲自试药，据述服后心房颤动虽未转复，但不良反应也并不明显。这种精神值得我们学习，可见辨证是前提，煎法、服法也是关键。临床应用附子的标准：舌淡质暗，润嫩有齿痕，口渴不欲饮，或但欲热饮，面色苍白无华，汗出，四肢欠温，小便清长，心悸，浮肿，脉沉、细、微、涩、结代等。注意病证结合及局部与整体结合,可更大程度发挥附子"药中四维"(张景岳:"夫人参、熟地、附子、大黄,实乃药中之四维。")的作用。然发掘附子的破癥消积、祛瘀通络,效专力宏功用的同时,也要反对滥用附子。有人统计某"名医"为标榜炫耀"胆识",处方几无例外均用附子,以"量大"显"水平",且比"胆量",这显然背弃辨证施治的基本精神,且易偾事。

曾治一肠癌术后患者,因咯血盈口2个月余来诊。北京时值盛夏(连日气温36~37℃),见舌红有裂纹、苔剥而燥,脉细弦数。索其正服用的前医处方,见每剂附子75g,还有鹿角胶等药,检其数月来服用之方皆仿此,显然脱离辨证。遂嘱其先停前药,改拟"三黄桂散"(大黄、三七等),5日咯血全止。

恰如章次公前辈赠恩师印章所明示"英雄肝胆"还需"神仙手眼",更要"儿女性情""菩萨心肠",一切应从体恤病患出发。尤其该患者为肠癌术后吻合口漏,反复4次开腹手术,肠液大量丢失,且有肠腔大出血史。《医学衷中参西录·驳方书贵阳抑阴论》述及:"凡心血、胃液、肾水皆阴也。充类言之,凡全身津液脂膏脉腺存在之处,即元阳留蓄之处。阳无阴则飞越,阴无阳则凝滞。"此阴阳互根、阴消阳长,是谓常理也。若反其道而行之,无异于抱薪救火,无阴则阳无以化,必生他变。

第十一节　桔梗治胸胁痛、惊恐悸气

《神农本草经》记载桔梗:"味辛,微温……主胸胁痛如刀刺,腹满,肠鸣幽幽,惊恐悸气。"临床中,我将桔梗应用丁冠心病、心绞痛、心力衰竭以及心房颤动等,病机为气陷血瘀痰阻属"阳微阴弦"者,多有良效。除针对气虚下陷、宗气不足,与参、芪同用,发挥载药上行的"舟楫之剂"作用外,实际其本身治疗胸胁痛及惊恐悸气的作用反被淡化。《黄帝内经》所云"恐则气下"是造成大气下陷的重要病因。升降失调、阴乘阳位而至胸痹惊悸,在心律失常及冠心病患者中极为多见。

《校注妇人良方》中所载天王补心丹治疗心悸为临床常用,此方中就有桔梗。此外《伤寒论》141条:"寒实结胸,无热证者,与三物小陷胸汤。白散亦可服。"白散方中三药之一为桔梗,取其散寒祛瘀利膈,对临床并不少见的寒痰瘀阻、逢寒则作的冠心病、心绞痛("胸胁痛如刀刺")患者颇为合拍。

"舟楫之剂"一说始于张元素《珍珠囊》:"桔梗清肺气,利咽喉,其色白,故为肺部引经。与甘草同行,为舟楫之剂,如大黄苦泄峻下之药,欲引至胸中至高之分成功,须用辛甘之剂升之,譬如铁石入江,非舟楫不载。所以诸药有此一味,不能下沉也。"金元以降,此说广为征引,此后张锡纯治大气下陷创升陷汤(《医学衷中参西录》),以及王清任治气血升降失调之血府逐瘀汤(《医林改错》)均用到桔梗。

第十二节　石菖蒲通窍涤痰、健脑促醒

《神农本草经》将石菖蒲列为上品,谓其"主风寒湿痹,咳逆上气。开心孔,补五脏,通九窍,明耳目,出音声。久服轻身,不忘,不迷惑,延年"。石菖蒲性味辛温,归心、胃、肝经。临床有石菖蒲及节菖蒲(九节菖蒲)之分。古代称菖蒲以"一寸九节者良"。现代所用正品石菖蒲为菖蒲科菖蒲属植物石菖蒲的干燥根茎,而九节菖蒲为毛茛科银莲花属多年生草本植物阿尔泰银莲花的根茎,有一定毒性,古本草无载,乃近代出现的石菖蒲伪品。现代药理研究表明,石菖蒲的主要成分是挥发油,九节菖蒲的主要成分是有机酸,二者均有化痰开窍的作用,但石菖蒲祛湿作用大于九节菖蒲,而九节菖蒲开窍作用优于石菖蒲。临床发现,二者作用区别不明显,故1990年版《中华人民共和国药典》已不再收载九节菖蒲。目前,市面上仍有少数九节菖蒲流通,但临床上九节菖蒲已逐渐不用,故不得与石菖蒲相混淆。

一般教科书及药典用量为3~9g,但若涤痰开窍,用量宜突破,尤其对痰蒙清窍、神昏、木僵、植物状态,以及严重嗜睡等患者,用量可从15g起步逐步加量至60g。多年应用体会:小剂量效不易显,逐步加量从未见副作用出现。

如治温某,严重嗜睡(发作性睡病)2年,除读书、坐车、开会等随时入睡外,甚至骑车或开车时也会睡着而突然摔倒,为此多次外伤且险酿大祸,脉滑苔厚腻。先从肝风挟痰,清窍蒙闭论治,选羚羊钩藤汤合温胆汤出入,嗜睡如故;后改拟原方加石菖蒲30g等,嗜睡明显改善,身重腿沉减轻;后石菖蒲逐步加至60g,嗜睡渐解除,下肢浮肿消退,血压也趋稳定。间断服药1年,原嗜睡、突然摔倒再未发生。

1995年,台北学者章某来北京大学进行学术交流,突发脑出血(脑干部分),经我院抢救,脱离生命危险,返台后呈植物状态。应对方邀请,当时的卫生部派我作为中西医结合专家为其会诊。记得当时,也曾依病证结合,建议在综合会诊意见基础上加用石菖蒲,且从30g起步,后病情一度稳定。此外,我在治疗"植物状态"意识障碍时,在临床辨证基础上多采用朱良春老师健脑

散加石菖蒲(健脑散：红参、地鳖虫、当归、制马钱子、川芎、乳香、没药、全蝎、地龙、紫河车、鸡内金、血竭)，多有健脑促醒疗效。总之，我的经验，此时可突破剂量，且无不良反应。

第十三节　芒硝外敷治疗局部肿胀、急性肾衰

芒硝始载于《神农本草经》，为一种硫酸盐类矿物经加工精制而成的结晶体。上层结晶为芒硝，下层结晶为朴硝或皮硝，经风化失去结晶水而成的白色粉末称玄明粉(元明粉)。芒硝味咸苦，性寒，除具有泻火通便、润燥软坚、清热消肿作用外，尚有破血、通经、散结功效。《日华子本草》载芒硝"通泄五脏百病及癥结"，《本草再新》谓芒硝"通经坠胎"。内服治疗热结肠道、肠痈肿痛，外敷治疗乳痈、疮疔肿痛、局部水肿，均有良好效果。

我临床不但经常外用芒硝治疗各种疮痈肿毒等热证疾病，而且对于没有明显热象的局部肿胀性疾病也常常使用，确能取得消肿效果。临床输液外渗，局部肿胀，用后可消肿止痛。用法：芒硝500g，分次依病变范围放入纱布袋中，放在肿胀局部，每次1~2小时，每日3~4次，袋内芒硝结块后更换。

在抢救急性肾衰竭(如流行性出血热急性肾衰竭少尿期，心肾综合征Ⅰ型及巨大肾囊肿所致的急性肾衰竭)时，在肾区外敷芒硝，可起到重要的治疗作用。

1988年，某著名导演张某的父亲因腹大如鼓、腹胀痛、尿少甚或无尿，急诊查尿肌酐、肾功能数倍于正常，诊断为"急性肾衰竭"。当年肾内科及泌尿科因故均不收治，因我20世纪60年代在南通跟随朱良春老师曾救治多例流行性出血热急性肾衰竭患者，故慨然收我科抢救病房。先紧急腹腔穿刺，经化验报告为原尿，再经腹部CT检查证实为巨大肾囊肿，压迫至急性肾缺血、肾衰竭，故以中药汤剂辨证内服。双肾区紧急外敷芒硝及大蒜。同时请放射科张雪哲指导CT引导下留置引流管，将尿液逐步导出(前后"约10kg水"，即约10L尿液)。经此中西医结合救治，症状解除，肾功能完全恢复出院。

另以芒硝、大蒜加乳香、没药共捣末，行双肾区局部外敷，加之大青龙汤内服，救治心肾综合征Ⅰ型、喘憋肿胀、急性肾衰竭患者，可使症状迅速消失，血肌酐由603μmol/L迅速降至194μmol/L，未经透析而出院。

还有心衰下肢肿势严重者,有的案例似"大象腿",以此法配合全身治疗,迅速消肿。中医辨证利水而不伤阴,有一例患者治疗后体重下降20kg,且不影响电解质改变。

乳腺癌手术后常见因淋巴回流障碍而致上肢肿胀,硬痛难消,活动受限,影响患者生活质量。有的为此再次手术,效果不佳且易复发,而以此结合辨证,适当加清热、活血、解毒中药和匀,外用也能有明显效果。

第十四节 三棱、莪术祛瘀攻坚
能打"硬仗"

当下,动脉硬化斑块形成,心脑血管及其血栓性疾病已构成我国死因调查中的首要病因。活血化瘀药的应用更为广泛,但从整体以及局部(微观)辨证,此类癥瘕积聚多由来已久,根深蒂固(血栓、斑块甚至部分机化、钙化),一般常用化瘀活血药,如红花、桃仁、赤芍等王清任善用的"花果类药"已难胜任。我临床应用祛瘀破瘀的力度更强,能攻坚"碰硬"的三棱、莪术常可应手。三棱为血中气药,莪术为气中血药。三棱主治"老癖癥瘕,积聚结块"(《本草纲目》),莪术祛瘀化癥,破癥瘕、积聚(《本草品汇精要》)。宋代《开宝本草》"京三棱"条载一故事:"俗传昔人患癥癖死,遗言令开腹取之。得病块干硬如石,文理有五色,人谓异物,窃取削成刀柄,后因以刀刈三棱,柄消成水,乃知此可疗癥癖也。"佐证其祛瘀化癥功力,可资参证。但所憾目前包括高等中医药院校《中药学》教材等,把三棱、莪术均列为破血逐瘀药,更有文献如《本草求真》谓三棱、莪术大破肝经气血,"虚人服之,最属可危"等脱离实际、危言耸听之谬论,令临床医家多畏惧其峻烈而弃之不用。我也曾为此困惑、质疑。但数十年来实践证明并非如此,只要精准辨识,掌握指征、配伍,虽"虚人服之"也多能转危为安。恰如张锡纯《医学衷中参西录》所云:"三棱、莪术性近和平,而以治女子瘀血,虽坚如铁石亦能徐徐消除,而非猛烈开破之品转不能建此奇功,此三棱、莪术独具之良能也。而耳食者流,恒以其能消坚开瘀,转疑为猛烈之品而不敢轻用,几何不埋没良药哉。"确为真知灼见,验之临证,此言不虚。

我曾治张姓老年女性"无脉症",左上肢持续冷痛、麻木、苍白8天,B超诊断左上肢动脉急性闭塞,经低分子肝素钙、阿司匹林、前列地尔、丹参酮等治疗,症状无显著改善,左侧血压仍为零,脉搏仍摸不到。依辨证以三棱、莪术配当归四逆加吴茱萸生姜汤治疗,症状渐消失,左侧脉搏逐渐出现,左侧血压恢复为110/70mmHg,B超复查闭塞动脉已开通。

另治陈某下肢动脉闭塞症,因间歇性跛行4年,有脑梗死、冠心病病史,已植入支架7枚。首诊时,间歇性跛行加重,步行500m即双下肢胀麻无力,伴胸闷憋气,来诊前在北京大学第一医院经B超及造影检查诊为双下肢动脉硬化,右下肢动脉重度狭窄,曾行右下肢动脉球囊扩张成形术,但患者诉术后症状仅缓解2个月,又复原状,故转来我处求治。用三棱、莪术合瓜蒌薤白半夏汤,经治2个月余,症状完全解除,下肢疼痛麻木未再发生,胸闷憋气消失,体力增加,自觉精力明显充沛,可步行4km,无间歇性跛行。B超复查,右下肢未见明显狭窄。

还有郭姓患者,胸闷、胸痛、心悸半年。平地步行10分钟即诱发胸痛。冠脉CTA检查示前降支狭窄超过80%,当地医院建议行冠脉支架术,但患者拒绝,转北京来诊。我以三棱、莪术合枳实薤白桂枝汤加味治疗后,症状逐步消失,可平地步行50分钟,也无胸痛、胸闷。在原诊断医院复查CTA示前降支狭窄为25%,大为改善,已无须支架植入。

我在脑梗死、肺栓塞等血栓性疾病,以及斑块形成、肿瘤等的治疗中也常应用三棱、莪术祛瘀攻坚,且审证求因,谨守病机,随证治之。对体质虚弱者,必配生芪、参、术之类,还宜守方续进。正如张锡纯所言:"若治瘀血积久过坚硬者,原非数剂所能愈,必以补药佐之,方能久服无弊。"疗程可以1~3个月为计,虽时日较长,但与西医学的许多"终生服用"药物相比还是可接受的。剂量起步可从10~15g起,依具体辨证,必要时可至20~30g。当然对有出血病史、凝血机制障碍疾病的患者,还有常年服用抗凝以及抗血小板聚集制剂的患者,应慎用或忌用。

三棱、莪术攻坚祛瘀,是打"硬仗"的利器,不容小觑。

第十五节 海蜇既可内服也可外用

海蜇又名海蛇、水母鲜,味咸,性平,入肝、肾经。海蜇为药食同源佳品,不但可食用,也有很高的药用价值,可清热、化痰、祛瘀、消积、润肠通便。我临床常用海蜇治疗咳嗽、哮喘、痞积胀满、大便燥结、腿肿、痰核。

海蜇既可内服也可外用。虽平淡无奇,唾手可取,但临床因药房不备,又多恤近忽远,弃而不用,甚为可惜。然用之得当,往往能出奇制胜,效如桴鼓。

20 世纪 90 年代初，孙姓老人因糖尿病、心血管病合并右下肢红肿疼痛（丹毒）住院。虽给予西医抗菌消炎等规范治疗，下肢疼痛有增无减，夜不能寐。遂嘱家属，速外购海蜇皮，洗净后以红肿疮面大小为度，敷贴患处，吸干后更换（可反复洗净后，置冰箱保存使用）。当夜痛止眠安。

此用法是 50 多年前，我在南通市中医院实习时，学自中医外科大家陈鸿滨前辈。后查阅《本草拾遗》记载 "蜡"（海蜇）："主生气及妇人劳损、积血、带下，小儿风疾，丹毒。"虽有治丹毒之记载，但未说明用法。而《本草纲目拾遗》"白皮子"（即海蜇）记载："贴烂腿……用白皮子照疮大小，剪作膏贴，内掺银朱；无名肿毒……用白皮子一片，白糖霜揉软，中开一孔，贴上，重者溃，轻者散，又止痛；流火……取海蜇皮薄者贴上，燥则易之。"《疡医大全》流火门也载 "火延丹" 治法："白海蜇皮洗净拭干，包扎肿处一伏时，揭开看，如蜇皮黄枯，即另换一张包裹，如此三四张，即能消散矣。"

海蜇因其清热、化痰、祛瘀、消积功用，内服应用更为广泛，尤其适用于痰热瘀阻的高血压、糖尿病、动脉硬化、斑块形成等脂质代谢异常，热量过剩者。恰如清代王士雄《归砚录》"海蛇"（海蜇）："妙药也。宣气化瘀，消痰行食而不伤正气。""虽宜下之证，而体质软脆，不能率投硝、黄者，余辄重用，而随机佐以枳、朴之类，无不默收敏效。"王士雄在《随息居饮食谱》中论海蜇能清热、消痰、行瘀化积，治瘕痕、痞胀。动脉硬化、斑块形成、冠心病心绞痛，实为"微型瘕积"，病机吻合者，余常嘱可将海蜇作为重要食疗方，每获效机。海蜇不含胆固醇，所含嘌呤几乎为零，故高脂血症及高尿酸血症者服用也无妨。

另，王晋三《绛雪园古方选注》载雪羹汤曰："羹，食物之味调和也；雪，喻其淡而无奇，有清凉内沁之妙。荸荠味甘，海蛇味咸，性皆寒而滑利……诸药不效者，用以泄热止痛，捷如影响。"而王士雄善用雪羹汤治疗疑难杂症如诸痛、头震、痹证、积聚等更达出神入化、信手拈来的程度。张山雷曾评价王士雄"临证轻奇，处方熨帖，亘古几无敌手"，不无与此有关。我曾于 20 世纪 90 年代整理王士雄医案 589 则，其中应用雪羹汤、海蜇者共 104 案，由此频度足资佐证（可参阅拙文《王士雄运用雪羹汤规律初探》）。

第十六节 柴胡还有活血化瘀作用

柴胡还有活血化瘀功用，不应湮没。柴胡除和解少阳、疏肝解郁，调畅气机等功能外，还有活血化瘀作用，文献早有记载。李时珍在《本草纲目》中论柴胡提到:"《和剂局方》治上下诸血……则世人知此意者鲜矣。"其实《神农本草经》早已明示柴胡"主心腹,去肠胃中结气,饮食积聚,寒热邪气,推陈致新"。《伤寒论》144条以小柴胡汤治妇人中风、经水适断,"其血必结"之"热入血室",方中柴胡用量半斤为君,而方中并无任何活血化瘀药,故后世医家如钱天来指出"汤中应量加血药,如牛膝、桃仁、丹皮之类"(《伤寒溯源集》),颇令费解。甚至当下"高等中医药院校教材"相关注释居然也谓"应以小柴胡汤加活血化瘀之品为治",更使人困惑。故反证柴胡应有活血化瘀作用。

另外,王好古《汤液本草》"柴胡"云"在经主气,在脏主血",李东垣谓柴胡可"散诸经血结气聚"。《章次公论外感病》:"余根据《千金》用柴胡方六十五,《翼方》三十五,《外台秘要》五十四,《本事方》十一,用考证方法研究其功用,再益之以个人经验所得结论,其用有三:一祛瘀,二解热,三泻下。"把柴胡祛瘀功用列为首,尤其《千金方》治癥瘕之方用柴胡,能治月经不通,是非祛瘀而何哉?而今柴胡祛瘀之功已湮没而不彰矣,后世无论气滞或气虚方中多有柴胡,如逍遥散、补中益气汤等。除其疏郁、升陷外,更是祛瘀活血,而发挥其气血同治的作用。

我在《活血化瘀经方研究》一文中,已提出柴胡看似非传统认识中的活血化瘀药,但柴胡剂调节少阳枢机,实则发挥其气血、升降、出入的和解化瘀作用不可藐视。

临床实践中,我治疗心脑血管病,尤其冠心病心绞痛、心肌梗死后心绞痛、介入后心绞痛、闭塞性动脉硬化等,多用柴胡。我院国医大师许润三治疗输卵管闭塞、不孕症,组方核心为四逆散,均重用柴胡。

其实《金匮要略·妇人杂病脉证并治》开章明义指出:"妇人中风七八日,续来寒热,发作有时,经水适断,此为热入血室,其血必结,故使如疟状,发作有时,小柴胡汤主之。"与《伤寒论》小柴胡证异病同治。可见柴胡并不局限和解少阳,而有非常规所认识的活血祛瘀作用。

活血化瘀的常用有效方剂如血府逐瘀汤、复元活血汤等均突出柴胡的应用,从实用层面也更可验证。活血化瘀药中,川芎、延胡索、三棱、莪术等均为气血兼理的良药,而柴胡又何不可为?

第十七节　生半夏应用经验

半夏的临床应用近年来颇受挑战。尤其在2017年一桩"40g法半夏导致肾功能损害"的 477 万的医疗赔偿案之后,半夏被推到风口浪尖。因此,关于半夏的用法用量,我们应该结合经典论述和现代实践进行一番求证。

首先,明确用法。方书之祖《伤寒论》所用半夏是鲜品还是干品?仲景对鲜品、干品、炮制品有严谨的表述。如地黄,防己地黄汤、百合地黄汤用"生地黄"绞汁,即鲜地黄;薯蓣丸、黄土汤、胶艾汤、肾气丸用"干地黄";用生地黄而不绞取汁的唯有炙甘草汤。

《伤寒论》半夏泻心汤、小柴胡汤、小青龙汤、半夏散及汤等方中,所有半夏后均标注"洗"。《金匮要略》大半夏汤、射干麻黄汤等方中,半夏后亦多标注"洗"。"洗"不可简单理解为洗去泥土。《金匮玉函经》记载:"凡半夏,不㕮咀,以汤洗数十度。""汤"即开水,"数十度"说明搓洗的时间比较长。《雷公炮炙论》载:"若修事半夏四两,用捣了白芥子末二两,头醋六两,二味搅令浊,将半夏投于中,洗三遍用之。半夏上有陈涎,若洗不净,令人气逆,肝气怒满。"可见《雷公炮炙论》中的半夏炮制成品无涎。另外,生半夏干品用开水泡亦可无涎液。因此推测,经方中使用的为生半夏、且为鲜品,即鲜半夏,入方则须汤洗。

近贤经验,半夏是可以生用的。朱良春老师用生半夏,是得之章次公先生的亲传。而章先生用生半夏,又得之其老师曹颖甫先生。曹氏指出,仲景书中半夏只注一"洗"字,洗者洗去泥沙耳,故仲景所用半夏皆为生半夏。朱良春老师更明确指出,生半夏久煮,则生者变熟,何害有之!

传统的半夏加工方法,先用清水浸泡数十日,先后加白矾、石灰、甘草再泡,久经浸泡,有效成分丢失,功效大减,尤其治疗重症难以建功。

我在临床上遇到顽固性心绞痛重症应用瓜蒌薤白半夏汤,其中半夏,先用普通炮制的半夏效果如不显,则改用生半夏后可明显见效。对介入后心绞痛也有卓效。朱老认为,半夏另有"消瘀止血"的功能。清代吴仪洛谓半夏"能散血",故对冠心病介入治疗后心绞痛应用抗血小板制剂(阿司匹林、硫酸氢氯吡格雷)有出血倾向而停药者,更加适合。

其次,明确半夏剂量。《灵枢·邪客》中半夏秫米汤:"治半夏五合,徐炊,令竭为一升半,去其滓,饮汁一小杯,日三。"半夏五合,即半升,是作汤一日分三服的剂量。《伤寒论》中半夏的常用剂量也是半升。

要明确半夏常规剂量,需将小柴胡汤和柴胡加芒硝汤的剂量对比。

小柴胡汤:柴胡半斤,黄芩三两,人参三两,甘草三两(炙),半夏半升(洗),生姜三两(切),大枣十二枚(擘)。

柴胡加芒硝汤:柴胡二两十六铢,黄芩一两,人参一两,甘草一两(炙),生姜一两(切),半夏二十铢(本云五枚,洗),大枣四枚(擘),芒硝二两。

从重量角度计算,汉代1两等于15.6g,24铢为1两,1铢0.65g,因此半夏20铢为13g,小柴胡汤剂量为柴胡加芒硝汤的3倍,因此《伤寒论》中常出现的半夏半升即39g。

从个数的角度计算,一枚鲜半夏2~3g左右,5枚则为10~15g,3倍量则为30~45g,且应更接近30g一些。因为用容量来计算的都是小颗粒物质,如五谷类,个头太大其间缝隙造成误差则大。

那么,鲜半夏折算成药房中干燥生半夏的剂量应该是多少呢?药农说"三四斤生半夏得一斤干半夏",符合一般根茎含水量70%左右的比例。

再次,从容量角度计算,汉代半升相当于今天的100ml。药农实验:250ml杯子,装鲜半夏统货150g,计115粒,以100ml的容器可盛鲜半夏40枚,即60g左右,与李宇航教授所测一致,但重量估算法相差较明显,或许是因为古、今,以及野生、种植大小差异而产生。

因此,经方中鲜半夏常用剂量约30~60g,折合成干半夏为10~20g。

我个人临床中使用半夏的频率高,剂量亦大,且常用生半夏。

一般的脾胃病、痰饮病则用常规剂量,10~15g即可。而病情严重者,如冠心病心绞痛患者,包括严重失眠的患者,我使用的瓜楼薤白半夏汤、枳实薤白桂枝汤、半夏秫米汤中,半夏常常用到30g,如痰瘀阻滞较重,则用生半夏,重剂方能起沉疴。

半夏的副作用主要是黏膜刺激和中枢神经系统抑制作用,但这是直接服生品的作用。另外,有研究发现,半夏煎剂对小鼠肝功能有损害。如见其人㿠白晦暗浮肿之貌,又有相关肝肾病史,即使检查未现异常,亦当慎用,但非不可用。我临床中对于肝肾功能不全的情况,使用剂量控制在10g以内。

保证半夏安全性,除了加工炮制之外,配伍和煎煮法亦是关键。《金匮要略》生姜半夏汤中的半夏未言洗,但先煮半夏,且经方中半夏多与生姜并行;干姜人参半夏丸中亦以生姜汁糊丸。因此,临床中我使用生半夏时均要求先煎半小时到2小时、且加生姜3~5片。按照上述原则,数十年来我未发现一例中毒者。有一患者,汤药中使用生半夏达1个月,30g/d,查肝肾功能无任何异常。

半夏的用法源于经典《灵枢》《神农本草经》和《伤寒论》《金匮要略》。《黄帝内经》所载十二方中即有半夏秫米汤,用以治疗失眠。

案例:因失眠欲自杀案

毕某,女,53岁。年轻时就失眠,近3个月加重,表现为入眠困难,眠浅易醒,时或整夜不眠,最多时每晚2~3小时。近1周昼夜失眠,服安眠药阿普唑仑 2 片无效，痛苦到产生自杀念头（想吃鼠药，家属颇为担忧）。平素口干，不喜饮，烦躁，出汗，头昏，胸闷如压，健忘，怕冷，大便三四日一行、干结。舌质红、苔黄腻，脉细弦，左关旺，右关以上旺，上鱼际，双尺弱。形体干瘦。考虑严重失眠，中度抑郁（HAMD 21 分）。辨证为痰瘀交阻，阴阳两虚，治以半夏秫米汤、二仙汤、血府逐瘀汤合方，祛痰化瘀，阴阳双补。方药：生半夏 30g（先煎 1 小时），秫米 60g，仙茅 3g，淫羊藿 10g，山萸肉 10g，巴戟天 10g，当归 15g，知母 15g，北柴胡 10g，炒枳壳 12g，赤芍 15g，川牛膝 15g，桔梗 10g，川芎 12g，生地黄 18g，桃仁 10g，红花 10g，决明子 30g，14 剂。服药后睡眠改善，未彻夜不眠，睡眠 3~4 小时，未再有抑郁及自杀倾向。效不更方，略作调整，继续服用 14 剂，服后睡眠 6~7 小时 / 晚，情绪乐观。舌质红、芒刺苔少。仍以原方加减巩固，随访半年，效果稳定。患者长期严重失眠、中度抑郁，耗阴伤阳，痰瘀交阻，虚实夹杂，且服用安眠药无效。用二仙汤调补阴阳，血府逐瘀汤化血府瘀热，更用半夏秫米汤，方能效果显著。

半夏秫米汤为《内经》十二方"之一。《灵枢·邪客》载："今厥气客于五脏六腑，则卫气独卫其外，行于阳，不得入于阴。行于阳则阳气盛，阳气盛则阳跷陷，不得入于阴，阴虚，故目不瞑。""其汤方以流水千里以外者八升，扬之万遍，取其清五升煮之，炊以苇薪，火沸，置秫米一升，治半夏五合，徐炊，令竭为一升半，去其滓，饮汁一小杯，日三，稍益，以知为度。故其病新发者，复杯则卧，汗出则已矣。久者，三饮而已也。"

失眠的基本病机之一为阳盛阴虚。李时珍言半夏除"目不得瞑"，并指出"秫……治阳盛阴虚，夜不得瞑，半夏汤中用之，取其益阴气而利大肠也。大肠利则阳不盛矣。"其中，半夏汤即半夏秫米汤。

《神农本草经》载："半夏……味辛，平……主伤寒，寒热，心下坚，下气，咽喉肿痛，头眩，胸胀，咳逆，肠鸣，止汗。"以仲景方注解最为恰当，这里简要归纳如下：

主"伤寒，寒热"者，柴胡剂之类；"下气"者，小半夏汤、麦门冬汤、射干麻黄汤、越婢加半夏汤、小青龙加石膏汤；"心下坚"者，半夏泻心汤、生姜泻心汤、甘草泻心汤、旋覆代赭汤、甘遂半夏汤、干姜人参半夏丸之类；"咽喉肿痛"者，甘草泻心汤、半夏厚朴汤、半夏散及汤、苦酒汤之类；"头眩"者，小半夏加茯苓汤；"胸胀"者，奔豚汤、小陷胸汤、小柴胡汤、瓜蒌薤白半夏汤、附子粳米汤之类；"咳逆"者，大小青龙汤、泽漆汤、射干麻黄汤、越婢加半夏汤之类；"肠鸣"者，半夏泻心汤之类。

经方中无半夏"止汗"用法，但推而论之，柴胡加龙骨牡蛎汤以及半夏厚朴汤所治神经症中亦有自汗症。半夏的功效中,有交通阴阳之说,俾阴平阳秘,汗出即愈。

我们还遵从古法,用"苦酒汤"治疗多例咽喉疾患,包括声带息肉、气管软骨炎的患者,亦获得明显效果,且发现与半夏局部刺激产生的针刺效果有关。

(李 进 整理)

第十八节 丹参功同四物,仲景为何不用

有统计,丹参是当前活血化瘀中成药、注射剂以及有效部位提取、甚至临床饮片治疗血瘀证及各种疾病应用最广、使用频次最多的活血化瘀中药。如复方丹参滴丸、复方丹参片、通心络、脑心通、银丹脑心通、冠心Ⅱ号、丹参酮片等,以及注射剂如丹参注射液、丹红注射液、丹参多酚酸、香丹注射液等。但张仲景《伤寒杂病论》虽是开创血瘀证诊断、治疗的始祖(包括开拓活血破瘀虫类药的应用),却从未使用丹参。尤其丹参在《神农本草经》中早有记载,且列为上品,而《伤寒论》《金匮要略》中的药物多见于《神农本草经》,但仲景书中未见丹参,长期以来,我对此颇为困惑。为此,专事请教我国研究本草学的学友郑金生教授,他指出《神农本草经》大约产生于西汉、东汉交际之时,由不同地区、不同作者先后集成,最后由道家人物陶弘景整理而成,故书中包括道家与俗家(包括医家)等不同来源的用药知识,所载药物在当时未必是临床常用,而后世常用的《神农本草经》所载药物,不见于仲景《伤寒论》《金匮要略》者并不少见,不独丹参,例如赤箭(天麻)、龙胆、茺蔚(益母草)、枸杞、石斛、肉苁蓉等。直至明代李时珍著《本草纲目》,在"丹参"条发明中曰:"按《妇人明理论[1]》云:四物汤治妇人病,不问产前产后,经水多少,皆可通用。惟一味丹参散,主治与之相同。盖丹参能破宿血、补新血,安生胎、落死胎,止崩中带下,调经脉,其功大类当归、地黄、芎䓖、芍药故也。"至此,明末清初渐成"丹参一味,功同四物"名言的流行。由此可见,张仲景医圣在著《伤寒论》《金匮要略》时,尚未认识到丹参功同四物的作用。这也是薪火传承、守正创新的明证。还有,丹参虽是既能活血、又能养血,甚至连《伤寒杂病论》都未能载录的活血化瘀有效药物,但应紧密结合临床辨证(其味苦、性微寒,归心、心包、肝经),如沉寒痼冷、血脉凝滞者不可妄用,所谓"谨察阴阳所在而调之,以平

---

[1] 妇人明理论:此下原文见《妇人大全良方》卷二"通用方序论第五",文字略有出入。

为期""谨守病机,各司其属",更不可泛化血瘀证概念而滥用。

近年来,因应用丹参(注射剂)引起的不良反应渐有报道。我们检索中国生物医学文献数据库(CBM)相关文献(1979—2009年)1 659篇,其中丹参不良反应报道86篇,涉及不良反应病例共计7 900例,涉及丹参注射液不良反应病例395例(参见拙著《活血化瘀方药临床使用指南》),为此应引以为戒,不可忽视。

第十九节　乌头祛寒定痛、蠲痹逐瘀

乌头以其峻烈之性,向来以"虎狼"相称。2015年版《中华人民共和国药典》严格限制川乌/制草乌用量为1.5~3g/d,且临床上多外用。然某些痼疾,非内服不效,且须重用。

我曾治一例冠心病顽固性心绞痛患者:师某,男,65岁,胸痛至冷汗淋漓,每日困于室内,以热宝持续热敷胸前,痛苦不堪,经5次介入治疗,共植入6枚支架,疼痛未缓解,又行2次神经阻断术止痛,内科方面各种扩血管、活血化瘀、通痹散结药迭进,皆无法缓解心绞痛。辨证为"阳微阴弦,心阳欲息",以乌头赤石脂丸作汤治疗,加蜜久煎,服药7剂疼痛明显缓解,又逐渐加量,最多时制川草乌各30g,制附子40g,总剂量达100g/剂。该患者用乌头数月,未见不适,逐步恢复正常生活。

《素问·举痛论》言:"寒气客于背俞之脉则脉泣……其俞注于心,故相引而痛。"因而通阳散寒是中医治疗胸痹病的重要治法,轻者用桂枝生姜枳实汤、茯苓杏仁甘草汤、橘枳姜汤等,中等用瓜蒌薤白剂、薏苡附子散,而重症"阳微阴弦"者则须乌头赤石脂丸。

《名医别录》言附子"为百药长"。李时珍谓川乌头"即附子之母",亦即乌头为主根,附子为傍主根而生的子根。《神农本草经》记载乌头"味辛,温……主中风,恶风洗洗,出汗,除寒湿痹,咳逆上气,破积聚,寒热"。乌头的性味主治虽似附子,然既将其分为两品,必有不可替代之处。仲景方出现乌头的有大乌头煎、乌头汤、乌头桂枝汤、乌头赤石脂丸、赤丸等5首。乌头的指征多是剧痛,"灸刺诸药不能治",可见乌头峻逐阴寒之功。关于乌头、附子的关系,亦非简单的乌头大于附子。两者不可替代,否则《金匮要略》中乌头赤石脂丸一方不当同用。乌头善于攻逐冷痹止痛而祛邪,而附子偏于温里散寒兼扶正。因此,对于既有寒邪阻遏,又有阳虚至极,危在旦夕之际,仲景乌头赤石脂丸中二者合用，可力挽狂澜。此外，西医学所言的血管壁之斑块，固定不移，又引起剧烈疼痛，与中医认识的癥瘕积聚有相参之处。

然乌头不仅本身有大毒，且有"十八反"之禁，条框较多，为医家所惧，因此把握适应证、递增原则和煎服法是安全用药的关键。

我使用乌头，常常川、草乌并驾齐驱，各用 10~30g/ 剂，且加 50~100ml 蜂蜜先煎 1~2 小时，逐步递增，同时服用时要交代患者口感麻木不可服，须延长煎煮时间。此法源于《金匮要略》乌头的煎服法，如乌头汤，乌头先"以蜜二升，煎取一升"，然后再与其他药物同煎。通过蜜煎、先煎，以减毒且有缓释作用。注意：代煎大多不能满足先煎条件，必须严格控制用量及煎服方法。

现代研究证实，乌头的主要毒性成分乌头碱经过煎煮水解后可几无毒性。另外，附子与甘草合用以减毒，正如《长沙方歌括》中所言"建功姜附如良将，将将从容藉草匡"。李可先生用乌头、附子量大，同时也是用童尿佐之、蜂蜜缓之，因而恩师朱良春信服其药，而并未出现以往血压陡升之困局。

未遵医嘱，误服、自服乌头、附子往往导致中毒。最常见的反应是心动过速。一位二度房室传导阻滞的患者，初尝得乌头赤石脂丸缓解胸闷心悸的甜头，为求速效，自行服用 3 倍乌头、附子（制川草乌共 20g，制附子 13g），立即出现心动过速。患者描述如同百米冲刺的感觉，经过 2 小时左右自行缓解，虽然服药后胸闷明显缓解，但亦再不敢尝试。另一位患者，误将外用制川草乌药粉各 30g 煎水服用，出现心动过速，以大量甘草煮水服用缓解，复查心电图无异常。此外，一些中成药中含有乌头，服用过量亦可导致心律失常。另外，为保证长期及大量使用的安全性，可嘱咐患者定期查肝肾功能。

乌头常外用于治疗关节、软组织疾患，其有效成分草乌甲素已制成药。黄柳华主任医师发明以草乌甲素片和麝香保心丸研粉，泡酒外用于肩周炎、软组织损伤等风寒湿痹，效果强于一般膏药，且简便安全。

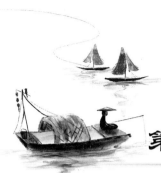

第二章　方剂今释与发微

第一节　升陷祛瘀汤

在《黄帝内经》中，出现了"大气"之称。在《素问》与《灵枢》的不同篇章反复提到"大气"一词，但是在不同的语境中往往有不同含义。概括起来有自然界的空气、邪气病气、经气、宗气四方面的含义。其中《灵枢·五味》云："其大气之抟而不行者，积于胸中，命曰气海，出于肺，循喉咽，故呼则出，吸则入。"之后，东汉张仲景在《黄帝内经》的基础上，提出了"阴阳相得，其气乃行；大气一转，其气乃散"（《金匮要略·水气病脉证并治》）的治疗原则，第一次完整系统地阐述了大气理论的生理病理基础、治疗原则与方法。之后，历代医家对大气理论少有涉及，即使明清之际喻嘉言有所论述，但其用意乃阐明自家学说，并非符合《黄帝内经》和张仲景的大气理论。直至晚清民国之际，一代名医张锡纯重拾《黄帝内经》和医圣的衣钵，发展和完善了大气理论，并且创造性地提出了大气下陷的病机理论。

张锡纯认为：《内经》之所谓宗气，亦即胸中之大气。"他认为，大气充满胸中，用来掌管呼吸和行血功能，而肾脏作为先天之本，从命门之中萌发了元气。这就是《黄帝内经》所说的"少火生气"。元气在身体里向上升，和后天之气也就是脾胃运化而成的水谷之气和肺吸入的自然界之清气相结合，大气遂由此生成，并储存于胸膺之中。因此，大气原以元气为根本，以水谷之气为养料，以胸中之地为宅窟者也。那么，为什么都是"气"，唯独此胸中之气，单单命名为大气呢？那是因为只有此气才能撑持全身，为诸气之纲领，故郑而重之曰大气。其组成分为两部分，一为肺所主的呼吸之气，即《灵枢·邪客》所云"宗气积于胸中，出于喉咙，以贯心脉，而行呼吸焉"；另一为脾胃运化而成的水谷之气，即《素问·平人气象论》所云"胃之大络，名曰虚里，贯膈络肺，出于左乳下，其动应衣，脉宗气也"。二者相辅相成，互相结合，储存于胸中（膻中）。其作用为全身诸气之纲领，并可为周身血脉之纲领。人体正常生理活动的动力根源，就是大气的正常运转。无论是因为先天不足、禀赋不佳导致元气亏虚，还是因为心肺脏器受损，不能充分利用肺吸入的自然界清气，抑或是胃纳脾运消化吸收障碍，后天之本受损，生化无源，都会导致大气的生成障碍或供需失衡，最终逐步演化为大气下陷。

张锡纯创制的升陷汤，即为治疗大气下陷证的代表方剂。世人多知升陷汤化裁于李杲的补中益气汤。我认为本方滥觞于张仲景的薯蓣丸。《金匮要略·血痹虚劳病脉证并治》谓："虚劳诸不足，风气百疾，薯蓣丸主之。薯蓣丸方：薯蓣三十分，当归、桂枝、曲、干地黄、豆黄卷各十分，甘草二十八分，人参七分，芎䓖、芍药、白术、麦门冬、杏仁各六分，柴胡、桔梗、茯苓各五分，阿胶七分，干姜三分，白蔹二分，防风六分，大枣百枚为膏。上二十一味，末之，炼蜜和丸，如弹子大，空腹酒服一丸，一百丸为剂。"由于本方叙症甚简，而药物则达21味之多，在张仲景方剂中是仅次于鳖甲煎丸的。由于薯蓣丸证之复杂性——"虚劳诸不足，风气百疾"，因此治疗上需要气血双补，脾肾同治，滋阴助阳，扶正祛邪，所以方药配伍也多重交叉，包含了"治虚劳不足，汗出而闷，脉结悸，行动如常，不出百日，危急者十一日死"（《金匮要略·血痹虚劳病脉证并治》）的炙甘草汤及治疗虚劳病的小建中汤、肾气丸等各方。方中甘草、桂枝、麦门冬、干姜、人参、干地黄、阿胶、大枣是炙甘草汤去麻仁，生姜换干姜，生地黄易干地黄而得；桂枝、甘草、芍药、大枣体现了小建中汤的组方；地黄、薯蓣、桂枝、茯苓体现了肾气丸组方。也有四君子汤补气、四物汤养血、理中汤温补脾阳等蕴含的机理在内。总而言之，可以用气血阴阳双补、扶正祛邪兼顾而笼统言其功效。

而到金元之时的李杲，舍去薯蓣丸庞大芜杂治疗"虚劳诸不足"之法，单取脾胃一途，将大队养血益阴、祛风温里的药物去除，加上专攻中气的黄芪、升麻、陈皮等药，化裁为补中益气汤，等于是从治疗全身脏器多发虚损的大而齐的治法，改为专治脾胃气虚的专而精的思路。李杲认为，脾胃是人体元气的根本，气机升降运动的枢纽。在脾胃气机升降方面，他又特别强调脾胃的生长和升发。他说：《五常政大论》云：'阴精所奉其人寿，阳精所降其人夭。'阴精所奉，谓脾胃既和，谷气上升，春夏令行，故其人寿；阳精所降，谓脾胃不和，谷气下流，收藏令行，故其人夭。"（《脾胃论》卷上）因此，脾胃虚衰，元气不足，清阳下陷即为病。本方补中益气，升阳举陷，故名为"补中益气汤"。本方是为饮食劳倦，损伤脾胃，致使脾胃气虚，清阳不升之证而设立。根据《素问·至真要大论》"下者举之""劳者温之"的治疗原则，以调补脾胃、益气升阳而立法。李杲曰："内伤脾胃，乃伤其气；外感风寒，乃伤其形。伤外为有余，有余者泻之；伤内为不足，不足者补之。""内伤不足之病……惟当以甘温之剂，补其中，升其阳……盖温能除大热，大忌苦寒之药泻胃土耳。"(《内外伤辨惑论》卷中)。

张锡纯在此基础上，从补中益气汤方中选取黄芪、升麻、柴胡三味益气升陷的主药，加上知母和桔梗，创制了升陷汤。升陷汤从药味上少于补中益气汤，但其治疗范围却广于补中益气汤，实乃立意不同。补中益气汤专攻于脾胃气虚，但升陷汤升举的大气，除了来源于脾胃的水谷之气外，还有肺呼吸之清气。而大气的内涵不仅比脾胃之气更广，而且其作用范围和重要性也要大于水谷之气。

升陷汤秉承了《素问·至真要大论》"下者举之""结者散之"的治疗原则。《医学衷中参西录》曰："升陷汤，以黄芪为主者，因黄芪既善补气，又善升气。惟其性稍热，故以知母之凉润者济之。柴胡为少阳之药，能引大气之陷者自左上升。升麻为阳明之药，能引大气之陷者自右上升。桔梗为药中之舟楫，能载诸药之力上达胸中，故用之为向导也。"其实《神农本草经》载："知母……味苦，寒，无毒。主消渴，热中，除邪气，肢体浮肿，下水，补不足，益气。"明言知母有益气作用，因此在方中不仅仅是滋阴以制约黄芪之热的用意，其本身也有益气的作用。

大气下陷和血瘀证是相互影响，相互为病的。大气的主要生理功能是人体各项生理功能的推动力，辅助心脏来推动血液在脉管中运行。如果大气虚而下陷，不能发挥助心行血的功能，那么就会导致血行瘀滞，从而出现血瘀证。《灵枢·刺节真邪》说："厥在于足，宗气不下，脉中之血，凝而留止。"《医林改错》说："元气既虚，必不能达于血管，血管无气，必停留而瘀。"临床表现为胸痛、胸闷、心悸、舌质瘀斑等。而一旦瘀血、痰浊等迁延不愈，阻于心脉，日久必然损及胸中大气，并影响大气运行，最终导致大气下陷。此即实以致陷，因实致虚，成为恶性循环。张仲景在《金匮要略·水气病脉证并治》中云："阴阳相得，其气乃行；大气一转，其气乃散。"即提出运转大气的方法来治疗水饮病。瘀血、寒饮等邪气占据心胸，将会导致胸中大气虚陷。此时治疗应当升补运转大气，则胸中的邪气才能够去除。

因此，我们在升陷汤的基础上，增加三棱、莪术以活血化瘀。二者气味都属淡而性都是微温，是化瘀血之要药，均"性非猛烈而建功甚速"。三棱被称为血中气药，莪术被称为气中血药，二者合党参、白术、黄芪等药，能够健胃开食，并且调和气血。张锡纯就认为莪术、三棱性味平和，用来治疗女性患者的瘀血相关疾病，就算是坚如磐石也能够慢慢消除，那些破血逐瘀的猛药反而不能达到这个效果，此三棱、莪术独具之良能也。但普通医家一听莪术、三棱，就认为是峻猛的药而不敢用，简直是埋没良药。此外，生黄芪和三棱、莪术联合使用时可以互相促进、互相制衡，既能补益正气，也能加强祛瘀能力。况临床疑难杂症，往往病机复杂，病势严重，亦非普通的花草类活血药所能胜任。不但气血不受伤损，瘀血之化亦较速。盖人之气血壮旺，愈能驾驭药力以胜病也。此外，添加山萸肉，性酸气温，大能收敛元气，振作精神，又能通利九窍，流通血脉，配以党参补脾气、益后天气血生化之源，既能收敛气分之耗散，又补肾之先天元气，二药合用使虚陷之大气得升得充，并防气之涣也。益母草（肾功能不全时或用仙鹤草），味辛微苦，功用活血祛瘀，又可利水消肿。《金匮要略·水气病脉证并治》："血不利则为水。"大气下陷，血瘀津停，气血水相互影响，临床大气下陷的同时，痰瘀交阻极为常见，故以益母草活血利水。

升陷祛瘀汤原方组成有生黄芪、山萸肉、党参、三棱、莪术、升麻、柴胡、益母草、桔梗、知母。方中君以生黄芪，既善补气，又善升气，升举下陷之大气；臣以党参补脾气、益后天气血生化之源，山萸肉补肾之先天元气，又能收敛气分之耗散，二药合用使虚陷的宗气得充得升；又臣以三棱、莪术活血化瘀通络；佐以柴胡、升麻升气举陷，益母草化瘀调经、活血利水，知母性凉可制黄芪之性温；使以桔梗引药上达胸中。诸药合用，使大气得充，气陷得举，胸阳得展，气血通行。

通过薯蓣丸 补中益气汤 升陷汤 升陷祛瘀汤的演变流程来看，充分体现了中医药临证加减化裁的精妙。在中医临床实践中，往往会根据患者的病情，通过辨证论治，应用某个或某几个经典方剂略为加减。但其实更多见的是通过不断添加药味以应对诸多兼杂症状，从而"加"得多，"减"得少。去粗取精、去伪存真也是实践检验真理的一个必不可少的步骤。

进入21世纪以来，疾病谱发生了较大变化，老年慢性病增多。有人在全国中医院诊断辨证调查中发现气虚血瘀者占比大于80%。其中，心脑血管病、糖尿病、肿瘤等更是如此。然"祛瘀必言气血，言气务察升降"，故升陷祛瘀汤临床应用面渐广，并依临床辨证逐步衍生演变出升陷愈消、升陷复脉、升陷温经、升陷通降、升陷逐痹、升陷安神、升陷止血、升陷豁痰、升陷赞育、升陷消癥等一系列实用法、方，以适应多科多系统病变。

（柳　翼　整理）

第二节 晕 可 平

20 世纪 60 年代末,我被派往苏北如东地区巡回医疗,当时缺医少药,农村更是明显,每天需接诊患者百人以上甚或数百人。除吃饭时间外,应诊也要至深夜零点以后,多日下来确难持续。承蒙同往医疗队同志照顾,为让我有几个小时睡眠,常常把我反锁在屋里,但忙得也非常充实。患者中眩晕非常多见,有的也去过南通市,甚至上海、南京大医院都看了,效果不理想,发作仍不断。尤甚发作时天晕地旋、畏光、耳鸣、呕吐,有的一连几天难以下床起身,而且不时又发作,不但农活、生计难以维继,还需有人照料,痛苦不堪。大量病例的观察发现苔腻脉弦者占绝大多数,而以平肝化痰立法治疗多能取效,与过去所学"无虚不作眩"相去甚远。

巡回医疗结束后,与本院五官科西医师协作,经前庭功能检测阳性,排除前庭神经炎及其他全身性疾病所致的眩晕,系统观察了 116 例,苔腻者(包括白腻、厚腻、黄腻)占 57%,脉弦(包括弦滑、弦细、弦大)者占 77%,辨证其主导病机为肝旺痰阻,治拟平肝化痰,在原处方 10 味中药基础上渐次筛选为 4 味药,尤因当时药材紧缺,且力求简便验廉,减去天麻等相对"名贵药材",实践证明也不是罗天益所云"头眩……非天麻不能治"。方由夏枯草、代赭石、法半夏、车前草 4 味药物组成。以代赭石为君,平肝潜阳、重镇降逆,其性微凉,质重能镇肝凉血,张锡纯谓其"降痰涎,止呕吐,通燥结,用之得当,能见奇效"。以夏枯草、法半夏为臣,夏枯草味苦入肝,可泻降平肝,法半夏化痰降逆止呕。夏枯草与代赭石相伍,共奏平肝降火之功;法半夏与代赭石相伍,共奏降逆蠲痰之效。车前草为佐,利水祛湿,化痰消肿,清肝泻热。以此为协定方观察 8 个月,有效率达 94.8%,治愈率为 62.2%,后经南通医学院附属医院(现南通大学附属医院)五官科及南京医学院(现南京医科大学)附属医院交叉验证,与上述疗效一致。

本方药味精简,配伍契合病机,故临床取效甚捷。命名为"晕可平"。后制成糖浆剂及颗粒剂,畅销国内。

此外,针对不同兼夹证候,可适当加减用药:如肝风上扰,头晕痛显者,加羚羊角粉、钩藤,平肝息风;肝肾不足,腰酸痛者,加杜仲、桑寄生,补益肝肾;脾虚湿盛便溏者,加苍术、白术、山药,健脾燥湿;气血瘀滞者,加益母草、鬼箭羽,活血利湿。

第三节 巴硫散

慢性腹泻临床很常见,往往病程延绵,反复发作,疗效不易巩固,其中不乏沉寒凝滞者。我反复查阅文献思索其病机,应为沉寒痼冷耗损脾阳,以致健运失司,久则命门火衰,胃关不固,脾肾阳虚,阴寒内盛,积滞难化;治疗要点在于温补脾肾之阳,同时又逐寒消积,宜通塞并用。故取巴豆辛热温行,硫黄补命门之火,两药相伍,温阳逐寒、消积助运,以冀寒滞去而泻利止,命名巴硫散。经临床验证,疗效可靠且巩固。

处方:制巴豆霜0.62g,生硫黄1.24g。以上为一日量,装入空心胶囊,分2次饭后服(考虑到地区及个体差异,也可从半量服起,2~3天后无明显副作用,再加至规定剂量)。

药物炮制:生硫黄去净杂质,研极细末即可。制巴豆霜用文火炒炭,以手捻无油腻感为度,或用乙醚回流脱脂至回流液澄明为度。

实践证明,巴硫散对痉挛性结肠炎及黏液性结肠炎疗效较好,对慢性细菌性痢疾、阿米巴痢疾以及非特异性溃疡性结肠炎也有一定疗效,对肠结核及慢性血吸虫病患者无效。

应用巴豆或硫黄治疗沉寒凝滞所致久泻,早有文献记载。李时珍《本草纲目》论巴豆"治泻痢、惊痫、心腹痛……"又记:"王海藏言其可以通肠,可以止泻,此发千古之秘也。一老妇年六十余,病溏泄已五年,肉食、油物、生冷犯之即作。遍服调脾、升提、止涩诸药,入腹则泄反甚。延余诊之,脉沉而滑。此乃脾胃久伤,冷积凝滞所致。王太仆所谓大寒凝内,久利溏泄,愈而复发,绵历岁年者。法当以热下之,则寒去利止。遂用蜡匮巴豆丸药五十丸与服,二日大便不通亦不利,其泄遂愈。自是每用治泄痢积滞诸病,皆不泻而病愈者近百人。"李士材《本草通玄》"巴豆"条论巴豆炒至烟将尽,可以止泻。

清代黄宫绣《本草求真》论硫黄:"……久患寒泻,脾胃虚寒,命欲垂尽者,须用此主之。"近人张锡纯亲自尝验后主张生用,并介绍:"一孺子三岁失乳,频频滑泻,米谷不化,瘦弱异常,俾嚼服生硫黄如绿豆大两块,当日滑泻即愈,又服数日,饮食加多,肌肉顿长。"

此外,巴硫散服用过程中,少数患者可有腹泻加重的反应,可能与巴豆霜去油不净有关,故制剂时以乙醚回流脱脂法比较稳妥。

本法属"通因通用"范畴,辨证实质在于沉寒凝滞。单纯脾肾不足、肝脾不调以及气阴俱耗型均不适用,临床应注意鉴别。

《巴硫散治疗沉寒凝滞型慢性腹泻》于 20 世纪 70 年代末发表于《中医杂志》。最初巴豆霜去油炮制均为亲自操作,并按规定量先自服体验,服 0.62g 时除肠鸣、轻度便溏外,安全且无不良反应,渐次应用于临床。后与南通市药检所合作改用乙醚回流脱脂,其含量更为稳定。然因人而异,如本文案例用后有腹泻加重反应,我认为也是"药弗瞑眩,厥疾弗瘳"的另一种表现,为"亢害承制,制则生化"之意。还有常年腹泻,胃肠生物电已紊乱,如同心电之心房颤动、心室颤动等,而巴硫散的使用如同"中药生物除颤",可达到"制则生化"以复常。

第四节　黄白止血凝胶

20 世纪 70 年代初,我担任南通市中医院内科病区负责人,在那个特殊时期,朱良春、陈继明等老师、前辈均被"靠边"。病区有 60 张床,重病患者又多,医护工作量甚大。我当时虽然年轻,也禁不住这么大的压力。有时日夜连续抢救,体力透支,一日三餐完全没有规律,日积月累,令我的旧病胃溃疡复发。某日我的胃部突然大出血,呕血如赤豆色、挟未消化食物,排柏油样便,头晕目眩。当时急查血红蛋白仅 5g/dl(50g/L)左右,血压下降至 80/50mmHg,立即住院对症治疗。当时除紧急输血外,西药止血药、止血敏(酚磺乙胺)、氨基己酸、维生素 K、止血芳酸(氨甲苯酸)等几乎全用上,中药花生衣提取物注射剂也用了,但血始终不止,最后垂体后叶素也用上了,均无效。便血一日数次,每次约半便盆,输血已经累计 4 000~5 000ml。情况紧急,我已处朦胧状态,医院下病危通知。当时我的大哥(史载青)也从外地赶赴南通。大哥是铁道部某医院外科主任、院长,业界专业水平一流(后曾调铁道部主管铁路医院相关业务)。他诊断我的病为十二指肠球后动脉破裂出血,非开腹手术不可,并慎重地给我说:"按目前大出血已超过 24 小时,内科止血无效,是明确的手术指征,不然生命难保。"并说他亲自操刀,叫我放心。家中也很绝望,看来别无他法,最后通知并征求我的意见。我听后坚决反对,想自己学中医出身,只能自我拯救。提出再服用我自己的中药方观察 1 天,并说服大哥,他同意后随时待命。于是我口述处方如下:

生大黄 3g,白及 6g,三七 3g,阿胶 10g(烊化)。前三味研极细粉,阿胶烊化,与细粉和匀成胶冻状。家中熬新米粥,取上层粥油状米汤,缓缓吞服上述凝胶状药。

上午服用，当夜血止，连服 3 日，出血完全控制，让我逃过一劫。此后，我把这如"果冻状"的药称为"黄白止血凝胶"，也算是有别于传统丸、散、膏、丹的一种新剂型，后来在临床上治疗上消化道出血多有卓效。2003 年 SARS 流行，我院改为收治 SARS 专科医院，当时盛行大剂量泼尼松治疗，引起上消化道出血者并不少见。我当年担任中医大内科主任，并临危受命任 SARS 救治专家组副组长，对此出血就以"黄白止血凝胶"治疗，多能迅速止血，且不复发，被记入当时《SARS 相关诊疗研究》一书中。

黄白止血凝胶中的大黄，味苦寒，归胃、大肠、肝经，泻瘀解毒，活血止血。《神农本草经》记载大黄"主下瘀血，血闭……推陈致新……安和五脏"。胃出血，又不能及时排出体外则为"离经之血"，瘀阻化热成毒又为"污秽之血"，而离经、污秽之血皆为瘀血，故此时必须因势利导，祛瘀止血、推陈致新。这不同于仅针对某一凝血机制缺陷的各种西药（而我并非凝血机制障碍所致，盲目止血，故无寸功）。上海焦东海大夫曾报道单味大黄治疗上消化道出血，效果卓然。方中三七止血散瘀，"能治一切血病"（《本草纲目》），且使活血止血作用更强。加白及性涩而收、止血生肌。20 世纪 60 年代，已有单味白及治疗胃溃疡、胃穿孔的报道。阿胶甘平，养血止血，治血虚，吐血、便血，"疗吐血、衄血、血淋、尿血、肠风……"（《本草纲目》）。另外，阿胶烊化后伴白及粉性极黏，胶冻块状吞服后在胃局部可形成一层敷层，对大黄、三七的止血可起辅助作用。

同时用"粥油"大补元气。王士雄《随息居饮食谱》有"浓米饮代参汤"之说，可调理脾胃，固护真元，易于消化。《本草纲目拾遗》卷八载"米油"能"滋阴长力，肥五脏百窍"。脾胃为后天之本，胃出血时可少量、多次温服此米油，有助于止血及康复。这种整体观念与西医教科书上抢救上消化道大出血时主张绝对禁食完全不同。长时间完全禁食后，光靠被动补充热量，与自身摄入调节截然而异。这也是我从中医经典思维悟出治疗胃出血的关键之一。我体验，完全禁食，胃肠空蠕动、分泌，反加重出血。约 20 年前，中国中西医结合学会某干部，因操办会议疲劳过度引起上消化道大出血入住我院，转来时已气息奄奄、大汗淋漓，急测血压为零，失血性休克诊断明确。抢救休克稳定后，立即床旁紧急电子胃镜检查，找到溃疡出血处，立即胃镜下局部喷洒"黄白止血凝胶"，当日血止，转危为安，免除了手术。这是利用现代器械延伸了"黄白止血凝胶"的使用途径，以更快捷地发挥疗效，造福病患。

如今回想起来，正是大哥的保驾护航，才有"黄白止血凝胶"的问世，才有我的今天。谨记大哥恩德，缅怀亲爱的大哥。

第五节 愈 消 方

糖尿病是严重危害人民健康的重大疾病,严重影响患者生活质量。我在汲取古今医家对"消渴病"的治疗经验和理论基础上,结合个人体会,认为2型糖尿病与中医历代记载的"消渴"有较大的变化。古代"消渴"强调"阴虚燥热",而在当今生活节奏加快、营养过剩、运动不足的条件下,"气阴两虚、痰瘀互阻"成为糖尿病患者的主导病机。依据该病机创制了益气养阴、祛痰化瘀之愈消方,对易倦乏力、气短口干、溲频便约,脉沉细,舌淡暗,辨证为气阴两虚、痰瘀交阻的早期糖尿病或伴并发症的2型糖尿病多可适用。

愈消方由生黄芪、山茱萸、苍术、白僵蚕、天花粉、三棱、莪术、生鸡内金、白蒺藜组成。方中生黄芪甘温,大补肺脾之气,且其补气升阳之功,既能助脾气上升散精达肺,又能统摄三焦气化分清降浊,是为君药。苍术芳香燥烈,燥湿健脾,除痰癖饮(现代药理研究证实,有明显降血糖作用)。山茱萸味酸,性微温,既能大补肝肾之阴,又能收敛固涩,封固肾关;与生黄芪合用,可收气阴双补之效。白僵蚕乃清化之品,疏风泄热,散结化痰,升阳通络。三药共为臣药。三棱、莪术破血行气,天花粉清热生津、化痰消瘀,共为佐药。生鸡内金消积化瘀,白蒺藜疏肝解郁、"破癥结积聚"(《神农本草经》),共为使药。诸药相伍,共奏气阴双补、化痰祛瘀之效。如此则血脉得通,若泉复涌。古人云"久病及肾"。肾为人体先天之本,为阴阳之根,然其他脏腑病变久延不愈,则导致肾脏病变,出现尿蛋白,其检验指标可视为中医四诊之外诊查手段的延伸,提示脾肾固摄功能的失常、体内精微物质的流失。若患者形体肥胖、平素嗜食肥甘厚味,脾虚、痰湿阻滞显见,则用苍术健脾燥湿化痰(力卓),与天花粉同用则不必担心其性燥伤津。生鸡内金健脾消食,又能活血通络,针对消渴病久,痰食、瘀血交阻之标证而设。消渴日久,气虚血瘀,脉络凝滞,故又用三棱、莪术活血通络。白僵蚕为祛风通络之常用药物,《本草纲目》记载蚕蛹"煎汁饮,止消渴",现代研究则发现白僵蚕还有降血糖的作用。因此,方中用白僵蚕,不仅化痰通络,更能配合诸药使血糖逐步稳定下降。

（柳 翼 整理）

第六节　加减秘红丹

秘红丹出自《医学衷中参西录》，为血证专方，"治肝郁多怒，胃郁气逆，致吐血、衄血及吐衄之证屡服他药不效者"。原书所附医案正是咯血之症，我用之屡试屡效。原方："川大黄一钱（细末），油肉桂一钱（细末），生赭石六钱（细末）……将大黄、肉桂末和匀，用赭石末煎汤送下。"生赭石亦可变通研末服用。张锡纯言："平肝之药，以桂为最要……降胃止血之药，以大黄为最要。"

我在临床中发现，肝郁气逆并不多见，且代赭石研末量大，不易服用，故于原方去代赭石，加用三七 3g，肉桂减为原量 1/3，应急时，取之方便（常各备有粉剂，唾手可得），效验更佳，不但吐血、衄血，咳血也多有效，如支气管扩张、肺脓肿、肺挫伤……方中大黄降胃破血，三七粉"善化瘀血，又善止血妄行，为吐衄要药"，共奏化瘀血、止血、生新血之功，奏效尤捷。然单用大黄未免失之于寒，佐以性温之肉桂，则寒热相济，性归和平，且肉桂为平肝之要药，与大黄合用，降胃兼顾平肝，必能奏效。本方药味少，用药精，但效专力宏。

第七节　清震理巽汤（赭夏清震汤与钩蝎达郁汤合方）

头痛，中医有外感、内伤之分，虚实、寒热、六经之辨，从西医学角度又有颈椎病头痛、紧张性头痛、神经血管性头痛、高血压头痛、颅内器质性疾病头痛等，而其中最为反复难愈者为神经血管性头痛，西医予止痛药只能暂时缓解，故许多患者为减轻痛苦，求治中医。

笔者经多年实践拟清震理巽汤，主治肝郁化热、风痰上扰之证。与常见肝郁血瘀证不同，该证核心在风痰。《诸病源候论·痰饮病诸候·膈痰风厥头痛候》载："膈痰者，谓痰水在于胸膈之上，又犯大寒，使阳气不行，令痰水结聚不散，而阴气逆上，上与风痰相结，上冲于头，即令头痛。或数岁不已，久连脑痛，故云膈痰风厥头痛。"且肝郁之人，除久郁致瘀、致虚外，往往脾运不健而生痰，木郁又多化火，因而风火痰相兼为患。

该方组成为：升麻 6~10g，荷叶 30g，苍术 15g，代赭石 30~60g（先煎），法半夏15g,僵蚕15g,石菖蒲15g,钩藤15~30g,全蝎2~3g(冲),柴胡8~12g,白蒺藜15g,川牛膝15~30g,白芍15g。

此方为赭夏清震汤与钩蝎达郁汤合方加减而成。前者祛痰降逆,后者平肝达郁,息上扰之风。风为巽位,因而名为清震理巽汤。

清震汤由刘完素创立,主治雷头风。雷头风即头风痛兼头中雷鸣声,尚可见头面部疮毒疖肿,主要病因病机是痰火上扰。所谓雷鸣声,笔者以为类似于血管搏动产生的杂音,或与神经血管性头痛中血管舒缩紊乱有关。方中升麻、苍术、荷叶均为阳明经药,升麻清热消肿解毒,苍术健脾燥湿化痰,荷叶和胃化湿,合奏和胃健脾、清解祛痰之功,标本兼顾。

然而原方适用范围较局限,因雷头风表现为头痛而起核块,或头中如雷鸣,临床并不多见。我加入代赭石、法半夏(晕可平中2味主药)、僵蚕、石菖蒲名赭夏清震汤。张锡纯言"头疼……恒可重用赭石治愈",而"左脉浮弦有力者"重用代赭石,言其"重坠之力,能引痰火下行"。代赭石不仅降胃气,除上逆之痰,更平肝气。法半夏消痰止呕。指迷茯苓丸中重用半夏治疗痰湿阻络之痹痛。此外,僵蚕擅搜经络之风痰,石菖蒲擅豁痰开窍。诸药合用,以肃清风痰之源流为务。

钩蝎达郁汤取已故恩师朱良春钩蝎散合《杂病源流犀烛》达郁汤之升麻、柴胡、白蒺藜,加白芍、川牛膝而成,而全蝎合僵蚕又有牵正散之意,共奏和血柔肝、平肝息风、止痉定痛之功。此外,久虚者可予钩蝎散全方,即加地龙、紫河车。

我曾以此方治疗一位张姓中年女患者,头痛10年,每于紧张时发作,头痛呈持续性钝痛,以双侧颞部及太阳穴为著,严重时伴头晕。神经内科诊断为"血管神经性头痛",发作时须服"止痛片1片",平素急躁、失眠,舌质淡暗,苔白腻,脉沉细。诉服药7剂后头痛消失,头晕明显减轻。后于当地医院按原方巩固1个月,头痛、头晕均消失。

弟子李进曾治疗一位病程10年之经期偏头痛青年妇女,先投升陷祛瘀汤合抵当汤、全蝎粉无效,百思不解,后学习上案,悟得久病之人,风痰瘀热夹杂,且该患苔腻,为风痰之兆,故予原方原量服用而奏效。

钩蝎僵蚕牵正意,升荷苍蒲清震循;

柴膝赭夏芍白蒺,祛痰达郁头风息。

（李　进　整理）

第八节 土贝涤痰汤

痰核，又称痰癖，泛指体表的局限性包块疙瘩。该病多因脾弱不运，湿痰结聚于皮下而成。症见皮内痰癖，大小不等，包块不红不热，不痛不硬，可单发，也可泛发，多者可达数十个。推之可移，多发于颈项、下颏、四肢及背部等处。现代病理研究所见多为多发性脂肪瘤或慢性淋巴结炎、纤维脂肪瘤。

论其发病机制，痰凝源于气血不畅，痰核形成后又致痰瘀互结，互为因果。岳美中前辈曾以《医宗金鉴》当归饮子和《证治准绳》营卫返魂汤（又名顺气散）治愈"痰核"（疗程约 3 个月，病理检查为脂肪瘤），即是明证。所以"痰核"更应是宿痰血瘀，结聚癥块形成。我取《奇效良方》涤痰汤（南星、半夏、枳实、茯苓、橘红、菖蒲、人参、竹茹、甘草）去人参，加黄芪、夏枯草、土贝母、生牡蛎、三棱、莪术，以益气软坚、逐瘀散结，名为"土贝涤痰汤"，往往能收到意外效果。曾治一 55 岁女性患者，皮下"疙瘩"全身散在分布 10 余枚，大小不等（直径 0.5~0.8cm）、光整、活动，稍软，伴全身酸楚，肢体疼痛，以"土贝涤痰汤"治疗仅月余，全部消失，余症霍然。

土贝母乃专病专药，是葫芦科植物假贝母的干燥块茎，味苦性凉，归肺、脾经；能散结毒、消痈肿，治乳痈、瘰疬痰核。《本草从新》谓治外科痰毒。《陕西中草药》载："清热解毒消肿。治淋巴腺结核，急性乳腺炎初起，痈肿。"亦有治疗颈部淋巴结结核的记载。《中华人民共和国药典》用量范围 4.5~9g。可以递增，至于最大剂量，我有用到 30g。

第九节 新定柴胡达原饮

"邪伏膜原"是温病的一种发病理论，由明代吴又可所创，多见于湿温病初期。在《温疫论》中，吴又可提示了 9 种传变的理论构思和开达膜原以祛邪的治则要义，并创立了达原饮，揭示了温病与伤寒的证治鉴别。"邪伏膜原"之说至今仍有特殊的含义，其所标示为温病半表半里证，乃湿温病常见证候之一。

邪伏膜原证的苔脉自成特点，与在表及传里的苔脉特征有明显区别。感邪重与较重两型临床较为多见，特征是舌红、苔白或黄腻而乏津，甚者苔垢腻粗糙，正如吴又可所云"苔如积粉，满布无隙"，此系邪热盘踞膜原，内外阻隔，上下不通，浊秽之气上腾所致。临证常可见病者恶寒发热数日或半月不休，有的甚至壮热月余不退。而我在临床并不局限温热疫病，但凡辨明病机为"邪伏膜原"者，以达原饮加柴胡治疗各种发热，常可获效。

首先，在辨证上，虽有寒热但以发热为主，症状分散，如身痛、胁腹背痛，常见腹部症状，诉胀、满，按之有抵抗感，多见舌苔浊腻，满布舌面，甚则苔如积粉，脉以弦滑为主。归经困难，即"邪不在经，汗之徒伤表气，热亦不减。又不可下，此邪不在里，下之徒伤胃气，其渴愈甚"。

其次，达原饮在用药上，槟榔为君药，取其"能消能磨，除伏邪，为疏利之药，又除岭南瘴气；厚朴破戾气所结；草果辛烈气雄，除伏邪盘踞；三味协力，直达其巢穴，使邪气溃败，速离膜原，是以为达原也。热伤津液，加知母以滋阴；热伤营血，加白芍以和血；黄芩清燥热之余；甘草为和中之用；以后四味，不过调和之剂，如渴与饮，非拔病之药也"。

第三，对膜原的认识，我同意《重订通俗伤寒论》之膜原即三焦之说。柴胡达原饮是达原饮加柴胡、青皮、桔梗、荷叶梗、枳壳，去芍药、知母，似有违滋阴和血之原意，但幸柴胡有活血作用。故此方或知其名但引用不广。此方偏行气化湿，故强调必须用于"湿重于热"，但疫情之下及疑难杂症，湿热并重或热重于湿者更为多见。

另《温疫论》在达原饮加减中也提到："凡疫邪游溢诸经，当随经引用，以助升泄，如胁痛、耳聋、寒热、呕而口苦，此邪热溢于少阳经也，本方加柴胡一钱。"然吴又可也认识到"邪自口鼻而入，则其所客，内不在脏腑，外不在经络，舍于伏脊之内，去表不远，附近于胃，乃表里之分界，是为半表半里"。可是，达原饮中不用柴胡，即使在加减中，也慎用至一钱，这或许是受叶天士"柴胡劫肝阴"说之限。我在临床应用达原饮时必加柴胡，并且用量在15~20g，获效更捷。虽为柴胡达原饮，但与俞根初"柴胡达原饮"大有不同，且对热重于湿或湿热并重者均宜，暂且名为"新定柴胡达原饮"以便学习及应用。移花接木，以供参考。

曾治我院纪委主任张某战友之子，男，9岁，住山西太原。因间断发热1年多，每次发热高达39℃，用退热药或抗生素有暂效，但顿挫后不久又再次发热，曾专程来京住北京儿童医院检查，未能明确诊断，返回仍然发热，当时已为此退学，又经当地中西医治疗，花费已数万元，颇为苦恼。后由张主任介绍来我门诊治疗，察舌苔白腻，少津，脉弦滑数，腹胀纳呆，辨为邪伏膜原，湿热壅滞，以新定柴胡达原饮，柴胡用15g，3剂热退，原方巩固，再无反复。该患儿顺利复学后，专程来京感谢，并说："爷爷，你改变了我的人生！"故印象殊深。

第十节 芪乌散

西医学认为萎缩性胃炎、肠上皮化生是胃癌前期病变,病理改变是不可逆的。但从中医整体阴阳辨证的恒动观看,病变应是动态变化的,不是凝固、静止的。萎缩性胃炎胃镜所见:胃黏膜变薄、苍白或红白相间,丧失正常橘红色,黏膜下静脉可见且明显瘀紫。而相应这些患者的舌诊绝大部分质淡暗,苔薄,少数嫩红,或花剥苔;脉象多沉细或细短涩。辨证多为气阴两虚、血瘀络阻。后经临床验证筛选,拟定一处方:黄芪补中益气,托疮生肌;乌梅味酸收涩、生津,且《神农本草经》载梅实"主下气……死肌,去青黑痣,恶疾";肉桂补元阳,暖脾胃,除肌冷,通血脉;炙甘草辛甘化阳,和中缓急,且《神农本草经》谓其"主五脏六腑寒热邪气,坚筋骨,长肌肉";莪术、生鸡内金消癥化积;"胃家圣药"蒲公英消肿散结,现代药理研究证实其可抑制幽门螺杆菌,修复胃黏膜损伤。以此为基本方:生黄芪20g,乌梅10g,肉桂8g,炙甘草10g,莪术12g,生鸡内金15g,蒲公英15g。取名"芪乌散"。上药共研极细末,过300目筛为佳(若颗粒过大,反刺激胃黏膜,且不易吸收)。也可装胶囊吞服,每服4~6g,一日2~3次,3个月为1个疗程。结合辨证可适当加减,如胃阴不足明显,可加西洋参、麦冬;脾胃阳虚显著,可加干姜、附子,减量,或去除蒲公英;湿痰痞胀者,可加半夏、枳实等等。在观察病例中,脘痞嘈杂症状多能较快解除,全身整体、精神、体力状态大有改观,部分患者胃镜复查及病理活检也有改观。至少可控制肠上皮化生进一步恶化,更有部分患者逐步逆转,报告转为浅表性胃炎。有位南通市萎缩性胃炎逆转患者,令当时南通医学院消化科大夫难以置信,对胃镜病理的改观由衷称奇。

第十一节 柴葛并用,表里双清

1964年,我在南通毕业实习试诊阶段,有幸被指定跟随朱良春老师。朱老从经方教学,亲自批阅,鼓励及时总结成文。现将原件及朱老的批示展现给大家,以缅怀朱老,并供参考学习。

伤寒小柴胡汤和葛根芩连汤,皆为效验卓著的名方,至于原方的病脉证治,仲景早已言之谆谆,不必多赘(见《伤寒论》原文34条、96条)。前者为少阳病之主方，又名"三禁汤"，为后世和解剂之原祖。后者解表清里，为桂枝证误下而见利遂不止者所设，然今多衍为治疗湿热泄泻之良剂。在朱老的指导下，将柴、葛二方并用治疗三阳合病，或少阳兼阳明热泻者4例，均1剂而愈，效如桴鼓之应，印象深刻。爰作小结，并略加分析，当否，敬请指正。

案例一：李某，女，47岁。

1964年11月21日首诊：往来寒热，一日数度发，口苦咽干目眩，嘿嘿不欲饮食，胸中烦而不呕，少腹疼痛，大便溏泄日十余行，肛门有灼热感，下物兼恶臭气，小溲短赤，脉弦滑数，苔薄白边尖红。

T 38.9℃，WBC 13.6×10^9/L，N% 53%，L% 47%。

少阳阳明为病，枢机不利，里热内炽，尊仲师小柴胡汤合葛根芩连汤加味。

柴胡二钱五分，黄连四分，生姜二片，法半夏二钱五分，葛根三钱，大枣二枚，黄芩一钱五分，粉草八分。一剂，水煎服。

此案往来寒热，一日数度，病起一日，太阳经证未罢，故重用葛根三钱，与樊天徒[1]《伤寒论方解》所云"葛根芩连汤方是解热剂而不是解表剂，《本经》说葛根主消渴，身大热……"颇合。

1964年11月22日二诊：昨投小柴胡汤合葛根芩连汤加味1剂，寒热已罢，便泻已止，唯胸闷纳差，少腹隐痛，苔白腻，脉濡。T 36.3℃，WBC 11×10^9/L，N% 73%，L% 25%。邪势已退，余波未楚，续进不换金正气散加味，以善其后。更当节饮食，慎风寒，防止复变。

苍术二钱五分，法半夏二钱，煨木香一钱，川厚朴一钱，广藿香梗三钱，车前子三钱（包），广陈皮二钱五分，炒枳壳二钱五分，谷麦芽各四钱。一剂，水煎服。

案例二：陈某，男，33岁。

1964年11月26日首诊：往来寒热，胸胁苦满，口苦咽干目眩，嘿嘿不欲饮食，脘痛便泄，日三四行，有恶秽气，脉弦，苔薄白边尖红。

T 38.7℃，WBC 6.2×10^9/L，N% 20%。

少阳阳明为病，师伤寒法，和枢机，清阳明，仿小柴胡汤合葛根芩连汤加味，未识当否。

柴胡一钱二分，粉葛根二钱，焦楂曲各三钱，甘草八分，法半夏二钱五分，香连片四片（包煎），藿佩梗各二钱五分，大枣二枚，黄芩八分，青蒿珠三钱，生

[1] 樊天徒：近现代江苏名医（1899—1974）。江苏省扬州市人。曾任江苏省中医研究所临床研究室主任。著《伤寒论方解》（南京：江苏科学技术出版社，1978）等书。

姜三片。一剂,水煎服。

朱良春老师指导意见:少阳阳明合病,已连续积累数病例,可综合探索分析,写一短文。

1964 年 11 月 27 日二诊:前投小柴胡汤合葛根芩连汤加味 1 剂,药后热退,脉静身凉,T 36.5℃,便泄止,诸恙减。

唯稍见鼻衄,此邪欲外解佳象也;纳差肢疲是邪去正虚,体气未复耳;素患肝胃气痛,亦当兼顾之,续进异功散加味,以善其后。

焦白术二钱五分,太子参三钱,陈香橼三钱,云茯苓三钱,甘草八分,怀山药三钱,广陈皮二钱五分,谷麦芽各四钱,熟薏苡仁四钱。二剂,水煎服。

朱良春老师指导意见:辨证用药皆合法度,故效如桴鼓之应也。

案例三:崔某,男,38 岁。

1964 年 11 月 14 日首诊:恙延三日,往来寒热,胸胁苦满,心烦善呕,口苦咽干目眩微咳,嘿嘿不欲饮食,脘腹攻冲作痛,肠鸣辘辘,便溏泄、日三四行,苔薄腻根黄,脉弦而驰。曾去南通医学院附属医院,未获显效。

此少阳阳明为病也,法当和枢机而清肠垢,先拟小柴胡汤合葛根芩连汤出入。

柴胡一钱二分,香连片一钱二分(分吞),青蒿珠三钱,姜半夏二钱五分,粉葛根二钱,藿佩梗各二钱五分,大枣二钱,黄芩一钱,焦楂曲各三钱,生姜二片。一剂,水煎服。

朱良春老师指导意见:辨证用药均合。

1964 年 11 月 16 日二诊:药后痛除泄止,诸恙悉减,唯口淡乏味,纳谷不馨,食后作胀,心悸乏力,丑寅潮热,苔薄质边尖红,脉弦细驰、不耐重按。此邪势渐退,体气未复,脾失健运之咎,继以祛邪宣中,健脾助运,以善其后。方选异功散加味。

焦白术二钱五分,谷麦芽各三钱,熟薏苡仁四钱,碧玉散二钱(包),云茯苓三钱,怀山药四钱,青蒿珠三钱,陈香橼三钱,广陈皮白各二钱五分,太子参三钱,麸炒枳壳二钱五分。一剂,水煎服。

按:邪去正虚,精神倦怠,纳谷衰少,此脾胃鼓舞无权,健运未复之咎。少阳阳明为病,枢机不利合无形之热不清,与大柴胡汤(及柴胡加芒硝汤),一为有形寒滞,一为无形积热,故彼则和解通腑,此则和解清里。

朱良春老师指导意见:辨证明晰,故用药层次便能井井有条。

案例四:羌某,男,28 岁。

1964 年 11 月 1 日首诊:往来寒热,胸胁苦满,心烦喜呕,嘿嘿不欲饮食,腹中痛，大便溏泄，日三四行，小溲色黄，脉弦驰，苔白腻边尖红。T 39.7℃。

斯伤寒二候，少阳阳明为病也，取小柴胡汤合葛根芩连汤加味，以和枢机兼清阳明。

柴胡一钱二分，粉葛根二钱，焦楂曲各三钱，姜半夏二钱五分，香连片一钱三分（分吞），生姜二片，黄芩八分，青蒿珠三钱，藿佩梗各二钱五分。一剂，水煎服。

朱良春老师指导意见：有斯证则用斯方，既具小柴胡汤与葛根芩连汤之证，而可选用其方，符合仲圣用药规律。

1964 年 11 月 14 日二诊：前投小柴胡汤合葛根芩连汤，药后痛除泻止，诸恙悉减，唯纳谷不馨，食后作胀，脉细弱、不任重按，苔薄微腻质红。此邪退正虚，体气未复，脾未健运之咎。姑拟健脾助运以善其后，方选异功散加减。T 36.5℃。

焦白术二钱五分，谷麦芽各三钱，太子参三钱，云茯苓三钱，陈香橼三钱，怀山药四钱，陈皮白各二钱五分，麸炒枳壳二钱五分，熟薏苡仁四钱。二剂，水煎服。

按：清利阳明，和解枢机，一剂即病除泄止，是枢机斡旋耳，然精神疲倦，谷食衰微，是体气未复，脾胃鼓舞无权，再拟小剂，扶正祛邪，理脾和胃，冀胃气来复，自能入于坦途，慎用寒凉虞过之犹不及也。

朱良春老师指导意见：辨证既明，用药也当，其奏效甚捷。

学习体会：

1. 小柴胡汤、葛根芩连汤都是经临床证实行之有效的名方，至于其汤证辨证主治、应用范围，《伤寒论》中早已明言。如："伤寒五六日中风，往来寒热，胸胁苦满，嘿嘿不欲饮食，心烦喜呕，或胸中烦而不呕，或渴，或腹中痛，或胁下痞硬，或心下悸、小便不利，或不渴、身有微热，或咳者，小柴胡汤主之。"

"太阳病，桂枝证，医反下之，利遂不止，脉促者，表未解也，喘而汗出者，葛根黄芩黄连汤主之。"

前者是少阳病之主方，也是后世和解方之原祖；后者原是主治桂枝汤的误下证，后世多衍为治疗属湿热泄泻的重要方剂。

二方合用，取葛根治太阳，柴芩和少阳，黄连清阳明，俾三经之邪同时散解。后世陶节庵与普明子分别所创之柴葛解肌汤，也多由此二方而受启发，均可治三阳合病，可谓柴葛并用，表里双清。

2. 前贤虽有小柴胡汤为"三禁汤"之意，但少阳兼阳明之证，仍可投小柴胡汤，例如《伤寒论》原文 229 条"阳明病，发潮热，大便溏，小便自可，胸胁满不去者，与小柴胡汤"和230条"阳明病，胁下硬满，不大便而呕，舌上白胎者，可与小柴胡汤"。

葛根芩连汤则并不拘于桂枝证误下后表未解……经实践证明，凡属湿热泻下，即使不兼表证，也投之辄效。由此说明，此属清热剂而非单纯解表剂。恽铁樵先生曾说："表未解是表未陷之变词，需知此节条文，当之：太阳病，医下之，利遂不止，脉促者，表未解也，葛根汤主之；喘而汗出者，表未解也，葛根芩连汤主之。"

前贤因葛根能协麻桂以发汗解肌，便误以葛根为解表药。然考《神农本草经》只说葛根"主消渴，身大热，呕吐，诸痹。起阴气，解诸毒。"

3. 小柴胡汤和葛根芩连汤的合并应用，也类大柴胡汤之少阳阳明合病，前者是后者变体和衍生，前者是少阳与阳明之经证（无形邪热），后者是少阳与阳明之腑证（有形结滞）。

本文少阳兼阳明热泻者，实与伤寒少阳阳明合病取大柴胡汤，立意同而方药异也。一为少阳兼阳明经热，故和解清里兼施；一为少阳兼阳明腑实，故和解攻下并投。此亦师古而不泥古也。

4. 第2~4案例中去人参，加青蒿者，因青蒿能清热凉血，治寒热似疟，善退虚热。《本草正义》"青蒿"云："入肝胆两经而清血中之热……且清芬又能疏解血中之滞。"临床实践证明，青蒿确能协柴芩先入少阳，加强其和解之力，再领黄连等清泄阳明之热。

5. 从本文诸案服药前后血象对比，白细胞总数下降，提示中药之退热抗炎作用，以及对整体症状之解除，并不逊于抗生素。况无任何流弊（过敏反应、抗药性、耐药性等），且方便经济，颇合简、便、廉、验之治疗原则。

第十二节　柴胡桂枝干姜汤治高热重症

对于柴胡桂枝干姜汤，在学习及早年临床时，对其关注度均不如大、小柴胡汤。但随斗转星移、时日积累，柴胡桂枝干姜汤在治疗疑难杂病中的使用频次渐高，效果卓然。尤其治疗高热重症，往往出奇制胜，引起我进一步研究兴趣。

2014年，山东单某，女性，70岁患者，持续发热、关节疼痛，热势缠绵，时有起伏，体温高达38.6~39℃，住北京协和医院检查未能明确诊断（患者述最多时1天抽血10余管），发热如故，查胸部CT有少量积液，特来我门诊治疗。

予服柴胡桂枝干姜汤 3 剂,发热尽退,再未反复,胸腔积液亦渐吸收,后经调治,关节痛也罢。

另,2014 年 8 月 12 日,雷某,82 岁男性患者,因大面积出血性脑梗死伴心房颤动收入我院。患者深度嗜睡,寒战高热。予抗生素(哌拉西林钠他唑巴坦钠)抗感染,还予解热镇痛药,发热仍不退,后予激素地塞米松,体温下降,次日高热依然(39℃),血压下降至 85/45mmHg,处于休克状态,心房颤动,WBC 19×10^9/L,N% 88.1%,小便不利,置导尿管,下病危通知。邀我急诊,苔白微腻,脉滑寸弱。予柴胡桂枝干姜汤加三七、仙鹤草,药后 2 剂高热即退至 < 37℃,血压回升至 106/64mmHg,心房颤动转为窦性心律,精神渐清醒,WBC 也降至 10.71×10^9/L,N% 67.9%,可准确回答问题。

关于柴胡桂枝干姜汤的主证,近代经方大师各有不同见解。刘渡舟前辈主张"阴证机转",强调下利便溏为本方主症,原文中虽未见,但引日本经方家尾台榕堂(著《类聚方广义》)先生书,其中赫然写出"大便溏薄,小便不利"八个字,认为是"记载下利的第一手材料"。所以"尽管柴胡桂枝干姜汤在临床上治疗有千变万化,只要我们抓住他的主证——下利,则左右逢源而万变不离其宗"。而主张"方证是辨证的尖端"的胡希恕则认为本方的适应证为"大便干结",临床要注意"大便微结者可用本方,大便正常者服用本方可致微溏"。解读为:"伤寒五六日,为由表传半表半里之时,已发过汗而表未解,古人有一种'先汗后下'的陋习,汗之不解便泻下,使邪热内陷,不仅见胸胁满之半表半里症状,里亦微有所结,但非如阳明病、结胸病一样结实特甚。汗后泻下,丧失津液,加之气逆上冲,水气不降,故小便不利,里有微结而渴……此为未解……"

我在长期临证实践中,不论"大便溏薄"或"大便干结",只要谨察病机,少阳兼水饮证均可应用,不必以大便性状而定论。汗下之后,邪入少阳,少阳胆腑失于疏泄,枢机不利,三焦决渎失权,故阳遏水停与津液不足可互见,或兼见。"饮结少阳",水液代谢失常,在不同机体、环境,大便可有溏或结的不同表现。岛国日本,雨多湿重,或大便溏薄者更为多见。此外,对饮停少阳之胸胁满微结,还可结合腹诊(汤本求真:心脏及腹部大动脉波动较著)及相应体征来看,而 X 线、CT 检查也有帮助。早有文献记载,清代《舒驰远伤寒集注》:"所谓微结者,乃为胸之阳不治……盖胸胁满者,悬饮也。"此说有一定意义。比如上述第一案例,胸部 CT 提示有少量胸腔积液;上述第二案例,经治后心房颤动转复正常。也如唐容川云:"此皆水寒之气,闭其胸膈腠理。"

柴胡桂枝干姜汤另见于《金匮要略·疟病脉证并治》:"柴胡桂姜汤治疟寒

多微有热,或但寒不热。"结合《伤寒论》第147条也只提及"往来寒热",故不少学者认为本方仅治一般发热。如《经方传真》:"久久不愈的无名热和一般慢性病有用本方或其加味和合方的机会。"这或许是受《皇汉医学》(日本汤本求真著)的影响,该书曾在论述柴胡桂枝干姜汤时提及:"因是本方治恶寒作用颇有力,但治发热作用则至微弱也,总之有高热者,宜禁忌之。"对本方治高热列为"禁忌",且警告"若以此热状为目的而处方时,恐有片言断狱之失"。在当下行医环境、医患关系背景下,似有危言耸听之嫌。但本文所举案例均为高热(> 38.6℃)、重症。我的经验,柴胡桂枝干姜汤应打破这些"禁区",只要"谨守病机""无问其病,以平为期",即是治疗急重症、高热的重要方剂,不应湮没。

第十三节　柴葛解肌汤治流感高热

柴葛解肌汤出自明代陶节庵《伤寒六书》,主症:目痛鼻干不得卧,头痛恶寒无汗,脉浮而洪或兼弦。其组成为:柴胡、干葛、羌活、白芷、黄芩、赤芍、桔梗、甘草、石膏、生姜、枣。王旭高言:"羌、葛、柴胡并用,而石膏、黄芩等为佐,乃统治三阳经表证、寒将化热之法。"《医宗金鉴》言:"凡四时太阳、阳明、少阳合病轻证,均宜以此汤增减治之……如无太阳证者,减羌活;无少阳证者,减柴胡也……下痢减石膏,以避里虚也;呕加半夏、生姜,以降里逆也。"葛根、柴胡解肌退热;羌活、白芷解表散邪而止头痛,黄芩、生石膏清除胆胃之热而止呕逆;芍药、甘草敛阴和营,桔梗宣肺利咽,又能载药上行三阳。综合全方的作用,既能散邪,又能清热,是一首辛凉解肌,兼清里热的方剂,不论邪在三阳与否,凡是表邪未解、里热又盛的证候,即可考虑应用。

柴葛解肌汤虽为三阳合病而立,兼有清里解表之功,对南北方外感皆宜,但切忌用于素体阴伤及气虚体弱之人,可导致汗多亡阴亡阳之死证。辨证必有表寒里热,方可应用,临证每有发热(常为壮热)、口干咽干、鼻干、恶寒或寒战、无汗纳呆、头痛身痛,脉浮兼弦等。症状难以归入某一经,可谓三阳经证均见,用此方多效。

父子发热案:

就诊日期:2006年9月14日。

父亲43岁,本院西医呼吸科主任医师。稽留高热6天,体温都在39℃以上,头痛,身痛,无汗,味觉异常,不思饮食,头晕,腹胀,大便稀,舌红苔黄腻。

处方:

柴胡 15g	半夏 12g	甘草 8g	黄芩 15g
生姜 15g	大枣 15g	葛根 20g	黄连 10g
川芎 30g	羌活 15g		

3 剂,水煎服,每日 1 剂。

儿子 15 岁,稽留高热 6 天,体温亦都在 39℃以上。全身酸痛,无汗,口干多饮,口苦,舌暗红,苔白腻,咽干,咽痛,脉浮滑数。

处方:

柴胡 15g	葛根 20g	黄芩 15g	白芍 15g
桔梗 8g	甘草 8g	白芷 10g	生石膏 120g
大枣 15g	生姜 15g	薏苡仁 30g	

3 剂,水煎服,每日 1 剂。

父子俩均为 1 剂热退,并且体温稳定在正常范围。

按:同为发热,父亲伴有腹泻、不思饮食的阳明协热痢,用柴葛解肌汤合葛根芩连汤,去石膏、白芍清热之力,加强川芎、羌活辛散之功;其子身痛明显,同时伴口苦、咽痛等少阳郁热证,用柴葛解肌汤,加大量生石膏退热,仿张锡纯重用石膏退热法。两例应属病毒性感冒即流感发热。常用柴葛解肌汤,于北方冬季流感高发期出现突发高热者,多数 1 剂热退。

(李　格　整理)

第十四节　桂枝芍药知母汤是治顽痹的
基础方

桂枝芍药知母汤出自《金匮要略·中风历节病脉证并治》:"诸肢节疼痛,身体魁羸,脚肿如脱,头眩短气,温温欲吐,桂枝芍药知母汤主之。"临证中,本方可用于治疗各种痹病表现为关节肢体肿痛、活动困难者,根据感受邪气种类、受邪部位、寒热、兼证之不同,加减用药,可获良效。焦树德前辈补肾祛寒治尪汤(尪痹冲剂)也由此变化而来。

本方立意攻补兼施、寒热并用，适用于感受风寒湿邪，正虚邪实，伏邪有化热趋势者，为寒热交错、虚实夹杂证。方中既有麻黄、桂枝、附子等温热药物，又有知母等凉药；既用防风、麻黄等祛风散寒以祛邪，又用芍药、甘草和营以利气血。临床我使用本方频度较高，且根据患者具体辨证，以本方为基础方略加化裁，可加强疗效。

1. 对于寒热交错，病程日久，多有化热，如类风湿活动期见关节红肿发热者，加生石膏清热解肌是获效关键，有"停饮兼痹脉洪，向用石膏无不见效"之说。（《吴鞠通医案》为证）

2. 本方化瘀活血之力不足，对于顽痹、血瘀证明显者，需加强活血化瘀，可合用活络效灵丹。

3. 顽痹病程日久，多属虚实夹杂证，伴肝肾不足证表现。肝主筋，肾主骨生髓，肝肾不足则肢体关节疼痛甚至变形，治宜从调补肝肾培本入手。桂枝芍药知母汤中缺乏补肝肾药物，故可加巴戟天、补骨脂、熟地黄、鹿角胶等益肾壮骨强督。

4. 对于久病顽痹，可用马钱子通络止痛除痹。但此药有毒性，量不宜过大，内服一般从小剂量开始，逐渐加量，一般0.3~0.6g为宜，并需观察有无毒副反应。

5. 病久气虚，可加生黄芪，此为取《妇人大全良方》中三痹汤之意，用治肝肾气血不足，风寒湿痹之虚实夹杂者，在补肾散寒、祛风除湿基础上加强补气活血、扶正培本。

6. 病久入络，顽痹难除，可加虫类药物如蜈蚣、全蝎、水蛭等搜风剔络、解毒止痛，如朱良春大师所创"益肾蠲痹丸"，常可获良效。

（贺　琳　整理）

第十五节　七物降下汤（高血压眼底出血验方）

七物降下汤是日本汉方权威大冢敬节先生所创，他曾亲身患高血压伴眼底出血，几乎失明，迭经治疗，几无寸功。后以自创之"七物降下汤"治愈，并载于其著的《汉方辨证治疗实践》中，现翻译如下：

也许是遭受了战争的各种灾祸，从51岁那年的夏天开始，时常眩晕，午后时而气短叹息，头昏眼花并且头痛。到了秋天，腰也痛，甚至连睡觉翻身以及早晨起床穿袜子都感到困难。当时血压相当高、易疲劳。记得不久就一边治疗，一边坚持自己的日常诊疗工作。第二年3月22日是个下雨天，但我的眼睛怎么也看不见，正在下雨，虽然感到很奇怪，但我想也许是阴天之故吧，所以也没介意。3月31日早晨，坐在床上看墙壁上画框里的字。总觉有些变化，当我暂把右眼闭上再一看时，几乎什么也看不见了，这虽然使我很吃惊，可是当时还未理会到是眼底已经出血了。事后，总有些放心不下，抽空在附近的眼科诊所看了一下，说已经是较严重的眼底出血。并且是陈旧出血，像是从很久以前延续至今，因为一部分已经结缔组织化。就这样又过2个月后，左眼连明暗都不能区别。这时期的血压记录是：迄4月5日前未记，4月6日147/90mmHg，4月10日175/105mmHg，4月15日158/90mmHg，5月25日170/104mmHg。4月10日和5月25日最高。对于舒张压如此之高，我亦颇为担心。此间，虽服用过八味丸、黄连解毒汤、抑肝散、炙甘草汤、柴胡加龙骨牡蛎汤、解劳散等，可是病势一点也未缓解。经过种种苦思冥想之后，自己拟定了一张四物汤加钩藤、黄芪、黄柏的处方，并于5月30日开始服用，当天血压140/90mmHg。自服该方之后，血压渐渐下降。6月3日126/86mmHg，6月4日136/86mmHg，6月5日114/80mmHg，6月6日120/80mmHg。且收缩压逐步稳定在120mmHg以下，舒张压逐步稳定在80mmHg以下。我给这张方子起名七物降下汤。我考虑钩藤可能有防止脑血管痉挛的作用，黄芪有扩张毛细血管的效果，是否因为这两味药而使血压得以下降。四物汤是取其养血止血，加黄柏是防止地黄过于腻胃。

　　一般认为，严重的眼底出血是动脉硬化、高血压发展到相当阶段的标志，亦往往是脑出血的征兆。大冢敬节现已78岁高龄。患病当时距今已有30年，然目前仍以健康的体魄，担当繁忙的日常诊疗等工作。

　　四物汤作为七物降下汤的基础，配伍得当。在中医学中，认为凡因血流瘀滞、离经、亏损等引起的种种异常，往往属于"瘀血"。掌握了这个概念就可以理解当归、川芎养血活血，有治疗虚证之血瘀的作用；芍药在育阴和血的同时，还能解除肌肉之痉挛；更有地黄治疗阴血不足的五心烦热。所以四物汤常被用来治疗妇女的易于疲劳、肌肤甲错、贫血、月经紊乱、自主神经功能失调等症。因其每获卓效，而被誉之为"妇人之圣药"。这当然并非指此方为妇女所专用。事实上，也常用于男性之贫血、高血压、脑出血等病。正是因为在四物汤的基础上又加入了有降压作用的钩藤、黄芪，以及调整胃肠的黄柏而组成七物降下汤。所以对调整体力衰退的虚证的气血运行，以及降低血压能有较好的效果。

此外，七物降下汤因不是古典方剂，虽未定辨证应用指征，但就其内容而论，我们认为凡属虚实夹杂，有易于疲劳、血压高、眼底变化、肌肤甲错、手足心热等，可以作为本方的适应证。还有大冢敬节先生曾亲自指出：从现代医学的观点，七物降下汤还可以用于易于疲劳、舒张压增高、尿中出现蛋白而疑为高血压肾病者，以及肾性高血压等，可以有较好的效果。

（发表于《辽宁中医杂志》1980年12月）

第十六节　仙膏治流注、无名肿毒

庚子岁末，春节临近。某日忽感舌头麻胀微痛，把镜自查发现舌右侧中部隆起，皮色不变，并无红肿，但以手触之有花生米大小、质地偏硬、推之移动度不显的硬块疙瘩，直觉感到不妙，立即去本院口腔中心请专家诊断，但不能明确，遂动员我去北京大学口腔医院，找口腔外科医师（北京大学口腔医院外科权威）判定性质。虽是疫情期间，但该专家仍一号难求，凭我院专家预先电话联络，写条加上一号，等到中午终于轮到。专家一番检查后，开出一系列检查单，并通知待查完各重要脏器功能、麻醉评估（需全身麻醉）后立即住院手术。我不想手术，只想听从他专业经验判定是良性、恶性，回答是"目前难说"，并说"即便是良性，逐步变大也会影响功能，但是否恶性也不能绝对保证"，就是只有切下来"看"，让病理说话。但从侧面专业了解，这并非一种普通微创、穿刺，而是要在全麻下将舌头切下1/3。我真不敢想象，每天说话、吃饭，更不用说临床看病、带徒教学，离开舌头还能干什么？为此十分隐忧，愁肠九转。为已年近耄耋还遭刃舌之苦，与在英伦牛津之师兄朱步先联络倾诉衷肠。步先师兄力劝暂勿手术，并说曾有经验，治过类似案例，用中药可消，并随即电邮发来一方如下：紫荆皮10g，白芷6g，赤芍6g，独活6g，菖蒲6g，共研细末，以醋调外敷。次日，本院加工完毕，即每天用5~6次。此间还正完成住院前除核酸检测外，心电图、超声心动图、肺功能、肝肾功能、血常规、凝血、血型、舌头超声、加强CT等一系列检查。大约1周时间，每天除检查外，均不间断使用上方外用，自己发现舌头肿块已渐缩小。待检查项目基本完成，办完手续入院，约定次日手术，因由衷不愿做手术，待手术前主刀医师查房（即门诊首诊的口腔外科专家）时，提出自己想法并述及1周来中药治疗经过。当专家再次在治疗室检查时发现，舌肿块明显缩小，同意出院，不必手术。我喜出望外，立即通知家中，接我回家，逃过一劫。

此方中之紫荆皮，北京地区为余甘子的皮，属大戟科，有小毒，连续使用后肝区有不适胀感，若减至每日2次，不适感可暂除。另请南方朋友购得豆科紫荆皮，没有不良反应。后遍查方书，原来此方源自明代杨清叟撰、赵宜真辑《仙传外科集验方》："冲和仙膏（一名黄云膏，又名仙膏），冷热不明者用之，茶酒随证治之。川紫荆皮（五两重，炒。又名红肉，又曰内消）、独活（三两重，炒，不用节）、赤芍药（二两重，炒），白芷（一两重，不见火）、木腊（又名望见消、阳春雪，随加减妙，即石菖蒲）。上五件，共为细末……用葱汤调涂贴之。""夫痈疽流注杂病，莫非气血凝滞所成，遇温即生，遇凉即死。生则散，死则凝。此药是温平，紫荆皮木之精，能破气、逐血、消肿；独活土之精，能止风、动血、引气、拔骨中毒、去痹湿气，更能与木腊破石肿坚硬；赤芍药火之精，微能生血、住痛、去风；木腊水之精，能生血、住痛、消肿、破风、散血；白芷金之精，能去风、生肌、止痛。盖血生则不死，血动则流通，肌生则不烂，痛止则不掀作，风去则血自散，气破则硬可消、毒自散，五者交攻，病安有不自愈乎。"

按规范辨证，此舌上肿块当属流注，或无名肿毒，成因无外筋脉受损，瘀血凝滞，与口腔外科专家拟诊为"血管畸形"，血行失度，离经叛道或有接近。此也是所谓的"离经之血为瘀血"，且离经并非皆出血，瘀血并非皆离经。"气流而滞，则血注而凝"。

"仙膏"中紫荆皮、赤芍、白芷、菖蒲均好理解，唯独活一药，匠心独运，颇有见地。作者提到："吾所以能移流注于他处而散之者，取其能动故也。……阴岂能独住而不随之者乎。是故以独活引之者，以其性能动荡气血也。引之一动，则阴阳调和，不能为脓，而散之于所移之处，势必然矣。"

所谓"气流而滞，则血注而凝。气为阳，血为阴……气运则血行。"可见"中医是个伟大的宝库"，值得我们终生整理提高，传承创新。

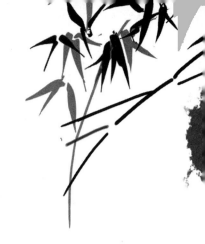

下篇

临 证 录 验

因篇幅所限，我们还有更多经典医案，可参看《经方治验百案》一书。

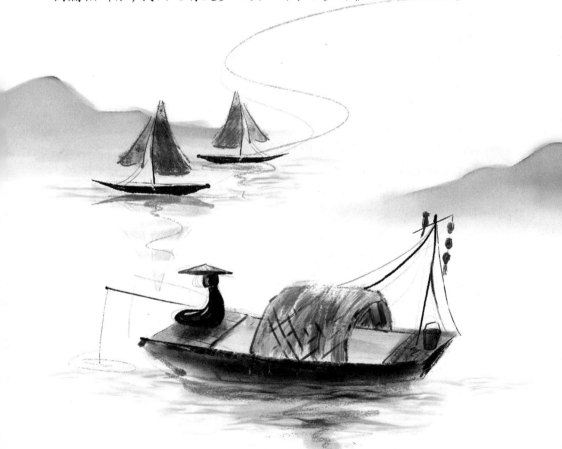

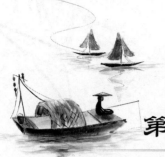

第一章 心脏和血管疾病

第一节 冠 心 病

一、稳定型心绞痛

稳定型心绞痛（升陷祛瘀汤合瓜蒌薤白半夏汤）

王某，女，61岁。

主诉： 胸憋闷气短1年。

2020年10月16日首诊： 患者1年来无明显诱因，出现胸憋闷、气短，伴下颌，左上肢麻木，持续1分钟。冠脉造影见前降支开口狭窄75%，右冠狭窄60%。经抗凝、抗血小板治疗，症状缓解不理想，且持续时间增加到2~3分钟，每月需服用硝酸甘油4~5次。舌胖暗、有齿痕，苔薄腻微黄，脉弦滑。

既往史： 高血脂症。头痛近30年，痛连颈项，每日发作，伴心悸、濒死感，一旦发作，须立即服用止痛药，以前服用止痛片，近年来服用散利痛[复方对乙酰氨基酚片（Ⅱ）]2片。乳腺癌术后7年，遗留左上肢淋巴回流障碍，左臂肿硬胀痛。

西医诊断： 稳定型心绞痛，高脂血症，乳腺癌术后。

中医辨证： 气陷血瘀，痰瘀互结。

治法： 升陷通阳，逐瘀祛痰。予升陷祛瘀汤合瓜蒌薤白半夏汤加减。

生黄芪 30g	知母 15g	莪术 12g	山茱萸 20g
益母草 30g	柴胡 10g	升麻 8g	桔梗 8g
瓜蒌 30g	薤白 30g	法半夏 15g	红景天 30g
香加皮 3g			

14剂，加黄酒100ml煎服，每日1剂。

芒硝100g，外敷左臂。

2020年10月30日二诊：药后胸闷、气短、手臂肿胀诸症明显缓解。唯头痛如故。舌胖大、有齿痕、颤抖，苔薄，脉沉。上药合葛根汤：葛根60g，生麻黄6g，桂枝10g，赤芍15g，生姜15g，大枣15g，全蝎粉3g（冲），仙鹤草30g，三棱10g。

2020年11月6日三诊：胸闷气短未作，近3周来未服用硝酸甘油。头痛频率减少，每日只服1片散利痛。原方巩固。

2020年11月13日四诊：胸憋闷和气短头痛均消失，臂胀也缓解。未再服用硝酸甘油、散利痛，原方巩固。

随访至今5个月，不用硝酸甘油、止痛片，病症无复发。

按：患者老年女性，造影明确为冠心病，西药治疗效果不佳，需使用硝酸甘油片。胸闷、气短属中医胸痹范畴，结合头痛、乳腺癌病史，以及舌脉表现，辨证为气陷血瘀、痰瘀互结，遂予升陷祛瘀汤合瓜蒌薤白半夏汤加味。复诊见主证缓解，而头痛如故。该顽症已近30年，日日发作，依赖止痛药，其痛伴心悸、濒死感，又痛连颈项，西医诊断怀疑星状神经节受压的交感型颈椎病，且疼痛本身不利于冠脉供血的改善。中医认为，阳虚寒侵，太阳病头痛连项背，主方为葛根汤。方中桂枝温经且通脉，芍药"主邪气腹痛，除血痹，破坚积寒热，疝瘕，止痛，利小便"，麻黄"主中风，伤寒头痛……破癥坚积聚"（《神农本草经》）。现代研究显示，葛根对椎动脉缺血等循环系统疾病有较好的作用，故本案重用葛根60g，又用全蝎解痉止痛、搜络祛风。与前方合用后，效果显著，患者竟忘记服用止痛药，遂逐渐减停，亦不再服用硝酸甘油，且疗效稳定。

（李　进　整理）

二、介入后心绞痛

介入后心绞痛（薏苡附子散）

姚某，男，67岁。

主诉：阵发性心前区疼痛6个月。

现病史：患者于2015年3月12日因阵发性心前区疼痛，在首都医科大学附属北京安贞医院行冠状动脉造影显示回旋支中远段狭窄90%，前降支闭塞，左室后支中段狭窄70%，遂于回旋支植入支架1枚。术后频繁发作心绞痛。

既往史：高血压、高脂血症、高尿酸血症病史。

2015年9月7日首诊：患者频繁发作心绞痛，夜间和晨起发作尤其明显，疼痛剧烈甚至汗出，服硝酸甘油或速效救心丸可缓解，就诊时每周发作3~4次。偶尔胸憋，伴自汗，肢冷，失眠（每晚睡5小时），便约不畅。脉细、尺弱。苔黄腻，质暗。

西医诊断：不稳定型心绞痛，高血压，高脂血症，高尿酸血症。

中医辨证：气陷血瘀痰阻，阳虚邪闭。

治法：升陷祛瘀化痰。先予升陷祛瘀汤合瓜蒌薤白半夏汤。

药后病情缓解，但时有反复，遂在原方基础上，辛热逐水，驱除寒结。加用薏苡附子散，通阳逐痹。

薏苡仁30g　　　　附子30g

共研极细末，每天服3次，每次1g。

并间断辅以麝香保心丸。

患者服药后胸痛大为缓解，发作次数减少到每周1~2次。疼痛程度减半。不再胸憋，肢冷亦大为缓解。随诊至今，病情平稳。

按：薏苡附子散是《金匮要略·胸痹心痛短气病脉证治》所载9首方剂之一，因为原文所述极简，且历代医家理解偏差太大，所以临床应用较为少见。

"胸痹缓急者，薏苡附子散主之。……薏苡仁十五两，大附子十枚（炮）。上二味，杵为散，服方寸匕，日三服。"关于"缓急"，历代医家众说纷纭，竟然有胸痛痛势缓急、胸痹急症、胸痹导致的筋脉缓急、胸部的左右之缓急等4种解释！不过从大体上来讲，大多数人还是认为这是偏义复词，着重在"急"而不在"缓"，这也是《医古文》教材中所讲偏义复词的典型例证。既然是胸痹的急证，寒饮上聚心膈，使阳气不达，危急至此，故取薏苡仁逐水为君，附子之辛热为佐，驱除寒结，席卷而下。

本方虽然治疗胸痹的急症，但又不似乌头赤石脂丸那样凶险，非得乌、附、椒、姜一派大辛大热之品同用不可。且薏苡仁十五两，附子大者十枚，量很大，但每日三服，每服方寸匕，显然是常服、久服之方，是多日的用量，并非临时救急之法。

此方的一大优势就是为散剂，携带与服用较汤剂方便得多。本案患者将其随时携带，疗效亦显著。

（柳　翼　整理）

冠心病介入后心绞痛（桂枝去芍药加麻黄细辛附子汤合升陷祛瘀汤、二仙汤）

武某，女，61岁。

主诉：发作性心悸、牙痛半月，平素心口下坚硬疼痛。

2018年4月17日首诊：患者因冠心病、陈旧心肌梗死而植入支架3枚。近半个月来常因步行引起心悸，伴咽部紧痛、左侧牙痛。伴头晕、乏力，含服硝酸甘油可缓解。平素胃脘胀满，受凉则呃逆，手足冰凉，纳呆。详问病情，诉心口下如有一个"疙瘩"疼痛，按之剑突下确有坚硬感。脉弦大尺弱，舌质暗苔白腻。

既往史：三度房室传导阻滞病史，起搏器植入术后。

西医诊断：心肌梗死后心绞痛。

中医辨证：气阴两虚，气陷血瘀，寒瘀互结。

治法：益气养阴，升陷祛瘀，温阳散寒。予升陷祛瘀汤、桂枝去芍药加麻黄细辛附子汤合二仙汤加减。

桂枝 10g	细辛 3g	附子 10g^{先煎}	生麻黄 3g
生黄芪 30g	柴胡 10g	桔梗 10g	三棱 10g
莪术 15g	党参 15g	仙茅 3g	淫羊藿 10g
山茱萸 10g	巴戟天 10g	当归 15g	知母 10g
黄柏 10g	麦冬 20g	五味子 10g	香加皮 3g
红景天 30g			

21剂，水煎服，每日1剂。

2018年5月8日复诊：服药3周，心悸、牙痛改善，近3周未用硝酸甘油，且心下"疙瘩"减小，能自己按揉消失。

按：患者老年女性，久病体弱，既往有心肌梗死又有心律失常，虽经介入治疗及起搏器植入，仍有不典型心绞痛发作，表现为心悸、咽痛发紧、牙痛，服硝酸甘油可缓解。

《金匮要略》载："心下坚，大如盘，边如旋杯，水饮所作，桂枝去芍药加麻辛附子汤主之。"桂枝去芍药加麻黄细辛附子汤为寒饮结于心下所设，由桂枝去芍药汤合麻黄细辛附子汤而成。桂枝去芍药汤本用于"太阳病，下之后，脉促胸满者"；病位在心。麻黄细辛附子汤治"少阴病，始得之，反发热，脉沉者"；病位在肾。桂枝去芍药加麻黄细辛附子汤集麻桂附辛姜等辛热之药于一方，散心、肾、脾三阴之寒饮。本方之用,一举两得,既针对水气病,更治心阳衰微。

结合气陷血瘀及"阴维为病苦心痛"的基础病机,另合升陷祛瘀汤及二仙汤,以图标本兼顾。

(李 进 整理)

三、难治性心绞痛

难治性心绞痛(升陷祛瘀汤)

王某,女,72岁。

主诉: 反复胸闷痛3年,加重3个月。

现病史: 患者2008年开始出现胸前区闷痛,活动加重,每次持续5~10分钟,含服硝酸甘油可缓解,在外院诊断为冠心病,服用阿司匹林、立普妥(阿托伐他汀钙片)、欣康(单硝酸异山梨酯片)等药物治疗。2011年4月以来出现胸闷痛加重,休息时可发作,活动后加重,每次持续15~30分钟,伴自汗、心悸,每次需服用硝酸甘油片,每天均有发作。在外院行冠状动脉造影提示三支病变,建议行冠状动脉搭桥。考虑患者高龄,合并高血压等多种疾病,遂予以规范西药治疗,但胸闷痛仍反复发作。

2011年7月28日首诊: 患者安静状态时有胸闷不适,心前区憋闷疼痛,气短乏力,自汗,夜眠差,时有腹胀,胃纳可,二便调,舌淡暗质嫩、苔薄白,脉虚大、尺弱。发病以来,无夜间憋醒,无双下肢浮肿、咳嗽等。

既往史: 高血压病史10年,血压最高180/70mmHg,平素间断服抗高血压药物,自诉血压控制尚可。否认糖尿病、消化道溃疡、肾病等内科疾病。

西医诊断: 不稳定型心绞痛。

中医辨证: 大气下陷,血瘀络阻。

治法: 益气升陷,活血利水。予升陷祛瘀汤加减。

黄芪30g	三棱15g	莪术20g	知母15g
柴胡10g	升麻10g	西洋参10g	五味子10g
麦冬15g	香加皮3g	红景天30g	山茱萸15g
益母草30g	薤白30g		

7剂,水煎服,每日1剂。

2011年8月4日二诊: 药后胸痛好转,少许胸闷,乏力改善,仍自汗明显。

上方加瓜蒌30g、牡蛎30g，加黄酒100ml。水煎服，每日1剂，分早晚2次服。

2012年1月12日三诊：药后胸痛未发，偶有胸闷，自汗明显改善，继续用上方随症加减。

至2012年11月随访，胸闷痛未复发，乏力消失，自汗减少，精神佳，夜眠改善，夜间醒1次，每次可睡6个小时。

按：随着药物治疗的进步及冠状动脉介入治疗和冠状动脉搭桥手术的普及，越来越多的冠心病心绞痛患者病情得到及时的控制和改善，但是仍有部分心绞痛患者，常规药物治疗效果差，而且由于基础疾病、冠状动脉病变或全身一般状况较差等原因无法接受冠状动脉介入治疗或冠状动脉搭桥手术。这类患者的心绞痛称为难治性心绞痛。难治性心绞痛患者有增多趋势。另外，由于此类患者长期心脏缺血造成不同程度的心肌病变，心脏扩张，多合并心脏舒张功能减退、收缩功能减退、心律失常等，患者心功能差，生活质量低，治疗效果差，故此类心绞痛又常被称为终末期冠心病。

难治性心绞痛患者不适合介入治疗或外科手术治疗的原因主要有以下几方面：①冠状动脉弥漫性病变，血管狭窄程度严重，病变血管纤细，无法行心脏支架术或者搭桥术；②患者存在严重的周围动脉硬化症，外周血管迂曲伴有高度狭窄，支架手术路径障碍，而且可选择的搭桥血管条件差，制约了手术治疗；③患者合并严重的心功能、肾功能不全，尤其是有冠状动脉搭桥术或支架术病史者，限制了介入及外科手术治疗；④患有增加围术期或/和术后并发症和死亡率的非心脏性疾病，如老年患者一般情况较差，难以纠正的贫血，中、重度营养不良，合并严重的心脏瓣膜病变和心肌病变。

对于这些无法进行血运重建包括冠状动脉介入手术或冠状动脉搭桥的患者，如何有效缓解难治性心绞痛症状，提高生活质量，成为现代医学仍未攻克的难题之一。多年来，世界各国分别试用了多种技术，包括体外反搏、脊髓刺激、迷走神经阻断、心肌打孔、心肌移植和干细胞移植等，但均未获得较为满意的效果。中医从整体观念出发，以气血辨证理论为指导，或能另辟蹊径，走出困境。

冠心病心绞痛属于中医"胸痹心痛"范畴。对于冠状动脉微循环障碍，从中医认识角度来说，应属心脉受损，即血瘀络阻，整体气血、脏腑、经络功能障碍，从而导致心络瘀阻。而局部的血瘀及受损又是整体血瘀证的再致病因素。《灵枢·脉度》曰："经脉为里，支而横者为络，络之别者为孙，盛而血者疾诛之，盛者泻之，虚者饮药以补之。"指出经脉是主干，络脉是由经脉支横分出，并进一步呈网络状分布，逐层细分至孙络。中医络脉与微循环十分类似。心络类似心脏微循环；心络瘀阻、血行不畅或瘀滞，类同心肌微循环的完整性受损,灌注不足。我认为,冠状动脉微循环障碍实际就是心络瘀阻,治疗上不仅活血化瘀,更宜祛瘀通络以促进微循环改善,所谓"盛而血者疾诛之",以促进侧支循环开放,同时要通过"祛瘀生新""活血生脉"促进心脏血管的新生,调动内源性抗缺血机制。

由于难治性心绞痛病机的复杂性,治疗上不能只重视祛瘀通络。胸痹之病因,唯血与气。心脏受损,气血失调,气虚则帅血无力,血行迟滞。张锡纯认为:"大气不但为诸气之纲领,并可为周身血脉之纲领矣。"大气下陷引起的胸痹有两个方面:一方面大气亏无力荣养心脉,不荣则痛;另一方面,大气下陷,贯心脉、司呼吸失职,心气无力行血,肺失朝百脉、治节之功,导致血行瘀滞,痹阻心脉,不通则痛。大气下陷,导致心肺功能失司,无力贯心脉、行气血、走息道、司呼吸,而发胸痹。因此,益气升陷是关键。临床中,冠心病患者常出现气短不足以息、胸中坠胀等典型症状,即是大气下陷的表现。

难治性心绞痛(枳实薤白桂枝汤、生脉散合升陷祛瘀汤)

冉某,男,71岁。

主诉:心前区疼痛10年,加重1年。

现病史:患者10年前出现心前区疼痛,自服硝酸甘油片可缓解;当地医院行冠状动脉CTA示三支病变,弥漫性中、重度狭窄。近1年来,心前区疼痛每日发作,每于天气转凉或情绪激动时加重诱发,含服硝酸甘油达每日1~2片,每次发作10~30分钟后才得以缓解。

既往史:高血压病史20年,右股骨肉瘤右下肢截肢术后6年。

2017年9月18日首诊:患者时有胸痛彻背、胸闷、短气、乏力、畏寒、口渴多饮、但头汗出、耳鸣如蝉、急躁易怒、尿频、尿黄、尿急、尿痛、尿热。夜尿频,起夜2~3次。大便先硬后软、时干时稀,每日1次。睡眠时有憋醒,每晚睡眠6小时。血压131/67mmHg。考虑恶性肿瘤术后难行搭桥术,转求中医治疗。舌质嫩红、中裂、边尖红,舌下络脉迂曲,苔薄净少,脉沉细短滑。

西医诊断:不稳定型心绞痛,高血压,右股骨肉瘤右下肢截肢术后。

中医辨证:胸阳不振,气阴两虚,气陷血瘀。

治法:通阳散结,养阴通络,化瘀升陷。予升陷祛瘀汤合枳实薤白桂枝汤、生脉散加减。

党参15g	生黄芪30g	柴胡10g	桔梗10g
知母15g	三棱12g	莪术15g	益母草30g
山茱萸15g	法半夏30g	黑附片10g^{先煎}	枳实10g

| 薤白 30g | 桂枝 10g | 全瓜蒌 30g | 厚朴 12g |
| 麦冬 15g | 五味子 10g | 炙甘草 10g | |

14 剂，水煎服，每日 1 剂。

2017 年 10 月 9 日复诊：胸痛次数减少，硝酸甘油消耗量无变化，余症及舌脉如前。继续以原方加白蒺藜 15g、刀豆子 30g，14 剂，水煎服。

2017 年 10 月 23 日三诊：胸痛持续时间减少，每次发作 5~10 分钟后缓解，近 2 周含服硝酸甘油 2 片，余症及舌脉如前。继续以二诊方去刀豆子、益母草，加仙鹤草 40g、香加皮 3g、红景天 30g、黄连 6g，14 剂，水煎服。

2017 年 11 月 6 日四诊：胸痛显减，近半月发作 3 次，每次发作持续几秒，近半月未含服硝酸甘油，余症及舌脉如前。继续以三诊方去仙鹤草，加益母草 30g、莱菔子 30g，14 剂，水煎服。

按：本例患者综合辨证为胸阳不振，气阴两虚，气陷血瘀。腑行先硬后软、时干时稀，则中气虚，其胸胃之阳气难拒上乘之痰饮阴邪，故有胸痛、憋闷之上逆证候。是方用瓜蒌、薤白以交心肾之气，用桂枝行心气以解瘀留，加枳实、厚朴以疏中焦之脉，则经脉通而胸痹解矣。时有胸痛彻背、睡眠时有憋醒，与瓜蒌薤白半夏汤相得益彰。该患者口渴多饮、但头汗出、耳鸣如蝉、舌质嫩红中裂，均为气阴两虚之征，当用生脉散养阴益气以复脉。

此外，方中加味黑附片、炙甘草，与桂枝、莪术相伍，取"甘草附子汤"意，以温阳祛瘀；加白蒺藜理气解郁而散结，仙鹤草调补气血而增力，红景天益气活血而通脉，香加皮强心利尿而抗心衰。

（陈 辉 整理）

冠脉多支病变（瓜蒌薤白半夏汤合升陷祛瘀汤、消瘰丸）

马某，男，60 岁。

主诉：间断胸痛、伴胸闷憋气 6 年。

现病史：患者于 2012 年时，饭后出现胸骨后钝痛，伴胸闷憋气、持续 5 分钟，休息后缓解，就诊于首都医科大学附属北京安贞医院，诊为"冠心病、不稳定型心绞痛，高血压"。予抗血小板聚集、降脂、平稳控制血压、改善心肌血供治疗，症状缓解后出院。2013 年再次因胸骨后钝痛伴胸闷憋气、大汗，就诊于首都医科大学附属北京安贞医院。心脏彩超示左室节段性运动异常，左室增大，EF 39%。BNP 1 750pg/L。冠状动脉造影检查提示左前降支（LAD）中段完全闭塞，右冠状动脉（RCA）近端完全闭塞（图 3-1-1）。建议行冠状动脉搭桥治疗，遂转入本院心外科，经评估后认为患者血管条件不适合行冠状动脉搭桥术,建议内科保守治疗。出院后,患者规范服用冠心病二级预防药物,但仍有胸闷、憋气、心悸等症状发作,不能缓解,遂转来我院门诊治疗。

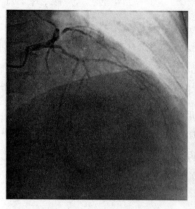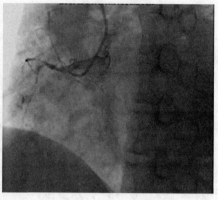

图 3-1-1　2013 年冠脉造影

2015 年 3 月 9 日首诊：患者胸闷憋气反复发作,活动后症状加重。近半年有夜间憋醒,伴有心悸、气短,坐起后或含服丹参滴丸后症状可缓解。恶寒,自汗、盗汗,乏力、疲倦,仅能步行 20m。脉弦滑、寸弱,舌质暗、苔腻少津。

西医诊断：不稳定型心绞痛,高血压。

中医辨证：气虚血瘀,痰瘀互结。

治法：升陷祛瘀,豁痰通络,软坚散结。予瓜蒌薤白半夏汤合升陷祛瘀汤、消瘰丸加味。

全瓜蒌 30g	薤白 30g	法半夏 30g	炙甘草 10g
生黄芪 30g	山茱萸 15g	知母 20g	三棱 15g
莪术 20g	桔梗 10g	柴胡 10g	桂枝 10g
益母草 30g	白蒺藜 15g	水蛭 10g	生牡蛎 30g
浙贝母 15g	玄参 15g		

14 剂,加黄酒 100ml 煎服,每日 1 剂。

2015 年 3 月 23 日二诊：胸闷、心悸、气短改善,夜间憋醒未再发作。自汗、盗汗、恶寒症状均较前有减轻,偶有反酸,脉寸弱、短滑。上方去牡蛎,加煅瓦楞 60g、红景天 30g、香加皮 3g。

2015 年 4 月 9 日三诊：胸闷、心悸、气短基本好转,亦无夜间憋醒。运动耐量较前增加,初次就诊前只能步行 20m,现在可以步行 100m,脉沉细短滑。原方巩固,上方去益母草,加仙鹤草 30g、灵芝 6g、黄柏 10g、楮实子 30g、枳椇子 30g、威灵仙 15g,生黄芪加至 40g。

2015 年 4 月 23 日四诊:患者诉症状基本缓解,自汗、盗汗十去其八,体力较前明显增强,散步可行 2 500~3 000m 亦不觉胸闷、气短。已恢复全天工作。脉细短滑、右尺弱,舌质暗、苔腻根黄厚腻。效不更方,继续原方巩固。

此后患者每 2 周就诊 1 次,治疗总原则不变,根据患者就诊时的伴随症状微调药方。患者于 2018 年 1 月 9 日在我院行冠脉造影,显示主左干(LM)未见狭窄,LAD 近段狭窄 50%,中段以远完全闭塞,TIMI 血流 0 级,可见自身桥侧支向前降支远段提供侧支循环,对角支近段狭窄 70%;RCA 近段以远完全闭塞,TIMI 血流 0 级,可见间隔支向其远段提供侧支循环(图 3-1-2)。与 2013 年的冠脉造影结果比较,LAD、RCA 闭塞的血管皆出现了比较丰富的侧

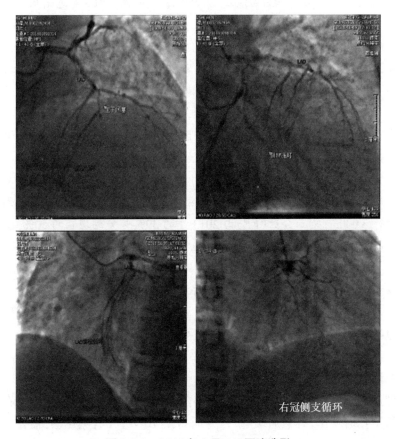

图 3-1-2　2018 年 1 月 9 日冠脉造影

支循环提供血供。心脏彩超示左室节段性运动异常，左室收缩功能减退（EF 50%）、舒张功能减退（Ⅱ级）；左室扩大，左房稍大；室间隔基底段稍厚；主动脉瓣硬化并轻度反流；二尖瓣、三尖瓣轻度反流。BNP 680pg/L。

按：目前的研究显示，良好的侧支循环可恢复提供相当于该支冠脉狭窄时 90% 的血供，它的开放为阻塞血管所分布的心肌提供血供，为此可防止冠脉急性闭塞时发生心肌梗死，保护左室功能，改善患者的远期预后。

冠脉建立侧支循环的血管来源有二：自身冠脉侧支血管的扩张（血管形成）和新血管的生成（血管新生）。血管新生已成为目前世界医学领域的热点课题。深入研究血管新生的内在机制以及开发有效的血管新生药物，必将有益于心血管疾病的防治。中医药益气活血、祛瘀生新等许多治疗法则以及临床的有效性，也为中医药血管新生的研究提供了理论和临床依据。"祛瘀生新"是临床应用广泛的中医治疗法则，历史源远流长。它的理论核心是"瘀血不去，新血不生"。通过"祛除瘀血，疏通经络""调畅气机，流通气血""营养组织，促进新生"三方面，达到祛瘀血，生新血、新络及新物的目的。同时，祛瘀是生新的前提，生新是祛瘀的基础。它们是相互促进、紧密联系的两个方面。

本例患者中药治疗以瓜蒌薤白半夏汤、升陷祛瘀汤及消瘰丸为主加味，诸药合用，使大气得充，气陷得举，祛瘀生新，气血通行，通则不痛。瓜蒌薤白半夏汤行气涤痰，通阳散结；煎法遵古炮制，酒为重要的有机溶剂，可以使药物中的更多有效成分发挥作用。该患者长期坚持服用中药汤剂近 3 年之久，复查冠脉造影提示之前已闭塞的血管建立了丰富的侧支循环，对其生存质量的提高起到了重要的作用。由此可见，祛瘀生新对该患者侧支循环的建立及微循环血供的改善起到了非常重要的作用，患者的运动耐量由原来只能步行 20m，到现在可以步行 3 000m；射血分数（EF）由 2013 年的 39% 恢复到现在的 50%，BNP 由治疗前的 1 750pg/L 降至治疗后的 680pg/L，心功能基本正常，可以从事全天正常工作。经方与时方合用可能有治疗性血管新生作用，有助于梗死区新生血管的形成和侧支循环的建立，对改善缺血存活心肌的低灌注状态将起重要作用。

（顾 焕 整理）

冠心病多支病变（升陷祛瘀汤、瓜蒌薤白半夏汤合乌头赤石脂丸）

孙某，男，34 岁。

主诉：阵发性胸痛 3 个月余。

现病史：患者 2017 年 5 月起发作心前区压榨性疼痛，3~5 次 /d，均在进餐或劳累紧张后发作，休息后缓解，严重时持续 10 分钟，有濒死感，需要含服硝酸甘油，最多时每日需服 5 片。2017 年 6 月 2 日冠脉造影显示前降支中段狭窄60%,远端狭窄70%,右冠中间支近端狭窄95%。患者拒绝介入治疗。服用波立维(硫酸氢氯吡格雷片)、合心爽(盐酸地尔硫䓬片)、阿托伐他汀钙等药物治疗,胸痛不再剧烈,但仍频繁发作。

既往史:高血压病史2年,糖尿病病史2年,未规律服药。糖化血红蛋白12.2%。

2017年8月14日首诊:患者发作性压榨样胸痛,快走仅100~200m即可引发,持续1~2分钟,伴气短乏力,出汗,面色青,近1周运动后剧烈疼痛1次,痛引后背和左手指,休息后缓解。体型高大略胖,怕热,多汗,口干,大便偏稀,一日1~2次,小便正常,纳可眠可。BP 142/92mmHg。舌质淡紫胖,苔白腻(书末彩图4),脉沉细短,右关尺弱。

西医诊断:不稳定型心绞痛,高血压,糖尿病。

中医辨证:大气下陷,阴寒内盛,痹阻胸阳。

治法:益气升陷,散寒通阳,化痰祛瘀。予升陷祛瘀汤合瓜蒌薤白半夏汤加减。

生黄芪30g	知母20g	升麻10g	柴胡10g
桔梗10g	三棱10g	莪术15g	党参15g
山茱萸15g	益母草30g	瓜蒌30g	薤白30g
法半夏30g	附子15g^{先煎1小时}		

14剂,加黄酒100ml煎服,每日1剂。

2017年8月28日二诊:近2周胸痛发作2次,疼痛程度较前减轻(十去其六),无须含服硝酸甘油,持续时间短,出汗减,眠可。大便不成形,次数增多。脉沉细短,舌淡苔白腻。BP 133/83mmHg。上方可耐受,遂合乌头赤石脂丸、薏苡附子散峻逐阴寒,增党参为30g,加制川草乌各10g(加蜂蜜先煎1小时)、干姜10g、川椒10g、赤石脂30g、炒薏苡仁30g,加黄酒150ml。14剂。

2017年9月11日三诊:近2周胸痛发作2次,疼痛程度改善明显(又减半),原行走100~200m即胸痛,现在可行走1 000m。脉沉细短微,舌淡暗、有齿痕,苔根黄厚腻。BP 121/78mmHg。调整方药如下:

制川草乌各15g	黑顺片20g^{加蜂蜜先煎1.5小时}	生黄芪40g	知母20g
莪术20g	干姜20g	水蛭10g	

14剂,水煎服,每日1剂。

2017 年 9 月 25 日至 2018 年 10 月 22 日：半个月复诊 1 次，胸痛 1~2 次 / 半月，程度轻，十去其八，未服硝酸甘油。糖化血红蛋白 8.0%。乌头、附子最大剂量总计 70g，其中川草乌各 20g、附子 30g；合用生脉饮，加僵蚕 30g、天花粉 30g、鸡内金 15g。

2018 年 11 月 6 日至 2019 年初：半个月到 1 个月复诊 1 次，一口气可上八楼，未发作胸痛，改 2 剂药吃 3 天，后又减为 1 剂药吃 2~3 天。

2019 年 2—4 月，未服中药，剧烈运动未引发胸痛。

按：患者冠心病多支病变，严重狭窄，并且心绞痛发作频繁，已符合介入术适应证。患者选择保守治疗，规范服用西药，但日常生活仍明显受限，而加用中药治疗后，症状明显缓解，剧烈运动亦未引起胸痛。

患者饱食、运动或紧张后发作胸痛，程度剧烈，有濒死感，面色青，汗出，结合舌紫暗胖大苔白腻，脉沉细短、右关尺不足，辨证为大气下陷，阴寒内盛，胸阳痹阻。气、血、水相互关联，阳气不足则无力推动血行，血行不利又可导致水饮痰湿内停，水瘀内结又进一步导致气化不利，欲各个击破则顾此失彼，即单一益气或温阳、化瘀、豁痰均难取效，因而复方合治是取效关键。治疗主方为升陷祛瘀汤、瓜蒌薤白半夏汤合乌头赤石脂丸。胸痹心痛之病机为"阳微阴弦，即胸痹而痛"，"所以然者，责其极虚也"，其中既有大气下陷，又有阴寒上乘之病机。正如喻嘉言所论"大气一衰，则出入废，升降息……《金匮》独窥其微，举胸痹心痛短气，总发其义于一门"。升陷祛瘀汤，使"大气一转，其气乃散"，又合瓜蒌薤白半夏汤，以通阳祛痰。该患者剧烈疼痛，伴面青汗出，体现"阴寒凝滞"，且程度远过于痰浊阻遏阳气的痞塞闷痛，故应用乌头赤石脂丸。该方一派辛热助阳之药，疗"浸浸乎阳光欲息"，而赤石脂"安和心气，温涩调中，收敛阳气，使寒去而正不伤"。然乌头赤石脂丸属虎狼之剂，因而用之须有节、有度，首诊以附子 15g 先行，效果明显，出汗亦减，且无不适；二诊方用乌头赤石脂丸全剂，并遵古法煎煮，乌头、附子加蜂蜜先煎 1 小时，以制约缓和之。经过治疗，心绞痛显著改善，活动不受限制，且无不良反应；冬季服药间断 2 个月亦未出现不适，随访至今，病情平稳。

本案尚有鉴别难点，患者口干、怕热、自汗，似内热之证，大异于乌头附子证"不渴、汗出、畏寒"。此乃瘀血之证，"如热状，烦满，口干燥而渴"，而其舌"其脉反无热"，"此为阴状，是瘀血也"。

胸痹心痛往往气血水共病，如上所述，温阳、豁痰之法多并行合方，因而一方中瓜蒌薤白剂之瓜蒌、半夏，与温阳之乌头、附子不可避免，虽有十八反之忌，但有斯证即用此药，不必拘泥。况《金匮要略·腹满寒疝宿食病脉证治》之赤丸（茯苓、细辛、乌头、半夏），乌头、半夏同用有验在先，更可效法。

（李　进　整理）

四、心肌梗死

心肌梗死后心绞痛（升陷祛瘀汤合瓜蒌薤白半夏汤）

张某，女，77岁。

主诉：心前区疼痛反复发作15年，发作加重5小时。

现病史：患者1998年始无明显诱因出现心前区疼痛，含服硝酸甘油可缓解，1999年于我院行冠脉造影示"冠状动脉粥样硬化性心脏病，严重三支病变"，遂行冠状动脉搭桥术。术后长期规律服用氯吡格雷、单硝酸异山梨酯缓释片、盐酸曲美他嗪，偶有因劳累而出现心前区疼痛，含服硝酸甘油后可缓解。2013年11月4日出现呼吸道感染症状，后突发胸痛伴呼吸困难、心悸大汗，放射至左侧颜面部、压榨性、程度剧烈、持续不缓解，自服硝酸甘油、速效救心丸后可部分缓解。查全血肌钙蛋白I 0.65ng/ml，心电图胸导联广泛ST-T改变。诊断为"急性非ST段抬高心肌梗死"收入CCU。后病情平稳由CCU转入我科，仍然发作心绞痛频繁。再请西医心内科会诊：患者冠脉病变重，药物治疗效果有限，必要时可复查冠脉造影，但行PCI已难以实施。先以养阴、行气、活血、止痛法治疗，效果不显，后改投益气养阴法，亦不佳。

既往史：高血压病史22余年；阵发性心房颤动病史7个月余；糖尿病病史17年；慢性支气管炎病史60余年；慢性萎缩性胃炎病史40余年；十二指肠溃疡病史7年余；高脂血症病史4年。

2013年12月25日首诊：患者神疲短气，胸痛每日发作数次，而且在静息状态下即可发作，范围为广泛前胸疼痛，向背部、肩部放射，疼痛剧烈，伴大汗，心悸，心率可达100次/min，每次发作均需服用硝酸甘油（8片/d）方能缓解，基本无生活自理能力。舌质淡暗，苔腻，舌下脉络迂曲紫暗，脉短滑数。

西医诊断：急性非ST段抬高心肌梗死，高血压，心房颤动，糖尿病，高脂血症。

中医辨证：气陷血瘀，痰瘀互结。

治法：升陷祛瘀，化痰通阳。予升陷祛瘀汤合瓜蒌薤白半夏汤加减。

瓜蒌60g	薤白30g	姜半夏30g	山茱萸15g

柴胡 10g	醋三棱 15g	醋莪术 20g	知母 20g
升麻 10g	生黄芪 30g	桂枝 15g	生牡蛎 30g
生龙骨 30g	炒白蒺藜 15g		

5 剂，加黄酒 100ml 煎服，每日 1 剂。

患者服药后，症状明显缓解。住院期间未再发作心绞痛。夜间可平卧。患者主动要求继续服用原方，故效不更方，后续住院期间续服本方 10 剂，且出院后继续服用本方。后近 3 个月未再住院（以往平素患者平均 1 个月就要住院 1 次）。

按：本患者是典型的冠心病三支病变，已于 15 年前即行搭桥术。术后虽然病情一度缓解，但近年以来病情持续恶化。2013 年一年内即出现 4 次急性非 ST 段抬高心肌梗死，反复住院，至今已在本院住院 30 余次，且患者同时患有高血压、阵发性心房颤动、2 型糖尿病、慢性支气管炎、慢性萎缩性胃炎、十二指肠溃疡、高脂血症等多种疾病，且高龄，因此心内科认为无法行介入治疗，只能保守治疗。病情疑难危重。在长期的治疗过程中，西医治疗能使用的方法已用尽，病情仍然不能控制。张仲景在《金匮要略》中已经总结出阳微阴弦的理论基础。阳微阴弦在对胸痹的本质上强调的是两个方面，即"阳微"和"阴弦"。阳微乃正气不足，而阴弦则是阴邪太盛。但在《金匮要略》中给出的治疗方剂中，则多以治疗阴弦为主，且尤重于化痰。在"阴弦"中，痰浊并不是唯一主导因素，但我们不能苛求古人，虽然血瘀滥筋于《黄帝内经》《伤寒杂病论》，但自成体系还是在清代王清任、唐容川之后的事。所以在近两千年前的汉末，在活血化瘀方面的认识毕竟不如后世深刻。在《金匮要略·胸痹心痛短气病脉证治》中给出的方剂中，活血化瘀治疗相对匮乏，仅"白酒"一味有活血之功。经考证，"白酒"为现在的家酿米酒，度数在 10% 以下而已。升陷祛瘀汤是根据张锡纯《医学衷中参西录》中的升陷汤，而加祛瘀利水之品而成。组成及方义在之前医案多有述及，在此不赘述。但其优势正是经方之不足，不仅解决了"阳微"的问题，而且在"阴弦"方面也独有建树，扩大了治疗面。既然本病以虚实夹杂、本虚标实为特征，故本案将经方与时方有机结合，正好能达到标本兼治之功。究其根源仍然是应抓住疾病的重点、根本病机。故准确辨证之后，施治才能有的放矢。患者自己也表示，最近一段时间是病情好转最明显的时候，并且主动要求继续服用，乃至出院后继续带药。

（柳翼 整理）

急性心肌梗死伴化脓性扁桃体炎高热（大柴胡汤）

刘某，男，28岁。

主诉：胸背痛半个月，咽痛，发热3天。

现病史：2019年10月26日因生活作息不规律出现背部持续闷痛，未予重视，未就诊。2019年10月29日凌晨背痛症状明显加重，胸部烧灼感，恶心、呕吐、呼吸困难、冷汗淋漓，持续约1小时。于朝阳急救中心查心电图提示"急性心肌梗死"。超声心动图示室间隔运动幅度减低；左心功能减低。行冠脉造影显示冠状动脉前降支巨大动脉瘤致心肌梗死，予球囊扩张术后症状缓解，仍有间断心前区隐痛。

既往史：结节性红斑病近2年，陈旧性左侧肋骨骨折。

2019年11月11日患者诉咽痛，查体温38.5℃，脉搏87次/min，扁桃体Ⅰ度肿大、充血。化验：TNT 0.123ng/ml。血常规：白细胞计数12.7×10⁹/L，中性粒细胞百分比72.7%，单核细胞总数1.24×10⁹/L，血小板计数364×10⁹/L；快速C反应蛋白13.74mg/L。对症治疗予吲哚美辛栓30mg纳肛、洛索洛芬钠60mg口服退热。体温最低降至37.7℃，稍后体温则继续升高。

2019年11月12日体温最高升至39.5℃，血培养、7项呼吸道病原体（甲型流感病毒、乙型流感病毒、副流感病毒、呼吸道合胞病毒、腺病毒、支原体、衣原体）核酸检测均未见异常。查体见咽红充血，扁桃体Ⅲ度肿大。

2019年11月13日首诊：患者抗感染及解热镇痛药物治疗3天体温不降，午后寒战，最高体温达40.2℃，持续不退。家属紧张，急赴会诊。患者面红，寒热往来，咽干而痛，口苦，纳差，神委恍惚，语音低微，偶有恶心，大便3日未行，舌质红，苔黄腻，脉弦数。扁桃体Ⅲ度肿大，左侧脓栓显见，左颌下淋巴结肿大、压痛。查血常规：白细胞计数23.45×10⁹/L，中性粒细胞总数21.18×10⁹/L，单核细胞总数0.9×10⁹/L，快速C反应蛋白165.5mg/L。已用舒普深（注射用头孢哌酮钠舒巴坦钠）3g（每8小时1次）+阿奇霉素0.5g（每日1次）抗感染治疗第3天，体温不降反升。

西医诊断：急性非ST段抬高心肌梗死，化脓性扁桃体炎。

中医辨证：少阳热化，瘀毒内结。

治法：和解少阳，内泻瘀热，清热解毒。予大柴胡汤合普济消毒饮加减。

柴胡30g	黄芩20g	枳实15g	半夏15g
赤芍20g	大枣20g	生姜15g	生大黄20g
赤芍15g	炒僵蚕15g	薄荷6g	陈皮10g

马勃 5g　　　板蓝根 20g　　　升麻 5g　　　桔梗 6g

连翘 15g　　　玄参 20g　　　黄连 10g　　　黄芩 15g

牛蒡子 12g

3 剂，水煎服，每日 1 剂。

患者服上方半剂后，时有汗出，当晚体温降到 37.8℃，诉汗出适量，通体舒畅，咽痛明显缓解，且发热退而巩固，与西药解热发汗殊为不同。

11 月 14 日患者体温降至 36.3℃，此后体温未反复（图 3-1-3）。嘱患者汤剂减半服用 3 日，巩固疗效。

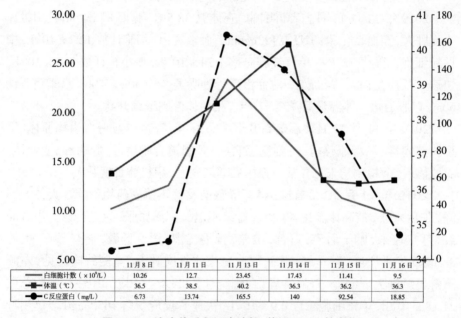

	11 月 8 日	11 月 11 日	11 月 13 日	11 月 14 日	11 月 15 日	11 月 16 日
白细胞计数（×10⁹/L）	10.26	12.7	23.45	17.43	11.41	9.5
体温（℃）	36.5	38.5	40.2	36.3	36.2	36.3
C 反应蛋白（mg/L）	6.73	13.74	165.5	140	92.54	18.85

图 3-1-3　治疗前后白细胞计数、体温、CRP 的变化

按：本案患者既往有化脓性扁桃体炎病史，平时因工作熬夜较多，2 周前因冠状动脉前降支近段巨大动脉瘤致急性心肌梗死，情绪低落，体力较差，受凉、发热后化脓性扁桃体炎反复。服用退热药汗出后体温最低降至 37.7℃左右，旋即升高，抗生素效果不佳。该患者口苦、口干，食欲差，寒热往来，属少阳证。但大便 3 日未行，舌质红，苔黄腻，脉数。此为"热结在里"，"伤寒十余日，热结在里，复往来寒热者，与大柴胡汤"下之则愈。

按《疡科心得集》云："夫风温客热，首先犯肺，化火循经，上逆入络，结聚咽喉，肿如蚕蛾，故名喉蛾。"西药舒普深、阿奇霉素抗感染治疗3天，无明显效果，遂选用上病下取之法，用生大黄通腑泻下，又"肺与大肠相表里"，故合普济消毒饮清热解毒。《素问·五常政大论》云："气反者，病在上，取之下；病在下，取之上。"普济消毒饮出自《东垣试效方》，主治大头瘟，清上焦毒邪，疏散上焦风热。两方合用，共奏清热解毒、疏风散邪之功，疗效显著。

患者急性心肌梗死急性期，瘀毒内结，但体质虚弱。本方以清解化瘀之生大黄20g同煎。现代医学研究发现，大黄久煎，游离型蒽醌类成分增加，而使泻下成分减少，副作用随之减弱，以更好地发挥大黄化瘀解毒的功效，适用于正气虚弱的患者。另大黄苦寒，"苦入心"，"以苦养心"。《金匮要略》："心气不足……泻心汤主之。"早有明示（可参阅上篇第三章第八节）。

（顾　焕　整理）

第二节　高　血　压

高血压（晕可平）

郭某，男，35岁。

主诉：头晕头胀1年。

现病史：患者诉2012年出现头晕头胀症状，偶测血压，发现血压升高（140/94mmHg）。此后多次测血压，波动在140~150/90~100mmHg。

2013年2月25日首诊：患者头晕头胀，乏力，与血压波动有关。腰痛，纳可，眠欠安，大便黏。两大腿内侧反复湿疹，发作时红、痒、脱屑。血压160/100mmHg。舌暗红、边尖红，苔根黄腻，脉滑。

西医诊断：高血压2级。

中医辨证：肝旺湿壅。

治法：平肝潜阳，清热利湿。予晕可平加味。

羚羊角粉1.2g	夏枯草20g	益母草60g	半夏30g
生代赭石60g	杜仲15g	川牛膝30g	苍术30g
黄柏15g			

7剂，水煎服，每日1剂。

2013年3月4日二诊：患者诉药后头胀痛略减，紧张、熬夜后后头胀。性情急躁，工作压力较大，易紧张。血压 150/100mmHg。舌暗红苔黄腻，脉弦滑。上方加强清利肝胆湿热之功：加龙胆 10g、钩藤 10g、土茯苓 30g、荷叶 30g。14 剂，水煎服。

2013 年 3 月 18 日三诊：患者头胀减未除。血压 130/85mmHg，波动渐平，乏力腰痛减，大便不成形，下肢湿疹较前好转。舌暗红，苔薄黄腻，脉细弦。上方去荷叶，加萆薢 30g。14 剂，水煎服。

之后以原方微作调整巩固。

2013 年 6 月 3 日四诊：诉续服前方近 3 个月，血压平稳，在 120~130/80~90mmHg。偶有熬夜后头胀。下肢湿疹反复，瘙痒、脱屑。现血压 130/85mmHg，舌暗，苔薄微腻，脉弦细滑。原方加清热利湿、凉血活血之品巩固。2 周后复诊，血压平稳，在 120~135/80~90mmHg。头胀痛未作。湿疹消退。停服中药。

随访至今，未服降压药，血压平稳，头晕头痛未再反复，湿疹亦消退。

按：现代生活节奏紧张，中青年本处于脏腑功能旺盛的阶段，但往往由于工作紧张繁忙、情志不遂，肝气不舒，或性情急躁、肝阳上亢，或过食肥甘厚味、多食少动，脾胃积滞，内生湿热，或起居失常、昼夜颠倒、耗伤肝肾，而引起高血压。故中青年高血压表现为虚实夹杂证候，而又以实证为主。针对中青年高血压的病机和发病特点，常选用自创的晕可平加减治疗。晕可平有平肝潜阳、化痰利湿之功，适用于治疗肝风夹痰上扰清窍之内耳眩晕症，以及肝旺痰阻型高血压。方由夏枯草、代赭石、法半夏、车前草 4 味药物组成。方中以代赭石为君，平肝潜阳、重镇降逆；夏枯草、法半夏为臣，夏枯草与代赭石相伍，共奏平肝降火之功，法半夏与代赭石相伍，共奏降逆蠲痰之效；车前草为佐，利水渗湿，清肝泻热。药味精简，配伍契合病机，故临床取效甚捷。在用于治疗高血压时，针对不同兼夹证候，可适当加减用药，如肝风上扰头晕痛显者，加羚羊角粉、钩藤平肝息风；肝肾不足腰酸痛者，加杜仲、桑寄生补益肝肾；脾虚湿盛便溏者，加苍术、白术、山药健脾燥湿；气血瘀滞者，加益母草、鬼箭羽活血利湿。常能使患者消除症状，较快控制血压。对于初发的高血压，可较长时间保持血压稳定，不必服用西药降压药。

本案患者长期精神紧张、饮食起居失常，肝旺痰阻证显，脾胃湿热相夹，故平肝潜阳的同时，还需顾护脾胃，健脾化湿、清利湿热。其湿疹反复，无论是西医学的精神因素相关理论，还是中医学的湿热毒邪浸淫肌肤理论，均是从不同视角解释了患者的病机病理。一方面嘱患者调整生活方式、放松情绪，一方面给予晕可平，加羚羊角粉平肝息风，加杜仲补肝肾，以益母草代替车前草活血兼利湿，并针对下肢湿疹伍用四妙丸及养血活血祛风之品，使肝阳得平、湿邪得化，气血调畅，头晕得复、肌肤得润，诸症自安。

本案患者首诊血压160/100mmHg，可诊为2级高血压，如按现行指南应立即服用西药降压药，并推荐联合使用2种降压药，但此例以纯中药治疗，始终未用西药降压药。对于这种中青年高血压，肝旺痰阻型颇为多见，以本方加味，从平肝化痰论治，不但临床症状缓解，且降压效果多较巩固，所以对中医治疗高血压要树立信心。

（贺　琳　整理）

高血压（二仙汤合晕可平）

赵某，女，54岁。

主诉：头晕昏沉2年。

2015年3月19日首诊：患者因发现血压波动2年余就诊，伴头晕昏沉，目胀，心烦，眠差多梦，口干口苦，咽部不适，纳可，小便调，大便排不尽感，已绝经2年，少腹部不适。平素血压波动于140~155/85~100mmHg，未曾服用西药降血压药物，时测血压150/100mmHg。舌质暗，苔黄腻，脉细短、两尺弱。

西医诊断：高血压2级。

中医辨证：肾中阴阳失调，虚火上炎，肝旺痰阻，冲任失调。

治法：平肝化痰，温补肾阳，滋阴泻火，调理冲任。予二仙汤合晕可平加味。

仙茅3g	仙灵脾10g	知母10g	黄柏10g
当归15g	巴戟天10g	夏枯草60g	法半夏30g
代赭石40g	车前子15g	白蒺藜15g	山茱萸10g

7剂，水煎服，每日1剂。

2015年5月28日二诊：血压渐达标，时测血压135/75mmHg，平素自测血压控制在130~135/75~85mmHg，口苦头晕均罢，痰少，头昏沉，目胀渐消，咽中似有痰阻。脉弦尺弱，苔薄根腻、质淡暗。以二仙汤合半夏厚朴汤调理善后。7剂，水煎服。后间断服药。2019年停药后随访血压仍正常。

按：该患者为围绝经期女性。围绝经期高血压是女性在绝经前后，由于卵巢功能的衰退，引起下丘脑-垂体-卵巢分泌轴的功能失调，出现以自主神经功能紊乱为主的症候群，属于神经性高血压，特点为血压随临床症状的加重而波动。

围绝经期高血压在中医学系统中，可以归属为"绝经前后诸证"的范畴。

在女性七七经断之年，肾气衰竭，天癸将绝，冲任虚损，精血不坚，阴阳失调而出现各种症状；真阴亏损，阳失潜藏，可出现血压升高、头昏、目眩等症状；阴亏火旺则可见心烦易怒、情志异常、失眠健忘、潮热汗出等症状。

具体该患者，除上诉围绝经期高血压症状表现外，尚见头昏沉，目胀，眠差多梦，口干苦，苔黄腻，小腹不适等肝阳亢盛夹痰上阻的表现。故综合辨证为肾中阴阳失调，虚火上炎，肝旺痰阻，冲任失调。处方以二仙汤合晕可平加减，以调理冲任，温补肾阳，滋阴泻火，平肝化痰。

二仙汤为20世纪50年代，由海派名医张伯讷教授针对围绝经期高血压在临床中反复筛选验证研制而成，针对阴阳俱虚于下而又有虚火上炎的证候热点而设。该方由6味药物组成：仙茅、仙灵脾、巴戟天、知母、黄柏、当归。其中，仙茅、仙灵脾为君，巴戟天为臣，三者性温而不燥，具有补肾壮阳之功；知母、黄柏为佐，性寒而入肾经，泻火坚阴；当归为使，温润而补血和血。方中辛温与苦温并用，壮阳与滋阴并举，温补与寒泻同施，特点在于温而不燥，寒而不凝滞，补而不温热，强肾而无燥热之偏，益精而无凝滞之嫌。全方温肾阳、补肾经、泻相火、滋肾阴、调理冲任、平衡阴阳，使围绝经期高血压诸症自除。

与晕可平合用，则调理冲任，温补肾阳，滋阴泻火，平肝化痰。加白蒺藜疏肝解郁，山茱萸补益肝肾，共助敛肝潜阳之功。

此例亦为单纯中药降压，不但症状大部解除，血压也达标，且平稳。核心为整体辨证，既有肾阴阳不足，又兼肝旺痰阻。个体化治疗是中医诊疗的优势，与当下的"精准医学"一致，可见中医理论体系虽古老，但很前卫。

（朱婷婷　整理）

高血压（羚角钩藤汤合当归六黄汤）

徐某，女，62岁。

主诉： 头晕头胀14年，加重2年。

2014年3月3日首诊： 患者头晕头胀14年，高血压经治始终不能达标，即刻血压160/105mmHg。入睡困难，多梦，易醒，每夜1~3小时，经多种治疗，效果不显，自汗、盗汗明显，可湿衣被，手抖，腿酸，口干，多饮，纳可，二便调。脉弦滑，苔白腻，质暗。

既往史： 糖尿病14年，每日注射胰岛素40U，血糖控制可。

西医诊断： 高血压2级。

中医辨证： 阴虚火旺，肝风夹痰。

治法： 滋阴化痰，凉肝息风。予羚角钩藤汤合当归六黄汤加减。

羚羊角粉 1.2g^{冲服}	钩藤 15g	菊花 15g	桑叶 15g
鲜地黄 10g	浙贝母 15g	赤芍 15g	竹茹 15g
茯苓 15g	熟地黄 15g	黄柏 15g	黄芩 15g
生黄芪 15g	苦丁茶 15g	川牛膝 30g	生石决明 30g
车前草 30g	法半夏 30g	煅牡蛎 30g	当归 15g

7 剂，水煎服，每日 1 剂。

外用五倍子 30g、琥珀 1.5g，研末外敷肚脐。

西药控制血压：海捷亚（氯沙坦钾 50mg/ 氢氯噻嗪 12.5mg）1 片，每日 1 次；琥珀酸美托洛尔缓释片 47.5mg，每日 1 次。

2014 年 4 月 3 日二诊：上方稍事加减治疗 1 个月，血压下降至 145/90mmHg，睡眠显著改善，夜寐可达 5~6 小时，自汗、盗汗明显缓解，手颤、麻缓解，脉弦滑，苔白微腻，质胖大、暗。继用上方加减 14 剂善后。

2015 年 2 月，患者因其他不适来诊，称自 2014 年 3 月服药后近 1 年睡眠好，原述诸症安。

按：该患者老年女性，高血压，失眠多年，入睡困难，睡眠时间短，睡眠质量差。患者平素性格喜动喜热闹，自诉为"闲不住，有活力散发不出去"。《灵枢·口问》中对睡眠的论述为："阳气尽，阴气盛，则目瞑；阴气尽而阳气盛，则寤矣。"该患者素体阳盛可知，阳气亢盛不能入于阴，则失眠。患者头晕头胀、血压高控制不佳、脉弦滑为肝阳亢盛之象，手抖为肝阳化风见症，辨证属于肝阳亢盛，治当凉肝息风为主，方选羚角钩藤汤加味。

羚角钩藤汤出自清代俞根初所著《通俗伤寒论》，称"凉肝息风法"。原为邪热传入厥阴，肝经热盛，热极动风，神昏抽搐而设。《黄帝内经》中"风"无内外之分，至明代《景岳全书》提出"内风"，并认为与气、血、痰三者有关。纵览该方，以凉肝息风为主，配伍滋阴、化痰、安神之品，标本兼治。羚角钩藤汤原方中羚羊角凉肝息风；钩藤清热平肝，息风解痉，共为君药；配伍桑叶、菊花清热平肝，以加强凉肝息风之效，用为臣药。风火相扇，最易耗阴劫液，故用鲜地黄凉血滋阴，白芍养阴泄热、柔肝舒筋，二药与甘草相伍，酸甘化阴，养阴增液，舒筋缓急，以加强息风解痉之力；邪热每多炼液为痰，故又以川贝母、鲜竹茹清热化痰；热扰心神，以茯神木平肝宁心安神，以上俱为佐药。甘草兼调和诸药，为使。

另，患者自汗、盗汗明显，可湿衣被，耗津伤阴，更加影响睡眠，故取当归六黄汤与上方合用，滋阴清热，固表止汗。方用生熟地黄等药滋阴，黄芩、黄柏泻火，黄芪补气固表止汗，煅牡蛎敛阴止汗。

在该病的诊治中,立足辨证论治之本,适当结合现代医学研究,内服外用同治,配合应用西药控制血压,故能取得良好的效果。

（朱婷婷 整理）

高血压（镇肝熄风汤）

董某,女,63岁。

主诉: 头晕10天。

2005年6月9日首诊: 患者近10日头晕,伴腰痛拒按,面黄,舌略红,苔薄黄,脉弦、左尺弱。BP 150/90mmHg。

既往史: 冠心病。

中医诊断: 高血压,冠心病。

中医辨证: 肝肾阴虚,肝阳上亢。

治法: 滋阴潜阳。予镇肝熄风汤加减。

生代赭石40g	炙龟甲30g	天冬10g	牛膝30g
生龙骨40g	生牡蛎40g	茵陈10g	生麦芽30g
玄参15g	全瓜蒌30g	杜仲15g	川楝子15g

7剂,水煎服,每日1剂。

2005年6月16日二诊: 头晕显著减轻,腰痛消失,时有胸痛彻背,舌略红,苔薄黄,脉弦、右尺弱。上方炙龟甲减至15g,加薤白10g、枳实10g、半夏10g,7剂,每日1剂。另加倍他乐克12.5mg,每日3次。

2005年6月23日三诊: 头晕消失,胸痛未作,苔白腻,脉沉弦滑,舌紫,BP 125/75mmHg。继用上方巩固治疗。

按: 头晕、腰痛为肝肾阴虚、虚阳上越之象,予镇肝熄风汤加减有效;同时伴胸痛彻背之胸痹,辨证为胸阳不振,痰浊阴寒邪气聚于心胸,闭阻血脉,故大剂滋阴之时,宜顾护心阳,可与瓜蒌薤白剂同用,两证并治。

（李 格 整理）

附:低血压病案

原发性直立性低血压（二仙汤）

高某,男,72岁。

主诉: 反复发作性晕厥4个月。

2012年11月19日首诊: 患者诉每于由坐位到直立时易发,无明显先兆,突发意识丧失,面色苍白,数分钟可自行缓解,不伴有肢体抽搐、二便失禁和舌咬伤。发作间期有健忘、自汗、盗汗、烘热,双手震颤,有黏痰,乏力易倦,夜尿3次,便秘、3日1行。查:BP 140/90mmHg,立位110/70mmHg,苔白腻根厚,质暗、胖大,脉弦滑。

体格检查:神清、语利,脑神经无异常,四肢肌力5级,肌张力正常,双手静止性震颤,深浅感觉正常,龙贝格(Romberg)征阴性,共济稳准,病理征阴性。

辅助检查:头MRI示脑白质变性,脑萎缩。

西医诊断:原发性直立性低血压。

中医辨证:肝肾精血亏虚。

治法:滋补肝肾,息风祛痰。予二仙汤加减。

仙灵脾10g	仙茅3g	知母15g	黄柏15g
当归90g	巴戟天10g	山茱萸30g	白芍90g
生黄芪30g	桔梗10g	三棱12g	莪术15g
半夏15g	怀牛膝10g		

14剂,水煎服,每日1剂。

另以五倍子粉60g、琥珀粉1.5g共研细末,分次敷脐。

2012年12月3日二诊:患者诉便秘、自汗改善,余症同前。查:坐位BP 125/88mmHg,苔薄水滑,质胖大,脉沉滑。效不更方,上方加潼白蒺藜各15g、决明子20g,半夏加至30g,莪术加至20g,14剂。五倍子粉60g、琥珀粉1.5g共研细末,分次温水调匀,敷脐。

2012年12月17日三诊:患者面烘热瘥,震颤显减,余症同前。查:坐位BP 135/90mmHg,苔薄腻,质紫暗,脉沉细滑。处方:上方生黄芪加至60g,加桑叶30g、火麻仁30g,14剂。

2012年12月31日四诊:患者由坐位起立时偶有头晕,晕厥未再发作,仍自汗、盗汗。查:BP坐位120/85mmHg,立位115/80mmHg,苔薄腻,质暗、胖大,脉沉细滑。

生黄芪80g	升麻10g	柴胡10g	桔梗10g
知母20g	莪术20g	三棱15g	白蒺藜15g
桑叶60g	火麻仁30g	全瓜蒌40g	薤白30g
生牡蛎30g			

14剂,水煎服,每日1剂。

2013年1月14日五诊：患者晕厥未作，偶头晕。查：BP坐位130/79mmHg，立位118/77mmHg，舌脉同前。效不更方，上方全瓜蒌加至60g，加决明子30g、当归90g、白芍90g。14剂。

随访11个月，病情稳定，晕厥未再发作。

按：此患者老年男性，隐性起病，已达到直立性低血压的诊断标准。结合出汗异常、便秘、夜尿频的症状，均提示自主神经功能受损。双手静止性震颤提示锥体外系受损，不排除黑质或苍白球病变。症状进行性加重，考虑神经系统变性疾病可能性最大。神经系统变性疾病的实质是神经系统某些部位的神经元进行性凋亡消失，是神经系统的"不治之症"。患者肝肾精血不足、脑髓失养，肾气不固，有夜尿频多为证，烘热、自汗、盗汗为阴虚内热；精血同源，肾精不足，则肝血不充，肠道津枯，便秘；血虚生风，故双手震颤。另，头为诸阳之首，"其神昏健忘等，大气因下陷，不能上达于脑，而脑髓神经无所凭借也"（《医学衷中参西录》）。《素问·阴阳应象大论》曰："壮火之气衰，少火之气壮；壮火食气，气食少火；壮火散气，少火生气。""大气"由少火发生，今肾阴阳两虚，气陷之势难免有气虚下陷、痰湿阻滞之象：乏力易倦、有黏痰、苔白腻根厚，脉弦滑。总之，病机为肝肾不足，气陷阴虚为本，风痰夹瘀上扰为标。治以滋补肝肾，息风祛痰。肝为枢机之关键。方中知柏清虚热；柔剂阳药仙茅、仙灵脾、巴戟天，以及山茱萸补肾；重用当归、白芍养血平肝，取治风先治血，血行风自灭之意；生黄芪、桔梗升提下陷之气；三棱、莪术祛瘀；半夏祛痰。二诊时已初显其效，遂加蒺藜、决明子，加强肝的枢机作用。经近2个月的治疗，患者的坐立位收缩压差只相差12mmHg，晕厥已不再发作，生活质量显著提高。

对于西医治疗困难的神经系统疑难病，如果辨证准确、治疗恰当，中医药可显示出独特的优势。对于此案应注意，虚实、气血、升降、寒热的辨证关系是治疗的要诀。

（徐 敏 整理）

第三节 心力衰竭

冠状动脉搭桥术后难治性心力衰竭（温阳升陷汤）

唐某，男，68岁。

主诉：胸闷喘憋反复发作10年余，加重半个月。

现病史：患者 2005 年时无明显诱因于睡眠中感胸闷、喘憋，伴背部及左肩酸痛，恶心、出冷汗。就诊于外院行冠状动脉造影，示前降支开口闭塞，右冠远端闭塞。诊断为"急性前间壁心肌梗死、急性心力衰竭"。后于心外科行左前降支、右冠终末支、对角支三支搭桥术，术后规律服用阿司匹林、辛伐他汀、单硝酸异山梨酯片及呋塞米等药物。2015 年 5 月初，患者再次在安静状态下喘憋气促，夜间不能平卧，伴汗出、口唇发绀，偶有下肢水肿。现为求进一步治疗，于 2015 年 5 月 25 日收入我科。

既往史：慢性阻塞性肺疾病，高尿酸血症。

2015 年 6 月 3 日首诊：患者面色萎黄，喘憋气促，夜间不能平卧，伴出汗、口唇发绀，咳嗽，咳白色泡沫痰，乏力，双下肢水肿，无胸痛。纳呆，睡眠较差，小便量少，大便日行 1 次。舌紫暗有瘀斑，苔薄白，脉沉细短滑。尿量 1 600ml/d 左右，入量在 2 200ml 左右。肌酐 203.5μmol/L。西药治疗效果不显。

西医诊断：慢性心力衰竭急性加重，陈旧性心肌梗死，慢性阻塞性肺疾病。

中医辨证：心肾阳虚，气陷血瘀。

治法：升陷祛瘀，温阳利水。予温阳升陷汤加减。

附子 30g	苍术 15g	白芍 15g	生姜 20g
茯苓 30g	生黄芪 40g	三棱 15g	莪术 20g
山茱萸 30g	红参 15g	炙甘草 15g	炮姜 10g

5 剂，水煎服，每日 1 剂。

患者服药后次日尿量达到 4 500ml，再次日 3 300ml。体重从 55kg 下降到 50kg。喘憋明显好转，夜间可平卧，肌酐也下降到 101μmol/L。遂出院随诊。

按：本患者冠状动脉粥样硬化性心脏病，陈旧性心肌梗死 10 余年。三支病变搭桥术后。近年来多次在本科住院治疗，为典型的难治性心力衰竭。住院期间虽然使用多种利尿剂（静脉应用托拉塞米 20mg 入壶，口服呋塞米 20mg），但效果仍然不明显。考虑其为全心衰竭，而以左心衰竭为重。在利尿作用不显的情况下，同时辨证应用中药，往往可以使尿量增加，发挥更大利尿作用！这其中，蕴含了中医从人体整体调治，改善机体内环境的优势。

该患者为冠状动脉狭窄搭桥术后，搭桥 3 根。冠状动脉已不循常道，另辟蹊径。中医认为是"血行失度"。故以祛瘀化浊为第一要务。这是区别于一般心衰的重要理念。但治疗上结合个体，除常见之气陷血瘀外，真阳虚竭是本案的又一特征。此患者阳虚水泛之证明显，因此当以真武汤外加参附汤，振奋心肾之阳，行气化阴利水。《黄帝内经》言："心者，君主之官也。""心为阳中之太阳。""天运当以日光明。"反复强调了心阳对于机体生理功能的重要性。必须应用大量附子以振奋心肾之阳，舌紫并非均血瘀，阳虚寒凝也可见。附子饮片本身就是经过炮制加工（盐卤、黄糖）而成，毒副作用已消除大半，煎煮时先煎也可减小其毒性。《伤寒论》中真武汤应用附子就是一枚，有学者认为大约也有60g。李可老前辈"破格救心汤"可资学习。

此外，患者咳吐白色泡沫痰，亦是上虚不能制下的甘草干姜汤证。此为使用大剂量甘草、炮姜、附子的重要指征之一，不可误判。此温阳通脉，取四逆辈与升陷祛瘀相伍，又初名为温阳升陷汤。

（柳　翼　整理）

心力衰竭、多浆膜腔积液（真武汤合升陷祛瘀汤）

赵某，男，36岁。

主诉：喘憋1周。

现病史：患者于2018年初出差期间外感，出现咳嗽、发热症状，服用感冒药物后症状有所缓解，未予重视。后逐渐出现疲乏无力等不适，2018年7月底患者症状加重至平地行走喘憋，爬一层楼即喘憋大汗，夜间不能平卧，无胸痛。于2018年7月31日就诊于我院。西医治疗后症状缓解不明显。

辅助检查：2018年7月31日超声心动图示全心扩大，右房横径50mm，右室横径46mm，室间隔、室壁厚度正常，左房径52mm，左室舒张径60mm，左室收缩径52mm，室壁运动普遍减低，EF 30%，心包积液。

2018年8月6日首诊：患者喘憋、气短，少量活动后（平地走路10余步）喘憋气短明显加重，无胸痛、肩背放射痛。少量汗出，夜间有阵发性呼吸困难，眠差，梦多易早醒，醒后不易复睡，夜尿频繁、4~5次，怕冷、怕热，血压150/110mmHg，BNP 926.9pg/ml。脉细弦滑，苔腻、中间薄，舌质淡暗。

西医诊断：急性心力衰竭，心包积液，右侧胸腔积液，腹腔积液。

中医辨证：阳虚水泛，气陷血瘀。

治法：温阳利水，祛瘀升陷。予真武汤合升陷祛瘀汤加减。

茯苓 30g	苍术 30g	黑顺片 10g 先煎	生姜 10g
升麻 6g	柴胡 6g	桔梗 10g	益母草 30g
三棱 15g	莪术 15g	知母 20g	生黄芪 30g
山茱萸 30g	熟地黄 60g	僵蚕 30g	生鸡内金 15g

红参10g　　　　香加皮5g　　　　红景天30g

7剂，水煎服，每日1剂。

2018年8月13日二诊：患者诉每于服上方1小时后汗出增多，甚时汗如雨下，自觉精神状态好转，喘憋症状消失，夜间无憋醒，乏力减轻，日间小便量增加，无夜尿，睡眠质量明显改善，体重下降15kg，双下肢仍有浮肿。BNP降至659pg/ml。上方改黑顺片15g、熟地黄80g、香加皮6g，加五味子10g、麦冬30g、西洋参10g。

2018年8月20日三诊：患者自觉活动耐量进一步增加，服药后仍汗出增加，但较前减少，无喘憋，无乏力，眠可，夜间无憋醒，无夜尿，二便调。血糖、血压控制稳定。体重进一步下降5kg，肺部听诊右下肺呼吸音稍低，双下肢浮肿明显减轻。BNP进一步下降至400pg/ml，8月16日复查超声心动图，较7月31日无明显变化；复查胸水超声显示右侧少量胸腔积液，前后径0.4cm。守上方去益母草，用仙鹤草30g，改升麻10g、柴胡10g、桔梗15g。

2018年9月18日四诊：患者无明显不适症状，双下肢无浮肿，无明显怕热、怕冷症状，眠可，二便调，无夜尿，血压平稳（120/70mmHg左右），空腹血糖5.8mmol/L左右，体重无明显变化。守上方继服1周，以巩固疗效。

随访：患者无明显不适症状，生活如常人，饮食、睡眠、二便正常，体重稳定在123~124kg。10月23日复查BNP 97pg/ml；复查超声心动图显示左心扩大，右室增大，右房横径43mm，左房径41mm，右室基底部横径44mm，室间隔、室壁厚度正常，左室舒张径58mm，左室收缩径43mm，左室壁运动普遍减低，左室收缩功能减低，EF 49%，心包积液。

按：该患者青年男性，发病前有外感史，BNP指标明显升高，射血分数最低30%，西医心力衰竭的诊断明确，但治疗的疗效不确切。从中医整体辨证看，心力衰竭的核心病机是本虚标实，有阳气虚衰、血瘀水停，治疗可从"气、血、水"三方面着手，也可谓中医治疗心衰的"金三角"，既以益气温阳治其本，活血通络、利水消肿治其标。《金匮要略·水气病脉证并治》便有对气、水、血的相关论述。日本汉方医家吉益南涯在《医范》中亦云："气阳而无形，水与血阴而有形也。阴者自偶，而阳者自奇也。水气为阳，血气为阴也。阳病者，气有动水血之证也；阴病者，有水血塞气之证也。阴阳之义，以推诸证，则气与血水自在其中也。"故当阳气虚衰、血瘀水停时，五脏皆会受累，而在心力衰竭时，主要以心、肺、肾三脏受累，故而发为水肿、喘证、小便不利等。

该患者形体肥胖，初次就诊时主要症状为劳累、外感后出现的喘憋、气短，夜间不得卧，既怕冷又怕热。《黄帝内经》云："风雨寒热不得虚，邪不能独伤人……此必因虚邪之风，与其身形，两虚相得，乃客其形。"患者属素体心脾肺肾虚，复感外邪，正气更伤，宗气亏虚，至虚极而陷，固见动则喘息甚、气喘不足以息，且肺气虚不能通调水道，脾气虚不能运化水湿，肾气虚则气化不利，以致水湿停聚，体内津液输布运化不利，血运不畅，水饮停滞，形成水肿。本案应用真武汤合升陷祛瘀汤加减治疗。患者服药后喘息减轻，汗出增多，且小便从夜尿频繁转至日间小便量多而无夜尿，此为气机得复，水饮、津液重新输布之征。经此治疗，患者2周内体重由143kg下降至123kg，腹腔积液、心包积液消失，胸腔积液明显减少。二诊时增加附子、熟地黄、香加皮剂量，以彰补宜之效，同时考虑患者心阳渐复，湿浊之邪由汗而出，恐有伤津之虞，予以五味子、麦冬、西洋参固护气阴。三诊时患者血压已降至正常，遂调整升麻、柴胡、桔梗用量，加大益气升陷之功。服药月余，患者喘息、夜间不得卧、下肢浮肿、怕冷、怕热等诸症一应消失。

"去宛陈莝"是治疗关键，唯心阳振奋，化气返府（玄府），方能"开鬼门"。《黄帝内经》有云："平治于权衡，去宛陈莝……开鬼门，洁净府……"这是中医治疗水肿的三原则：汗法、下法（含利小便）和祛瘀。西医治疗心力衰竭时应用利尿剂与中医的下法 - 洁净府 - 利小便含义相同，而临床常有患者存在利尿剂抵抗，多采取利尿剂联合应用、添加小剂量多巴胺、超滤以及应用左西孟旦、托伐普坦等药物实施替代疗法，最终效果均不佳。我们考虑，在心力衰竭引起水肿、胸腔积液等情况时，详辨其证，从温阳、祛瘀的角度出发另辟蹊径治疗，或许可获得更多疗效。

西医以"缺乏质量功效和安全性数据"为由在心衰治疗方面并不提倡中药的治疗，且明确列出附子不宜使用，人参、甘草等药物可能对心衰患者有害。但临床方剂中治疗心衰等心血管疾病，附子、人参、炙甘草是常用药物。《素问·生气通天论》云："阳气者若天与日，失其所则折寿而不彰，故天运当以日光明。"附子与干姜合用即固护心肾之阳，益火消阴，奏温阳利水之功；人参常用以培气之本，而炙甘草则气血双补、阴阳并调。凡事"有透彻之悟，有但得一知半解之悟"，临床为医，无论中医、西医，必要得透彻之悟，方可下笔论断，组方遣药，不可以偏概全，管中窥豹。

本案一方面温阳益气，仿四逆加人参汤法，取真武汤加参，以红参益气复脉。另一方面，苔腻中抽，虽既有水饮内盛，又见津液内竭，故加大剂量熟地黄、山茱萸益阴固津，从而使阴阳相得、生化无穷。患者每于服药后汗出增多，甚时汗如雨下。《素问》云："阳之汗，以天地之雨名之。"汗后病减，是离照恢复，水液蒸腾之象。"汗为心之液"多理解为心气虚的病理表现，或认为加重心气损耗，而本案却是阴阳相得的表现，因而应从病理生理辨证理解，不可固执一词。

（肖　响　整理）

心力衰竭合并心房颤动（升陷祛瘀汤合炙甘草汤）

伭某，女，78岁。

主诉：喘憋2个月余，加重3天。

现病史：患者2015年6月无明显诱因出现喘憋伴胸闷心悸，在急诊抢救室治疗后稍缓解。7月16日超声心动图示M型左室射血分数（EF）43%，左室壁运动普遍减低；双房扩大、左室扩大；左室收缩功能减低。2015年8月7日病情加重，在急诊予控制心室率、强心、复律、利尿、改善冠脉供血等治疗，病情较前平稳后收入我科病房治疗。8月20日患者出现喘憋，端坐呼吸，不能平卧，听诊双肺呼吸音粗，肺底湿啰音。

2015年8月26日首诊：患者意识淡，胸闷、心悸，伴憋闷，偶有喘憋，心率约120~150次/min，为房颤律。大便3日未行，平素大便干燥，需要开塞露。小便多，口不干不苦，无汗。舌光红无苔，脉沉细短、寸弱。

西医诊断：慢性心力衰竭急性加重，心功能Ⅳ级，永久性心房颤动。

中医辨证：气阴两虚，气陷血瘀。

治法：益气养阴，升陷祛瘀。予升陷祛瘀汤合炙甘草汤加减。

炙甘草30g	红参10g	桂枝15g	麦冬15g
生地黄60g	大枣15g	火麻仁30g	阿胶15g烊化
生姜15g	生黄芪60g	三棱15g	莪术20g
益母草30g	香加皮2g	红景天30g	

7剂，每剂加黄酒70ml同泡同煎，每日1剂。

患者服药后病情显著好转，喘憋症状消失，心室率降到90次/min。

按：患者高龄，永久性心房颤动。应用西药效果不明显。炙甘草汤又名"复脉汤"，《伤寒论》原文曰："伤寒，脉结代，心动悸，炙甘草汤主之。"炙甘草汤是治疗各类心律失常的良方。经过临床实践验证，其应用不仅是辨证用药，而且涉及配伍、剂量、煎法、服法、加减、调护等一系列问题。本方虽名为炙甘草汤，但用量最大者乃是生地黄，故本案首诊方中，生地黄60g的剂量是炙甘草的2倍。炙甘草汤原方中生地黄用至一斤，初步折算也约200~250g，煎法以清酒七升,水八升煎。这些细节,今人多未予足够关注,但实践中,还是有一定道理。以酒辛热,可温通血脉,以行药力。且研究证实,生地黄确实有部分有效成分为醇溶性,非酒煎不可。二是虽然患者有心力衰竭的表现,甘草有加重水钠潴留从而加重心衰的隐患,但组方时加入大队活血利水之品,可抑制乃至抵消掉甘草的这一副作用。三是根据气血水理论的观点,其弱点是缺乏活血化瘀之力。而现代中医对心衰的认识,其最大的进展就是活血化瘀。因此,合用升陷祛瘀与生地黄之育阴逐痹,在心血管疑难病的治疗中也至为重要。

(柳 翼 整理)

全心衰竭(升陷祛瘀汤合生脉饮、济川煎)

王某,男,70岁。

主诉:间断胸闷、呼吸困难10年,加重4天。

现病史:患者2004年休息时出现左侧胸闷,无胸痛、心悸、恶心、呕吐等不适,就诊于首都医科大学附属北京安贞医院,诊断为"急性下壁心肌梗死",行冠状动脉造影示前降支于第一对角支分出处狭窄70%,遂于前降支中段植入支架1枚。术后常规口服阿司匹林等药物。间断胸痛、胸闷,常在静息时发作。2011年行埋藏式心脏复律除颤器植入术。2012年因心绞痛再次入住心脏内科,冠脉造影显示RCA中远段可见95%狭窄,遂于RCA中远段病变处植入支架1枚。患者2014年1月14日无明显诱因出现胸闷、呼吸困难,伴头晕,多为夜间睡眠中突然憋醒,坐起后症状能稍缓解。今为求进一步诊治,于2014年1月17日收入院。BNP 2 140pg/ml。超声心动图显示全心明显扩大,左心功能减低,EF 39%。

既往史:高血压病史5年余,2型糖尿病病史3年。胃溃疡病史10个月,低钾血症病史2年,高尿酸血症病史2年,间质性肺疾病病史2年。

2014年1月22日首诊:患者入院后,仍然胸闷,气短,夜间阵发性呼吸困难。双下肢水肿。双肺可闻及散在湿啰音。使用利尿剂后症状无明显好转。晨起血压94/60mmHg。BNP 2 570pg/ml。患者自发病以来精神弱,食欲下降,尿频、尿急,大便秘结。舌红无苔,脉短、双尺不足。

西医诊断:全心衰竭,陈旧性心肌梗死,冠状动脉粥样硬化性心脏病,高血压,2型糖尿病,低钾血症。

中医辨证:气陷阴亏血瘀。

治法:益气升陷,养阴祛瘀。予升陷祛瘀汤合生脉饮、济川煎加减。

生黄芪 30g	知母 10g	升麻 10g	柴胡 10g
山茱萸 30g	三棱 15g	莪术 20g	益母草 30g
西洋参 12g	麦冬 15g	五味子 10g	肉苁蓉 30g
川牛膝 10g	泽兰 15g	当归 60g	白芍 60g

4 剂，水煎服，每日 1 剂。

患者服药后，病情好转，大便通畅，夜间阵发性呼吸困难明显缓解，会诊后 5 天即好转出院。BNP 1 220pg/ml。

按：患者冠心病，陈旧心肌梗死，全心衰竭且以左心衰竭为主。以胸闷憋气为主要症状，病位当在上焦心肺，而与气机升降关系犹大。一方面患者大气下陷之征明显，另一方面患者大便不通，因此光用升药也不行，而必须寓升于降，寓降于升。无升则无降，降不好也影响升，此乃对立统一的关系。因此，必须注意通便。济川煎出自《景岳全书》，称此方是"用通于补之剂"。对于患者食欲不佳，按西医理解则为心衰所致胃肠道淤血，因此气机升降调畅，则食欲亦可好转，符合《金匮要略》"大气一转，其气乃散"之意。另外，患者舌红无苔，当有阴亏，治当不仅益气举陷，而且要气阴兼顾，因此合用生脉饮，并重用白芍、当归。本案以整体论治为特色，病机核心是升降失调。故治以通补兼施，可以举一反三，加以借鉴。

（柳　翼　整理）

急性心力衰竭（人参汤、四逆汤合升陷祛瘀汤）

李某，男，91 岁。

主诉：胸闷气短 5 天。

现病史：患者 2019 年 7 月 6 日无明显诱因出现胸闷气短，伴心悸，无胸痛、放射痛，偶有干咳，无发热寒战。就诊于我院急诊，查血常规示 WBC 10.05×10^9/L、N 7.34×10^9/L，NT-proBNP 3 668pg/ml，遂予利尿、扩冠、抗感染等对症治疗，症状稍有缓解。胸部 CT 示间质性肺水肿可能，心脏增大；心包少量积液；纵隔淋巴结轻度增大。

2019 年 7 月 11 日转入我科后，血常规示白细胞计数 15.35×10^9/L、中性粒细胞总数 11.44×10^9/L、快速 C 反应蛋白 35mg/L、NT-proBNP 14 213pg/ml；床旁超声心动图示 LVEF 47%，肺动脉压 71mmHg，左室壁运动普遍减低；左房增大；右心扩大；左室收缩功能减低；主动脉瓣反流（轻 - 中度）；二尖瓣反流（少量）；三尖瓣反流（中 - 重度）；升主动脉增宽；肺动脉压升高。

既往史：15 年前行脾切除术；脑梗死病史 5 年；发现右侧股静脉血栓

2年。肺动脉高压病史2年;发现血压升高3个月,未服药。

2019年7月17日首诊:患者胸闷气短,手足不温,口渴喜饮,舌红苔少而干,脉沉细弦。

西医诊断:急性心力衰竭,心功能Ⅲ级(NHYA分级),肺部感染,Ⅱ型呼吸衰竭,肺动脉高压,高血压3级,右侧股静脉血栓形成。

中医辨证:阴损及阳,气虚血瘀。

治法:温阳通脉,升陷祛瘀。予人参汤、四逆汤合升陷祛瘀汤加减。

红参片15g	干姜12g	炒白术15g	炙甘草10g
柴胡6g	三棱15g	莪术15g	砂仁10g
山茱萸30g	桔梗10g	升麻6g	生黄芪30g
知母15g	益母草30g	黑顺片15g	黄柏15g

5剂,水煎服,每日1剂。

2019年7月19日复查白细胞计数7.76×10⁹/L,NT-proBNP 1 665pg/ml。超声心动图示肺动脉高压,右心扩大,肺动脉增宽,右心功能略减低,左室射血分数64%。动脉血气示pH 7.462,PCO_2 40.3mmHg,PO_2 54.4mmHg,cK^+ 3.6mmol/L,cLac 2.1mmol/L。活动后胸闷、气短,自觉乏力,手脚发凉。

2019年7月22日二诊:患者胸闷略有好转,触之四肢皮温较前略有升高,无明显口干、咽痛,舌红少苔,脉沉细弦。效不更方,原方黄芪加至60g,桔梗加至15g,另加仙鹤草30g。

2019年7月24日肺通气灌注扫描示:①双肺多发局部血流灌注受损,通气大致正常,考虑肺栓塞改变。②左肺上叶尖后段局部血流灌注及通气均受损,结合CT考虑陈旧性病变。患者慢性肺栓塞诊断依据明确。

随诊:2019年7月30日,患者服用上方后胸闷乏力症状明显改善,手足温暖,舌质暗,可见薄白苔,饮食睡眠可,二便正常,病情平稳后出院。

按:患者高龄,因肺部感染诱发心衰加重,加之慢性肺栓塞,故胸闷气短症状明显,手脚发凉。患者舌红少苔,虽有阴伤表现,但其手足不温,脉沉细弦,考虑阴损及阳,阳主阴从,故可大胆应用温阳通脉、升陷祛瘀之法,故在人参汤与四逆汤合方的基础上加用升陷祛瘀汤,以温中祛寒,回阳救逆。加黄柏、砂仁,取封髓丹温肾潜阳之功。

本案例值得注意的是,辨证时一定要四诊合参,不要被患者舌象迷惑。舌红少苔,虽有阴伤表现,但其手足不温,脉沉细弦,故判断出并非单纯阴伤,而是阴损及阳,遂应用温阳通脉、升陷祛瘀之法,临床疗效显著。

(顾 焕 整理)

风湿性心脏病、心力衰竭(升陷祛瘀汤合瓜蒌薤白半夏汤、枳术汤)

青某,女,68岁。

主诉:胸闷憋气年余。

2014年4月24日首诊:患者胸闷憋气年余,动则气短而喘,影响日常活动。伴心悸、乏力、自汗、腹胀,脘痞、恶心,纳差,口苦,眠差,间断下肢浮肿,小便调,大便2日一行。舌质嫩,苔薄腻,脉沉细短、参伍不调。

辅助检查:超声心动图提示风湿性心脏病,二尖瓣狭窄(轻中度)并关闭不全(中度),三尖瓣反流(轻度),肺动脉高压(中度)。双房扩大。左心功能不全。心电图提示心房颤动,ST-T改变。

外院建议行二尖瓣置换术,患者拒绝手术,要求药物治疗来诊。

西医诊断:风湿性心脏病,心力衰竭。

中医辨证:大气下陷,痰瘀内阻。

治法:益气升陷,祛瘀化痰。予升陷祛瘀汤合瓜蒌薤白半夏汤、枳术汤加减。

柴胡 10g	桔梗 10g	知母 20g	生黄芪 40g
香加皮 3g	马鞭草 30g	山茱萸 15g	升麻 10g
薤白 30g	瓜蒌 30g	党参 30g	红景天 30g
附子 10g	炒白术 10g	枳实 15g	法半夏 30g
灸水蛭 8g			

14剂,水煎服,每日1剂。

2014年5月8日二诊:患者药后腹胀、胸闷止,心悸亦减。诉怕风怕冷,自汗,胃脘部凉,脘痞,夜尿频(3次),下肢微肿。舌暗苔薄微腻,脉沉细、参伍不调。改拟升陷祛瘀汤合真武汤、枳术汤、葶苈大枣泻肺汤加减。

附片 10g	猪苓 15g	茯苓 15g	白芍 15g
炒白术 10g	枳实 15g	车前草 30g	防风 10g
大枣 15g	葶苈子 30g	生姜 15g	

合本院协定方升陷祛瘀汤1剂。

14剂,水煎服,每日1剂。

患者服后诸症有减轻,此后微作加减调整,续服 2 个月,胸闷心悸止,浮肿消退,怕风怕冷及自汗症状渐减。可进行日常活动,无不适。纳食增,脘痞不适症状消失,便调眠安。随访 2 个月余,病情平稳未反复。

按: 患者老年女性,风湿性心脏病、瓣膜病变、心功能不全(全心衰竭)诊断明确,药物治疗相对困难,但患者坚决拒绝手术。中医四诊合参为气陷血瘀,兼有气滞痰阻证。故先予升陷祛瘀汤为主益气升陷,合瓜蒌薤白半夏汤宽胸化痰,枳术汤行气消痞。全方攻补兼施,服药后胸闷气短等明显缓解,但"水气"之证(脘痞、恶寒、尿频、下肢微肿)未尽。而"水气"治疗的关键在于温阳逐饮,并突出气、血、水三者关系,也即"阴阳相得,其气乃行;大气一转,其气乃散"。故首诊益气升陷、祛瘀利水,有效但难尽消水肿。二诊改拟温阳逐水,并举陷祛瘀后,效果明显。方以真武汤温阳散寒蠲饮,合葶苈大枣泻肺汤泻肺化痰、利水消肿。另脘痞证显,如经文所述"心下坚,大如盘,边如旋盘,水饮所作,枳术汤主之"。心衰,尤其右心衰,以浮肿、胃肠瘀血显著,往往胃胀、脘痞症状突出,以枳实消痞逐水,白术健脾祛瘀,可逐寒饮而消水邪。药后患者水肿消退,且畏寒肢冷、胃脘冷闷诸症亦除,恢复日常生活。

(贺　琳　整理)

心肌梗死后心力衰竭(四逆加人参汤、生脉散合升陷祛瘀汤)

某女,54 岁,俄国人,大学教授。

主诉: 胸闷,气喘,心悸半年,加重 2 个月。

现病史: 2013 年 5 月 28 日因急性心肌梗死,经抢救并行紧急冠脉搭桥术(2 根);术中急性心衰,休克,再次抢救。术后胸腔大量积液(现在胸腔积液仍有 4.4cm)。现喘憋,心悸,乏力,恶寒,汗出显,失眠(仅 2~3h/d)。超声心动图示左室舒张末期内径 5.3cm,心尖室壁瘤,EF 36%,心尖部高回声(1.0cm×1.3cm)示心尖血栓。

2013 年 7 月 26 日首诊: 喘憋,心悸,乏力,恶寒,汗出显,失眠(仅 2~3h/d),脉沉细微,苔薄质淡暗,有齿痕,明显有裂纹。

既往史: 类风湿关节炎病史 5 年余,晨僵 1.5 小时。RF(+),ESR 58mm/h。

西医诊断: 心肌梗死后心力衰竭,类风湿关节炎。

中医辨证: 阴阳两虚,气虚血瘀。

治法: 回阳救逆,益气升陷,育阴逐痹。予四逆加人参汤、生脉散合升陷祛瘀汤加减。

红参 8g	附子 10g	炙甘草 8g	生牡蛎 30g

麦冬 10g	五味子 6g	生黄芪 25g	桔梗 10g
知母 10g	柴胡 10g	升麻 10g	山茱萸 15g
三棱 15g	莪术 15g	红景天 30g	北五加皮 2g
益母草 30g			

原方间断服用或改粉剂,每服 8g,每日 2 次,至 2015 年 12 月 4 日诸症大为减轻,睡眠改善,每晚可睡 7 小时左右。复查超声心动图示 EF 45%,左室室壁瘤,心尖部血栓(1.0cm×0.4cm)较前缩小;胸腔积液吸收。此间类风湿关节炎活动并发关节疼痛加重时,曾于上方中合用桂枝芍药知母汤,痛肿逐步消失,RF 转为(−),ESR 24mm/h。

至 2018 年 4 月 24 日诸症消失,取药巩固。复查超声心动图示 EF 55%,左室室壁瘤,心尖部血栓消失。2019 年 4 月 22 日复查超声心动图示 EF 61%,心尖部血栓未见反复,疗效巩固。

按: 患者急性心肌梗死,紧急开胸搭桥,术中并发休克、急性心力衰竭,血压不升,阳亡阴脱,虽经抢救脱险,但喘憋、心悸、恶寒、汗出,脉微舌淡,乃阳衰气陷,津液内竭,无异"利止亡血"。《伤寒论》385 条:"恶寒脉微而复利,利止亡血也,四逆加人参汤主之。"本案虽未经吐、利,但心肌梗死开胸、休克,心衰已达阳衰气陷,津亏阴竭,故回阳升陷与育阴逐痹并施,使心功能渐复,改善左室重构,心尖血栓消失。

第四节 心 律 失 常

一、缓慢性心律失常

窦性心动过缓伴完全性右束支传导阻滞(升陷祛瘀汤合瓜蒌薤白半夏汤)

赵某,女,65 岁。

主诉: 心悸、气短伴右侧胸背疼痛 2 个月。

现病史: 2016 年初以来,患者心悸、气短伴右侧胸背疼痛,上二楼即喘息。2015 年北京大学第三医院多次心电图示窦性心动过缓、完全性右束支传导阻滞(图 3-1-4)。超声心动检查示左房扩大(左房前后径 39mm)。冠状动脉 CTA 示冠状动脉粥样硬化,左前降支近中段及回旋支近中段多发钙化斑块,管腔轻中度狭窄。

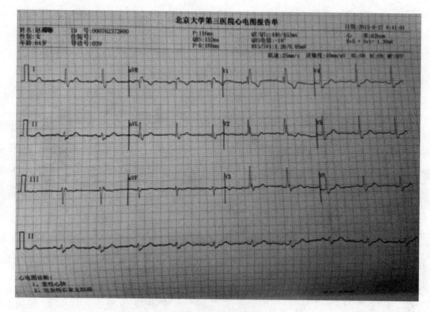

图 3-1-4 治疗前心电图

既往史：卵巢囊肿（4.8cm×2.7cm）2 年。

2016 年 3 月 3 日首诊：心悸、气短，伴右侧胸背疼痛，时有口干、胃胀、便溏，恶寒怕热，夜尿 3 次。食欲可，夜寐可。舌质淡暗，苔薄白根腻，脉细弦。时测血压 155/65mmHg。

西医诊断：窦性心动过缓，完全性右束支传导阻滞，冠心病，卵巢囊肿。

中医辨证：气陷血瘀，痰热互结，少腹癥瘕。

治法：升陷祛瘀，化痰消癥。予升陷祛瘀汤合瓜蒌薤白半夏汤加减。

生黄芪 30g	柴胡 10g	升麻 10g	桔梗 10g
三棱 10g	莪术 15g	知母 15g	山茱萸 15g
炒白术 15g	水蛭 8g	全瓜蒌 15g	薤白 30g
半夏 30g	川连 6g	菖蒲 10g	远志 8g
炙甘草 10g	生姜 10g	大枣 10g	

服至 21 剂时，心悸、胸闷明显缓解。后再进 28 剂，气短、心悸基本消失。其间依辨证加减，合用玉屏风散、消癥丸、当归六黄汤等。

2016 年 7 月 7 日七诊：心悸、气短未作，可步行 400m，上四楼也无明显喘息，苔薄微腻，脉细弦。改拟成药调治。

2016年9月13日北京大学第三医院复查心电图示窦性心动过缓,而完全性右束支传导阻滞消失(图3-1-5)。

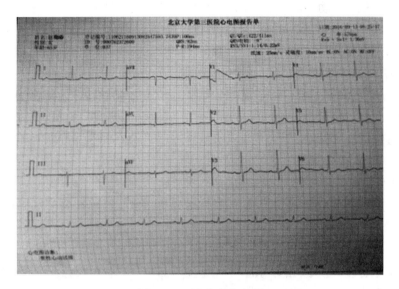

图3-1-5 治疗后心电图

按:完全性右束支传导阻滞是临床上常见的心律失常之一,多见于器质性心脏病患者。本例经心电图、冠状动脉CTA证实为冠心病伴完全性右束支传导阻滞。本例患者,自诉气短、心悸伴右侧胸背疼痛,时有胃胀、便溏、上二楼喘息、恶寒怕热,舌质淡暗,苔薄白,脉细弦,尚伴有卵巢囊肿。故综合辨证为气陷血瘀、痰热互结、少腹癥瘕,法当清热涤痰、祛痰宽胸、化瘀升陷、消癥瘕,处方以升陷祛瘀汤合瓜蒌薤白半夏汤等方加减。

对此患者的七诊治疗,紧抓气陷血瘀、痰热互结、少腹癥瘕之病机,立清热涤痰、化瘀宽胸、升陷消癥为治法,合方加减,终至诸症遂除、完全性右束支传导阻滞消失。

(陈 辉 整理)

窦性心动过缓伴晕厥(桂枝去芍药加麻黄细辛附子汤、愈消方)

王某,男,64岁。

主诉:间断晕厥发作10年,加重伴脘胀痞硬2个月。

现病史:患者自2006年间断发作意识丧失,共7~8次,每次20秒,但无抽搐及二便失禁,清醒后如常人。2016年2月以来发作频繁,起床或咳嗽即晕厥,坐位时气短,站立即头昏,无力,不能正常生活,伴脘胀痞硬,心率缓慢、40 次 /min。

既往史: 左侧甲状腺冷结节切除术后。

辅助检查: 动态心电图示窦性心动过缓,完全性左束支传导阻滞,频发房性期前收缩,二三联律,无 2 秒以上停搏。超声心动图示左室顺应性降低。

2016 年 4 月 7 日首诊: 咳嗽泡沫样痰,活动后喘息胸闷,不能上二楼。脘腹胀痞硬满,排便不尽,下肢凹陷性水肿。BP 150/90mmHg,HR 45 次 /min。舌质暗、苔白腻,脉沉细短。

西医诊断: 窦性心动过缓,心功能 Ⅲ 级,高血压,糖尿病,陈旧性心肌梗死,陈旧性脑梗死。

中医辨证: 水气凌心,气陷血瘀。

治法: 温阳化饮,升陷祛瘀。予桂枝去芍药加麻黄细辛附子汤合愈消方加减。

桂枝 15g	炙甘草 10g	生姜 15g	大枣 15g
麻黄 6g	黑附子 15g	细辛 6g	生黄芪 30g
三棱 12g	莪术 15g	天花粉 30g	僵蚕 30g
苍术 30g	鸡内金 15g	山茱萸 15g	五味子 10g
厚朴 15g	杏仁 10g	炮姜 15g	香加皮 3g

14 剂,水煎服,每日 1 剂。

2016 年 4 月 21 日二诊: 腹胀脘痞大减,晕厥、咳喘显减,泡沫减,可进行日常活动,可上二楼,脉细微,舌质暗苔白腻。BP 150/65mmHg。上方加红景天 30g、生杜仲 15g。

2016 年 5 月 9 日三诊: 咳喘、晕厥减而未除,痰少难咳,下肢冷,下肢痉挛,足麻,自汗。BP 151/59mmHg,HR 43 次 /min。心电图(ECG)示一度房室传导阻滞,完全性左束支传导阻滞,陈旧性心肌梗死。脉沉细寸弱,舌质紫、苔白腻。原方合芍药甘草汤、瓜蒌薤白半夏汤,改:生麻黄 8g,黑附子 30g(先煎 40 分钟),细辛 8g;增:仙灵脾 15g,仙茅 6g,全瓜蒌 30g,薤白 30g,法半夏 30g,水蛭 10g,白芍 30g。7 剂。

2016 年 5 月 16 日四诊: 咳嗽、晕厥又减,足麻,腿肿,BP 158/60mmHg,HR 44 次 /min。原方改细辛 10g,加熟地黄 15g、茯苓 15g、海浮石 30g。

2016 年 5 月 23 日五诊: 咳嗽渐平,晕厥未发,BP 145/60mmHg。原方改

细辛 12g、仙灵脾 30g，加全蝎粉 3g。

2016 年 5 月 30 日六诊： 下肢痉挛减，足麻，BP 145/58mmHg，HR 40 次 /min。原方改细辛 15g，麻黄 10g，加威灵仙 15g，红景天 40g，灵芝 6g。

2016 年 6 月 6 日七诊： 头晕耳鸣，无晕厥，痰少难咳，胸痞痛。脉沉细短，苔腻质暗。BP 139/60mmHg，HR44 次 /min。略作加减巩固。

2016 年 6 月 13 日八诊： 胸痞，无晕厥，痰少白沫。BP 156/61mmHg。略作加减巩固。14 剂。

随访： 之后间断以下肢无力、痉挛、足趾麻、背凉、气短等就诊。头晕轻，再无晕厥发作。2017 年 1 月 5 日查 BP 138/56mmHg，HR 46 次 /min。

按：《伤寒论》载："凡厥者，阴阳气不相顺接。"晕厥病机可以为阳气虚损、外泄而无力推动血行，亦可为气机逆乱不能接续。心为君主之官，为阳中之太阳，主血脉；肺为相傅之官，主气而朝百脉。心肺二官病，气血生发失常，血脉运行失施，不能上达精明之府，则眩仆脱绝不知人。尤以早晨阴阳交替之时或身体由卧转立位（阴位转阳位），阳气不能上升或达表以施卫气推动经脉营气运行功能，导致气血运行中断，或咳嗽之际宗气外泄，无力推动心肺气血运行，或排尿之时，气机下陷，诱发此症。

患者首诊之际水气犯溢，泡沫样痰，脘腹胀痞硬满，下肢水肿。舌质暗，脉沉细短，当治之以温药。《金匮要略·水气病脉证并治》云："心下坚，大如盘，边如旋杯，水饮所作，桂枝去芍药加麻辛附子汤主之。"既针对脘腹痞坚，又为少阴阳虚脉迟所设。还当益气以助血行，破瘀消痰浊以畅水道，且糖尿病自主神经病变是晕厥的基础病变，因此合用愈消方。复诊果然硬满得消，诸症减轻。第三诊开始，针对下肢痉挛、足麻、自汗的情况，合用瓜蒌薤白半夏汤，以及水蛭、全蝎等虫类药，以增强通阳化浊搜络之力，还加芍药、甘草，以治其"自汗，筋惕肉瞤"，且逐渐加温阳之品，六诊时细辛加至 15g，麻黄加至 10g，附子 30g，另用仙茅、仙灵脾。2 年随访，亦未复发。

我有两点需要指出，其一是关于主诉与中医"主证"之间的关系。患者主要有两个主诉——频繁晕厥和脘胀痞硬。西医诊断窦性心动过缓、晕厥、心功能Ⅲ级，但对脘胀痞硬却疏于诊治。而脘胀痞硬恰恰是我辨证要抓的主证，以桂枝去芍药加麻黄细辛附子汤对症治疗，半个月就缓解了脘胀痞硬，一个半月晕厥消失；同时，针对病因合用了愈消方治疗。中药标本兼治，沉疴亦可较快缓解，而且疗效稳固，此后 2 年一直未复发。其二就是此患者的"咳嗽"对晕厥的影响。患者 2 个月来晕厥频繁，每于起床或咳嗽即发作，咳嗽相当于瓦尔萨尔瓦（Valsalva）动作，会使胸腔压力增大，静脉回心血量减少,迷走神经兴奋,脑血流和冠脉血流进一步减少,无疑是诱发晕厥的重要原因。

(李 进 整理)

二、快速性心律失常

频发房性期前收缩、室性期前收缩(炙甘草汤合升陷祛瘀汤)

某女,56岁。

主诉:心悸气短乏力4年。

2011年12月26日首诊:患者近4年来心悸阵发,伴气短乏力,自汗。动态心电图(Holter)显示24小时室性期前收缩7000次,房性期前收缩10000次。曾在国外服抗心律失常药(不详),效不显。

另,头痛40年,平均每周发作1~3次。每次需服止痛片(2片)。失眠多年,每晚仅睡3小时左右。便秘,2~3日一行。血压120/80mmHg,舌质暗苔薄,脉沉细尺弱。

西医诊断:心律失常,频发房性期前收缩、室性期前收缩。

中医辨证:气阴两虚,络瘀脉阻。

治法:育阴逐痹,升陷祛瘀。予炙甘草汤合升陷祛瘀汤加味。

炙甘草60g	桂枝15g	党参15g	生地黄60g
麦冬15g	生姜15g	大枣15g	阿胶15g
火麻仁15g	生黄芪30g	知母15g	黄柏15g
淫羊藿10g	山茱萸15g	柴胡10g	桔梗10g
川芎30g	三棱15g	莪术20g	半夏30g
生牡蛎30g	苦参15g		

30剂,加黄酒100ml,浸煎,每日1剂,日三服。

2014年10月25日复诊:心悸已罢,体力增加,气短消失。Holter显示24小时室性期前收缩51次,房性期前收缩89次。头痛发作次数显减,平均每个月1次。头痛程度亦减轻,可不服止痛片。失眠大为改善,夜寐可达8h/d,唯便秘仍然。原方调整,加济川煎意巩固。

按:炙甘草汤又名"复脉汤"。方中重用炙甘草,甘温益气,《本草经集注》言其"通经脉,利血气",为本方君药。在本案中,大量炙甘草消除心悸,控制期前收缩,可见到明显疗效。本案持续用药月余,但并未见浮肿、血压升高等副作用,不过在用药前应排除高血压或痰湿体质等。炙甘草汤与升陷祛瘀汤两方组合意在气阴兼顾,复脉通络。此外,该案亦有络脉虚陷的病理基础。虚陷可有整体水平,亦有脏腑(器官)水平、经脉水平(当然亦属器官),甚至微观、细胞、分子水平,如能量代谢、神经递质、信号传导等。中医治疗心律失常,侧重于整体气血、阴阳、升降调节。与现行四大类抗心律失常药精准作用于动作电位靶点、通路相比,中医治疗更着重整体辨证施治,且确切有效而无明显副作用,值得深入观察。西药抗心律失常药多有不良反应且本身又往往是致心律失常的因素,应予关注。

阵发性心房颤动(羚角钩藤汤合封髓丹)

吴某,男,47岁。

主诉:发作心悸3个月,加重半月

现病史:患者于2017年9月以来发作心悸,至12月初几乎每天发作,1~2h/次,最长持续3天,急诊心电图示心房颤动,以胺碘酮治疗,仍然每日发作,为进一步治疗来诊。发作多因情绪波动引起。冠脉造影阴性。

既往史:高血压病史。吸烟15支/d。

检查:BMI > 28,HCY 41.8μmol/L。

2017年12月12日首诊:患者心悸,平素胸前时时隐痛,眠浅易醒,醒后能入眠,多梦。舌质红,苔黄腻厚,脉弦滑。

西医诊断:阵发性心房颤动,高血压,高同型半胱氨酸血症。

中医辨证:肝旺痰阻,络虚风动。

治法:平肝化痰,息风通络。予羚角钩藤汤合封髓丹加减。

羚羊角粉1.2g^{冲服}	钩藤15g^{后下}	桑叶15g	菊花15g
赤芍30g	茯神15g	生地黄30g	浙贝母15g
竹茹15g	决明子30g	炙甘草15g	黄柏15g
砂仁10g^{后下}	枳椇子30g	炒蒺藜15g	胆南星15g
石菖蒲15g	炙远志10g	柏子仁10g	苦参15g

21剂,水煎服,每日1剂。

加服叶酸,胺碘酮可逐渐减停。

2018年1月16日二诊:初服7剂即显效,自行减胺碘酮(停服已20天,共服用30片)。1个月来,仅发作数次心悸,持续数秒即消失,胸痛缓解,失眠好转。每晚仍醒 3~4 次。HCY 29μmol/L。脉弦滑，舌质略紫红，苔黄腻厚。原方茯神加至 30g，加益母草 30g、夏枯草 30g。

按：本案患者心房颤动，既往高血压病史，从虚实辨为实证，证据有三：①体格强壮；②起病短；③舌脉象。因此与虚性心房颤动治法迥异。依据心房颤动的发作和心悸特点，可从内风论治，而内风可以生于火、燥、血虚、肝旺，甚至水饮、阳虚，不可一概以定风丹之类治疗。本案肝旺痰阻特征明显，予羚角钩藤汤滋阴平肝、化痰安神，考虑痰浊内盛，加胆南星、石菖蒲等，效果显著。另外，羚角钩藤汤平肝化痰并非依靠栀子、黄芩等苦寒清热，而是以羚羊角镇潜，桑叶、菊花宣达，赤芍、生地黄滋阴，因此临床上我常常重用赤芍、生地黄二药。封髓丹（黄柏、砂仁、甘草），苦甘、寒温并用，以潜摄浮火归于下焦。苦参一味，清热燥湿，现代药理研究有治疗心律失常之效，而对于虚寒之人我一般不用，必须结合辨证方可施用。

（李　进　整理）

风湿性心脏病二尖瓣置换术后、持续性心房颤动（炙甘草汤合升陷祛瘀汤）

华某，男，45 岁。

主诉：心悸，伴胸闷憋气 1 个月。

现病史：患者 2017 年 5 月中旬因心悸，伴胸闷憋气，多次查心电图示房颤律，超声心动描记术（UCG）示二尖瓣中重度狭窄，诊断为风湿性心脏瓣膜病，持续性心房颤动。6 月 15 日在中国医学科学院阜外医院行二尖瓣置换 - 左心耳结扎术，未行射频消融。术后 1 天为窦律，次日再次复发心房颤动，持续至今。目前口服阿替洛尔、托拉塞米、地高辛、华法林。因处于手术恢复期，胸部以支具固定。

2017 年 6 月 15 日首诊：患者心悸，胸闷，余无明显不适，舌质胖暗淡、苔腻，脉弦迟、参伍不调。

西医诊断：风湿性心脏病二尖瓣置换术后，持续性心房颤动。

中医辨证：气阴两虚，络阻血瘀。

治法：益气养阴，升陷祛瘀。予炙甘草汤合升陷祛瘀汤：

炙甘草 30g	生地黄 60g	麦冬 15g	桂枝 15g
阿胶 10g 烊化	红参片 10g	火麻仁 15g	生黄芪 30g
桔梗 10g	北柴胡 10g	醋三棱 10g	醋莪术 10g

| 山茱萸 15g | 益母草 30g | 大枣 15g | 生姜 15g |

30 剂，水煎服，每日 1 剂。

2017 年 7 月 25 日二诊：心悸胸闷症状减轻。增生地黄至 100g，加香加皮 3g、炒白术 15g、红景天 30g。30 剂，水煎服，每日 1 剂。

2017 年 9 月 5 日三诊：8 月 28 日复查 Holter 示窦性心律，偶见房性期前收缩，短阵室上性心动过速，ST-T 无异常。

2021 年 1 月随诊，患者已停中药近 3 年，多次复查心电图无异常，疗效巩固。

按：患者为风湿性心脏病引发心房颤动，瓣膜置换手术后仅维持 1 天窦性心律，随即持续发作心房颤动。二尖瓣置换术后自行复律的概率较低，即使术后自动复律，维持窦律亦困难。本案患者服中药 2 个月而复律。升陷祛瘀汤合炙甘草汤，补益心阴心阳，转动一身大气，既考虑到风湿性心脏病心房颤动，又兼顾术后恢复，因而取得了良好的效果。炙甘草汤中用红参是此案的关键，因患者本有风湿性心脏病，又经历开胸手术，元气亟待恢复，必以红参顾护元气。方中生地黄药量最大，第二诊即每剂 100g，作为君药育阴逐痹，数月观察并无碍胃之征，停药后，疗效巩固。

本案的经验提示我们，对于风湿性心脏病二尖瓣狭窄、持续心房颤动的患者，在围手术期及时采用中医治疗，对于心脏电生理活动的改善，术后机体的恢复有重要意义。

（李 进 整理）

持续性心房颤动、心力衰竭（升陷愈消汤）

李某，女，68 岁。

主诉：呼吸困难、乏力、下肢重度浮肿 8 个月。

现病史：患者于 2017 年 4 月因呼吸困难、乏力、下肢浮肿住院，诊断为心房颤动、心衰。予华法林、地高辛、呋塞米等治疗后，心房颤动持续至今，症状改善不明显。

既往史：糖尿病 10 年。

检查：2017 年 11 月 Holter 示异位心律，快速性心房颤动，心率 147~92 次/min，ST-T 改变。超声心动图示双房大，左房前后径（LAD）44mm，少量反流，心包积液少量，左室舒张功能减退，左室射血分数（LVEF）38%。

2017 年 12 月 12 日首诊：患者乏力、自汗、气短，室内步行即喘憋，略心悸、心烦，双下肢重度凹陷性水肿，近 1 周来自觉彻夜不寐，大便稀。舌质暗苔光，面红唇干，脉沉细短促、参伍不调。加拿大心血管协会心房颤动严重程度（SAF）量表评分Ⅳ级。

西医诊断： 持续性心房颤动，慢性心衰（心功能Ⅲ级），糖尿病。

中医辨证： 气陷血瘀，痰瘀互结，心肾不交。

治法： 升陷祛瘀，交通心肾。予升陷愈消汤、孔圣枕中丹合封髓丹加减：

生黄芪 30g	党参 15g	知母 15g	酒山茱萸 15g
醋三棱 10g	醋莪术 15g	天花粉 30g	僵蚕 30g
炒苍术 30g	鸡内金 15g	升麻 10g	柴胡 10g
桔梗 10g	益母草 30g	黄连 10g	桂枝 12g
石菖蒲 10g	远志 8g	生龙齿 30g	炙龟甲 30g
黄柏 10g	砂仁 8g	炙甘草 10g	

此后患者定期复诊，基本方不变，依病情略事加减。2017 年 12 年 19 日自汗、乏力，气短明显减轻。2018 年 1 月可以上楼，做家务，下肢浮肿减轻。至2018 年 3 月，一般活动不受限。2018 年 4 月已无不适症状，复测心功能评级Ⅰ级，SAF 量表评级Ⅰ级。心房颤动负荷（AFB）、心动过速占心搏比例情况见表 3-1-1 和图 3-1-6。

2018 年 12 月 28 日随访，心房颤动未再发作，已停药 6 个月。

表 3-1-1 心房颤动负荷变化

日期	类型	平均心率（最高—最低）/（次/min）	AFB	心动过速占比搏比例	STT	LAD	LVEF
2017-05-25	心房颤动	133（162—92）	100%	100%	STT 改变		
2017-11-07	心房颤动	132（147—92）	100%	100%	STT 改变	44mm	38%
2018-01-15	心房颤动	116（194—51）	71%	84%	STT 轻度改变	44mm	51.4%
2018-03-13	心房颤动 + 心房扑动	89（210—51）	33%	51%	STT 无改变	42mm	70.8%
2018-06-15	窦性心律 + 心房颤动	89（191—56）	/	48%		39mm	72.5%

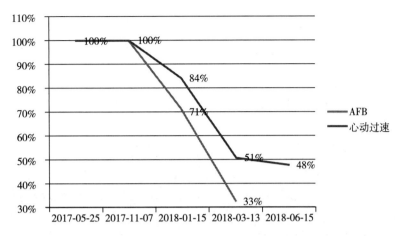

图 3-1-6　心房颤动负荷(AFB)、心动过速占心搏比例的变化

按: 该患者主要表现为气短、乏力,其心悸症状并不突出,因此无法通过主观判断了解心房颤动情况。尤其是心房颤动由持续性转为阵发性后,需要直观而准确的指标来描述心房颤动。心房颤动负荷(心房颤动负荷 = 心房颤动时间 ÷ 监测时间 ×100%)作为一个连续变量能更准确地描述心房颤动。本案患者以心房颤动负荷和心动过速的占比为指标,清楚地反映了治疗效果。患者处于高龄、重度心衰、肾功能不全、肝功能异常、糖尿病、高脂血症、高尿酸血症等多器官、系统功能障碍的状态。病情如此复杂和严重的患者,加服中药仅 1 周,症状即明显减轻,活动耐量改善,且 1 个月复查 Holter 显示出现窦性心律,再经 2 个月治疗后,AFB 逐步降低。心脏结构功能亦得到改善,LAD 缩小到 39mm,LVEF 增加近 1 倍,达 72.5%。心功能改善为Ⅰ级,心房颤动严重性评分降到Ⅰ级。

升陷愈消汤是升陷祛瘀汤与愈消方的合方,两方均以生黄芪、知母、山茱萸、党参、三棱、莪术 6 味药,气阴双补、益气逐瘀,前者加柴胡、桔梗、升麻、益母草 4 味药升举大气,兼顾活血利水,后者加僵蚕、苍术、鸡内金、天花粉、白蒺藜 5 味药,以消痰生津,软坚散结。两方合璧,升陷祛瘀,痰瘀同治。

面临心、肾、肝、代谢共病的复杂的临床症候群和多因素疾病,中医复方合治,疗效显著。

（李　进　整理）

第五节　心　肌　病

梗阻性肥厚型心肌病（猪苓汤）

赵某，女，52岁。

主诉： 反复胸闷、心悸、水肿20余年，加重1周。

现病史： 患者1987年开始出现胸闷、心悸、气短，在外院确诊为"梗阻性肥厚型心肌病"，症状逐年加重，反复出现胸闷、心悸、胸痛，活动耐量减低，双下肢水肿，多次住院治疗，经利尿及对症处理后症状可暂时缓解。2009年3月底再次出现喘憋加重，不能平卧，全身高度水肿。超声心动图示符合梗阻性肥厚型心肌病，双房扩大，主动脉硬化并升主动脉扩张，主动脉瓣硬化并关闭不全（轻度），二尖瓣关闭不全（轻度），三尖瓣关闭不全（中度），肺动脉高压（中度）。入院后静脉给予大剂量利尿剂，中药曾先后使用真武汤、葶苈大枣泻肺汤、五苓散、防己茯苓汤等近30剂，症状无改善，主管医师考虑行血液超滤以减轻水肿，患者拒绝。

2009年4月1日首诊： 患者全身高度水肿，双下肢肿胀如象腿，颜色紫黑发亮，水珠不断从皮肤渗出，沾湿衣被，喘促，难以平卧，腹胀，畏寒，四肢凉，咳嗽，痰黄难咳，极度口干，阵发胸痛，舌质紫红，苔少有裂纹，脉沉细微。

西医诊断： 梗阻性肥厚型心肌病；慢性心力衰竭急性加重，心功能Ⅳ级（NYHA分级）。

中医辨证： 阴虚水停，兼有阳虚瘀阻。

治法： 滋阴利水，温阳活血。予猪苓汤加味：

猪苓30g	茯苓30g	阿胶15g^{烊化}	滑石60g
泽兰30g	泽泻30g	炙甘草10g	淡附片15g
干姜10g	生地黄60g	川椒15g	

7剂，水煎服，每日1剂。

2009年4月8日二诊： 患者诉服上方当日尿量即达到3 000ml，后每日尿量维持在2 500ml左右，其间利尿剂的种类及剂量不变，水肿明显减轻，体重下降约6kg，四肢转温，喘憋减轻，仍口干。舌质紫暗，根黄腻，脉沉细。上方去炙甘草、干姜、川椒，淡附片减至10g，加益母草60g、香加皮3g、马鞭草

60g、生黄芪30g、山茱萸30g,水煎服7剂。

2009年4月15日三诊:患者诉仍喘憋,不能平卧,双下肢水肿减轻,肤色紫黑,体重维持在80~82kg,尿量每日大于2 000ml,手变温,足仍凉,大便每日一行,舌质紫暗,苔薄黄腻,有裂纹,脉沉细虚数,但较前有力。处方如下:

黑附片20g	干姜12g	炙甘草8g	红参12g
大黄15g	生鸡内金15g	白茅根80g	炮甲片10g

7剂,水煎服,每日1剂。

2009年4月22日四诊:患者诉喘憋明显减轻,夜间平卧时间延长,尿量每日1 800~2 200ml,体重维持在82kg,口干,双下肢水肿减轻,大便每日4~5次,成形,舌质紫暗,苔黄腻,有裂纹,脉沉细虚数。处方如下:

丹参30g	麦冬15g	五味子8g	西洋参10g
大黄15g	牵牛子8g	白茅根60g	炮甲10g
茯苓30g	磁石30g^{先煎}		

7剂,水煎服,每日1剂。

巩固1周,患者症状明显减轻,可在床边活动,出院回家调养。

按:本例患者的证候特点是除了有水肿、喘促、小便不利等饮邪内停的表现外,又兼见极度口干、痰黄难咳、舌红少苔有裂纹等阴伤之象。《金匮要略·消渴小便利淋病脉证并治》云:"脉浮发热,渴欲饮水,小便不利者,猪苓汤主之。"论述阴虚水停当用猪苓汤。脾肾阳虚日久,生化不足,阴液亦亏,加之限制饮水,长期大量使用利尿剂,又导致阴液亏虚。阳虚鼓动无力,血运不畅,阴损津伤,脉道干涩,又可导致瘀血内生,故见双下肢肿胀、颜色紫黑发亮、胸痛等。治当以利水滋阴,兼以温阳活血,方选猪苓汤加味。方中用滑石、猪苓、茯苓、泽泻等淡渗利水;附子、干姜、川椒温补脾肾,以散水寒;阿胶、生地黄、泽兰滋阴养血活血,配入温阳利水药中又可防温燥淡渗之品重伤阴液。二诊患者尿量大增,喘憋、水肿减轻,手足转温,说明阳气渐复,上方去干姜、川椒,并减附子用量,加益母草、香加皮、马鞭草以加强活血利水,加生黄芪、山茱萸以益气敛阴。三诊、四诊患者尿量未再进一步增加,又加大黄、牵牛子泻下逐水之品,同时合用生脉饮顾护气阴。

(李春岩　整理)

扩张型心肌病、心力衰竭（人参汤、枳实薤白桂枝汤合升陷祛瘀汤）

王某，男，67岁。

主诉：间断胸闷4年，加重2天。

现病史：患者2009年发现心脏扩大，2011年无明显诱因出现夜间胸闷憋气。端坐呼吸。于当地医院诊断为"心衰"，查超声心动图显示心脏各腔室运动普遍降低，左室射血分数29%，左室舒张径75mm。2015年7月再次出现相同症状，且较前更重。于2015年10月7日以"慢性心衰"收入院。本次入院后予以加强利尿、强心、扩血管、改善心肌代谢和重构等药物，以及ICD植入治疗。患者病情缓解不明显，仍然胸闷憋气，夜间尤其重。予瓜蒌薤白白酒汤类中药，但仍胸憋，乏力明显。

既往史：高血压、2型糖尿病、心房颤动病史。

2015年10月21日首诊：患者精神萎靡，胸闷憋气，但无胸痛。夜间尤甚，甚至憋醒。口干、自汗、畏风。大便一日1次，干燥。舌质紫暗，舌苔黄腻，舌下络脉瘀曲紫暗。脉弦滑，左寸弱，参伍不调，趺阳脉微。

西医诊断：慢性心力衰竭，心功能Ⅳ级（NYHA分级），扩张型心肌病，永久性心房颤动，高血压，2型糖尿病。

中医辨证：气机不畅，气陷血瘀。

治法：升陷祛瘀，通阳散结。予人参汤、枳实薤白桂枝汤合升陷祛瘀汤加减：

红参10g	干姜15g	炙甘草10g	生白术15g
枳实12g	桂枝15g	薤白30g	生黄芪40g
桔梗10g	知母15g	柴胡10g	益母草30g
山茱萸20g	附子15g	莪术15g	三棱12g

7剂，水煎服，每日1剂。

2015年10月28日二诊：患者服药后，病情显著好转，已无胸闷憋气，精神好转。黄腻苔渐退，无口干。效不更方，上方红参改党参15g，加水蛭10g，继服7剂后患者病情好转出院。

按：《金匮要略·胸痹心痛短气病脉证治》曰："胸痹心中痞，留气结在胸，胸满，胁下逆抢心，枳实薤白桂枝汤主之，人参汤亦主之。"同一个证候，有两个治则完全不同的方剂，说明其侧重不同。一证出两方，在经方中有多处，体现同病异治，关键在辨证。其实从药味选择上，就可以看出二者的区别，即同样是胸阳不振，气结于胸所致的胸痹，枳实薤白桂枝汤偏重于痰浊中阻的实证,而人参汤偏重于中焦阳虚寒生䐜满。

　　人参汤治疗胸痹心痛的机会较少,甚至历代医家对此方治疗胸痹多有异议,认为治疗上焦之病而使用治疗中焦虚寒的理中丸不可理解,是方证不符,比如秦伯未在《金匮要略杂病浅说》之中论及胸痹病时亦独将人参汤略去而不谈。但从本案及其他先贤的证治心得来看,本方是有临床实证应用实践及疗效的,当不是错简。比如王绵之认为人参汤人参为君,首要大补元气,再用干姜温中散寒,这样心脾之阳气都能充足,方能通痹止痛,举陷平逆。

　　本案患者病程迁延,胸憋闷乏力,病势沉重,大气不转,虚陷血瘀渐见,元气衰微,故选人参汤合升陷祛瘀汤,当属合拍,取效亦速。此外,患者病情昼轻夜重,而昼为阳夜为阴,阴盛而阳衰,故需加附子以振阳气,亦为附子理中丸之意。但本患者病情日久,迁延不愈,故而病势已发展为虚实夹杂的复杂病机。因此需要虚实兼顾,不可偏废。在人参汤调理虚证的同时,亦需枳实薤白桂枝汤以通振胸阳。

　　此患者寸脉不起,趺阳脉微,畏风自汗,阳虚气弱已显,虽有便结不畅,脉短滑苔腻,亦宜"塞因塞用"。此乃"阴阳相得,其气乃行;大气一转,其气乃散"。阳虚寒凝,无形之痞,当以扶正为主。中虚失运,亦生痰浊,薤白、枳实也为识证中细察。本案治疗虚实兼顾,阴阳并调。且气陷血瘀是胸痹心衰的核心病机,因此合用升陷祛瘀法以收全功。

(柳　翼　整理)

心肌致密化不全、心力衰竭(升陷祛瘀汤合参附汤)

陈某,男,59岁。

主诉: 劳力性胸闷4年,加重2个月。

2016年4月26日首诊: 患者2012年开始出现劳累后胸闷憋气,未重视,2016年4月初加重,全身乏力、胸闷、咳嗽,不能平卧,CT见双肺片状高密度影,超声心动图示全心扩大、射血分数28.53%,诊断为"心肌病、慢性心力衰竭,肺部感染",以地高辛、呋塞米、抗生素、万爽力(盐酸曲美他嗪片)、倍他乐克治疗后可以平卧,肺炎改善,但胸闷憋气仍不能缓解,步行10~20m即喘息需休息,进食后憋气。舌质暗苔黄腻,舌底瘀斑。脉沉细。双下肢无水肿。血压110/82mmHg。

辅助检查: 2016年4月13日BNP 4 450pg/ml。

2016年4月16日超声心动图: 全心扩大,左心显著,房室间隔连续、未见异常,左室腔内可探及丰富的肌小梁结构,构成隐窝,致密化心肌厚度6mm,运动幅度弥漫性降低。左室后壁之后可探及宽约2.2mm液性暗区。结论:全心扩大,主动脉瓣、三尖瓣轻度关闭不全,二尖瓣重度关闭不全,左室收缩舒张功能减低,右室收缩功能减低,少量心包积液。

2016年4月16日ECG：心率70次/min,胸导高电压,胸V导联ST段压低,T波倒置。

西医诊断：心肌致密化不全,心包积液、慢性心力衰竭、心功能Ⅲ级(NYHA分级),肺部感染。

中医辨证：气陷血瘀,阳虚水泛。

治法：升陷祛瘀,温阳利水。予升陷祛瘀汤合参附汤加减：

生黄芪30g	知母15g	升麻10g	北柴胡10g
桔梗10g	醋三棱15g	醋莪术18g	红参片10g
山茱萸15g	黑附子15g^{先煎}	生龙骨30g^{先煎}	生牡蛎30g^{先煎}
炒蒺藜15g	红景天30g	香加皮3g	赤芍15g
生地黄15g	益母草30g		

20剂,水煎服,每日1剂。

2016年5月16日二诊：患者诉咳嗽,胸闷缓解,步行无碍,但不能跑,夜尿1次。能上6楼不费力。眠可,二便调。脉有起色,舌质暗水滑苔薄,舌底瘀点样。血压110/80mmHg。去升麻、赤芍、益母草,加水蛭10g、白芍15g、麦冬15g、五味子20g、仙鹤草30g、炙甘草10g、天花粉30g、桂枝15g。

2016年8月3日三诊：胸闷缓解。大便调,夜尿0~1次/晚。步行不受限。脉弦有力,右侧略弱,舌质胖暗苔白腻,血压100/70mmHg。

2016年8月3日复查超声心动图：左心扩大,主动脉瓣轻度关闭不全,二尖瓣中度关闭不全,左室收缩舒张功能减低,心包积液消失(表3-1-2)。原方加生白术15g、茯神15g、生姜10g。

表3-1-2 超声心动图对照(河北医科大学附属医院)

日期	LV	EF	RV	RA	LA	Vpa	Amv	E/A	LVPW	SV	HR
2016-04-16	80mm	28.53%	24mm	43mm	50mm	52cm/s	27cm/s	2.74	6mm	99ml	86次/min
2016-08-03	79mm	36.31%	30mm	32mm	44mm	76cm/s	76cm/s	0.79	10mm	119ml	62次/min

按：本例从4年前开始逐渐出现心功能减退,由于肺部感染而急剧恶化,中西医结合治疗后心功能基本恢复到Ⅰ级。

患者既往心脏功能减退未重视,因肺部感染诱发心功能急剧减退,检查发现心肌病，使用西药半个月后心功能由Ⅳ级略有改善至Ⅲ级，服用中药后心功能和自觉症状明显改善，脉象逐渐有力，心功能改善为Ⅰ级，与此次加重前无异。

升陷祛瘀汤合参附汤温阳益气、升陷祛瘀、活血利水，是治疗的基本法则。

（李 进 整理）

第六节 病毒性心肌炎

病毒性心肌炎（生脉饮）
蔡某，女，13岁。
主诉：胸闷、心悸2周。
2010年3月29日首诊：患者2004年因发热、恶心呕吐后出现胸闷气促，诊断为"病毒性心肌炎"，经治疗后痊愈。今年春节感冒后出现发热，体温37.5℃左右。2周前出现胸闷、心悸，自觉气短，总欲开窗通气。3月15日查心肌酶：CK 214U/L，α-HBDH 242U/L，CK-MB 18.9U/L。血常规示WBC 13.57×10^9/L。心电图示频发房性期前收缩，Q-T间期延长，轻度T波改变。咽红，双扁桃体Ⅰ度肿大。舌尖红，苔白，脉细弱。

西医诊断：病毒性心肌炎，扁桃体炎。
中医辨证：风热客肺，气阴两伤。
治法：清热解毒，益气养阴。予生脉饮加味：

五味子10g	麦冬10g	太子参10g	沙参15g
蒲公英15g	桔梗10g	炙甘草10g	北豆根6g
生黄芪15g	山茱萸15g	鸡内金15g	生牡蛎30g^{先煎}
锦灯笼20g	焦四仙各10g		

14剂，水煎服，每日1剂。

2010年4月13日二诊：胸闷、心悸减轻，微疲乏，咽红减轻，双扁桃体缩小，舌尖红，苔薄白，脉细弱。予原方加莪术12g，蒲公英加至20g、麦冬加至15g、太子参加至15g。7剂，水煎服，每日1剂。

2010年4月22日三诊：无胸闷及心悸，面部痤疹。超声心动图示心脏结构及功能未见明显异常。

蒲公英30g	炙桑白皮10g	炙枇杷叶30g	黄芩10g
生黄芪15g	知母15g	太子参10g	沙参15g
桔梗10g	升麻6g	柴胡6g	生大黄3g

14剂，水煎服，每日1剂。

2010年5月6日四诊：面部痘疹减轻，舌尖红苔薄，脉滑数。上方去大黄，加山茱萸15g、莪术10g。14剂，水煎服。

又以上方加减治疗2个月余，患者胸闷及心悸症状消失，体力恢复，可参加体育活动，面部痘疹减轻，复查心肌酶正常。

按：患者童年时曾患病毒性心肌炎，此次感冒1个月后又出现胸闷、心悸症状，心肌酶增高，心电图示频发房性期前收缩、轻度T波改变。诊断考虑为"病毒性心肌炎"。此为外感风热之邪，客于肺卫，内舍于心，日久伤及胸中大气，导致大气下陷，气阴两伤，瘀血阻络。首诊患者可见咽红，双侧扁桃体肿大，此为风热客于肺系，蕴结咽喉，故治疗以清热解毒利咽为主。同时热毒内舍心肺，耗气伤阴，故见胸闷、气短、心悸等症，又当配以益气养阴之品。故方中以蒲公英、桔梗、甘草、北豆根、锦灯笼清热解毒利咽，以祛外邪；以生黄芪、山茱萸、五味子、麦冬、沙参、太子参益气养阴，以扶其正。二诊风热渐去，咽红减轻，治疗以益气养阴活血为主，佐以清热解毒。三诊、四诊胸闷、心悸等症已减，面部痘疹显现，遂以蒲公英、炙桑白皮、炙枇杷叶、黄芩清泄肺热，加大黄以泄热解毒。经治疗，患者症状消失，心肌酶恢复正常，取得了满意的疗效。

总之，治疗病毒性心肌炎急性期以清热解毒为主，益气养阴为辅；恢复期或后遗症期以益气养阴升陷为主，佐以清热解毒祛瘀。

（李春岩　整理）

第七节　血管疾病

主动脉夹层动脉瘤（枳实薤白桂枝汤合升陷祛瘀汤）

冯某，男，45岁。

主诉：持续性右胸痛，阵发性后背痛月余。

现病史：患者2016年5月出现持续性右胸痛及阵发性后背痛，伴乏力、神疲。食欲可，二便调，因胸背疼痛而影响睡眠。有高血压、糖尿病病史，有烟酒嗜好，时测血压145/97mmHg。2016年5月31日鞍山医院胸部CT示胸腹主动脉夹层动脉瘤，右肺上叶占位？（图3-1-7）建议主动脉覆膜支架治疗，患者拒绝。

2016年6月16日首诊：患者胸痛背痛，乏力气短神疲。舌质紫暗，苔白腻，脉细弦。

西医诊断：慢性Ⅲ型主动脉夹层动脉瘤。

中医辨证：胸阳不振，气陷血瘀，痰气互结。

治法：通阳散结，祛痰宽胸，化瘀升陷。予枳实薤白桂枝汤合升陷祛瘀汤加味：

图3-1-7 治疗前胸部CT
（2016年5月31日）

枳实15g	薤白30g	桂枝10g	全瓜蒌30g
柴胡10g	升麻10g	桔梗10g	生黄芪15g
知母15g	党参15g	山茱萸15g	三棱15g
莪术15g	益母草15g	白蒺藜15g	萆薢10g
延胡索15g			

14剂，水煎服，每日1剂。

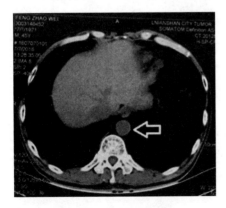

图3-1-8 治疗后胸部CT
（2016年7月7日）

2016年8月8日二诊：胸背痛完全消失，乏力、神疲明显改善，体重增加2kg。时有咽痒而咳，有少量白稀痰。时测血压131/91mmHg。2016年7月7日鞍山医院胸部CT（图3-1-8）示胸腹主动脉夹层动脉瘤消失，右肺上叶结核？舌质稍暗，苔白根厚腻，脉细弦滑。效不更方，继续以枳实薤白桂枝汤合升陷祛瘀汤加减治疗，去白蒺藜、萆薢，加麻黄4g、楮实子30g、威灵仙10g、枳椇子30g、水蛭10g、浙贝母15g、蛤壳30g、玄参10g。14剂，水煎服，每日1剂。

按：主动脉夹层动脉瘤在中医学中，可以归于"厥心痛""真心痛""胸痹"范畴。《灵枢·厥病》就有"厥心痛，与背相控，善瘛，如从后触其心"及"真心痛，手足清至节，心痛甚，旦发夕死，夕发旦死"之描述，可见此病之凶险（可知"真心痛"并不仅见于急性心肌梗死）。《金匮要略·胸痹心痛短气病脉证治》言"胸痹之病，喘息咳唾，胸背痛，短气"及"胸痹不得卧，心痛彻背"。其心痛牵引背部与《灵枢》厥心痛描述一致，同时指出其脉为"阳微阴弦"，揭示了阴乘阳位的病机，进而创立了以通阳散结为主的治疗大法，为后世所宗。

本例患者自诉胸痛累及后背伴乏力、神疲，舌质紫暗，苔白腻，脉细弦，尚有高血压、糖尿病病史。故综合辨证为胸阳不振、气陷血瘀、痰气互结，法当通阳散结、祛痰宽胸、化瘀升陷。处方以枳实薤白桂枝汤合升陷祛瘀汤加味，可通阳化瘀而气行，祛痰宽胸而血行，升阳举陷而大气得以充足、瘀血得以祛除，故胸中气血畅行、胸痹可除。

枳实薤白桂枝汤针对痰浊上乘、胸阳痹阻之胸痹。本案方中加白蒺藜疏肝通滞，延胡索活血行气止痛。另外，胸腹主动脉夹层动脉瘤除从气血瘀滞理解外，更应从气血水升降关系来认识。《素问·六微旨大论》有："是以升降出入，无器不有。故器者生化之宇，器散则分之，生化息矣。故无不出入，无不升降。"张景岳曰："凡万物之成形者，皆神机气立之器也，是以升降出入，无器不有。"而动脉等血管也为"器"，也都有升降出入，动脉夹层也为"气陷"之故。方中去厚朴，加生黄芪、升麻、柴胡、桔梗等以升下陷之宗气，所以调服2周疼痛控制，复诊时胸背痛完全消失、胸部CT示胸腹主动脉夹层动脉瘤消失。

此亦应"阴阳相得，其气乃行；大气一转，其气乃散"之旨（《金匮要略·水气病脉证并治》）。诚如喻嘉言在《医门法律》中曰："五脏六腑，大经小络，昼夜循环不息，必赖胸中大气，斡旋其间。大气一衰，则出入废，升降息，神机化灭，气立孤危矣。"

（陈　辉　整理）

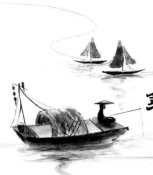

第二章 呼吸系统疾病及危重症

第一节 感染性疾病

一、上呼吸道感染

上呼吸道感染(柴胡桂枝干姜汤)

苏某,男,43岁。

主诉: 发热4天。

现病史: 患者2016年4月3日从非洲出差回京后,出现每日2次规律性发热,分别为晨起及夜间。首先恶寒,随后体温升高,最高可达40℃,随后寒战,汗出,热退。发热期间自觉以恶寒为重,寒多热少,大便2日未行,伴肛门疼痛,已于肛肠科就诊,考虑肛裂、混合痔。

既往史: 乙肝病史20余年,肾穿刺病理诊断为乙肝相关性肾炎5年,高脂血症5年,糖尿病4年。BMI 40.4。

辅助检查: 2016年4月7日血常规示WBC 8.79×10^9/L,N% 87.5%,RBC 5.57×10^{12}/L,HGB 161g/L,PLT 136×10^9/L,CRP 36mg/L。2016年4月7日外周血涂片:中性粒细胞可见中毒颗粒及空泡变性,偶见异常淋巴细胞;红细胞形态大致正常;血小板正常范围,寄生虫未见,排除疟疾。

2016年4月7日首诊: 晨起及夜间规律性发热4天,先恶寒、寒战,体温升高,最高40℃,汗出,热退。恶寒为重,寒多热少,大便2日未行。舌质红,苔白腻,脉弦数。

西医诊断: 上呼吸道感染,肛裂,混合痔。

中医辨证: 邪入少阳,寒多热少。

治法: 和解少阳,温化寒饮。予柴胡桂枝干姜汤加味:

柴胡 20g	桂枝 15g	干姜 15g	黄芩 15g
天花粉 40g	生牡蛎 30g	炙甘草 10g	生地榆 15g
生槐花 10g	荆芥 10g	防风 10g	

3 剂，水煎服，每日 1 剂。

2016 年 4 月 12 日二诊：患者服上药 1 剂后，发热即止，体温正常，36.4℃。无恶寒、寒战及大汗出，纳佳，眠安，大便畅，小便正常。当日复查血常规示 WBC 8.5×10^9/L，N% 49.5%，RBC 5.42×10^{12}/L，HGB 152g/L，PLT 136×10^9/L，CRP 8mg/L。继续予柴胡桂枝汤调理善后。

柴胡 15g	桂枝 15g	白芍 15g	清半夏 15g
党参 10g	黄芩 15g	炙甘草 10g	生姜 15g
大枣 15g			

10 剂，水煎服，每日 1 剂。

2016 年 7 月 4 日家人来诊，诉未再发热。2019 年 4 月 15 日随访，未再发热。

按：患者因发热 4 天就诊，发热具有规律性，寒热往来，寒多热少，一日 2 次，发作过程为恶寒，发热，寒战，汗出，热退，颇合中医学邪入少阳，寒多热少的特点。

从现代医学角度来看，因患者有非洲居住史，非洲蚊虫叮咬传播疟原虫比较多见。但是疟疾确诊需要病原学支持，需在患者寒战发作时采血反复查找，但该患者因服药 1 剂后翌日体温即正常，故仅有一次阴性血涂片结果，不能确诊疟疾。

邪居少阳，半表半里之间，寒热休作有时。因其阴盛而阳虚，卫气郁闭不能透发，寒多而热少。故以柴胡桂枝干姜汤，和解少阳，温寒化饮，从而使病邪转归，一剂而热退。

柴胡桂枝干姜汤出自《伤寒论》147 条："伤寒五六日，已发汗而复下之，胸胁满微结，小便不利，渴而不呕，但头汗出，往来寒热，心烦者，此为未解也。柴胡桂枝干姜汤主之。"虽然在临床中应用广泛，但是历代医家对应用此方治疗高热却少有报道。即使仲景在原文中，也并未提及与高热相关疾病。该例患者高热 40℃，应用本方一剂热退，原因在于该方能和解少阳半表半里之邪，畅通三焦，脾阳得温，肝郁得疏，可使气机条达，高热也平。

（朱婷婷　整理）

亚急性气管支气管炎(桂枝麻黄各半汤)

杨某,男,70岁。

主诉:咳嗽、咳痰20天。

现病史:患者2015年2月初受凉后出现咳痰,为白色黏痰,无恶寒,无明显发热,无汗,时有下肢酸软乏力,自服"感冒软胶囊"后,症状无明显好转。

既往史:乙肝相关性肾炎病史。

查体:T 36.5℃。咽部稍充血,扁桃体Ⅱ度肿大,双肺呼吸音清,未闻及干湿性啰音。

2015年2月26日首诊:阵发性咳嗽,咳吐黏痰、微黄,发作性呃逆,时有下肢酸软乏力,右足跟疼痛。无恶寒,无明显发热,无汗。面微红,舌胖大,苔薄白,脉细短。

西医诊断:亚急性气管支气管炎。

中医辨证:太阳表郁,营卫不和。

治法:扶正祛邪,调和营卫。予桂枝麻黄各半汤:

| 桂枝15g | 白芍15g | 炙甘草10g | 大枣15g |
| 生姜15g | 杏仁10g | 麻黄10g | |

3剂,水煎服,每日1剂。

3天后无咳嗽咳痰、身痛,感冒痊愈。

按:桂枝麻黄各半汤出自《伤寒论·辨太阳病脉证并治上》:"太阳病,得之八九日,如疟状,发热恶寒,热多寒少,其人不呕,清便欲自可,一日二三度发,脉微缓者,为欲愈也。脉微而恶寒者,此阴阳俱虚,不可更发汗、更下、更吐也。面色反有热色者,未欲解也,以其不能得小汗出,身必痒,宜桂枝麻黄各半汤。"

该患者年老体弱,病后体虚,太阳病迁延日久,正气已虚,邪势未减,无恶寒及明显发热,然亦见下肢酸乏、足跟痛等太阳经证,面色微红为阳郁,痰略黄,舌胖大而苔白。病情介于表虚与表实之间,若仅用桂枝汤,则碍于表郁无汗,仅用麻黄汤,又恐发汗太过,宜用桂枝麻黄各半汤,以调和营卫,解表发汗,因势利导。方中麻黄、桂枝、生姜辛甘发散,配芍药、甘草、大枣酸收甘缓,杏仁与麻黄宣肃肺气,达到小汗邪解而不伤正气。

本案为太阳表郁证,外感20天的太阳病,日久不愈,按《伤寒论》23条之转归("面色反有热色者,未欲解也,以其不能得小汗出,身必痒,宜桂枝麻黄各半汤"），面有热色即微红也。本方以桂、麻合方，小其制，取小汗而解表郁，是其治也。

（李　雪　整理）

二、肺部感染

肺炎衣原体和支原体感染（柴胡桂枝干姜汤合升降散）

刘某，女，13 岁。

主诉：发热 50 天。

现病史：2018 年 11 月 7 日患者感冒，伴鼻塞、喷嚏、咳嗽、咳痰、痰少不易咳出，给予头孢菌素治疗，逐渐好转；感冒 1 周后患者每日亥时至辰时发热，体温持续在 37.8~39.8℃，其间予布洛芬颗粒发汗降温治疗，在当地医院诊断为肺炎衣原体和支原体感染，给予阿奇霉素治疗，效果不佳。

月经史：13 岁初潮，经量少色红无血块，前后不定期。

2018 年 12 月 27 日首诊：夜间发热，恶寒、怕风、无汗，患者时有右侧头痛、全身关节疼痛、左胁下疼痛，咳嗽、咳痰、痰少不易咳出，口干纳呆，身痒难寐，便干、2 日一行。舌淡红，苔薄白腻，脉细弦滑偏数。

西医诊断：肺炎衣原体和支原体感染。

中医辨证：少阳太阴合病，郁热闭阻。

治法：清肝温脾，升清降浊。予柴胡桂枝干姜汤合升降散：

柴胡 20g	桂枝 15g	干姜 12g	黄芩 15g
天花粉 30g	生牡蛎 30g	炙甘草 10g	蝉蜕 10g
姜黄 15g	生大黄 8g	僵蚕 30g	

7 剂，水煎服，每日 1 剂。

2019 年 1 月 3 日二诊：患者以上方调服 7 天，4 剂药后体温正常，持续在 36.7~36.8℃，诸身痛消失，皮肤时有瘙痒，纳差，便不成形、日 1 次。舌淡红质嫩，苔薄白，脉细弦滑。辨证属于脾胃虚寒、饮食停滞，予异功散合焦四仙温中和气、健脾开胃以巩固。

按：本患者发热日久，长期西药误用，造成病情夹杂，单一方药颇难胜任，治疗当以经方柴胡桂枝干姜汤清肝温脾、治胆热水气为基础，再同时合用时方升降散以透达郁热、升清降浊以治疗郁热闭阻，其效果可在原有基础上又有提高，故首诊4剂即病瘥。二诊当针对患者脾虚气滞之基础病机以固后天之本，故予异功散合焦四仙健脾开胃、行气化滞。

本案高热、胁痛、便结、身痒、身痛，可辨为"少阳水气微结"未解也，正如柯琴所言"此微结与阳微结不同，阳微结对纯阴结而言，是指结实在胃肠；此微结对大结胸胸胁痞硬，故加牡蛎之咸以软之"，此为柴胡桂枝干姜汤原旨。另外，《伤寒论》第275条："太阴病，欲解时，从亥至丑上。"《伤寒论》第272条："少阳病，欲解时，从寅至辰上。"而患者每日亥时至辰时发热，正邪交争激烈，正为欲解之时，此特点也提示为少阳太阴合病。

升降散出自清代名医杨栗山所著的《伤寒温疫条辨》，由蝉蜕、僵蚕、姜黄、大黄4味药组成，治疗温病"表里三焦大热，其证不可名状者"，有透达郁热、升清降浊之功效。正如杨栗山所云："僵蚕以清化而升阳，蝉衣以清虚而散火，君明臣良，治化出焉。姜黄辟邪而清疫，大黄定乱以致治，佐使同心，功绩建焉……僵蚕、蝉衣升阳中之清阳，姜黄、大黄降阴中之浊阴，一升一降，内外通和，而杂气之流毒顿消矣。"本案每日亥时至辰时持续发热、诸身痛、口干、身痒、便干2日一行，为胃肠积热、枢机不利、津液输布失常，故用本方宣泄三焦郁热、调畅气机，使邪热有外透下行之路，湿、浊、痰、瘀有外达内消之机。

（陈　辉　整理）

三、全身炎症反应综合征

肺部感染、全身炎症反应综合征（麻黄杏仁甘草石膏汤）

章某，男，80岁。

主诉：右上腹疼痛伴发热18天。

现病史：患者于2013年7月21日无明显诱因出现右上腹疼痛，呈持续性胀痛；伴纳差、恶心，呕吐数次，呕吐物为少量黄绿色胃内容物，未见鲜血；并伴有发热，体温最高至39.5℃，发热前寒战；同时伴有腹泻，约8次/d，呈水样便。行腹部超声检查示脂肪肝、胆囊增大、胆囊炎。查血常规示 WBC 2.32×10^9/L，N% 82.3%，RBC 4.66×10^{12}/L，HGB 149g/L，PLT 81×10^9/L。血液生化示 ALT 40U/L，TBIL 28.58μmol/L，DBIL 8.7μmol/L，K^+ 3.3mmol/L，Na^+ 134mmol/L，淀粉酶（AMY）74U/L。诊断为急性胆囊炎，胆源性胰腺炎。给予静脉滴注"泰能（注射用亚胺培南西司他丁钠）、奥硝唑、奥曲肽"等，并行数字减影血管造影（DSA）引导下经皮经肝胆囊穿刺置管引流术。于2013年7月23日收入我院呼吸重症监护病房（RICU）。

既往高血压、慢性肾功能不全、2 型糖尿病病史。

2013 年 7 月 22 日血常规示 WBC 33.15×10^9/L、RBC 4.64×10^{12}/L。腹部超声示脂肪肝、胆囊增大，胆囊炎。腹部 CT 示肝内小囊肿可能，胆囊结石，胆囊炎。胸部 CT 示右肺下叶大片实变，考虑炎症病变；肝囊肿、胆囊结石。

入院后，予泰能联合奥硝唑抗感染治疗，还原型谷胱甘肽保肝治疗，以及对症处理后，胆系症状趋于平稳，但仍发热，咳痰不停，咳甚而喘，昼夜不止，肺部感染仍然显著。

2013 年 8 月 8 日首诊：患者咳痰夜甚而喘，声隆连续，影响同病室其他患者休息。血常规示 WBC 25.14×10^9/L，N% 92.3%。体温 38.9℃，呼吸 22 次/min，心率 110 次/min。抗生素治疗效果不显。身痛，尿不畅（已导尿），便秘。痰白黏、泡沫状，难咳。脉细数、尺弱，苔薄白根厚，质淡暗。

西医诊断：全身炎症反应综合征，肺部感染，胆囊结石伴急性化脓性胆囊炎，胆源性胰腺炎，低蛋白血症，低钾血症，肾功能不全，心力衰竭，2 型糖尿病，高血压 3 级。

中医辨证：风寒化热，邪热迫肺，肺热壅盛。

治法：宣泄肺热，清肺镇咳平喘。

予麻杏甘石汤加味：

麻黄 5g	杏仁 10g	炙甘草 10g	生石膏 80g
橘红 10g	桔梗 10g	炮姜 10g	当归 15g
茵陈 15g	金钱草 30g	金荞麦 80g	酒大黄 8g
生黄芪 30g	柴胡 10g	莪术 20g	山茱萸 15g

5 剂，水煎服，每日 1 剂。

另：金荞麦片每次 5 片，每日 3 次。

2013 年 8 月 13 日二诊：患者服上方 2 剂后，咳嗽即较前明显减轻，痰量减少，现有午后及夜间少量咳嗽，咳白色泡沫痰（上次白痰，本次稍黄）。血常规示 WBC 7.12×10^9/L，N% 79.2%。伴身痛，失眠，纳食可，大便 2 日一行，成形软便。脉弦滑，苔薄腻渐化。效不更方。上方去山茱萸，炮姜加至 15g，加桑白皮 15g、黛蛤散（包）30g、全瓜蒌 30g、浙贝母 15g。5 剂。

2013 年 8 月 19 日三诊：患者服上方后咳痰基本控制，偶咳少许泡沫痰，纳增，唯肠鸣不已，便黏不畅，或有黏液渗出，寐可，体力渐复。血常规示 WBC 4.56×10^9/L，N% 48.3%（图 3-2-1）。体温 36.8℃，呼吸 17 次/min，心率

75次/min。脉弦滑，苔腻微黄。改拟温阳健脾、利水消肿之茯苓桂枝白术甘草汤。

茯苓15g	桂枝10g	炒白术10g	炙甘草10g
炮姜8g	桔梗10g	仙鹤草30g	当归10g
橘红10g	法半夏15g	生黄芪30g	莪术20g
茵陈15g	金钱草30g		

7剂，水煎服，每日1剂。

服后患者咳嗽基本消失，诸症缓解而出院。

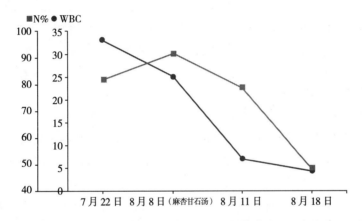

图3-2-1 患者治疗前后白细胞计数和中性粒细胞百分比变化

按： 全身炎症反应综合征（SIRS）指全身的炎症反应（身体对多种细胞因子、炎症介质的反应），确诊须具备以下4点中的至少2点；①肛温＞38℃或＜36℃；②心率＞90次/min；③呼吸＞20次/min或PCO_2＜32.33mmHg；④血白细胞计数＞$12×10^9$/L或＜$4×10^9$/L，或未成熟粒细胞百分比＞10%。本患者全部符合，可以诊断SIRS。目前没有特效西药治疗。近年来，对SIRS的研究不断深入，由于其发病机制复杂，环节较多，因而单一的某种治疗措施如拮抗某种炎症介质均不能取得预期的治疗效果。中医药强调调整机体的阴阳平衡，辨证施治个体化治疗和中药多环节多靶点整体调节的特点，或许可以弥补以上的不足。随着中西医结合危重症临床的发展，中医辨证论治的深入，系统性运用中医理论防治SIRS日趋完善，也是中医药治疗SIRS取得突破性进展的关键。本案患者经治疗后，心率、呼吸、体温、白细胞、CRP等都在用药后恢复正常,说明单纯的抗生素治疗无效,加用中药可有效治疗 SIRS。

本案为经方复合治疗,包括麻杏甘石汤、甘草干姜汤、桔梗汤(又名甘桔汤)、茵陈蒿汤。《伤寒论》63 条:"发汗后,不可更行桂枝汤。汗出而喘,无大热者,可与麻黄杏仁甘草石膏汤。"162 条方证与 63 条相同,唯"下后"易"发汗后"。本患者始于腹泻、外感。麻杏甘石汤原治太阳病,发汗未愈,风寒入里化热,"汗出而喘"者,为表邪不解而入里,或风寒之邪郁而化热入里而致热壅于肺,肺失宣降。本方宣泄肺热,清肺镇咳平喘,多用于风寒化热,或风热犯肺,以及内热外寒诸证的治疗。

本患者高龄,呼吸系统和消化系统同时有炎症,使用广谱抗生素多日,外邪已然入里,内热蕴于肺,故用麻杏甘石汤。但患者高龄,年老体弱,咳嗽迁延日久,痰白呈泡沫状,肺中阳气不足,肺气虚衰,萎弱不振,"上虚不能制下",故加炮姜,亦有取甘草干姜汤之意。复诊之时,患者咳嗽好转但脉转弦而身痛,便秘。故加桑白皮、黛蛤散、瓜蒌、浙贝母,清热利肺、通腑化痰,以竟全功。另,病延二旬,又经手术及高热不退,八十老翁,正气虚衰,故加生黄芪、山茱萸以益气升陷,扶正祛邪。全身炎症反应综合征只有从整体调治,抑制机体的过度反应,改善内环境,才能使"经方"发挥更充分。

金荞麦虽是治肺痈(肺脓肿)的专药,清化瘀热、排痰解毒的功效卓越,但此药当宜酒煎,在住院病区难以调剂,故加酒大黄,也取大黄泄热化瘀之功。金荞麦是针对肺热壅盛,尤其化脓成痈的特效药,也是对经方治疗肺痈的又一创新,临床对邪热壅肺诸症颇验。正如曹颖甫评恽铁樵治王鹿萍子脑膜炎,用羚羊角奏效案曰:"足见治危急之证,原有经方所不备,而借力于后贤之发明者,故治病贵具通识也。"

(柳 翼 整理)

四、肺脓肿

急性肺脓肿咯血(加减秘红丹)

曹某,女,64 岁。

主诉:咳嗽 1 个月,咯血 3 天。

现病史:患者 2016 年 6 月初睡着后吹空调,出现咳嗽,咳黄白黏痰,量较多,同时感身冷、寒战,无明显发热,胸痛。患者 2016 年 7 月 4 日就诊于博爱医院,查血常规:WBC 8.1×10^9/L,NEU 5.15×10^9/L,CRP 20mg/L;胸部 CT 未见明显异常;肺功能及舒张试验:FEV_1 69.1% → 80.5%(1.30L → 1.52L),FVC

$91.5\% \rightarrow 98.4\%$（$2.08L \rightarrow 2.23L$），$FEV_1/FVC$ $62.7\% \rightarrow 67.9\%$，TLC-SB 90.5%（$3.96L$），DLCO 137.8%，DLCO/VA 157.8%。提示轻度阻塞性通气功能障碍，舒张试验阳性。

既往史：患者年轻时居晋北，每年冬季咳嗽、咳痰，春暖后缓解。近 12 年来，移居北京，未再咳嗽。高血压病史 7 年。

2016 年 8 月 4 日首诊：8 月 4 日凌晨突然出现痰中带血，暗红色、铁锈色或烂肉样，量约 30 口。8 月 4 日约 11 点半，咯鲜血 10 余口，量约 50ml，有血块。丰台医院查血常规示 WBC $9.9 \times 10^9/L$，NEU $7.0 \times 10^9/L$；CRP 90mg/L。复查胸部 CT：右肺下叶背段大片实变影，伴空洞形成（图 3-2-2），内无液平。予抗感染、止血治疗。

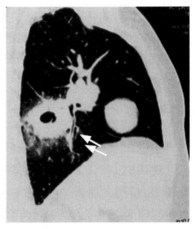

图 3-2-2　肺脓肿形成的空洞

因咳血不止，请电话会诊。分析患者刻下证：咯血并咳烂肉样痰。舌质紫暗，苔薄微腻，脉弦滑有力。

西医诊断：肺脓肿。

中医辨证：热毒壅肺，血瘀络损。

治法：清热止血，化瘀生新。予加减秘红丹：

生大黄粉 1g　　　肉桂粉 0.3g　　　三七粉 1g

温水冲服，每日 3 次。

服药 1 次，患者当夜未再咯鲜血，咳少量烂肉样痰；次日中午又咯鲜血 2~3 口，咳少量烂肉样痰。除常规抗感染、止血治疗外，继续口服秘红丹 4 天。患者未再咯鲜血；咳烂肉样痰持续约 1 周，日渐减少。1 个月后患者痊愈出院。随诊 3 个月，症状无复发。

按：患者肺脓肿诊断明确，中医诊断为"肺痈"，西药止血效果不明显。中医认为"肺痈"乃热毒壅肺，瘀阻络损。"阳络伤则血外溢"，离经之血视为瘀血。

秘红丹出自张锡纯《医学衷中参西录》，原方为"川大黄一钱（细末），油肉桂一钱（细末），生赭石六钱（细末）"，"治肝郁多怒，胃郁气逆，致吐血、衄血及吐衄之证屡服他药不效者，无论因凉因热，服之皆有捷效"。验之临床，原方去代赭石，加用三七，肉桂减为原量 1/3，应急时，取之方便（常备有粉剂，唾手可得）。

效验更佳，不但吐血、衄血，咳血也多有效，如支气管扩张、肺脓肿、肺挫伤等。

方中大黄清热凉血，同三七共奏化瘀、止血、生新之功，奏效尤捷，然单用大黄未免失之于寒，佐以性温之肉桂，则寒热相济，性归和平，且肉桂为平肝之要药，本患者咯血后惊恐，肝气郁遏，血不归经，肉桂、大黄合用，降胃兼顾平肝。本方药味少，用药精，辨证准确，使危重转为平安，免于手术之苦，实为加减秘红丹之功。

（张雪芹 整理）

慢性肺脓肿（千金苇茎汤合排脓汤）

李某，男，48岁。

主诉： 发热，胸痛，咳脓样痰6个月。

现病史： 患者1985年底突然发热、咳嗽、胸痛，经当地医院按肺部感染以青霉素、链霉素肌内注射，白霉素（6g/d）静脉滴注，治疗30多天无效，转至地区医院改为红霉素（1.5g/d）静脉滴注，先锋霉素Ⅳ（头孢氨苄）口服，仍反复发热，咳吐大量脓性痰，后体温持续在38~39℃不退，又转省医院经胸部CT检查诊为左肺炎性肿块，痰培养为大肠埃希菌生长，先后以大剂青霉素（800万U/d）、氯霉素（1g/d）静脉滴注，无效后改用先锋霉素Ⅴ（头孢唑林钠）、氨苄青霉素（氨苄西林）、丁胺卡那霉素（阿米卡星）等多种抗生素交替静脉滴注，病情仍然持续恶化。

1986年6月20日首诊： 患者反复咳吐脓血，高热不退，一度血压下降，全身情况日趋恶化，疑为败血症。查体：体温38.7℃，血压120/80mmHg，脉搏120次/min，呼吸24次/min，脉细数，苔薄腻质淡，神清，体弱，不能行走，家属背入病房。营养差，面色苍白，呼吸急促，左肺呼吸音低，左中下肺可闻及局限性湿啰音，右肺呼吸音增强，左胸语颤、语音传导减弱，心律不齐，瓣膜区未闻及病理性杂音，腹软，肝脾未触及。血常规检查：白细胞计数9.6×10^9/L，N% 68%，L% 32%，血沉106mm/h，CRP 130μg/ml（正常＜12.5μg/ml）。胸部X线片示左肺下叶基底段可见大片团块影，边缘不清，左肺门影增大。痰培养有绿色链球菌、卡他布兰氏菌生长。

西医诊断： 左下肺脓肿（肺痈）。

中医辨证： 外邪袭肺，热毒壅遏，血瘀肉腐，正气渐虚。

治法： 清热解毒，益气化痰。予千金苇茎汤合排脓汤加减：

苇茎30g	冬瓜仁30g	薏苡仁30g	金银花30g
鱼腥草30g	生黄芪30g	白茅根30g	葶苈子10g

桔梗 10g	桃仁 10g	红花 10g	甘草 6g

20 剂,水煎服,每日 1 剂。

同时予:清开灵注射液 40ml 加入 10% 葡萄糖溶液 500ml,大蒜素 90mg 加入 10% 葡萄糖溶液 500ml,静脉滴注。治疗 3 天后体温降至正常,胸痛、气短明显缓解,每日咳吐脓性痰较多,约 200~400ml。第 4 天起脓性痰减少。前方进出服用 20 剂,大蒜素静脉滴注 20 天,清开灵注射液共静脉滴注 8 天,症状体征消失,全身情况明显好转。复查白细胞计数 6.5×10⁹/L,中性粒细胞百分比 63%,嗜酸性粒细胞百分比 2%,淋巴细胞百分比 35%,血沉 13mm/h,CRP(−)。胸片复查:左下肺可见片状密度增高影,其内可见不规则透亮区,未见液平,与 1985 年 12 月 20 日胸片比较,左下肺感染病灶明显吸收。加服中药制剂金荞麦片(含量为 72.0%)每次 5 片,一日 3 次口服,巩固治疗 1 个月。复查胸片:病灶已完全吸收,仅稍有胸膜粘连。随访 1 年,患者恢复工作,健如常人。

按:急性肺脓肿经抗生素或中药金荞麦制剂大多数可以治愈,但慢性肺脓肿治疗 3 个月以上,脓腔仍不缩小,感染不能控制本是外科手术适应证。该患者曾邀胸外科会诊,认为感染严重,呼吸功能差,全身状况不佳,难以承受手术,然以中医药治疗竟获全功。

第二节 气道阻塞性疾病

咳嗽变异性哮喘(小青龙加石膏汤)

项某,男,3 岁。

主诉:咳嗽 2 个月。

现病史:患者 2015 年 6 月患手足口病,后出现咳嗽,曾多处就诊,检测肺功能、过敏原等。北京儿童医院诊断为咳嗽变异性哮喘。屡用中西药物治疗不效,现仍咳嗽,咳甚则呕、喉间痰鸣,气短,微喘,夜间咳甚,烦躁,边咳嗽边床上翻滚,母子皆涕泪俱下,纳、便可。

既往史:素体易外感,无明确哮喘病史。

2015 年 8 月 17 日首诊:咳嗽,夜间咳甚。气短,微喘,烦躁。脉细弦,苔薄腻,微黄。

西医诊断:咳嗽变异性哮喘。

中医辨证:外感痰喘夹热。

治法: 温肺化饮, 兼清里热。予小青龙加石膏汤:

麻黄 4g	桂枝 6g	细辛 3g	法半夏 10g
干姜 10g	五味子 10g	白芍 15g	炙甘草 10g
生石膏 60g			

3 剂, 水煎服, 每日 1 剂。

2015 年 8 月 24 日二诊: 患者服上方 1 剂后, 咳立止, 续服完 3 剂。予玉屏风散合二陈汤加味, 巩固调理善后。

按: 考虑患者素体易外感, 此次因手足口病后发作咳喘, 乃因外邪袭肺, 肺气上逆, 现喉间痰鸣, 乃因痰饮射肺, 然患者出现烦躁, 乃化热之象, 综合来看, 此乃咳而上气, 烦躁而喘者, 故辨证属于外感痰喘夹热。《金匮要略》曰: "肺胀, 咳而上气, 烦躁而喘, 脉浮者, 心下有水, 小青龙加石膏汤主之。"

本案为郁热烦躁之象明显, 边咳边床上翻滚, 母子涕泪俱下, 加石膏清热除烦, 且可制约麻黄、细辛、干姜过于辛热, 或发汗太过。此方石膏量宜大, 与麻黄可(10~15)∶1, 否则效慢, 此与原方剂量比例有所变化。

(朱婷婷 整理)

咳嗽变异性哮喘合并心力衰竭(升陷汤合小青龙汤)

侯某, 女, 86 岁。

主诉: 喘憋心悸近半个月。

现病史: 2012 年 12 月初患者因咳嗽变异性哮喘住院治疗后, 哮喘减轻, 但出现声音嘶哑, 现仍咳嗽、喘憋、不能平卧、动则加剧, 乏力自汗、心悸、双脚浮肿、后背冷如掌大。诉平素即易外感, 今入冬以来 3 次因外感缠绵在门诊输液。

既往史: 高血压 40 余年, 2 型糖尿病 6 年。

2012 年 12 月 13 日首诊: 喘憋、心悸不能平卧, 水肿。声音嘶哑, 背冷。舌质紫暗, 苔黄腻, 脉沉细数。

西医诊断: 咳嗽变异性哮喘, 高血压, 心功能不全(NYHA Ⅳ级), 2 型糖尿病。

中医辨证: 气虚血瘀, 寒饮内停。

治法: 益气升陷, 活血利水, 散寒蠲饮。予升陷汤合小青龙汤:

生黄芪 30g	知母 15g	桔梗 8g	升麻 6g

山茱萸 15g	柴胡 6g	桂枝 10g	生麻黄 3g
细辛 3g	法半夏 15g	炙甘草 10g	五味子 10g
炮姜 6g	白芍 15g	益母草 30g	香加皮 2g
红景天 30g			

14 剂，水煎服，每日 1 剂。

2013 年 1 月 7 日二诊：患者喘憋明显好转，咳嗽咳痰减、痰黏、咽部不适感，仍乏力自汗。背部冷的范围缩小、程度减轻。浮肿消退。近日胃脘堵闷感、纳差、便结难解。舌紫暗，苔白腻，脉细短滑。后以平胃散、茯苓半夏汤、济川煎、苏子降气汤等巩固善后。

按：老年人脏腑虚衰，往往病情复杂、容易发生变化。此案例为年过八旬老人，素体虚弱多病，几次就诊，主诉症状多有变化，但后背冷如掌大、乏力气短、咳吐黏痰症状持续存在。

《金匮要略·痰饮咳嗽病脉证并治》："夫心下有留饮，其人背寒冷如手大。"水饮停于心下，阴寒之气偏盛，上凌于心。心之俞在背，心阳被扼，不能转输于背，故其人背寒冷如掌大。水饮停于胃，则胃脘堵闷、不思饮食、甚至呕吐清水。《金匮要略·痰饮咳嗽病脉证并治》："病痰饮者，当以温药和之。"

此患者耄耋之年，气血虚衰，脾肾不足尤著，脾虚无力运化，肾虚失其温化之职，水湿内停，从寒化而为饮。首诊时，哮喘发作未愈，心肺气虚，肺失通调水道之职，饮邪泛滥于肌表，故取升陷汤，合小青龙汤散寒蠲饮，气、血、水同治，肺、脾、肾兼顾，服之则喘平、咳减、肿消，背冷范围亦有所缩小。温化痰饮贯穿始终，随症加减化裁，使八旬老人日趋平复，背冷症状日消。后经随访，患者精神佳，生活自理，可轻度活动，偶有感冒时，服数剂祛风散寒、化痰蠲饮之剂而愈，未再发作喘憋、浮肿及后背冷。

（贺　琳　整理）

第三节　胸膜疾病

月经性气胸（升陷祛瘀汤）
某，女，29 岁。
主诉：反复胸痛 15 个月。
现病史：患者 2010 年 1 月 21 日出现剧烈右侧胸痛，伴咳嗽、气短，腹痛

（适值月经期）。至北京某医院行胸片检查示右侧气胸，右肺压缩20%；肺部感染。经住院吸氧、抗感染、休息等治疗，复查胸部CT（图3-2-3）提示液气胸，气胸明显吸收。1周后症状缓解出院。此后患者气胸反复发作10余次（图3-2-4），均出现在月经期，症状大体同前，影响工作和学习，颇为烦苦。西医诊断为月经性气胸（CPTX），建议用激素绝经或手术治疗，患者因惧怕开胸手术，且正值婚育年龄，拒绝激素治疗，遂转求中医治疗。

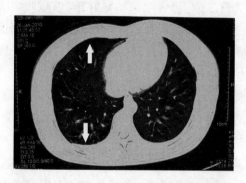

图3-2-3　2010年1月首次发病治疗后液气胸

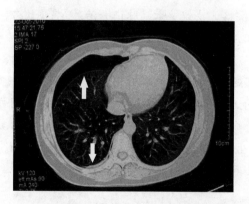

图3-2-4　2010年10月气胸复发

2011年4月16日首诊：面色少华，慢性病容。15个月内反复发作气胸10余次，胸痛、气短、腹痛；平素乏力、气短、语声低微；经行量少色暗。舌淡红，苔白腻，舌胖大有齿痕；脉沉细微，双寸脉弱。

西医诊断：月经性气胸。

中医辨证：经期胸痹，气陷血瘀。

治法：益气举陷，调经祛瘀。予升陷祛瘀汤：

生黄芪 30g	知母 15g	山茱萸 20g	柴胡 10g
桔梗 10g	升麻 10g	三棱 12g	莪术 15g
益母草 15g			

60 剂,水煎服,每日 1 剂。

患者服用上方 2 个月,临床症状渐次消除,复查胸片正常。随诊 3 年,气胸再未反复。月经期偶有胸背刺痛,约 2~3 秒自行消失。平素乏力气短的症状若失,语音响亮,面色红润,一如常人,出国学习工作均不受影响。

按: 月经性气胸的发病机制尚不明确,可能是子宫内膜组织经淋巴、血液、腹腔等途径进入肺、胸膜、膈肌或支气管所致。月经期在雌激素作用下,异位内膜发生如子宫内膜样坏死、脱落和出血,导致胸膜破裂,引发与月经伴行性气胸或伴有血胸。

本例患者青年女性,15 个月内于月经期反复发作气胸 10 余次,表现为右侧胸痛、气短、咳嗽伴小腹痛。缓解期乏力气短,影响工作和学习。胸部 CT 检查提示液气胸。符合月经性气胸特点,诊断明确。参考西医病理生理,患者发生于月经期的液气胸,考虑存在子宫内膜异位出血。"月经性气胸"中医文献中虽无记载,而张锡纯《大气诠》载"胸中大气包举肺外",结合患者气短、胸痛,反复发作,久病气虚,脉沉细微寸弱,为大气下陷,经期气血瘀滞冲递所致,亦即阳微阴弦。阳微乃气虚(大气)虚极下陷,阴弦即血瘀、水停。本案气陷而致"血行失度",不能归于常道,异位子宫内膜脱落、坏死、出血,又不能及时排出体外,而形成"离经之血","血不利则为水",则可形成液气胸,逢月经期则作。升陷祛瘀汤益气举陷,调节升降,祛瘀化癥,利水通经;或可对异位子宫内膜有"祛瘀消癥",并调节气血升降及内分泌作用。本案患者单纯中药治疗,临床症状消失,月经自调,气胸 3 年未复发,免除手术痛苦及绝育畏惧,临床治愈,故应深入研究及进一步积累临床资料。

(张雪芹 整理)

第四节 弥漫性肺疾病

坏死性肉芽肿性血管炎合并肺脓肿(大柴胡汤)

某男,30 岁,俄罗斯人。

主诉: 间断发热 3 年,加重 3 周。

现病史：患者从 2006 年起间断发热，在莫斯科当地医院确诊为坏死性肉芽肿性血管炎（又称韦格纳肉芽肿）。反复治疗无效。2009 年 3 月症状加重。

2009 年 4 月 19 日首诊：恶寒发热，午后为甚，最高 39~40℃，一般高于 38℃，头痛，咳嗽，痰多，稠黄，口苦，咽干，耳鸣，听力减退。查血常规示 WBC 1.7×10^9/L，N% 83%；尿常规示蛋白（++）。脉弦滑，苔黄腻，舌质红。

西医诊断：坏死性肉芽肿性血管炎。

中医辨证：少阳枢机不利，渐及阳明。

治法：和解清热。

先予小柴胡汤加味：

柴胡 20g	黄芩 20g	半夏 18g	党参 20g
大枣 20g	生姜 20g	炙甘草 12g	杏仁 12g
麦冬 15g	全瓜蒌 30g	煅瓦楞子 60g	

5 剂，水煎服，每日 1 剂。

2009 年 4 月 24 日复诊：服药后 3 天体温降至正常（37℃），夜间可安睡 6~8 小时，头痛、咳痰、恶心、口苦均改善。胸片正侧位显示右胸可见空洞液平。原方改为大柴胡汤加味，以和解泻热，兼顾肺痈。

柴胡 20g	黄芩 20g	半夏 18g	枳实 20g
酒大黄 10g	大枣 20g	生姜 20g	炙甘草 12g
金荞麦 100g	全瓜蒌 30g	冬瓜仁 15g	杏仁 12g

7 剂，水煎服，每日 1 剂。

此后发热无明显反复，回国巩固治疗。

按：坏死性肉芽肿性血管炎可致多系统脏器受累，肺部可有空洞形成，常常并发细菌感染，形成肺脓肿。中医临证与肺痈相符。《金匮要略·肺痿肺痈咳嗽上气病脉证治》提及："热之所过，血为之凝滞，蓄结痈脓，吐如米粥。始萌可救，脓成则死。"

本案辨证为少阳热化，选大柴胡汤通腑泄热。肺痈已成，以金荞麦为治疗肺痈首选药。本人临床经验，金荞麦远胜于千金苇茎汤，并且更优于多种广谱抗生素，因为肺脓肿腔壁已成，再强的抗生素也无法进入。

另外，肺痈也并非"始萌可救，脓成则死"。经典应予尊重，但不是真理的终结,应在继承的基础上创新进取。金荞麦治疗肺脓肿始于民间专家成云龙先生,后经朱良春大师发掘,曾以单味金荞麦治疗 500 例肺脓肿患者,经治疗前后胸片对照,治愈率达 93%,20 世纪 80 年代曾获卫生部科学技术进步奖一等奖。谨志于此。

第五节　多脏器衰竭

高龄多脏器衰竭(温脾汤)

王某,女,82 岁。

主诉: 间断胸闷、憋气,伴双下肢水肿 10 天。

现病史: 2014 年 2 月 23 凌晨 2 点突发胸闷、憋气,夜间不能平卧,伴双下肢水肿,无明显咳嗽、咳痰。无发热、头晕、胸痛、心悸。当时测血压 219/95mmHg,心率 113 次/min,BNP 907pg/ml。急诊考虑为慢性心力衰竭急性加重,予利尿、平喘、降压、扩血管、抗感染等治疗,疗效不明显,在急诊夜间端坐 5 夜后,于 2014 年 2 月 28 日收入院。患者入院后,予托拉塞米 40mg(每日 1 次)、螺内酯 20mg(每日 1 次)利尿,抗感染,拜新同(硝苯地平控释片)30mg 降血压,普伐他汀 40mg 降血脂,生脉注射液益气生脉,异舒吉(硝酸异山梨酯注射液)30mg 泵入等,但疗效不显,仍然胸闷喘憋明显。

既往史: 支气管哮喘 40 余年;高血压 30 余年;冠心病 9 年,2011 年突发急性心肌梗死,植入支架 2 枚;高脂血症 9 年;慢性肾功能不全 7 年,肾性贫血 7 年,高尿酸血症 2 年半。

2014 年 3 月 5 日首诊: 患者喘憋,夜间不能平卧(典型的夜间阵发性呼吸困难),双下肢水肿,饮食可,睡眠可,小便量少,大便每日 1 次。舌淡暗、有齿痕(有水分),脉沉细短、左寸右尺不足。

辅助检查: BNP 701pg/ml,Cr 274μmol/L;血常规示 WBC 6.1×10^9/L,N% 82%。4L/h 吸氧状况下动脉血气分析示 pH 7.51,PCO_2 69mmHg,PO_2 64mmHg,提示 Ⅱ 型呼吸衰竭。床旁胸片回报:双肺纹理增多;双肺条片影;左侧胸部密度增高,少量胸水可能。

西医诊断: 慢性心力衰竭急性加重,Ⅱ 型呼吸衰竭,慢性肾功能不全,肾性贫血,肺部感染,高血压,冠心病,高脂血症。

中医辨证: 寒热错杂,气陷血瘀。

治法: 寒热并调,升陷祛瘀。予温脾汤合升陷祛瘀汤加减:

制附子 15g	生大黄 15g	干姜 15g	人参 10g
炙甘草 10g	生黄芪 60g	山茱萸 30g	桔梗 10g
三棱 15g	莪术 20g	升麻 10g	柴胡 10g
马鞭草 30g			

5 剂,水煎服,每日 1 剂。

服药 2 剂后,患者病情显著好转,已经可以夜间平卧,不需要高枕卧位,也没有夜间憋醒症状。双下肢水肿完全消退。大便仍然为每日 1 次。BNP 499pg/ml,Cr 167μmol/L;血常规示 WBC 5.6×10^9/L,N% 76.2%。复查动脉血气分析示 pH 7.45,PCO_2 45mmHg,PO_2 76mmHg(图 3-2-5)。5 剂后患者病情明显好转,1 周即出院。

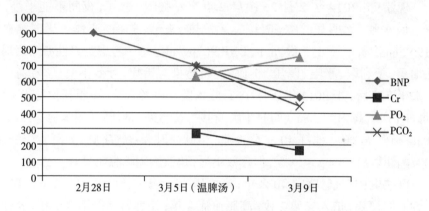

图 3-2-5 治疗前后 BNP(pg/ml)、肌酐(μmol/L)、PO_2(mmHg)、
PCO_2(mmHg)的变化

按: 本患者为典型的慢性心力衰竭急性发作,病情较重,夜间不能平卧,甚至在急诊一连坐了 5 个晚上。入院后仍然胸闷喘憋症状明显。此患者疾病日久,基础病多,高龄,以感染为诱因,导致相继出现心衰、Ⅱ型呼吸衰竭以及原先的基础病变慢性肾衰竭。合并 3 个脏器衰竭,属多脏器功能障碍综合征(MODS),病情复杂,治疗难度大,预后不良。一般 2 个以上脏器功能衰竭的患者死亡率为 60% 以上,4 个以上脏器功能衰竭的患者死亡率几乎为 100%。

从中医角度来看,本患者大部分症状集中在膈上(心、肺),但也兼有脾肾疾患。辨证属虚实夹杂,寒热交错,升降失调。因此在治疗上,也要多管齐下,针对病因,采取寒热、升降、虚实并调的治法方妥。在虚实夹杂中,以心阳虚最为明显,心为君主之官,心阳不振,则水气不行。此非附子难以振心阳。

心脾肺肾是水液代谢的关键脏器。《素问·经脉别论》云："饮入于胃，游溢精气，上输于脾。脾气散精，上归于肺，通调水道，下输膀胱。水精四布，五经并行。"本患者水液代谢失调而致湿浊为患，加上气陷血瘀，血不利则为水，因此构成了虚实夹杂、寒热交错的病机，治疗上当予寒热并调的温脾汤（出自《备急千金要方》）。附子温里通阳，大黄之寒以导之。大黄之苦，合附子之辛，苦与辛合，能降能通，寒热合用，温攻兼施。配以干姜、人参、甘草以固护中阳。此外，本患者肾功能不全且水肿明显，在上方基础上加马鞭草以活血利水，代升陷祛瘀汤中之益母草，也是因为上述现代药理研究显示在肾衰患者中不宜使用益母草之故。

高龄多脏器衰竭患者，病情凶险，死亡率高。如能识证明确，也可力挽狂澜，转危为安。个中细节，应仔细品味。面对多脏器衰竭的高龄患者，从虚实、寒热、升降等多方面入手，可达到标本兼治的疗效。温脾汤虽虚实寒热并调，但气血升降难以兼顾，故合用升陷祛瘀汤。两方合用，互补增效，气化归常，乃获转机。亦"大气一转，其气乃散"，故临床喘平、肿消。因为辨证施治明确，如此高龄，即使使用15g大黄，患者服药后也并未腹泻，因此可见辨证施治法及药味配伍佐制至关重要。

（柳　翼　整理）

第六节　其他呼吸系统疾病

转移性肺癌咯血、晕厥（加减秘红丹、生脉散等）

王某，男，62岁。

主诉：咯血2个月，加重1个月。

现病史：患者2020年5月出现痰中带血丝，6月开始咯血增加，每天早上2~5小口，色暗，声音嘶哑。平素急躁易怒，口干引饮，暴饮凉水，呃逆。粪袋中水样大便（肠癌切除术后，造瘘携粪袋）。曾晕厥1次。BP 80/65mmHg，HR 90次/min。近半年来就诊某中医三甲医院肿瘤科，服用汤药治疗，每次视频就诊1分钟，医生基本不抬头看患者，处方中大多为温阳益气之药，续方大致沿用、略有出入，且药量巨大，每剂用直径32cm蒸锅无法煮下，其中附子75g、鹿角胶15g。

既往史：直肠癌右肺多发转移1年。2018年4月直肠癌切除＋回肠造口术，8月6日因消化道出血本拟行腹腔镜下腹腔探查、肠粘连松解、回肠部分切除、回肠造口还纳术,然情况复杂,术中转开腹行小肠部分切除术。8 月 20 日再行剖腹探查术、肠粘连松解术、小肠部分切除术。

2020 年 7 月 28 日首诊: 痰中带血丝,近 1 个月咯血量增加,色暗,声音嘶哑,面赤,急躁易怒,口舌干燥,暴饮凉水,呃逆。晕厥 1 次。舌质红赤,舌苔花剥、裂纹、干燥、薄黄腻,脉细弱、弦、滑促,寸尤不足。

西医诊断: 咯血,晕厥,肠癌切除术后,右肺多发转移。

中医辨证: 热盛阴亏,火邪刑金,灼伤肺络。

治法: 清热滋阴,固金止血。予加减秘红丹、生脉散、百合地黄汤、旋覆代赭汤等合方:

三七粉 3g	生大黄 3g	肉桂 2g

每日 1 剂,打粉冲服。

西洋参 20g	麦冬 15g	五味子 10g	法半夏 15g
生地黄 15g	百合 30g	生赭石 60g	旋覆花 10g
茯神 30g	海螵蛸 10g	茜草 15g	炮姜 8g
炙甘草 10g			

5 剂,水煎服,每日 1 剂。

2020 年 8 月 3 日二诊: 服药 2 日后出血显减,5 剂后出血消失,大便转稠。卧立位仍有头晕,但再未晕厥。目前饮常温水可以解渴。呃逆缓解,面色有华。脉弦细弱,舌质红、苔光剥裂纹。BP 108/80mmHg,HR 78 次 /min。原方合化肝煎。

按: 患者口干声哑,烦躁易怒,面赤脉数舌红,一派阴虚火旺之象,乃超量温燥之药所伤。《伤寒论》已有古训:"太阳病,以火熏之,不得汗,其人必躁,到经不解,必清血,名为火邪。"火邪迫血妄行,且灼津炼痰。又:"少阴病,咳而下利,谵语者,被火气劫故也,小便必难,以强责少阴汗也。""火气"入心致烦躁易怒,上逆则面赤晕厥,犯肺则咳嗽咯血,横逆犯胃则呃逆。遂治予益气养阴,清热润燥,平肝降逆,活血止血。药味不繁,然遣方众多,有秘红丹、生脉散、百合地黄汤、旋覆代赭汤、旋覆花汤、四乌鲗骨一蔍茹丸等。其中秘红丹出自张锡纯《医学衷中参西录》,为血证专方,"治肝郁多怒,胃郁气逆,致吐血、衄血及吐衄之证屡服他药不效者",原方"川大黄一钱(细末),油肉桂一钱(细末),生赭石六钱(细末)……将大黄、肉桂末和匀,用赭石末煎汤送下"。

张锡纯言："平肝之药，以桂为最要……降胃止血之药，以大黄为最要。"我临床中去代赭石以防伤胃，加三七粉"善化瘀血，又善止血妄行，为吐衄要药"，命为加减秘红丹。本案内热已盛，又减肉桂。生脉散滋阴润燥，西洋参大补元气。百合地黄汤养阴清热，除血分之热，安神除烦。旋覆代赭汤平肝降逆，兼化痰浊。生赭石"能生血兼能凉血……又善镇逆气"。旋覆花汤出自《金匮要略》，疗其肝气之上逆损伤血络。复方合用，药后诸恙速已。

患者断肠造瘘，先后4~5次大手术，且有大出血史，为阴损液亏体质，又受温热药之火邪，引起"血气流溢，失其常度"，"一逆尚引日，再逆促命期"，迭用数月，导致出现休克血压、神昏晕厥，因而口燥暴饮，引水自救，医者须以此为戒。

（李　进　整理）

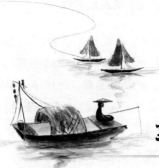

第三章 消化系统疾病

第一节 功能性消化不良

功能性消化不良（半夏泻心汤）

孙某，女，55岁。

主诉：频频嗳气多年，加重2个月。

现病史：患者自幼经常胃脘不适，嗳气、泛吐酸水，数年来按压身体任何部位，诸如肩、背、腹等部位，即刻就频频嗳气不断，曾在多家医院行胃镜等检查未见器质性病变，迭经中西药物治疗罔效。

既往史：无特殊病史，50岁绝经。

2018年7月9日首诊：面黄憔悴，神情不安，在门诊就诊时随时按压身体任何部位即刻就频频长声嗳气，甚为痛苦，自称需晒太阳并出汗后，等胃脘感觉舒适，症状始能慢慢缓解。今年5月起，因情绪愤郁，症情不断加重，伴胃脘部畏寒，泛吐酸水，进食冷餐后更为明显，时有胸闷不振，食纳甚少，大便或结或稀，苔白糙少津，舌偏红、边有齿痕，舌下脉紫红迂曲，脉细弦。

西医诊断：功能性消化不良，抑郁症？

中医辨证：寒热错杂，虚实相兼。

治法：辛开苦降，调气化痰，健脾和胃。予半夏泻心汤、半夏厚朴汤、苓桂术甘汤、四逆散加减：

法半夏30g	干姜10g	太子参10g	黄芩6g
黄连4g	炙甘草10g	大枣15g	姜厚朴24g
茯苓30g	生白术30g	醋香附10g	柴胡10g
炒枳壳15g	白芍18g	桂枝10g	苏梗10g

14剂，水煎服，每日1剂。

2018 年 7 月 23 日二诊：药后嗳气明显减少，患者感胸际也舒适些，已不泛酸，但进食油腻食物仍感胃脘不适，大便次数多，苔白糙稍退，舌边稍红、有齿痕，脉弦好转。守方继进，前方加炙吴茱萸 4g、高良姜 10g，继服 14 剂。

2018 年 8 月 6 日三诊：按压躯体体表部位时频频嗳气已很少发作，但感头晕，双胁胀满，食纳已展，不泛酸，大便日一行，或不成形，苔转白腻罩黄，舌边齿痕已少，舌下脉络迂曲改善，脉细滑。于 7 月 23 日方加佛手 10g、荷叶 15g，继服 14 剂。

2018 年 8 月 20 日四诊：上症悉除，情绪愉悦，苔稍腻，舌边不红，齿痕已少，脉已不弦。予 2018 年 8 月 6 日方去黄芩，加生山栀 6g、藿香梗 10g，继服 14 剂。

2018 年 9 月 10 日五诊：症平，已能食深海鱼肉，腹无不适，大便正常，原嗳气已消失近月，苔根稍腻白，舌淡红、无齿痕，脉平。处方：佛手 6g，玫瑰花 3g，泡水代茶饮；炒鸡内金研粉冲服，2g，每日 3 次，服 1 个月作为善后。

按：本案属中医"痞证"范畴。痞证之"痞"原意是《易经》中"否"卦，为上下不通的否，否极泰来。"痞"就是不通的意思。本案痞证之形成当先有中气虚弱的内因，即禀赋脾升胃降不健，最易导致气机上下不通，加之情志不畅，肝主一身之气的疏泄功能失常，使气郁痰结，久则蕴化为热，形成了寒热错杂、虚实相兼的证候。

半夏泻心汤在《伤寒论》中是张仲景调理脾胃第一方。方中用姜夏之辛、芩连之苦，以平调寒热，消痞散结，又用参、草之甘以补脾健中。在剂量方面，我一直重用法半夏 30g，超过《中华人民共和国药典》规定的 10g 之内，是因为半夏具有燥湿化痰、和胃降逆气的多重功效。如《本草纲目》曰："除腹胀，目不得暝，白浊梦遗，带下。"《名医别录》曰："消心腹胸膈痰热满结，咳嗽上气，心下急痛坚痞，时气呕逆……"《本草图经》曰："主胃冷，呕哕。"法半夏是用甘草加石灰加工炮制而成，毒性较生半夏已大为降低，加之方中还有干姜也能解半夏毒，毒性就会更小一些，而且半夏对调节神经功能还有一定作用。患者是一围绝经期女性，罹痞证病程又长，在理化检查排除肝肾疾患前提下，可放心超剂量使用半夏，同时我也是在严密观察病情中，未发现患者有舌喉发麻痉挛等神经毒性反应及其他消化系统、神经系统症状，才能用大剂量半夏长达 2 个月。

为进一步加强下气消痞散结功效，在首诊处方中又参入了半夏厚朴汤、苓桂术甘汤、四逆散三方以大方复治。正如《素问·至真要大论》所曰："奇之不去则偶之，是谓重方。""重方"即熔奇方、偶方于一炉，亦称大方，目的是以更严密的配伍来契合病机，提高疗效。如处方中重用厚朴之苦辛温以下气除满,并助半夏散结降逆;重用茯苓、生白术可加强健脾祛湿,并助半夏化痰;加桂枝更可温阳通络,用香附之"通行十二经"加苏梗、四逆散可强化三通开郁之功,而芍药甘草汤之酸甘化阴,不仅柔肝缓急和脾,并对频频嗳气之异常兴奋状态有强力抑制、镇静的作用。故用药2周即嗳气症状明显减少,在此后的二至四诊中随病情增减,必须灵活变通用药,如二诊中加入吴茱萸、高良姜构成左金丸、良附丸复方,强化了温中理气、辛开苦降,使病情进一步缓解;三诊中加入荷叶之升清降浊,缓解头晕,佛手之辛苦酸温进一步疏肝健脾和胃;四诊考虑"标实"已除,又时值炎夏当令,故去苦寒之黄芩,加少量山栀、藿香梗以调肝、清暑。至五诊,在病症已全部缓解基础上,针对本患者肝脾胃同病,用佛手、玫瑰花以疏肝理气、健脾开胃,以鸡内金消食化积,作为病愈善后之治。

餐后腹胀(小陷胸汤合枳术汤)

曹某,女,63岁。

主诉: 胃脘胀满5年。

2013年12月9日首诊: 患者5年来久坐及餐后胃脘胀满,甚至餐后不能坐卧、俯身,需行走、揉腹方可稍缓。口干,口中异味,呃逆,纳差。便干结,日一行。眠可。舌质暗红,苔薄腻微黄,脉滑。

既往史: 高血压,胆囊泥沙样结石,脂肪肝。

西医诊断: 腹胀待查,胆囊炎,脂肪肝,高血压。

中医辨证: 气滞痰阻,痰热互结。

治法: 清热化痰,行气消痞。予小陷胸汤合枳术汤加减:

瓜蒌30g	黄连8g	法半夏15g	枳实15g
生白术10g	白蒺藜15g	川楝子10g	延胡索15g
鸡内金15g	炒莱菔子10g	焦四仙各15g	

7剂,水煎服,每日1剂。

2013年12月16日二诊: 患者觉腹胀症状减半,餐后稍重,仍不能久坐。右胁胀满,无腹痛。另诉足跟痛,膝关节疼痛。纳食稍增,便软,日一行,眠可。舌质暗红,苔薄微腻,脉沉细滑。上方加茵陈15g、金钱草60g疏肝利胆。10剂,水煎服,每日1剂。

2013年12月26日三诊: 患者胃脘胀满症状十去七八,胁肋胀满亦减,纳食增,精神佳。嘱清淡饮食,舒畅情志,前方继服14剂巩固。随访至今,症状消失且无反复。

按：患者老年女性，平素性情急躁，肝气郁结；又喜食肥甘厚味，故而形体偏胖，脾运失健，痰湿内生，痰湿停于中焦，阻滞气机，肝气郁结，横犯于胃，则发为脘腹胀满。久坐不动，全身气血运行不畅，中焦气机越发凝滞，故久坐后胀满加剧。

小陷胸汤出自《伤寒论》，本为伤寒误下，痰热结于胸之轻症而设，主治"小结胸病，正在心下，按之则痛，脉浮滑者"，后世多用于治疗胃炎、消化不良等消化道病变。方中黄连清热泻火，半夏化痰开结，二药合用，辛开苦降，善治痰热内阻。更以栝楼实荡热涤痰，宽胸散结。三药共奏清热化痰，宽胸散结之功。枳术汤出自《金匮要略》，用于"心下坚，大如盘，边如旋杯"之痞证。方中枳实用量倍于白术，意在行气消痞为主，兼以健脾祛湿，主治气滞水停以气滞为主者，故重用枳实以消为主。而李东垣《脾胃论》中所载枳术丸，为其师张元素所创，方中白术用量倍于枳实，且改为丸剂，适用于脾虚重于积滞之虚证。本案患者虽有脾虚之象，但更以痰浊中阻、气机阻滞之象为重，胃脘胀满甚至不能坐卧俯身，心下硬满，按之痛。故选用小陷胸汤合枳术汤，清热化痰、行气消痞、开郁散结，兼以健脾除湿，酌加金铃子散、白蒺藜疏肝活血，防气滞血瘀，焦四仙等消食化积。二诊时再兼顾其肝胆病变加金钱草、茵陈清利肝胆湿热。用药简而力宏，故初服即显效，服17剂后腹胀已去大半，再服2周症状消失，未再反复。由此更见经方之效验。

此案为合方治疗，以小陷胸汤、枳术汤经方相合，因病位均在心下，前者病机重心为痰热互结，后者为气滞水停。痰水同源，本同而标异。病程5年，气病及血，故于经方基础上再合金铃子散，亦"见肝之病，当先实脾""见气之病，当先理血"之意。

（贺 琳 整理）

功能性消化不良（生姜泻心汤）

司某，女，43岁。

主诉：胃胀不适、口黏1个月。

2012年12月27日首诊：胃胀不适、口黏、口臭。无烧心泛酸，无腹痛，无口苦咽干。二便正常。

脉沉细弦，苔薄质暗。

西医诊断：功能性消化不良。

中医辨证：脾胃虚弱，寒热互结。

治法：和胃消痞，散结除水。予生姜泻心汤加减：

生姜50g	炙甘草15g	党参15g	黄芩15g
法半夏30g	大枣12枚	川黄连8g	

7剂，水煎服，每日1剂。

患者服药3剂后，诸症消失，服完7剂后停药。随访2个月未反复。自觉药味辛辣不苦。

按：仲景立诸泻心汤以治痞满。生姜泻心汤所主之痞满，为误下后邪热内陷而成。临床杂病，凡脾胃虚弱，升降失职皆可成痞。盖胃不和，谷不消，则嗳腐食臭；故虽见嗳腐，亦不宜消导，而应补益脾胃，调其寒热，辛开苦降，其痞自消。又《医宗金鉴》："名生姜泻心汤者，其义重在散水气之痞也。生姜、半夏散胁下之水气，人参、大枣补中州之土虚，干姜、甘草以温里寒，黄芩、黄连以泻痞热。备乎虚、水、寒、热之治，胃中不和下利之痞，焉有不愈者乎？"

本例患者长期服用中药，脾胃功能不和，升降失序，故纳谷不消。脘胀不适，为脾失健运的表现；而口黏口臭为胃热水饮表现之一。故此例患者应用本方，切合病机，方能取效。本案特别突出了生姜的用量（50g），散水气之痞，以温胃化饮。

（张雪芹 整理）

胃肠功能紊乱（香砂六君子汤合理中丸）

崔某，女，80岁。

主诉：食少腹胀，大便不成形、次数增多1年。

现病史：患者自2016年来无明显诱因食少腹胀，大便不成形、次数增多，伴全身乏力。曾在本院消化科做多种检查，排除器质性病变，也排除药源性腹泻，诊断为胃肠功能紊乱，予复方消化酶、乳酸菌素、地衣芽孢杆菌活菌胶囊、双歧杆菌三联活菌胶囊等助消化及微生态药物，效果不佳。食入即感腹胀，肠鸣，欲排便，大便呈稀便或有不化之物，无腹痛，因此常畏惧进食，食量也越来越少。自感形寒肢冷，虽时值夏至，仍不敢在空调环境下生活。经他人介绍前来门诊。

既往史：变应性鼻炎，慢性支气管炎、严重骨质疏松症，重度骨关节炎，缺血性脑血管病。

2017年6月12日首诊：面色白少神，身体瘦削，萎软乏力，常气短咳嗽痰多，时头晕目眩失眠，舌淡苔白，脉细软。

西医诊断：胃肠功能紊乱。

中医辨证：脾虚胃弱，寒湿内蕴，升降失度，生化乏源。

治法：健脾化湿，温阳助运，行气和中。予香砂六君子汤合理中丸加减：

人参叶 12g	麸炒白术 15g	茯苓 30g	木香 6g^{后下}
砂仁 4g^{后下}	炮姜炭 6g	姜半夏 15g	姜厚朴 15g
陈皮 10g	炒扁豆 10g	焦神曲 30g	黄连 2g
苏梗 15g			

14 剂，水煎服，每日 1 剂。

上方服用 2 周后，腹胀瘥，大便已成形、日 1 次，食欲已展，精神明显好转，但吹冷风时仍有便意感，取上方加黄芪 15g，增强补气功效，加防风 10g，取"风能胜湿"及升脾阳止泻之用。此后 3 个月，根据患者脾胃纳运能力，慢慢转方以健脾补气为主，使虚能受补，修复了气血生化之源的后天之本，患者面色红润，体重增加 2.5kg，原有慢性支气管炎等病也一直稳定未作。

按：高龄老人在罹患全身多器官病变的情况下，一定要抓脾胃的后天之本作为主要矛盾，所谓"得谷者昌，失谷者亡"，如失去脾胃气血的源泉，对老人的营养供给就没有保障，将给器官功能的修复带来很大影响。该患者的多种疾病中，食少腹胀腹泻是当下主症，结合舌脉所见，选用四君子汤是补脾益气的基本方，方中人参叶既可大补元气，还能安神益智，有助眠之功。由于病程较久，脾气虚弱已进一步发展有脾阳不振之面形寒、泄泻清谷，加之高龄，肾阳也出现亏损，故方中加用炮姜炭以温阳助运，适时还可加用附子以温肾壮阳。另外，患者还有腹胀咳嗽痰多等气滞痰湿内阻之象，加香、砂、夏、朴、苏梗等可行气除满，降逆化痰。方中还用小剂量黄连 2g，取其苦味健胃作用，且黄连主要成分含小檗碱，对多种肠道杆菌、球菌都有较强的抗菌作用；本方在补气药中参以少量苦寒及行气之品，可有补而不滞、温而不燥之功。中医对老年慢性多病、久病的治疗方法是法随证立，依法选方下药，但在具体的处方过程中，又必须考虑药物之间的补泻、寒热等相须相使关系，对提高临床疗效具有画龙点睛的作用。

第二节　胃、食管疾病

一、胃炎、食管炎

糜烂性胃炎（升阳益胃汤）

李某，女，59 岁。

主诉：腹胀 2 年余。

2013 年 7 月 11 日首诊: 患者 2011 年以来常感胸脘部痞闷不舒,进食后明显,无恶心呕吐。伴背痛、乏力、易疲劳。食欲较差,便黏,有排不尽感。胃镜示糜烂性胃炎,Hp(+)。曾服用抗幽门螺杆菌(Hp)四联药,复查仍(+)。舌质暗,苔薄白,脉沉细弦。

西医诊断: 糜烂性胃炎,幽门螺杆菌感染。

中医辨证: 脾胃气虚,阴火内伏。

治法: 健脾益气,清胃泻火。予升阳益胃汤加味:

生黄芪 15g	茯苓 15g	党参 10g	炙甘草 10g
黄连 10g	蒲公英 30g	黄芩 12g	柴胡 10g
升麻 10g	羌活 8g	法半夏 30g	瓜蒌 30g
干姜 10g	桔梗 10g		

15 剂,水煎服,每日 1 剂。

2013 年 8 月 8 日二诊: 患者服上方 22 剂(他处抄方 1 次),腹胀逐渐缓解,现已可正常进食,无背痛、恶心。乏力、疲劳感亦减。微咳,咳少量白痰。舌质暗,苔薄白,脉沉细弦。效不更方,以原方出入巩固:上方生黄芪加至 20g,加炙桑皮 15g、生石膏 30g、莪术 15g、鸡内金 15g。15 剂,水煎服。

按: 患者慢性胃炎,长期饮食劳倦所伤。胃镜检查:胃黏膜表面红白相间,呈糜烂性改变,且伴幽门螺杆菌感染,虽经规范西药杀菌治疗而无效。宏观症状体现一派脾胃虚损之象,如面色萎黄、气短懒言、胃脘痞闷,而微观检查所见胃黏膜嫩红糜烂样改变则当属热象。正符合虚实夹杂,脾胃气虚为本,阴火内伏为标之证。

升阳益胃汤出自李东垣《脾胃论》上卷之《脾胃胜衰论》。李东垣有"人以脾胃中元气为本"的思想。饮食不节则伤胃,劳倦过度则伤脾,脾胃受损使受纳运化失职,元气不足,终致阳气下陷,阴火上乘。取补脾胃,泻阴火,升下陷之阳气为法。方中柴胡、升麻、羌活辛散助阳益胃以升清气,半夏降逆升清,寓升以降,党参、茯苓、生黄芪、甘草甘温益气除湿以补脾胃,黄芩、黄连、蒲公英辛凉苦寒清胃以泻阴火。全方攻补兼施,补而不滞,泻而不伤正气。故患者脘痞纳呆乏力等症得以逐渐缓解。嘱患者注意饮食调护,续服此方以期巩固。Hp 耐药是目前消化系统疾病的难点之一,所用蒲公英为"胃病圣药",配合黄芩、黄连、石膏苦寒清胃泻火,对 Hp 有抑制作用。

(贺 琳 整理)

反流性食管炎、慢性胃炎（益胃汤）

某，男，44岁。

主诉：上腹不适9个月余，加重1个月。

现病史：患者于1981年初无诱因出现上腹部及胸骨前区胀满、烧心等不适，日渐加重并感疼痛，嗳气时作。近1个月来吞咽困难，食欲减退，每餐仅进半流饮食2次，且大便干秘，数日一行。外院胃镜检查诊断为食管炎、食管溃疡、浅表性萎缩性胃炎（胃窦为主）。

1982年1月7日首诊：形瘦骨立，面色晦滞，精神倦怠，苔薄腻，质紫边光红，脉细弦。

西医诊断：反流性食管炎，食管溃疡，慢性胃炎。

中医辨证：痰瘀交搏，气结络阻，郁热伤津，邪实正虚。

治法：甘寒益胃，化痰消瘀。予益胃汤加味：

北沙参15g	麦冬15g	怀山药15g	生黄芪15g
丹参30g	乌梅6g	鸡内金10g	法半夏10g
半枝莲15g	玉蝴蝶3g	生甘草6g	七叶一枝花10g

7剂，水煎服，每日1剂。

另：锡类散300mg（即1支）口服，1日3次。投7剂，胸膈痞闷及上脘灼热嘈杂已减。再进10剂，锡类散加至450mg（即1支半），1日3次，病情逐日好转。此后以原方随证加减，治疗3个月有半，症状基本消失，胃纳及进食恢复正常（约500g/d），体重增加，恢复全天工作。胃镜复查：食管未见明显异常，胃窦后壁处红白相间，隐约可见血管。胃镜诊断：慢性浅表性萎缩性胃炎。

按：本患者属噎膈顽疾，既有痰气瘀热之标实，又有津气俱亏之本虚。叶天士云："胃为阳明之土，非阴柔不肯协和。"倡以甘寒濡润，生津养胃。本方用药即遵此意。方中七叶一枝花、半枝莲解毒清热，寓祛邪以扶下，清热以固阴；玉蝴蝶和胃生肌，安中止痛，《本草纲目拾遗》载其治"心气痛，肝气痛……痛毒不收口"，似与本证契合。另，锡类散原外用治白喉、乳蛾等咽喉诸疾，近年来，有人用其以灌肠法治疗溃疡性结肠炎，疗效满意，其实质仍不外取其解毒敛疮，化腐生肌。应用于本例食管溃疡内服，亦获良效。

慢性萎缩性胃炎顽固性腹胀（膈下逐瘀汤）

林某，女，49岁。

主诉：腹胀、纳差消瘦2年，加重1个月。

2013 年 9 月 26 日首诊：患者 2 年来持续腹胀，脘腹部为著，自觉夜间加重，伴胸胁胀满，影响夜眠，需下床行走多时方能稍缓解。服用过多潘立酮、铝碳酸镁片、复方消化酶胶囊等药物无缓解，加用四磨汤口服液、胃苏颗粒均无明显改善。平素乏力、倦怠、失眠。门诊胃镜检查示"慢性萎缩性胃炎"。病理检查证实：萎缩性胃炎，胃体黏膜并肠上皮及轻度非典型增生。舌质淡暗，薄白苔，脉沉细弱。

查体见面色晦滞，毛发、肌肤无光泽。腹软，无明确压痛、反跳痛。各项化验检查未见明显异常，腹部超声、CT 未见异常。

既往史：无特殊病史。停经 2 年。

西医诊断：慢性萎缩性胃炎。

中医辨证：气滞血瘀证。

治法：活血祛瘀，行气消胀。予膈下逐瘀汤加减：

五灵脂 12g	当归 15g	川芎 12g	桃仁 15g
牡丹皮 12g	赤芍 12g	乌药 12g	延胡索 6g
香附 10g	红花 12g	生蒲黄 10g	炙甘草 6g

7 剂，水煎服，每日 1 剂。

2013 年 10 月 15 日二诊：自述腹胀十去其四，夜间睡眠由 3 小时增至 6~7 小时，偶有烧心，反酸，食欲少，排气少，舌脉同前。守方继进，上方去乌药，加丹参、砂仁、青皮。处方如下：

五灵脂 15g	炒蒲黄 10g	当归 15g	川芎 15g
桃仁 15g	牡丹皮 12g	赤芍 12g	丹参 12g
砂仁 6g	青皮 12g	延胡索 6g	香附 10g
红花 10g	枳壳 15g	炙甘草 6g	

7 剂，水煎服，每日 1 剂。

2013 年 10 月 22 日三诊：腹胀十去其八，夜间安睡 7 小时，食欲可，体重较 9 月 25 日入院时增加 3kg，体力有所好转。遂改用成药大黄䗪虫丸，每服 1 丸，日 2 次。

按：多数腹胀的病因病机为感受外邪、内伤饮食、情志失调等引起中焦气机不利，脾胃升降失调。该女患者也以腹胀为主要症状，西医诊断为萎缩性胃炎，无有效的西药，服用胃苏颗粒、四磨汤口服液均无改善。胃镜所见，以及舌暗脉沉细、面色晦暗、腹胀、夜间不能安卧等特点，均符合血瘀之证；患者病程较长，由气及血，导致血瘀又致气滞加重，此乃络脉瘀阻，载气不能所致。同时，此病理过程也是慢性萎缩性胃炎形成和发展的病理过程。故本案主要病机是气滞血瘀，久病入络，用膈下逐瘀汤能获佳效。此案腹胀，当注意"腹满"与"痞"有病位及病理上的区别。

（崔　立　整理）

二、胃溃疡

胃溃疡合并出血（黄龙汤）

王某，男，75岁。

主诉：剧烈上腹痛1天。

现病史：患者1977年4月16日酒食饱餐后，胃脘持续剧痛，呕吐频繁，时吐咖啡色内容物及胆汁，面色㿠白，呻吟低微，辗转不安。给予抑酸补液等治疗，腹痛无缓解。虑患者年高体弱不耐手术。

既往史：胃溃疡20余年。

1977年4月17日首诊：胃脘绞痛持续，按中上腹均有明显压痛，苔微黄腻，质淡，脉沉弦。

西医诊断：胃溃疡合并出血。

中医辨证：瘀热内阻，络伤血溢。

治法：补脾摄血，通腑化瘀。予黄龙汤加味：

皮尾参15g^{另煎兑服}	阿胶18g^{烊化}	白及12g	侧柏叶30g
生大黄30g	花蕊石12g	三七粉6g^{分冲}	

少量多次频服，未见呕吐，药后约4小时大便畅行，脘痛大减。原方出入继服10剂，痛定血止，病入坦途。

按：入院时该患者大有血脱、气脱之虞，"有形之血不能速生，无形之气所当急固"，故急拟皮尾参（生晒参中质次、等级最低）益气固脱，配阿胶育阴止血；兼见瘀热腑结，取黄龙汤意，用大黄配侧柏叶通腑清瘀，又佐花蕊石、参三七等活血止血、双向调节性药物，共奏止血定痛之功。

胃溃疡（丹参饮）

某女，56岁。

主诉：胃脘痛10余年，加重3个月。

现病史：患者间断剑突下疼痛10余年，近3个月来腹胀痛明显加剧，痛时喜按，但得食不减，食欲不振，每日进食不足三两，二便尚调。行钡餐透视示胃体后壁见1cm×1.2cm溃疡。

1983年4月13日首诊：患者形体消瘦，面目晦滞，苔白腻，质紫，脉细弦。

西医诊断：胃溃疡。

中医辨证：肝郁血滞，中虚不运。

治法：运脾疏肝，益气化瘀。予丹参饮加味：

紫丹参15g	白檀香6g^{后下}	砂仁3g^{后下}	炙黄芪15g
玉蝴蝶3g	柴胡10g	枳实10g	乌贼骨30g^{先煎}
白芍15g	广郁金10g	炙甘草6g	

40剂，水煎服，每日1剂。

上方服1个月半，胃脘疼痛轻减，食欲亦展。原法续进4个月，于同年9月19日钡餐透视示胃黏膜清晰，胃后壁未见到溃疡，病告初愈，长期随访未发。

按：本例胃脘痛多年，"初为气结在经，久则血伤入络"。钡餐透视提示胃体后壁溃疡（1cm×1.2cm），选用丹参饮加黄芪，重在益气化瘀，行气和中；佐四逆散加广郁金，专事疏肝理脾，缓急止痛。黄芪一药，除补气升阳作用外，尚可托疮生肌，利水退肿，经动物实验证明有促进炎症渗出物排出及新肌生长作用。本例虽然临床无多酸表现，仍配乌贼骨、玉蝴蝶，收湿制酸，疏肝理气，以达修复溃疡目的。

三、胃下垂

胃下垂（升陷祛瘀汤）

高某，女，47岁。

主诉：上腹不适3年余。

现病史：患者1974年以来时常脘腹胀痛，嗳气泛酸，食欲不佳，每日进主食约200g，日渐消瘦，面色萎黄，乏力。于当地医院行胃肠钡餐透视，示胃为鱼钩型，低张，蠕动慢（可通过全胃），胃外形完整，胃小弯在髂嵴连线下6cm。

曾服补中益气汤煎剂 80 余剂及补中益气丸若干瓶,胃脘胀痛反剧,消瘦乏力依然,不耐久立。疑病重药轻,再以红参易党参,脘腹闷胀疼痛更甚,不能坚持正常工作,已病休半年。

1977 年 11 月 1 日首诊:除前述症状外,胃脘及脐旁有压痛,食后脘腹胀痛加重,苔薄淡紫,脉细涩。

西医诊断:胃下垂。

中医辨证:脾失健运,气机阻滞,血瘀络阻,本虚标实。

治法:益气健运,调节升降。予升陷祛瘀汤加减:

生黄芪 15g	潞党参 12g	炙升麻 2g	柴胡 2g
生枳实 15g	生鸡内金 10g	莪术 6g	生甘草 6g
乌贼骨 15g^{先煎}			

28 剂,水煎服,每日 1 剂。

脘腹胀痛渐止,食欲明显增加(每日最多达 500g),面色红润,体重增加。再做钡餐透视,示胃位置上升(胃小弯位于髂嵴连线下 2cm),精神振作,已恢复工作至今。

按:患者胃脘胀痛,食后为甚,嗳气不畅,服红参补益之剂腹胀益甚,是脾运失健,胃气亦虚,清阳不升,浊阴不降之证,所谓“健脾贵在调运,不在滞补”,不适当地补脾,是以碍脾,故在用参芪的同时,辅以调节升降之品,升柴与枳实并作,每易获效。《脾胃论》云:“夫脾胃不足,皆为血病。”本患者病程日久,气病及血,见“腹不满,其人言我满”,腹痛定位不移,故取黄芪配莪术“开胃进食,调和气血”,鸡内金消积化瘀,以达脾胃气血同调之效。

胃下垂(益胃汤)

缪某,男,29 岁。

主诉:腹胀、纳差 2 年余。

现病史:患者 2 年前无诱因出现脘腹胀满,时有恶心呕吐,食欲减退,服香砂六君丸,症状无明显改善,脘腹胀痛日渐加重,体重逐日下降。于 1969 年 5 月钡餐透视示胃下垂(胃小弯位于髂嵴连线下 6.5cm)。

1969 年 6 月 9 日首诊:形瘦面烘,心烦惊悸,大便干结。舌红少津,脉细软无力。

西医诊断:胃下垂。

中医辨证:气阴不足,胃津耗损。

治法：调益气阴，和中养胃。予益胃汤加味：

太子参10g　　南沙参12g　　麦冬12g　　桔梗4g

全瓜蒌12g　　望江南12g　　当归10g　　石斛12g

生鸡内金10g

30剂，水煎服，每日1剂。

诸症缓解，食欲改善，体重增长。1969年7月钡餐透视示胃位置已正常。

按：胃阴不足，濡润乏津，脘胀纳呆，呕逆便约，"胃喜湿恶燥"，投益胃汤，顾润燥，调升降，纳化常。不但症除纳增，下垂也得复位。

第三节　肠道疾病

一、腹泻

腹泻（黄芩汤合痛泻要方）
韩某，女，84岁。
主诉：腹泻2周。
2019年12月24日首诊：患者2周前无明显诱因出现腹泻，每日5~6次，不成形，色黄，伴脐周疼痛，腹痛即泻，泻后缓解。口干、口苦，眠差，夜尿2次。舌淡暗，苔微黄腻，脉沉弦滑。急诊查血、尿、便常规未见异常。

西医诊断：肠炎。
中医辨证：少阳郁热，下迫阳明，肝旺脾虚，疏泄失司。
治法：清热止利，平肝实脾，和中止痛。予黄芩汤合痛泻要方加减：

黄芩15g　　赤芍10g　　大枣10g　　炙甘草8g

陈皮15g　　防风10g　　苍术10g　　马齿苋30g

白蒺藜15g

7剂，水煎服，每日1剂。

服上方3日后，痛泻均止，大便无黏液、成形，眠佳、纳可，精神大为好转。
按：泄泻是一种常见病、多发病，以伴随排便频次增多、粪便稀溏或者完谷不化，甚至排泄物出现清水状为主要表现。古有将大便溏薄而势缓者称为泄，大便清稀如水而势急者称为泻，一般统称泄泻。泄泻可以是单独为病，也可存在于其他疾病的伴随症状中。

黄芩汤见于《伤寒论》172条："太阳与少阳合病，自下利者，与黄芩汤；若呕者，黄芩加半夏生姜汤主之。"太阳与少阳合病，重在少阳，少阳为病多是枢机不利，少火内郁，病性属热。其实少阳火热冲迫之证不为少见，上冲可为咳、为呕吐、为呃逆、为寐不安等，下迫为利、为腹痛等。

本案少阳火热冲迫之证可见口干、口苦，眠差，脉沉弦滑，苔微黄腻。故选黄芩汤，方中黄芩苦寒，能清三焦之火以止利，芍药苦平可泄热而敛阴，甘草、大枣健脾固津而和中。成无己："自下利为在半表半里，非汗下所宜，故与黄芩汤以和解半表半里之邪。"（《注解伤寒论·辨太阳病脉证并治法》）

痛泻要方最早载于《丹溪心法·泄泻》，书中虽无方名，但所列药味与痛泻要方完全一致，并标明治"痛泄"字样。又有一说法，痛泻要方，原名白术芍药散，出自《景岳全书》引刘草窗方，因张景岳称其为"治痛泻要方"，故有今名。痛泻之证由土虚木乘，肝脾不和，脾运失常所致。《医方考》说："泻责之脾，痛责之肝；肝责之实，脾责之虚。脾虚肝实，故令痛泻。"

患者腹泻前脐周疼痛明显，泻后疼痛有所缓解。此为肝气郁滞日久，肝疏泄功能失常，肝木横逆，克犯脾土，脾失健运而致泄泻。《医方考》说："脾虚肝实，故令痛泻。"因此合用痛泻要方，方中白术健脾燥湿，芍药柔肝缓急，陈皮理气健脾，防风引药入脾经，助白术祛湿止泻，合芍药调肝。两方合用，药性平和，调和肝脾，再加白蒺藜疏肝解郁，马齿苋清热利湿、止利消炎。诸药合用，共奏清热治利，平肝敛阴，和中止痛之功。

（顾　焕　整理）

慢性腹泻（膈下逐瘀汤）

余某，女，46岁。

主诉：慢性腹泻3年。

现病史：患者2001年以来每日排便4~5次，大便稀溏，饭后腹泻明显，无腹痛，伴失眠多梦，心情烦躁。经诊为结肠炎，自诉遍服中西药物治疗无效，且近1年来加重。

2004年4月3日首诊：舌紫瘀斑，苔薄白，脉沉细弦。

西医诊断：慢性腹泻。

中医辨证：腹中血瘀。

治法：活血化瘀。予膈下逐瘀汤加减：

桃仁 10g	红花 10g	延胡索 10g	赤芍 15g
乌药 10g	枳壳 15g	五灵脂 10g	川芎 10g
炙甘草 6g	当归 10g	香附 10g	青皮 10g
陈皮 10g	荆芥 10g	防风 10g	白术 10g

7剂,水煎服,每日1剂。

药尽泻愈,直至2006年4月随访,均无反复。

按:顽固性腹泻多从健脾固肾论治,临床多有效,然对不效者必须仔细分析辨证方可取效。古代名医王清任开从瘀论治腹泻之先河,临床用之屡见奇效。

王清任创制的膈下逐瘀汤为治疗腹部血瘀病证的代表方,原方由"灵脂二钱(炒),当归三钱,川芎二钱,桃仁三钱(研泥),丹皮二钱,赤芍二钱,乌药二钱,元胡一钱,甘草三钱,香附钱半,红花三钱,枳壳钱半"组成。该患者舌紫瘀斑、脉沉细弦,是"久病入络"导致的明显瘀血征象,故以膈下逐瘀汤为主方,另加青皮、陈皮加强理气作用。食后即泻,是脾胃运化水湿失职,故加白术健脾,加荆芥、防风取"风能胜湿"之意。瘀化气畅,脾健湿除,故能效如桴鼓。

(贾海忠 整理)

慢性腹泻(附子理中汤合四神丸)

李某,女,51岁。

主诉:间断腹泻10余年,近日加重。

现病史:患者素禀体弱,自1970年以来因腹泻奔波于各大医院诊治罔效。今入秋以来,不欲食,食即腹胀,稍进油腻即腹痛便泻。每于黎明前肠鸣辘辘,腹中冷痛,便下完谷始缓。形寒肢冷,怠惰嗜卧(每日需睡眠12小时以上)。

既往史:过敏性结肠炎、胃窦炎、胆囊炎、贫血等多种慢性疾患。

1980年11月7日首诊:面色萎黄虚浮,两目少神,形体羸瘦,苔白腻,质胖淡,脉虚细尺弱。

西医诊断:慢性腹泻。

中医辨证:阴寒内盛,脾失健运,命门火衰。

治法:温脾助阳,培土胜湿。予附子理中汤合四神丸加味:

熟附子 5g	焦白术 30g	炮姜 3g	补骨脂 10g
淡茱萸 2g	肉豆蔻 5g	白芍 15g	北五味 3g
柴胡 6g	大枣 15g	生硫黄粉 100mg ^{吞服}	

7剂,水煎服,每日1剂。

腹痛显减,溏泻即止。继服 7 剂以固其效。后以附子理中汤合保元汤善后。

按:本病脉症合参已属脾病及肾,沉寒水湿凝滞之证。施治取温肾健脾之四神丸合培土胜湿之术姜,冀脾健则湿无所容,佐柴胡疏理气机,气化则湿化也。硫黄入脾肾二经,"主虚寒久痢滑泄"(《本草纲目》),对寒湿内盛,脾阳虚衰之慢性脾胃疾患颇有效验;张锡纯主张生用,数年来观察生用小量内服,并无不良反应。"三炎"(见既往史)并病但不能拘泥于消炎清热,漫投苦寒,庶免南辕北辙之弊。

二、肠易激综合征

肠易激综合征(苓桂术甘汤)

王某,男,56 岁。

主诉:腹泻腹胀 40 余年,加重 3 个月。

现病史:患者诉自幼即反复肠鸣腹泻伴腹胀满,大便日 2 次,质黏,不成形。曾多处就诊,多次化验检查及结肠镜检查均未见异常,结合临床症状诊断为腹泻型肠易激综合征。自诉遍尝多种中西药,多方治疗未见寸功。近 3 个月以上诸症加重,且体重下降 10kg,结肠镜检查仍无阳性发现。

2015 年 12 月 24 日首诊:便泻不成形,黏液便,日 2 次,腹胀肠鸣,口干口苦口黏。舌淡苔白腻,脉沉细弦。

西医诊断:肠易激综合征。

中医辨证:脾虚湿盛之痰饮证。

治法:温阳健脾化饮。予苓桂术甘汤:

茯苓 60g	桂枝 15g	苍术 30g	炙甘草 10g

7 剂,水煎服,日服 1 剂。

2016 年 3 月 7 日患者因患皮肤病来诊,自诉服上药 7 剂后,至今大便成形,腹泻未再反复,体重增加,肠鸣几乎消失。

按:肠易激综合征(IBS)是一组持续或间歇发作,以腹痛、腹胀、排便习惯和/或大便性状改变为临床表现,而缺乏胃肠结构和生化异常的肠道功能紊乱性疾病。该患者属于腹泻型肠易激综合征。

患者腹泻 40 余年,大便不成形,质黏,并伴腹胀、口干苦黏,为素体脾虚湿盛的表现。脾虚运化失司，故见便不成形，水液代谢失调；湿邪为重，故见大便黏腻不爽；痰饮留于胃肠，阻滞气机，故见腹胀，肠鸣，口干苦黏，脉沉细弦，舌淡苔白腻。体重下降 10kg 为脾胃虚弱、水谷运化失司、不能濡养机体的表现。

痰饮（狭义）的特点："其人素盛今瘦，水走肠间，沥沥有声，谓之痰饮。"对于痰饮的治疗，《金匮要略》明确提出："病痰饮者，当以温药和之。"而其代表方剂即为苓桂术甘汤。方中以茯苓为君，甘淡性平，健脾利湿、化饮；以桂枝为臣，温阳以化饮；以白术为佐，健脾燥湿，使脾气健运，湿邪去不复聚；使以甘草，调药和中。全方配伍精当，温而不热，利而不峻，为治痰饮之和剂。

观苓桂术甘汤原文，文中并未提及腹泻。所以经方的学习既要"方证对应"，也要"谨守病机"，尤其对内容的前后联系，整体理解，不能拘泥句下。

此外，注意本案取效快捷，与用药遵原文比例有关，突出茯苓、白术用量。经方量、效关系虽然重要，但切中病机、方药比例更为关键。还有，本案以苍术易白术是结合患者病况、体征的变通。另据考，仲景时代白术与苍术尚未区别。

顽固性腹痛伴晕厥（大建中汤合当归四逆加吴茱萸生姜汤）

李某，女，68 岁。

主诉： 阵发性腹痛伴晕厥 20 余年。

2010 年 7 月 22 日首诊： 患者 1990 年开始出现阵发性腹痛，每因受凉诱发或加重，以脐周及下腹部绞痛为主，伴有便意。腹痛时轻时重，严重时可伴晕厥，多在冬季寒冷季节时出现，先是脐周及下腹部绞痛，甚至连及左胸胁、后背部，伴有头晕，胸闷，恶心，周身发冷，困倦欲睡。疼痛严重时如撕裂样，自觉腹中有肿物，痛不可触，然后眼前发黑，昏仆倒地，不省人事，无肢体抽搐，大约 20~30 分钟可自行苏醒，醒后腹泻，泻后痛减。晕厥发作时间及频率无规律，频繁时每周发作 1~2 次。平素畏寒怕冷，欲热食，冬天在室内戴口罩，一年四季需使用电热毯。舌质紫暗，苔白腻，脉沉细、尺弱。

患者入院后经过完善的化验检查及腹部超声、CT、肠镜等检查均未发现明显异常。

既往史： 34 岁时因卵巢囊肿蒂扭转行双侧卵巢切除术，术后绝经。13 年前诊断为高血压，服用降压药后自觉腹痛加重而停用，未行治疗。

西医诊断： 腹痛原因待查，肠易激综合征？肠粘连？高血压、双侧卵巢切除术后。

中医辨证：寒凝血瘀，脾肾阳虚。

治法：温阳散寒，活血通络。予大建中汤合当归四逆加吴茱萸生姜汤加味：

川椒 10g	干姜 6g	当归 15g	白芍 30g
桂枝 15g	细辛 6g	炙甘草 6g	大枣 10g
通草 10g	吴茱萸 6g	生姜 6g	香附 10g
乌药 10g	五灵脂 10g	生蒲黄 10g	桃仁 15g
黑附片 30g			

5剂，水煎服，每日1剂。

2010年7月27日二诊：腹痛略减，未发晕厥。畏寒减轻，原方继续服用5剂，又加服硫黄1.5g/d，艾灸神阙穴每日2次。

2010年8月2日三诊：患者自觉腹痛明显减轻，程度减半，未再发作严重腹痛及晕厥，怕冷明显减轻，四肢转温，夜尿减少，头痛减轻。未用降压药，血压控制在130~110/80~60mmHg。仍以上方巩固，附子加至40g，继服14剂。

2010年8月16日四诊：诉腹痛已十去其七，仅受凉后腹部略有不适感，已不再使用电热毯、热水袋等。严重疼痛及晕厥未再发作，头痛消失，饮食如常，大便成形，日一行，舌淡紫，苔白腻，脉短滑。上方附子减为25g，硫黄减为1g/d，带药回家继续服用。

随访4个月无复发。

按：该患者反复发作腹痛20余年，严重时伴晕厥，入院后经腹部CT、肠镜、腹部彩超等检查除外器质性病变，考虑功能性疾病肠易激综合征可能性大。本着审证求因的原则，辨证为脾肾阳虚、寒凝血瘀，治以温阳散寒、活血通络为主。选用大建中汤合当归四逆加吴茱萸生姜汤加味，诸药合力，温中补虚、养血通脉、散寒降逆而止痛。硫黄味酸性温，善补命门之火。历代医家因畏其有毒而很少应用。近代名医张锡纯力主硫黄无毒，"盖硫黄原无毒，其毒也即其热也"。同时，他认为硫黄大热，功胜桂、附。"硫黄之性，温暖下达，诚为温补下焦第一良药。"对于本例患者，病程缠绵20余年，寒邪深入中下二焦，胶结难去，单用一般温阳药难以取胜，加用生硫黄后的确起到了助真阳、起沉寒的作用，并且证实也是比较安全的。

（李春岩　邵明晶　整理）

三、肠道炎症

慢性溃疡性结肠炎伴结节性红斑（紫花地丁败毒汤、白头翁汤）

齐某，女，40岁。

主诉： 反复发作性脓血便3年。

现病史： 患者1990年以来每因过食生冷、辛辣或劳累即诱发脓血便。曾用激素、柳氮磺吡啶、灭滴灵（甲硝唑）等西药，以及中药治疗，均未完全控制。近1个月来因受凉复发，脓血便，每日4~5次，左下腹隐隐坠痛，喜温喜按，并出现双下肢肿胀，肘、指、膝、踝关节疼痛，并逐渐加重。1周来大便次数明显增多，达每日7~8次，以血便为主，且纳谷不香。双足肿胀明显，压之凹陷，肘、膝、踝关节处出现痛性红斑，共有4处，表面红紫高出皮肤，伴有局部灼热感，行走困难。

1993年6月16日首诊： 体温37.8℃，面色白，形体消瘦，舌质淡，苔薄黄，脉沉细弦。

辅助检查： 便常规示WBC 40个以上/HP，潜血（++++）；大便培养示细菌（−），寄生虫（−）。血常规示HGB 84g/L，WBC 4.8×10^9/L；ESR 78mm/1h，CRP 31μg/ml。结肠镜示黏膜广泛充血水肿及新鲜出血，并可见较多增生性息肉，呈铺路石样改变，并有粘桥形成，黏膜上附着较多黏液，病变占据乙状结肠；病理提示表面有糜烂性肉芽生长，组织水肿，有较多淋巴、浆细胞及少量白细胞浸润，散在黏膜上皮增生。

西医诊断： 慢性溃疡性结肠炎。

中医辨证： 瘀热内蕴，兼脾虚湿困。

治法： 清热解毒，祛湿健脾。予紫花地丁败毒汤加减：

紫花地丁15g	赤芍15g	茯苓15g	牡丹皮15g
仙鹤草30g	桔梗12g	山药12g	焦四仙各15g
参三七粉6g			

14剂，水煎服，每日1剂。

另予鸦胆子30粒，用龙眼肉包后分8次吞服。同时以白头翁、秦皮、黄连、黄柏、牡丹皮、赤芍、金银花各15g浓煎100ml，保留灌肠，每晚1次。

1993年7月1日二诊： T 36.4℃，大便每日1次，成形，无脓血，四肢关节疼痛较前明显减轻，下肢肿胀消失，结节性红斑尽退。大便潜血（−），ESR

15mm/h，CRP 11.2μg/ml，病情明显好转，原内服药去紫花地丁、牡丹皮、仙鹤草、参三七粉，加生黄芪、炒白术、薏苡仁以加强健脾益气、生血之功，予14剂善后。停用灌肠药物及鸦胆子。

1993年8月19日纤维结肠镜示出血及溃疡面消失，可见结肠息肉；病理示乙状结肠20cm处轻度腺体增生，28cm处结肠组织正常。

按：慢性溃疡性结肠炎是一种非特异性的炎症性肠病。本病的病因尚未探明。多数学者认为本病是一种自身免疫性疾病。中医认为本病属于痢疾、休息痢的范畴，以脾虚或脾肾两虚为主，而肝郁、湿热、瘀血等为标证。并有实验证明，用健脾益气、温补脾肾中药治疗可提高免疫功能，并使异常升高的免疫球蛋白降至正常。我认为本病为瘀热内蕴，兼夹脾虚湿困。湿热内蕴，运化失司，气血阻滞，瘀血内生。病程较长，缠绵难愈。多见本虚标实，寒热错杂之证。方中紫花地丁、仙鹤草清热解毒，止血化瘀；牡丹皮、赤芍、参三七粉活血止血；茯苓、生黄芪、焦四仙、炒白术、薏苡仁健脾化湿，祛腐生肌，益气生血；桔梗排脓。全方配伍相辅相成，共奏清热解毒、活血止血、祛腐生肌、健脾益气之效，使大肠湿热得清，出血得止，溃疡愈合。方中鸦胆子归大肠经，性味苦寒，能清热解毒止痢，直接服用易引起恶心呕吐，用龙眼肉包裹后吞服可避其副作用。中药灌肠，药物直捣病所，疗效显著。

（厉彦民　杜金行　整理）

慢性细菌性痢疾（蛇莓鸦胆子治痢专方）

李某，男，40岁。

主诉：痢疾3年，复发1个月。

现病史：患者自1977年以来均在秋冬时节出现腹痛、脓血便，由是多年夏令亦不敢冷饮。近1个月来，畏食，食即腹胀、腹痛阵作，便下脓血日五六行，肠鸣矢气较多，肛门坠胀不适，不发热，无呕吐。化验便常规：黄红黏便，红细胞大量，脓细胞少许。便培养：福氏痢疾杆菌。

1980年2月4日首诊：苔黄白相间而腻，脉弦。

西医诊断：慢性细菌性痢疾（迁延型）。

中医辨证：脾寒肠热，湿阻气滞，传化失司。

治法：温脾清肠，调气化湿。予蛇莓鸦胆子治痢专方：

蛇莓60g	广香木5g^{后下}	炒川连2g	炒白芍15g
炒白术3g	云茯苓6g		

3剂，水煎服，每日1剂。

另：鸦胆子 30 粒，去壳，桂圆肉包裹，吞服，分 2 次服；参三七末 2g，吞服，日 2 次；两药连服 3 天。硫黄末 100mg，日 1 次，连服 20 天。前方服 3 剂，诸症若失，晨起更衣，腹痛肛坠悉除，纳谷转馨，精神转佳，苔腻已化其半。便常规：黄软，未见红白细胞。中运有来复之机，肠腑湿热有渐化之势。除硫黄粉续服外，中药煎剂转拟健脾助运。处方如下：

太子参 15g	炒白术 15g	云茯苓 10g	肉豆蔻 6g
炒川连 3g	焦山楂 10g	神曲 10g	广木香 3g 后下
炮姜 5g	煨诃子 10g	柴胡 6g	蛇莓 30g

服半月，各症自安，便培养未找到肠道致病菌，病愈收功。

按：本例属慢性细菌性痢疾迁延型，一般根治比较困难，是证在首诊时呈一时性邪盛表现，正虽虚，还未至中气下陷固摄无权之地，故治疗先予温脾清肠，调气化湿。方中蛇莓、鸦胆子均为清热治痢之专药，配合参三七调气行血，使"行血则便脓自愈，调气则后重自除"；佐小量白术、云苓以斡旋中州，理化脾湿；硫黄大温，散脾中沉寒，与蛇莓、鸦胆子之寒凉相须为用，互制其弊，因硫黄大温有毒，中病即止，不必尽剂。在病情转归中，始则通重于补，终则补重于通，随病变而转，此为通补法应用中应注意的一个方面。

假膜性小肠结肠炎（附子理中汤合仙桔汤）

范某，男，79 岁。

主诉：便次增多 2 周。

现病史：患者初因发作性喘憋加重，伴四肢浮肿于 2005 年 11 月 29 日入院。诊断为：①硅肺并感染、肺源性心脏病？②水肿原因待查，心力衰竭？低蛋白血症？③胃大部切除术后；④贫血原因待查，缺铁性贫血？入院后，予抗感染、利尿、补充白蛋白、输血等治疗，喘憋、水肿减轻。患者于 12 月 15 日食牛肉后出现大便次数增多，呈棕褐色糊状。便常规：潜血(+)，RBC 7~8 个 /HP，WBC 5~20 个 /HP。考虑为急性肠炎，予利复星（甲磺酸左氧氟沙星片）抗炎并配合中药白头翁汤加减，经用 7 日，症状无好转，遂改用庆大霉素口服，配以参苓白术散加味，仍无改善，且腹泻每日近 10 次，呈黄色黏液糊便伴小腹下坠感。12 月 28 日急行肠镜检查，诊断为假膜性小肠结肠炎（又称伪膜性肠炎）。遂嘱患者禁食，予静脉滴注甲硝唑、口服去甲万古霉素等治疗 4 天，仍无改善。下病危，请中医会诊。

既往史：工伤硅肺 30 年，曾行胃大部切除术，长期贫血。

2005 年 12 月 31 日首诊：患者已禁食 3 天，极度消瘦萎靡，腹泻日 10 余次，以黄色软便为主，量不多，失眠。舌紫暗苔白厚腻，脉大中空，左寸右尺均弱。

当即嘱患者：停禁食，可予米油（新米粥之上汤）、豆浆、蔬菜汁，逐渐加蛋羹、鱼汤等，依次可食稀粥、烂面条等软食以养胃气。

西医诊断：假膜性小肠结肠炎。

中医辨证：中阳不足，毒热内蕴。

治法：温中散寒，补虚回阳。予附子理中汤合仙桔汤加味：

附子 10g	炒白术 8g	甘草 10g	炮姜 10g
茯苓 15g	薏苡仁 30g	仙鹤草 30g	焦四仙各 15g
桔梗 6g	木香 10g	川连 8g	

3 剂，水煎服，每日 1 剂。

同时用三七粉 3g、鸦胆子 20 粒（破硬壳，留软皮）入胶囊，分 2~3 次吞服。

2006 年 1 月 4 日二诊：患者大便每日 3 次，停鸦胆子，继用上方汤药 3 剂。

1 月 7 日，大便已复，每日 1 次，黄软便，可进半流食。1 月 9 日好转出院。

按：假膜性小肠结肠炎是发生于结肠的急性黏膜坏死性炎症，因肠黏膜表面覆有假膜而得名。此病多见于长期使用广谱抗生素治疗以后。发病年龄多在中老年，且易发生于免疫能力低下或合并其他严重疾病的患者。本例患者为长期硅肺并肺部感染，严重低蛋白血症，缺铁性贫血的高龄患者，又经长期使用广谱抗生素后引发假膜性小肠结肠炎。结合病史及四诊所见，辨证以中阳不足为本，兼有毒热内蕴。治疗依古人所谓"得谷者昌"，先行恢复患者饮食，再予附子理中汤温中健脾，药食同功，以扶助正气。

取法恩师朱良春的名方"仙桔汤"（仙鹤草 30g，桔梗 6g，乌梅炭 4g，白槿花 9g，炒白术 9g，广木香 5g，生白芍 9g，炒槟榔 10g，甘草 4g），以仙鹤草、桔梗二味为主药，其中仙鹤草又名脱力草，味辛而涩，本方用之取其止血、活血、止泻、强壮作用；桔梗一味，仲景以其与甘草相伍治肺痈，足证其有开提肺气和排脓之功，移治滞下后重，是此药之活用。

同时参照张锡纯用三七粉、鸦胆子，凉血解毒止痢。据张锡纯经验："鸦胆子味甚苦，服时若嚼破，即不能下咽。若去皮时破者，亦不宜服。恐服后若下行不速，或作恶心呕吐。故方书用此药，恒以龙眼肉包之。"如见"腹中时时切疼后重，所下者多如烂炙，杂以脂膜，是其肠中已腐烂矣……三七、鸦胆子，以化瘀生新，治肠中腐烂"。变通此法，嘱患者将二药装胶囊口服，也可起到保护胃黏膜,防止呕吐的作用。对危重患者,当以挽救生命为急要。本例寒热并用,虚实兼顾,切合病机,故能获得奇效。

(李 格 整理)

慢性痉挛性结肠炎(巴硫散)

朱某,男,66岁。

主诉: 反复腹泻30余年。

1971年2月23日首诊: 患者腹泻反复发作30余年未愈,以稀水便为主,偶夹白色黏液,2~4次/d,腹中冷痛,肠鸣腹胀,稍受凉或食生冷即加重。曾服多种抗生素效果不显。脉沉细滑,苔白根腻。两少腹有深压痛,肠鸣音亢进。大便常规:白细胞(+),黏液(+),阿米巴未找到。大便培养阴性。乙状结肠镜检查见肠腔充血、水肿;未见溃疡、息肉、新生物等器质性改变。

西医诊断: 慢性痉挛性结肠炎。

中医辨证: 脾肾阳虚,阴寒内盛。

治法: 温脾肾阳,逐寒消积。予巴硫散:

制巴豆霜0.62g,生硫黄1.24g。以上为一日量,装入空心胶囊,分2次饭后服。

共2日,服药时腹中有温热感,腹痛、腹泻较服药前略加重,停药后痛泻均止。

追访6年,一直未复发,冷刺激也无影响。食量及体重均增加。

按: 该患者慢性腹泻,辨证为沉寒痼冷,耗损脾阳,以致健运失司,久则命门火衰,胃关不固。因脾肾阳虚,阴寒内盛,积滞难化,治以温补脾肾之阳,逐寒消积,宜通塞并用。故取巴豆辛热温行,硫黄补命门之火。两药相伍,温阳逐寒、消积助运,以冀寒滞去而泻利止。

四、便秘

顽固性便秘(济川煎合小陷胸汤、乌贝散、升陷祛瘀汤)

李某,女,58岁。

主诉: 便秘5年。

现病史: 5年来腑行4~5日1次,量少,不畅,曾用多种通便剂效果不显。伴腹胀、返酸、烧心,时有口苦、口干、口臭,平素眠浅多梦,肢冷、乏力、健忘。

既往史: 8年前上消化道大出血,6年前行子宫切除术。

2016年11月21日首诊: 舌质淡暗,苔薄白腻、有齿痕,脉沉细短。

西医诊断：顽固性便秘。

中医辨证：气陷血瘀，肾虚精亏，肝胃不和，痰热互结。

治法：升陷祛瘀，温肾益精，调理肝胃，消痞和中。予济川煎合小陷胸汤、乌贝散、升陷祛瘀汤加减：

生黄芪30g	升麻10g	柴胡10g	知母10g
桔梗10g	山茱萸15g	当归30g	莪术15g
全瓜蒌30g	黄连10g	法半夏15g	枳实10g
浙贝母15g	乌贼骨30g	川牛膝15g	肉苁蓉30g

30剂，水煎服，每日1剂。

2017年2月23日二诊：患者诉药后3剂，多年便秘一改通畅，排出宿便若干，此后腑行每日1次、成形。顷稍有不畅。返酸、烧心、口苦、口干、口臭、健忘均已减除。仍有腹胀、肢冷、眠浅多梦。舌质淡暗，苔腻微黄，脉沉细短。上方去乌贝散，加生白术60g，继续加减巩固。

按：便秘的基本病机为大肠传导失常，同时与肺、脾、胃、肝、肾等脏腑的功能失调有关。本例患者顽固性便秘伴腹胀、返酸烧心、眠浅多梦等症，结合舌脉可辨证为气陷血瘀、肾虚精亏、肝胃不和、痰热互结，首诊处以济川煎合小陷胸汤、乌贝散、升陷祛瘀汤加减。30剂后诸症显减，故效不更方，二诊时原方去乌贝散、加生白术60g以加强健脾益气。

本案核心是"寓升以降、以通为补"。升陷祛瘀汤以益气祛瘀，济川煎以温肾润肠。便秘数年，积杂痰热，防温益偏颇，佐小陷胸汤、乌贝散消胀解痞、制酸以加强疗效。

（陈　辉　整理）

五、结肠息肉

结肠多发息肉（一贯煎）

时某，男，79岁。

主诉：发现结肠息肉10年。

现病史：患者2003年因腹胀肠鸣、便秽不畅行肠镜检查，发现结肠多发息肉。2003—2013年先后4次肠镜检查发现息肉，通过肠镜高频电凝电切及氩气刀处理息肉，病理诊断均为肠腺瘤。2013年3月26日，第5次电子肠镜检查所见：横结肠、乙状结肠、直肠见直径 0.3~0.5cm 山田 I 型息肉 10 余枚，仍于肠镜下进行结肠多发息肉电凝电切术。因畏惧息肉复发及恶变，遂求中医治疗。

既往史：冠心病，动脉粥样硬化伴高脂血症。

2013 年 6 月 13 日首诊：患者间有腹胀肠鸣，矢气频多、臭秽，大便不爽、日 2~5 次，成形或稀便。无腹痛，自感内热口干，溲黄，全身乏力。舌红绛有津，苔根腻黄，舌下脉迂曲，脉细弦。

西医诊断：结肠多发息肉。

中医辨证：脾阴不足，湿热内生，肠燥失传，浊毒稽留，瘀滞为积。

治法：养阴清热，运脾化湿，导滞泻毒，祛瘀消癥。予一贯煎加味：

鲜地黄 30g	沙参 30g	生白术 30g	生薏苡仁 30g
败酱草 15g	黄连 6g	炒瓜蒌子 30g	陈皮 10g
鸡内金 10g	桃仁 10g	威灵仙 15g	山甲珠 6g
丹参 30g	紫芝 6g	仙鹤草 30g	半枝莲 15g
莪术 30g	白花蛇舌草 15g		

14 剂，水煎服，每日 1 剂。

叮嘱患者改变不良生活方式，尤其饮食要避免辛辣刺激、油炸香窜之品，宜素多荤少，结构均衡合理，忌食剩菜剩饭及饮烈性白酒（开具饮食处方）。服药 1 个月，腻苔已全部消退，舌质红绛也逐日转淡，自诉感觉舒适，口已不干，也无内热，无腹胀腹痛，大便日 1~2 次，成形便。

因患者居住外地，1 个月来诊 1 次，根据情况在原方基础上加减。当过食油腻或粗纤维食物后，仍有大便稀行、臭秽现象，故在原方基础上加入炒扁豆、炒山楂、马齿苋等消食导滞之品，大便又可恢复正常。

2015 年 6 月 18 日电子肠镜检查所见：循腔进镜 80cm 达回盲部，退镜观察，所见结肠及直肠黏膜光滑完整，血管纹理清晰，未见新生物。证实结肠息肉未复发。

自 2016 年 8 月 12 日后，改服原汤剂 2 日 1 剂以作善后。随访至 2017 年 9 月，复查肠镜亦未见结肠息肉复发。

按：结肠息肉属中医"癥积"范畴。《医宗必读》曰："积之成也，正气不足，而后邪气踞之。"该患者息肉不断生长，与其先天禀赋及后天不良生活方式密切相关。结合其症状及舌脉分析，因脾虚失运而生湿浊，湿浊久蕴，化生热毒,稽留肠腑,瘀滞为积。遂循积病"坚者削之","肠腑为传化之官","六腑以通为用"理论,在健脾养阴治本基础上,化湿行瘀,通腑气,解积毒以治标。患者已年逾古稀,在选择药物及剂量上要把握好扶正与祛邪的尺度。故方中选用地黄、沙参、生白术、陈皮、鸡内金、瓜蒌子、生薏苡仁健脾养阴化湿,又用丹参、莪术、威灵仙、山甲珠、桃仁以行瘀软坚化积,更用白花蛇舌草、半枝莲以抗瘤解毒。方中选用紫芝是取其滋补强壮、扶正固本作用,以提高免疫功能,从而达到预防肿瘤生成和遏制肿瘤扩散的作用(尤其是其中所含灵芝多糖)。仙鹤草又名"脱力草",方中用其既可调补气血,又可防止息肉引起出血之虑。

本案之所以取得较好疗效,得益于患者的依从性很好,能坚持治疗,持之以恒。通过药物不断调整机体内环境及调动患者自身内源性抗肿瘤能力,也得益于患者彻底改变了自己的生活方式,使肠道的微生态逐步恢复正常,从根本上改变了息肉的生长环境,使之无处可长,达到了《素问·阴阳应象大论》"治病必求于本"的目的。

第四节 胆胰肝脏疾病及并发症

一、胆囊炎

胆囊炎高热(柴葛解肌汤)

李某,女,59岁。

主诉:发热5天。

现病史:患者2013年7月4日夜间无明显诱因出现发热,自测体温达38.5℃,伴左侧偏头痛、汗出、乏力,次日出现腹部胀痛、恶心,其间呕吐1次,为食物残渣,无喷射样呕吐。患者神疲乏力,寒热往来,每日于下午3点之后开始发热,起先寒战,后高热可达39.6℃,无汗。需给予解热镇痛药后才可发汗降体温。口苦咽干,头痛,身痛尤其以双下肢疼痛(腓肠肌)最明显,墨菲征阳性。纳呆,寐不安,大便干,且2日未行。予头孢地尼分散片、氨酚双氢可待因、肿节风分散片口服治疗,症状未见明显缓解。

2013年7月9日首诊:发热。舌红,苔少色黄。脉浮弦滑。右上腹压痛(+),反跳痛(+)。血常规示 WBC 8.14×10^9/L, NEU 63.80%。头颅CT未见明显异常。

西医诊断:高热,慢性胆囊炎急性发作。

中医辨证:三阳合病。

治法:解肌清热。予柴葛解肌汤加减:

柴胡 18g	葛根 30g	黄芩 15g	羌活 15g
白芷 12g	桔梗 15g	白芍 15g	炙甘草 10g
生石膏 100g	大枣 15g	生姜 15g	

4 剂,水煎服,每日 1 剂。

患者服药后,高热退,此后患者体温从未超过 38℃,但余热未解,仍然表现为下午至前半夜低热,不需服用解热镇痛剂即可自行退热。腹部 B 超报告为胆囊炎,肝胆外科会诊后建议继续抗生素治疗。

2013 年 7 月 17 日二诊:患者仍然精神不振,神疲乏力,寒热往来,每日于下午 3 点之后开始发热至夜间 11 点,体温在 37.4~37.8℃,不需要服药即可自行汗出热退。未使用抗生素。心烦口渴,无恶心呕吐。心烦,额前汗出,胸胁不适,需要压一卷卫生纸才可稍缓解。舌红,苔较前为多。脉弦滑。遂予和解散寒、生津敛阴之柴胡桂枝干姜汤。

柴胡 25g	桂枝 15g	干姜 15g	黄芩 15g
生牡蛎 30g	天花粉 20g	炙甘草 12g	

4 剂,水煎服,每日 1 剂。

服后低热全消,诸症皆除,墨菲征亦转阴而出院。随访至今未复发。

按:本例患者为胆囊炎所致高热,其症状表现,发热无汗、脉浮对应太阳,寒热往来、口苦咽干、心烦喜呕对应少阳,高热、烦渴对应阳明,故为典型的三阳合病,且有头痛和全身肌肉疼痛明显的兼症,故予以辛凉解肌,兼清里热的柴葛解肌汤最为合适。柴葛解肌汤是治疗太阳风寒未解,入里化热,初犯阳明或三阳合病的常用方。方中柴胡、葛根解肌发表为君;石膏、黄芩清内郁之热,羌活、白芷散外感风寒为臣;桔梗宣肺利咽,芍药和营泄热为佐;生姜、大枣和营卫,健脾胃为使。本方的配伍特点:温清并用,表里同治,侧重于疏泄透散。它和一般辛凉解表以治风热表证之方,当有区别。对于此方,若太阳表邪未入里者,不宜使用本方,恐其引邪入里;若里热而见阳明腑实(大便秘结不通)者,亦不宜使用。

患者服药后,不再高热,但低热未尽,此时寒热往来、胸胁苦满、心烦等少阳证仍在,但太阳和阳明经证已消。且患者2种抗生素联用已超过3周,考虑其过用寒凉,寒滞中焦而致入少阳之邪寒化。《伤寒论》第147条:"伤寒五六日,已发汗而复下之,胸胁满微结,小便不利,渴而不呕,但头汗出,往来寒热,心烦者,此为未解也。柴胡桂枝干姜汤主之。"治疗上寒热并用,既用柴胡、黄芩疏解少阳郁热,用天花粉、牡蛎顾热伤之津,又用桂枝、干姜、甘草辛散温中,除太阴之寒滞。

此案反思,抗生素用之过于广谱且错杂,从中医理论看也是"误治","已发汗而复下之",住在病房,对症发汗用之频繁,抗生素也多苦寒直折,"阳微结"比较典型。故用之效速。

(柳 翼 整理)

二、肝硬化

肝硬化腹水(真武汤合升陷祛瘀汤)
崔某,女,62岁。
主诉:发现肝硬化15年,腹胀、乏力月余。
2017年8月7日首诊:患者确诊肝硬化15年,近月余腹胀、乏力明显,伴气短,时心悸,动之加重,食欲不佳,口干,便溏,夜尿2次。患者双腿瞤动,不能行走。家属推轮椅送之就诊,诉其嗜睡。舌苔薄质淡暗、有裂纹,脉沉细弦尺弱。

既往史:糖尿病30年。
西医诊断:肝硬化腹水。
中医辨证:脾肾阳虚,水湿内停,气陷血瘀。
治法:温补肾阳,升陷祛瘀。予真武汤合升陷祛瘀汤加减:

淡附片10g	生姜10g	茯苓15g	白芍10g
炒白术10g	生黄芪15g	知母10g	桔梗10g
柴胡10g	升麻8g	党参10g	丹参30g
益母草30g	石菖蒲10g	远志6g	

14剂,水煎服,每日1剂。

2017年8月21日二诊:复查腹部超声示腹水消失。患者体力、腹胀、纳食均有改善,走路腿抖动,尤其右腿明显好转,现能行走20m。仍有气短、

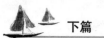

便溏,凌晨3—5点有水样便,皮肤干燥、瘙痒,无出血点。舌嫩红,脉沉细短。效不更方,在原方基础上减益母草,加鲜地黄10g、砂仁10g、地鳖虫8g。14剂,水煎服。续而随访。

按:腹水在中医学中可归于"鼓胀""水气病"范畴。《金匮要略·水气病脉证并治》指出:"肝水者,其腹大,不能自转侧,肋下腹痛,时时津液微生,小便续通。"

此患者肝硬化腹水多年,结合临床表现辨证为脾肾阳虚,气陷血瘀。腹腔积液,水饮凌心,则见心悸、嗜睡;水湿流于中焦,则见纳呆、腹胀;流于肠间,则便溏;流于四肢,则手脚抖动,站立不稳,行动不便。肝硬脾大,病属癥积,血瘀水停,气陷已显,治以真武汤合升陷祛瘀汤加减,温阳利水,升陷祛瘀;去除三棱、莪术,加入丹参,既能活血又能养血;知母滋阴;益母草活血利水;因水湿中阻,清阳不升,故见嗜睡,加石菖蒲、远志,益肾健脑,豁痰开窍。二诊时有凌晨水样便,皮肤干燥、瘙痒等症,舌嫩红,脉沉细短。此为气阴两虚兼夹瘀,效不更方,在原方基础上减益母草,加鲜地黄、砂仁、地鳖虫,以益阴祛瘀。

(韩学定 整理)

三、黄疸

重症淤胆型肝炎(硝石矾石散)
杨某,男,43岁。

主诉:皮肤、巩膜黄染6个月。

现病史:患者2001年10月底无诱因出现皮肤、巩膜黄染,小便色深,大便色浅。当地医院查肝功能异常(ALT 120U/L),B超、CT示肝脾大,甲肝、丙肝、戊肝IgG(-),乙肝五项示HBs-Ab(+)、HBc-Ab(+),诊为"淤胆型肝炎"。予泼尼松30mg/d×26天,熊去氧胆酸100mg/d×30天,苯巴比妥30mg(每日3次)×26天治疗,肝功能示ALT、谷草转氨酶(GOT)、GGT、碱性磷酸酶(ALP)、TBIL、DBIL进行性升高(具体不详),并出现高热,最高体温38℃。按"上呼吸道感染"治疗后,热退但黄疸不退。2002年2月6日转北京协和医院,仍间断发热。最高体温至40℃,可自行下降。查腹部B超示肝弥漫性病变,肝脾大,门脉1.8cm。CT示左肺上叶、右肺中叶胸膜下斑片影,左胸膜增厚、胸膜腔积液,肝脾大,肝内外胆管无扩张,腹膜后见一淋巴结直径大于1cm,胰腺钩突部饱满,胰管未见扩张。胃镜示反流性食管炎、十二指肠球部溃疡。

肝穿刺示结构紊乱，点状坏死，肝窦库普弗细胞增生，淋巴细胞浸润，汇管区轻度扩张，可见弥漫淋巴细胞及浆细胞浸润，小胆管上皮部分有炎细胞浸润，纤维组织轻度增生，建议结合临床除外原发性胆汁性肝硬化（PBC），诊断考虑黄疸待查，肿瘤可能性大，PBC 待除外。

既往史：1998 年因双腕、踝关节肿胀，髋关节痛，当地医院诊断为"类风湿关节炎"，予氨甲蝶呤（MTX）、柳氮磺吡啶片、酮洛芬、雷公藤多苷服用半年，诺松（奥沙普秦）服用 2 个月。

体格检查：生命体征平稳。精神好，全身皮肤、巩膜重度黄染，浅表淋巴结未及肿大，心肺听诊未闻及异常。肝肋下 3cm，剑突下 5cm，质中等。脾肋下 1cm，质软，下肢腹部皮肤甲错，色素沉着，余（−）。

2002 年 5 月 3 日首诊：全身黄染，色鲜明如橘皮，小便色深，无皮肤瘙痒，饮食、睡眠可，无乏力、盗汗，无发热、关节痛，大便日 1 次，小便色深。舌淡红苔白厚腻，脉弦细。考虑湿热内蕴。先予茵陈蒿汤合下瘀血汤加减。

2002 年 8 月 3 日二诊：上方间断服用，患者巩膜黄染、皮肤黄染减轻，但始终未退净。饮食尚可，无恶心及呕吐，午后低热，但恶寒，苔白腻质偏红，脉细涩短，始悟"黄家日晡所发热，而反恶寒，此为女劳得之"。

西医诊断：重症淤胆型肝炎。

中医辨证：黄疸。湿热内蕴，兼有瘀血。

治法：消瘀化湿。

改拟硝石矾石散治疗。

火硝 1g^{冲服}　　　绿矾 1g

用大麦粥和服，取其补助脾胃之土以胜湿，而其甘平之性兼能缓硝矾之猛峻。

用 2 周后黄疸逐步退净（书末彩图 5），后又续服近 2 周来京复查。2002 年 8 月 29 日复查肝功能示 ALT 37U/L，TBIL 6.3mg/dl，DBIL 4.9mg/dl，ALP 183U/L，GGT 409U/L，AST 24U/L。病理科王泰龄主任阅肝穿刺标本，认为肝内小胆管损伤，中度胆汁淤积性肝炎，伴轻度肝纤维化，由于抗核抗体（ANA）（−），原发性胆汁性肝硬化诊断不肯定，诊断考虑为淤胆型肝炎，药源性可能性大。

按：淤胆型肝炎是多种原因引起肝细胞和 / 或毛细胆管胆汁分泌障碍，导致完全或部分性胆汁阻滞为特征的综合征，其症状类似急性黄疸型肝炎。急、慢性病毒性淤胆型肝炎是临床常见病、多发病。病程短的急性淤胆型肝炎有自愈倾向。但病程超过1个月的急性淤胆型肝炎，尤其是慢性重症淤胆型肝炎，因其黄疸持久不退或进行性加深，往往会继发广泛性肝内泥沙样结石，胆汁性肝硬化，乃至肝细胞凝固性或液化性坏死。目前，西医对本病的治疗虽然有多种药物，甚至血浆交换、肝移植等，但因价格昂贵，不良反应明显，难以在临床普及，因此传统中医治疗有了更多的空间。此患者经二诊治疗后，四肢黄色明显消退、面部皮肤黄色减消。考虑其病机是湿热相搏，郁于肝胆，肝失疏泄，胆液不循常道，渗入血液，溢于肌肤。重症淤胆型肝炎往往病程长、血瘀重、里热盛。《诸病源候论》有"血瘀在内，则时时体热而发黄"之说。

黄疸重者可用硝石矾石散。《金匮要略·黄疸病脉证并治》云："黄家日晡所发热，而反恶寒，此为女劳得之；膀胱急，少腹满，身尽黄，额上黑，足下热，因作黑疸，其腹胀如水状，大便必黑，时溏，此女劳之病，非水也。腹满者难治。硝石矾石散主之。"以期消瘀化湿，硝石即火硝，能入血分消瘀活血，矾石入气分化湿利水，以大麦粥汁调服保养胃气。该患者证属湿热内蕴，病久入血，当治以化瘀清热、活血祛瘀之法。便溏是脾虚之兆，故予大麦益胃健脾。

此处矾石非白矾[化学名为十二水合硫酸铝钾，化学式为 $KAl(SO_4)_2·12H_2O$]，近贤张锡纯倡用皂矾(化学名为硫酸亚铁晶体，化学式为 $FeSO_4·7H_2O$)，临床验之有效。另，张锡纯谓："至于硝石矾石方，为治女劳疸之的方，实可为治内伤黄疸之总方。""愚恒借之以概治疸证皆效。"确有实用价值。

（王 燕 整理）

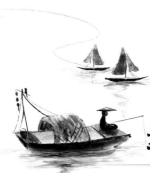

第四章 神经精神系统疾病

第一节 偏 头 痛

偏头痛(吴茱萸汤合血府逐瘀汤)

某女,62 岁,俄国人,齿科医师。

主诉:头痛 40 年。

现病史:患者自 1973 年以来每月甚或每周头痛发作 1 次,每次发作需服止痛片 1~2 片方可止痛。疼痛以巅、枕处为主,呈跳动性。伴干呕,口干,腹胀,肢冷。身为西医大夫,多次做头部影像学检查正常,但屡治罔效,颇为苦恼。

2013 年 6 月 11 日首诊:头痛,测血压 120/70mmHg,苔薄腻、质紫暗,脉沉细涩。

西医诊断:偏头痛。

中医辨证:阴寒上逆,气滞血瘀。

治法:温中散寒,化瘀止痛。予吴茱萸汤合血府逐瘀汤加减:

吴茱萸 6g	党参 10g	生姜 20g	大枣 15g
柴胡 10g	枳壳 10g	赤芍 15g	当归 10g
生地黄 10g	桃仁 10g	红花 10g	川芎 30g
桔梗 10g	川牛膝 10g		

5 剂,水煎服,每日 1 剂。

2013 年 6 月 16 日二诊:头痛未作。诸症缓解。因路途遥远,汤剂无法继服,原方稍事出入,改研末每服 6g,一日 2 次,1 个月量带回。

2014 年 10 月随访,1 年多来,头痛未再发作,未再服过止痛片。

按：该案疼痛以巅枕为主。厥阴与督脉会于巅顶，寒气从经脉上乘，厥阴肝属风主动，故疼痛呈阵发性且为跳动性。此案病史40年，结合其"久病多瘀"且有舌质紫暗，脉沉细涩，故予吴茱萸汤合血府逐瘀汤，调畅气血，兼理升降，以竟全功，且疗效巩固。

此患者头痛40年，搏动性，检查未发现器质性损害，按照2013年国际头痛学会的分类，应属于原发性头痛中的偏头痛，属于血管舒缩功能异常。偏头痛的部位不一定都在半侧，也有很多可以在头顶、后枕部，或整个头部疼痛，或者双侧太阳穴部位疼痛，但性质多为搏动性，头位移动时疼痛会加重。

偏头痛（选奇汤合钩蝎散）

董某，女，25岁。

主诉：间断头痛1年。

现病史：每因紧张、劳累、晕车，或闻异味而诱发头痛。疼痛多在双颞部、前额、眼眶，严重时伴有呕吐，充分睡眠可缓解。因惧怕头痛发作，不敢远行及劳累，甚为苦恼。

2013年10月28日首诊：头痛，纳可，眠差，多梦，时常有噩梦。舌质胖大、暗，舌颤，苔白润，脉细滑。

西医诊断：偏头痛。

中医辨证：风热夹痰，肝郁风动。

治法：祛风清热化痰，兼平肝息风，通络止痛。予选奇汤合钩蝎散加味：

羌活10g	防风10g	川芎30g	黄芩15g
全蝎面3g^{吞服}	白蒺藜15g	钩藤15g	天麻15g
白芍30g	炙甘草10g	法半夏15g	旋覆花10g
生代赭石40g	仙鹤草30g		

14剂，水煎服，每日1剂。

2013年11月11日二诊：服药后头痛未作。来诊前1日外出游玩1天，较劳累，亦未发作头痛，较长时间坐车也未晕车。纳可，大便偏溏。舌脉大致同前。上方法半夏加至30g，加炒白术8g健脾化痰。

2013年12月19日三诊：头痛仅在外感后发作1次，程度较前明显减轻，未呕吐。睡眠仍欠安，多梦，但已无噩梦。舌暗，苔薄腻微黄，脉沉细弦滑。予选奇汤合血府逐瘀汤加味。

羌活 10g	防风 10g	川芎 30g	黄芩 15g
全蝎面 3g	白蒺藜 15g	钩藤 15g	天麻 20g
川牛膝 20g	炙甘草 10g	生地黄 15g	赤芍 30g
当归 15g	桃仁 10g	红花 10g	桔梗 10g
柴胡 10g	枳壳 10g		

之后,在此方基础上随证微作调整续服 2 个月,随访至今,患者未再发作头痛,已能出门一整天办事、游玩而无不适,晕车亦随之好转。睡眠渐安,情绪舒畅,胃纳显增。

按:青年女性,诱因明显,头痛严重时伴有呕吐,诊断为无先兆的偏头痛。患者为文字工作者,感情丰富,七情过极,而致肝火;思虑过度,思则伤脾。脾虚痰湿内生,故每于劳累、紧张时,肝火夹痰上扰清窍;或外感风邪,风热上犯,而发为头痛。针对风热上犯之前额、眼眶疼痛,以选奇汤合钩蝎散加减治之。另外,此患者除眶周、眉棱骨疼痛外,尚有两颞肝经循行部位疼痛,与其思虑过度、情志过极、肝风夹痰上扰有关,故又加白蒺藜、天麻、白芍平肝柔肝,旋覆花、生代赭石、法半夏降逆和胃化痰。之后更配合血府逐瘀汤疏肝理气活血,巩固治疗效果,终使头痛未再发作,饮食睡眠均明显改善,生活质量得到明显提高。

(贺 琳 整理)

偏头痛、空蝶鞍综合征(清震理巽汤)

某女,35 岁,俄国人。

主诉:阵发头痛 10 年,加重半年。

现病史:前额眼眶疼痛剧烈、持续,呈搏动性,如锥如刺,波及整个头部。近半年来每天发作,午后至夜间病重,影响睡眠(每晚仅睡 4~5 小时);伴心悸,气短,恶心,面烘。发作时血压升高(150/100mmHg)。当地 MRI 显示空蝶鞍,大脑动脉环左动脉狭窄。经西药等多种方式治疗,乏效。转来中国求治。

2016 年 2 月 25 日首诊:前额眼眶疼痛剧烈,形体肥胖,头痛剧烈,伴眩晕欲仆。视物模糊,口苦,口干,腹胀,失眠,咽痛,口臭,痰多,心悸,面烘,苔黄腻根厚质暗,脉沉细弦滑。

西医诊断:偏头痛,空蝶鞍综合征。

中医辨证:痰火内蕴,升降失调。

治法:清热祛痰,升清降浊。予清震理巽汤合当归龙荟丸加减:

生代赭石 60g	法半夏 30g	荷叶 30g	升麻 10g
苍术 30g	当归 15g	芦荟 10g	黄连 10g
黄芩 15g	黄柏 15g	生大黄 10g	山栀 10g
龙胆 10g	生地黄 15g	夏枯草 20g	车前草 30g
全蝎 3g	钩藤 15g		

6 剂，水煎服，每日 1 剂。

2016 年 3 月 3 日二诊：服后第 2 天起头痛止。已停服止痛片。心悸、气短、眩晕、视物模糊、口干苦、痰多腹胀均显减。夜寐可达 8h/d。续服 6 剂。

2016 年 3 月 8 日三诊：头痛、眩晕、心悸、气短已完全消失。血压 110/80mmHg，带药回国善后巩固。

按：清震理巽汤升清祛湿解毒。然湿阻痰热之患多伴清阳不升、浊阴难降之证，见腹胀、口臭、便秘等。我于原方中去甘草、陈皮，加代赭石、半夏，调节升降，治疗这类头痛，取效更为显捷。剂量可依据病证升降比例调整，如本案面烘、恶心、口臭、血压升高等，则赭、夏之剂量可稍大，反之亦然。湿毒日久化火，故合当归龙荟丸之意，以清泄肝热。血压也随之下降达标。

第二节 睡眠障碍

失眠（达郁汤）

丁某，女，59 岁。

主诉：失眠 1 年。

2005 年 12 月 27 日首诊：入睡困难，且经常做噩梦，梦中打人。喜悲欲哭，易着急，心悸，胁痛隐隐，走窜不定，大便干，2~3 日 1 次。舌暗，苔薄白，脉细涩。

西医诊断：失眠，便秘。

中医辨证：肝郁脾约。

治法：疏肝解郁，润肠通便。予达郁汤合甘麦大枣汤加味：

炙桑白皮 15g	香附 10g	川芎 15g	升麻 8g
柴胡 10g	潼蒺藜 15g	白蒺藜 15g	炙甘草 10g
小麦 30g	大枣 15g	郁金 10g	决明子 30g

7 剂，水煎服，每日 1 剂。

2006年1月5日二诊：诸症显著好转，舌暗，苔薄白润，脉细弦。上方去郁金，加丹参30g、玄参15g、柏子仁10g，加强活血润肠。

2006年1月17日三诊：喜悲欲哭消失，易着急减轻，噩梦减少，仍有心悸失眠，舌暗，苔薄，脉弦。治以疏肝解郁，镇心安神。

炙桑白皮15g	香附10g	川芎10g	橘叶15g
潼蒺藜15g	白蒺藜15g	柴胡10g	升麻10g
赤芍12g	合欢皮10g	夜交藤30g	珍珠粉0.3g

7剂后，诸症基本缓解。

按：睡眠障碍是睡眠的质、量、节律，或睡眠中出现异常行为的统称。成年人的患病率高达30%。在西医属于难治性疾病，治疗方法包括针对病因的治疗、食疗、理疗和安眠药物治疗，很多患者长期依赖安眠药物。此患者有失眠、噩梦、梦中打人表现，属于西医的睡眠障碍，但其伴发症状繁多却是西药安眠药不能一并解决的，而这些伴发症状正是中医辨证的眼点：喜悲欲哭，易着急，心悸，为脏躁；胁痛隐隐，走窜不定，大便干，为肝郁脾约。

达郁汤疏肝行气解郁。肝属木，性喜条达、升发，肝气郁结致病，便是"木郁"。关于"木郁"的治疗，《素问·六元正纪大论》云"木郁达之"，"达"是畅达之意。本方能使木郁畅达，故名"达郁汤"。原方主治肝郁症见呕吐酸水、阳痿不起等。我常将本方用于治疗证属肝郁的各种疾病，如胸胁疼痛、急躁易怒、心悸、失眠、噩梦等。

（贾海忠　整理）

失眠（柴芩温胆汤合半夏秫米汤）

张某，女，35岁。

主诉：失眠2周。

现病史：近2周因劳累，精神紧张后出现失眠，最多睡5小时，入睡困难，早醒，难再入睡。

2010年9月7日首诊：失眠，急躁易怒，口干口苦，头胀鼻塞，腹胀，月经量少，一月再至，色黑有块。舌暗、有齿痕，苔黄腻，脉细短滑。

西医诊断：失眠。

中医辨证：痰热内扰。

治法：理气化痰，清热安神。予柴芩温胆汤合半夏秫米汤加减：

柴胡 10g	黄芩 15g	枳实 15g	竹茹 15g
龙胆 10g	当归 15g	赤芍 15g	炙甘草 10g
青皮 10g	陈皮 10g	半夏 30g	秫米 50g
珍珠母 30g^{先煎}			

14剂，水煎服，每日1剂。

2010年9月22日二诊：睡眠转实，可达7小时，头胀减轻，鼻塞已通，腹胀减，舌红苔黄腻，脉短滑。上方赤芍加至20g，继服7剂而愈。

按：失眠有短暂失眠（数日）、短期失眠（3周）、长期失眠（3周以上）。短期失眠一般由工作生活因素引起的精神紧张引起。此患者为短期失眠。中医辨证为肝气郁结易化火生痰，痰火内结，内扰胆腑，上动心神，心神不宁，故入睡困难。治疗以清化痰热、重镇安神为主，使气机得以调畅，痰热得以清化，则心神自宁。

发作性睡病（礞石滚痰丸）

温某，男，48岁。

主诉：睡眠增多2年。

现病史：患者自2003年出现读书看报、看电视、坐车、开会、骑自行车或开车时随时都会入睡，头部因此被撞破数次，以至于不敢开车。右下肢肿胀3个月，腿沉，下肢乏力，夜尿频（8次）。

辅助检查：胆固醇5.8lmnol/L，甘油三酯4.11mmol/L，血糖6.83mmol/L，尿素氮（BUN）11.2mmol/L，血肌酐（Cr）180μmol/L，血尿酸680μmol/L；尿常规示尿蛋白0.75g/L，尿潜血（++）。B超提示双肾多发结石囊肿，左肾积水伴输尿管上段扩张。

2005年3月22日首诊：睡眠增多，肥胖，舌红苔黄腻，脉细短滑，BP 170/130mmHg。

西医诊断：发作性睡病，高血压，肾囊肿，肾结石，肾积水，高尿酸血症。

中医辨证：肝风痰热。

治法：平肝息风，化痰清热。予羚角钩藤汤合礞石滚痰丸加减：

羚羊角粉 1.2g^{冲服}	钩藤 15g	竹茹 15g	潼白蒺藜各 15g
茯苓 15g	浙贝母 15g	礞石 15g	桑菊各 15g
生地黄 15g	枳实 15g	半夏 10g	苍术 15g
夏枯草 20g			

7剂，水煎服，每日1剂。

2005 年 4 月 5 日二诊：嗜睡如故，下午严重，痛风复发，舌红苔黄腻，BP 140/105mmHg。上方加石菖蒲 30g、川大黄 4g、龙胆 10g，即礞石滚痰丸之意，7 剂。

2005 年 4 月 12 日三诊：嗜睡好转，腿沉减轻，舌红苔黄腻，BP 170/130mmHg。继用上方加减。降压药调整如下：拜新同 30mg，每日 1 次；海捷亚 50mg，每日 1 次；倍他乐克 25mg，每日 2 次。

2005 年 4 月 26 日四诊：诸症好转，嗜睡未作，唯左下肢轻微浮肿，舌红苔黄褐厚腻，脉细短滑。BP 165/115mmHg。继用上方加减。

2005 年 6 月 21 日五诊：嗜睡无复发，下肢浮肿减轻，大便每日 6 次，脉沉滑、右尺弱，舌红苔黄腻，BP 135/105mmHg。巩固治疗。

石菖蒲 60g	青礞石 30g	苍术 30g	生大黄 6g
淡附子 6g	枳实 15g	厚朴 15g	黄芩 15g
木香 10g	郁金 10g		

7 剂，水煎服，每日 1 剂。

1 年后随访：间断服药，嗜睡现象已基本消失，从未发生突然摔倒现象。

按：发作性睡病是以不可抗拒的短期睡眠发作为特点的一种疾病，多发生于儿童和青春期的青少年，男女发病相似。其临床表现有：①睡眠发作：反复发作的白昼瞌睡。②猝倒症：尤其是在情绪激动时发生短暂的全身肌张力降低和运动抑制跌倒或跪下，轻者只有肢体软弱无力。③睡眠麻痹：常于睡醒后或入睡时发生，意识虽然清楚，但全身无力或者不能活动，一般历时数秒至数分钟恢复。④入睡幻觉：常于入睡时发生。⑤精神状态低下：不仅对事物表现出冷漠，而且也不愿意接触人，被称为发作性睡眠样性格。⑥脑电图检查可见患者夜间入睡时与正常睡眠不同，其快速眼动相（REM）最早出现，日间发作时也常如此。内科与神经系统一般无特殊检查，如 CT、MRI 及血液生物化学的实验室检查均没有阳性所见。

发作性睡病多属于中医"嗜睡"范畴，出现猝倒多属于中医"厥证"范畴。本案使用大剂量石菖蒲醒脑开窍，配合礞石滚痰丸、温胆汤清化痰热，发作性睡病基本消失，中间如停药仍会出现轻度嗜睡现象。

（李　格　贾海忠　整理）

第三节 脑血管病

基底动脉尖综合征（地黄饮子合升陷祛瘀汤）

刘某，女，76岁。

主诉：突发意识障碍伴右侧肢体无力18天。

现病史：患者2013年10月26日突发意识丧失伴右侧肢体无力，小便失禁。头颅MRI示脑干及左侧小脑新鲜脑梗死。予改善循环，抗血小板聚集，以及甘露醇注射液、舒血宁注射液、醒脑静注射液等静脉滴注，对症治疗，病情未见好转。

2013年11月13日首诊：患者处于嗜睡状态，右侧肢体无力，不完全性构音障碍，鼻饲饮食，平素大便2日一行。近日因鼻饲肠内营养乳剂后出现腹泻，停止鼻饲肠内营养乳剂后缓解。右上肢肌力2级，右下肢肌力3级。双侧巴氏征阳性。口角左偏，伸舌右偏。左眼睑下垂。脉参伍不调，双侧尺脉弱，左侧寸关较右侧弱，舌色红偏暗，苔白腻少津根厚，舌下络脉青紫迂曲。

西医诊断：脑梗死急性期（基底动脉尖综合征）。

中医辨证：肝肾不足，气陷血瘀，痰瘀互结。

治法：滋补肝肾，化痰祛瘀。予地黄饮子合升陷祛瘀汤加减：

生地黄30g	巴戟天10g	山茱萸30g	石斛30g
麦冬15g	五味子10g	附子10g	肉桂4g
肉苁蓉10g	茯苓15g	石菖蒲15g	远志10g
生黄芪30g	三棱15g	莪术20g	升麻10g
桔梗10g	柴胡10g		

7剂，水煎服，每日1剂。

患者服药后，意识清楚，病情好转，已无嗜睡。虽构音不清，但已可以少量词汇交流。仍需鼻饲饮食。右侧上下肢肌力逐渐恢复至4级。

按：患者突发意识障碍伴右侧肢体无力，结合其头颅MRI显示左侧大脑脚、左侧小脑新发脑梗死，诊断为急性脑梗死（基底动脉尖综合征）。患者既往陈旧脑梗死病史（左侧枕叶），心房颤动病史，考虑为心房颤动附壁血栓脱落导致的脑栓塞可能性大。基底动脉尖综合征（TOBS）是一种特殊类型的缺血性脑血管病,约占脑梗死的7.6%。其病因多为脑栓塞,约占61.5%,栓子主要为心源性,其次可能为动脉粥样硬化斑块脱落所致。由于基底动脉尖区局部解剖的特点,此区血液循环障碍常出现2个或2个以上梗死灶,且临床表现多样。本患者就是典型的脑干首端梗死类型,其症状表现为眼球运动障碍、假性帕里诺(Parinaud)综合征和意识障碍等等。

中医诊断为中风,喑厥风痱。患者舌红苔腻根厚偏糙,大便不通,脉参伍不调、双尺不足,证属阴阳两虚,气陷风动,痰瘀阻滞。需补肾举陷,祛瘀化痰开窍,选地黄饮子合升陷祛瘀汤加减。

（柳　翼　整理）

多发腔隙性脑梗死（阿胶鸡子黄汤合枕中丹）

晏某,男,62岁。

现病史: 左侧肢体时有麻木疼痛3个月,活动后稍缓解。CT诊断为多发腔隙性脑梗死。

2004年3月9日首诊: 左侧肢体麻木疼痛,失眠,舌红,苔薄黄,脉细数。

西医诊断: 多发腔隙性脑梗死。

中医辨证: 阴血不足,经脉失养。

治法: 滋阴养血安神,柔肝息风。予阿胶鸡子黄汤合枕中丹加味:

炙龟甲30g	龙齿30g	石菖蒲6g	远志10g
熟地黄10g	络石藤30g	阿胶10g	生地黄15g
白芍15g	石决明30g	钩藤15g	潼白蒺藜各15g
生蛋黄1个^{温冲}			

7剂,水煎服,每日1剂。

2004年3月18日二诊: 左侧肢体麻木消失,睡眠明显好转,舌略红,苔薄黄润。

炙龟甲30g	龙齿30g	石菖蒲4g	远志10g
熟地黄10g	络石藤30g	阿胶10g	白芍15g
石决明30g	三七粉3g	潼白蒺藜各15g	

7剂,水煎服,每日1剂。

2004 年 3 月 30 日三诊:麻木未反复,睡眠恢复正常,继予上方 7 剂巩固。

按:麻和木有不同,麻为如过电或如食花椒的感觉,木为肌肤感觉迟钝甚至消失,二者虽有不同,但又密切相关,麻为木之渐。麻木的治疗难度大,民间有"宁愿治疼不治麻"的谚语。本案麻木 3 个月,活动后缓解,伴失眠舌红,脉细数。辨证为血虚阴伤,络损风动。选俞根初《通俗伤寒论》阿胶鸡子黄汤加味,滋阴养血,柔肝息风。我临床最常使用的药物有白芍、当归、僵蚕、山茱萸、白蒺藜、生黄芪、炙甘草、潼蒺藜、柴胡、鸡血藤、知母、全蝎粉、海风藤、丹参、三棱、忍冬藤、生地黄、生牡蛎、钩藤、青风藤、川芎。血虚明显重用养血药白芍、当归;气虚明显重用补气药生黄芪、山茱萸、炙甘草;气滞明显重用理气药柴胡;阴虚明显重用生地黄、知母;血瘀明显重用活血药丹参、三棱、川芎;风邪明显重用息风通络药僵蚕、全蝎粉、白蒺藜、潼蒺藜、钩藤、生牡蛎;一般均可加用通络药鸡血藤、海风藤、忍冬藤、青风藤,多有良效。

多发性脑梗死(镇肝熄风汤合枕中丹)

唐某,女,80 岁。

主诉:持续头晕、阵发头痛多年。

现病史:终日头晕,在变动体位,尤其是由坐位到立位时发生,唯卧位不晕,因此基本终日卧床,行走时必需有人扶持方能走动,生活不能自理,雾霾天时症状重于晴天。伴阵发头顶胀痛,汗多心悸,焦躁不安,双手握物及双足蹬地时感觉手足麻木,但功能无障碍。失眠,入眠难(需 1.5 小时),长年服艾司唑仑 1~2mg 能睡眠 5 小时左右,但醒后头晕明显,记忆力严重减退。西医确诊为多发性脑梗死、颈椎病、睡眠障碍。已排除直立性低血压,给予敏使朗、尼麦角林、甲钴胺等效果不显。

既往史:高血压 10 余年,长期服用络活喜(苯磺酸氨氯地平片)5mg,日 1 次,血压控制良好(BP 130/80mmHg 左右)。

2016 年 10 月 21 日首诊:头晕头痛,食欲正常,口干,大便干结,数日一行,面红,舌红、中裂、少津,舌下脉络轻度迂曲,脉细弦数、尺弱。

西医诊断:多发性脑梗死,高血压,失眠。

中医辨证:肝肾精血亏虚,髓海不足,清空失养,久则瘀阻脑络,水不涵木,风阳上亢,阳不入阴,阴阳失调。

治法:滋养肝肾,镇肝息风,通窍活血,补泻兼施。予镇肝熄风汤合孔圣枕中丹加减:

熟地黄 20g	生地黄 30g	山茱萸 15g	牡丹皮 15g
天麻 30g	钩藤 15g	川芎 15g	沙苑子 15g
肉苁蓉 15g	菊花 10g	石菖蒲 15g	远志 10g
五味子 15g	生龟甲 15g^{先下}	生龙骨 30g^{先下}	生牡蛎 30g^{先下}
炒枣仁面 9g^{冲服}	三七面 3g^{冲服}		

2017 年 3 月 10 日二诊：近 5 个月未连续治疗，诸症时有起伏。原方先后加入白芍 18g、甘草 6g、葛根 30g，以酸甘化阴，升发清阳。

2017 年 5 月 8 日三诊：头晕、头痛均已缓解，患者精神焕发，生活全部自理。睡眠时间延长，质量提高，但仍不敢停艾司唑仑。

2017 年 5 月 22 日四诊：仅余手足麻木减轻未愈，原方加入止痉散，嘱 2~3 日 1 剂，缓图并巩固疗效，并将降压药方案调整为络活喜 2.5mg+ 康忻（富马酸比索洛尔片）2.5mg，每日晨起 1 次。追踪至今，病情稳定。

按：此患者属肝肾精血不足为主，不能上注于头。《黄帝内经》曰："上虚则眩。"当变动体位时，头部供血更少，而产生头晕、头痛诸症。此外，水亏可以火旺，致使肝阳偏亢，风火相扇，上扰心神，令患者精神亢奋，难以入眠。肝肾乙癸同源，法当肝肾同治，所以方中既用熟地黄，又用生地黄之气清质润，甘寒多汁以清热生津，并加山茱萸、沙苑子、肉苁蓉增强滋水涵木，又用龟甲、龙骨、牡蛎以育阴潜阳、镇肝息风，更加天麻、钩藤、酸枣仁、菊花、五味子以平肝，镇静安神，使患者睡眠改善，保证髓海得养，精血才能充沛。为保证有效的脑供血供氧，随天气转热调整了原降压方案，血压继续达标，所剩手足麻木问题，加入蜈蚣、全蝎搜剔络道，活血通经以缓图取效。

需要强调的是，第一，由于脏器功能衰退，对于高龄患者慢性心脑血管病的治疗，辨证无误的前提下也难以速效，需要守方坚持治疗，应积极做好患者及家属的心理疏导，也需要患者和家属的依从性，此也所谓"王道无近功"。此患者在持续用药 3 个月后，头晕、头痛悉除。第二，头晕者不少伴有失眠，很多老人服用各类安眠药达数十年，形成成瘾性和依赖性，可引起患者头晕乏力、记忆力不断下降，应逐步减少使用安眠药的种类或剂量。

脑梗死后遗症（半夏白术天麻汤合升清祛瘀汤）

王某，女，67 岁。

主诉：头晕 2 年余。

现病史：2015 年 11 月 10 日因头晕诊断为脑梗死，住院治疗，头颅 MRI 示多发性脑梗死,颈部超声示右侧颈内动脉闭塞。经对症治疗后出院,此后间断发作头晕,头部沉重感,闭眼时缓解,睁眼时加重,多在活动后发作,不伴视物旋转,伴困倦,乏力,气短,站立不稳,不可行走。

2018 年 2 月 5 日首诊: 轮椅推入诊室,头晕,焦虑,抑郁,畏寒,有自汗,饮水呛咳,口中热辣感。睡眠差,入睡困难,凌晨 2 点方可入睡,夜尿 3~4 次,睡眠时间约 4 小时。纳可,不欲饮,左腿浮肿。大便偏干、1 次 /d。血压 135/73mmHg,心率 78 次 /min。舌质淡暗苔白腻,脉沉细弦。

西医诊断: 脑梗死后遗症,冠心病,心律失常(室性期前收缩),2 型糖尿病,慢性支气管炎。

中医辨证: 痰瘀交阻,升降失调。

治法: 活血祛痰,升清降浊。予半夏白术天麻汤合升清祛瘀汤加味:

法半夏 30g	生白术 30g	天麻 20g	陈皮 15g
茯神 15g	炙甘草 8g	白附子 10g	僵蚕 30g
全蝎末 3g^{冲服}	补骨脂 15g	山茱萸 15g	生黄芪 30g
莪术 15g	荷叶 30g	苍术 15g	升麻 8g
代赭石 40g			

28 剂,水煎服,每日 1 剂。

2018 年 3 月 5 日二诊: 头晕好转,呛咳症状有所好转,睡眠时间延长,仍喜闭目,步行仍喘气。大便 1 次 /d。脉沉细弦滑。上方改生黄芪 40g、苍术 30g、荷叶 40g,加三棱 15g、石菖蒲 30g、远志 8g、水蛭 10g、生鸡内金 15g。

2018 年 4 月 12 日三诊: 精神状态、体力改善,喜闭目程度减轻(表现为睁眼持续时间延长),仍有头晕,无头痛,活动后气短,怕冷,行走易摔倒,饮水呛咳,口中辛辣感,夜尿 3~4 次。大便偏干,2 日 1 次。舌苔薄白腻,脉沉细短滑。上方去僵蚕、白附子、全蝎,加瓜蒌 30g、附子 15g、黄柏 10g、砂仁 10g、炙龟甲 30g,改炙甘草 10g。

2018 年 5 月 10 日四诊: 头晕减轻,体力改善,睁眼及站立时间较前延长,白天嗜睡。大便干,1 日 1 次。舌淡暗,苔薄腻,脉沉细短滑。上方去苍术,改生白术 60g、远志 10g,加浮小麦 30g、大枣 15g。

2018 年 11 月 8 日五诊: 其间每月就诊 1 次,根据症状加减药味,头晕明显改善,具体表现为睁眼持续时间延长,情绪、饮食、睡眠、体力等逐渐改善,末次就诊时已无须助行器协助行走约 500m,较诊前明显改善。

按：此案例患者中风后头晕昏沉，不欲睁眼，伴乏力、困倦等症状持续2年之久。头晕，主要责之虚与痰。《丹溪心法·头眩》云："头眩，痰挟气虚并火。治痰为主，挟补气药及降火药。无痰则不作眩，痰因火动。"过食肥甘，劳倦太过，脾失健运，痰湿中阻，则清阳不升，浊阴不降，导致痰浊蒙蔽清窍，临床表现为头重如裹，可有恶心欲吐，口中痰涎唾沫较多。《景岳全书·杂证谟·眩运》又云："无虚不能作眩，当以治虚为主，而酌兼其标。"于此患者，则为久病伤及本，气血亏虚，肾精无以荣上，脑窍空虚，临床表现除头晕、不欲睁眼视物，还有困倦、乏力，夜间虚阳外越则失眠。痰、虚夹杂，本虚标实之证，治当标本同治。

该患者病程日久，兼夹冠心病、糖尿病等慢性病，其中气、痰（水）、瘀（血）交织贯穿于冠心病的病程，疾病的初期以气滞、痰浊等为主，至后期则气虚下陷、痰瘀互阻多见；而糖尿病初期多为胃肠热盛，继而痰浊内生，病程日久则阴虚燥热而灼伤阴液，痰瘀闭阻脉络，兼有气阴两虚，总的来说皆有气虚痰浊瘀滞的病机存在，遣方当先分主次，标本兼顾。选《医学心悟》半夏白术天麻汤："有湿痰壅遏者，书云：头旋眼花，非天麻、半夏不除是也，半夏白术天麻汤主之。"直言其治疗痰湿阻滞所致眩晕。方中半夏燥湿化痰，天麻平肝息风，共为君药；配以白术、茯苓、橘红健脾化痰，增强祛痰补中之功。明代方贤《奇效良方》牵正散，祛风痰，通经络。另合经验方"升清祛瘀汤"，取《医学心悟》清震汤、升麻、苍术、荷叶，加黄芪、山茱萸、莪术，调节升降，祛瘀通络。二方合用，另辅以山茱萸、补骨脂、龟甲等补肾益气填精之品，以祛邪为主，补虚为辅，先改善症状，给患者以信心。复诊根据患者主诉改变，以上二方为基础，逐渐加用石菖蒲、远志、水蛭等活血、化痰、通络，以及熟地黄、补骨脂、附子、肉桂、五味子等补肾、温阳、益气、填精，逐渐调整祛邪和补虚之比例。需要提出的是，该患者病程迁延，且体虚邪恋，猛攻则易伤其本，蛮补则邪敛难祛，必须先祛痰升清，使邪有去路；温肾健脾，则先天之精得生，后天之本得运，徐徐图之，则本固邪祛，眩晕不再发作，欣然而还。祛瘀必言气血，言气务察升降。

（廖江铨 整理）

脑梗死后遗症（补阳还五汤合小续命汤）

某男，60岁，哈萨克人。

主诉：左臂麻、凉、疼痛2年。

现病史：患者2012年脑梗死后，两臂（肱二头肌）酸痛，左侧重。劳累后加重，指尖麻木，左手较右手冷（有温差）。

2014 年 8 月 20 日首诊：两臂肌肉已轻度萎缩，背及左小腿游走性灼热感。血压 100/80mmHg，伴全身乏力、易倦，便约不畅，脉沉细短，苔薄质淡暗。

西医诊断：脑梗死后遗症。

中医辨证：气虚血瘀。

治法：益气活血。予补阳还五汤合小续命汤加减：

生黄芪 80g	赤芍 15g	白芍 15g	川芎 15g
地龙 15g	当归 30g	麻黄 6g	桂枝 10g
防风 10g	防己 10g	黄芩 15g	附子 10g
炙甘草 10g	生姜 15g	大枣 15g	秦艽 15g
穿山龙 50g			

5 剂，水煎服，每日 1 剂。

2014 年 8 月 26 日二诊：服上方 5 剂后，右臂疼痛缓解 90%，左臂缓解 60%，右手力量明显增强。上方稍事出入，继服 1 周。

2014 年 9 月 1 日二诊：左臂疼痛又改善，缓解 80%。指尖麻木罢，两臂较前明显有力，自觉肌肉较前丰满。左手温与右手已大致相同。背灼热感消失，带药回国巩固。

按：脑梗死后 2 年，后遗症应以偏瘫、肢体活动不利为多见。但此案以双臂疼痛较突出，临床多以病灶位于丘脑者可见。临床辨证，主症为疼痛，应辨为痹证，结合有中风病史且地处高寒（哈萨克），脉见沉细短，苔薄质淡暗，取小续命汤辛温发散、扶正祛邪，合补阳还五汤补气活血、通经活络，疗效尚为显捷。此案可为经方与时方复合治疗，内外风兼顾提供一些线索。

慢性后循环缺血、头晕（天麻钩藤饮）

鞠某，男，71 岁。

主诉：眩晕伴阵发性心悸 1 年。

现病史：患者 2016 年开始出现行走不稳感，严重时视物旋转，血压正常时亦头晕。

既往史：糖尿病 20 年，高血压 15 年，均规范治疗，维持稳定；陈旧性脑梗死 4 年。中国医学科学院阜外医院冠状动脉 CTA 示正常。

2017 年 5 月 8 日首诊：患者时有心悸，乏力，无胸闷、胸痛，平素怕冷，喜热食，口干，口苦，时有饮水呛咳，左侧肢体麻木、不灵活。腑行成形，2 日一行,欠寐,每晚有效睡眠4~5小时。血压125/66mmHg,舌质淡暗胖大有裂纹,苔薄白,脉沉细短。

西医诊断:后循环缺血。

中医辨证:肝肾不足,肝阳偏亢,肝风上扰。

治法:补益肝肾,清热平肝,潜阳息风。予天麻钩藤饮加味:

天麻20g	钩藤15g	石决明30g	山栀子15g
杜仲30g	桑寄生15g	怀牛膝30g	黄芩15g
夜交藤30	茯神30g	益母草15g	生黄芪30g
莪术15g	乌梢蛇30g	络石藤30g	

14剂,水煎服,每日1剂。

2017年5月22日二诊:头晕、心悸十去其七,口干、口苦、饮水呛咳已消失,睡眠明显改善,每晚有效睡眠达8小时,仍觉乏力,左侧肢体麻木不灵活,大便2日一行。舌质淡暗胖大有裂纹,苔薄白腻,脉沉细弦滑。效不更方,继续以原方去益母草,加仙鹤草30g。决明子30g。14剂,水煎服治疗。

按:头晕是一种不精确的概念,指空间知觉和平衡觉的损害,包括真性眩晕(感觉自身或外界景物旋转,轻者闭目即止,重者如坐车船,旋转不定,或伴有恶心,呕吐,汗出,甚则摔倒),以及假性/一般性眩晕(失衡感,头重脚轻和晕厥前马上要失去知觉的感觉等)。此患者为慢性脑动脉供血不足(后循环缺血),另外还时有饮水呛咳,左侧肢体麻木、不灵活,考虑为短暂性脑缺血发作(TIA)。虞抟《医学正传·眩运》记载:"眩运者,中风之渐也。"认识到眩晕与中风之间有一定的内在联系。

根据我多年临证经验,头晕以肝肾不足、心脾亏虚、肝旺、痰阻四型为多,可概括为虚(前两者)、实(后两者)两类。肝肾不足,心脾亏虚之虚型眩晕,多属于一般性眩晕,常为头晕目花,有站立不稳感而无外物或自身旋转的感觉;形体虚弱,气短而多无恶心呕痰,脉多虚细(或细数等),苔多薄而质淡(或苔净质红等)。本例患者为顽固眩晕,行走不稳,视物旋转,时有心悸,乏力,平素怕冷,喜热食,口干,口苦,舌质淡暗胖大有裂纹,苔薄白,脉沉细短。辨证为肝肾不足,肝阳偏亢,肝风上扰。予天麻钩藤饮,另加生黄芪补气固表,仙鹤草扶正补虚,莪术破血行气,乌梢蛇逐痹祛风,络石藤祛风通络,决明子清肝通便。方得六辅,则功力倍增,相得益彰。

（陈 辉 整理）

蛛网膜下腔出血急性期(复元活血汤)

高某,男,58岁。

主诉: 头痛、头晕7天。

现病史: 患者2005年3月31日在上厕所时摔倒,头枕部着地,当时意识丧失约4~5分钟,清醒后持续头痛、头晕,并呕吐10余次,非喷射状,为胃内容物。急诊头颅CT示左侧额叶脑挫裂伤伴少量颅内出血,蛛网膜下腔出血,双侧颞顶硬脑膜下积液。予脱水降颅压、对症支持治疗等,病情有所缓解。

2005年4月6日首诊: 患者诉双颞部跳痛,入夜加重,平卧不晕,坐起则头晕,无恶心、呕吐,纳差,夜寐不安。二便可。舌质红,苔白腻,脉弦滑。

西医诊断: 蛛网膜下腔出血。

中医辨证: 肝风内扰,痰瘀阻络。

治法: 祛瘀化痰,通络息风。予复元活血汤加减:

柴胡18g	天花粉40g	炮甲珠10g	大黄10g
当归15g	桃仁10g	红花10g	炙甘草6g
三七粉3g^{冲服}	花蕊石30g	全蝎粉2g^{冲服}	钩藤15g

7剂,水煎服,每日1剂。

2005年4月13日二诊: 后半夜头痛已明显减轻,无跳痛,睡眠改善。舌红尖部无苔,脉弦滑短,双尺不可取。复查头颅CT:①双枕叶点状高密度影,左额叶内不规则稍高密度灶,血肿较前吸收。②双侧额、颞、顶叶硬膜腔可见新月形低密度影,积液较4月3日片增多。神经外科会诊,认为暂无手术指征。上方加炙龟甲15g、羚羊角粉1.2g(冲)、石决明30g,以加强滋阴潜降之力。7剂。

2005年4月21日三诊: 患者头痛明显减轻,仅晨起略有沉重感,口干,舌红,少苔,脉弦细。原方加入麦冬15g、鳖甲30g、天冬15g、白芍15g,以育阴潜阳。7剂。

2005年5月12日患者无头痛、头晕,平稳行走。复查头颅CT示硬膜下积液较前吸收。准予出院。仍以复元活血汤加味巩固。半年后复查头颅CT示积液完全吸收。

按: 本例患者头部外伤后持续头痛,部位固定,入夜尤甚,符合瘀血头痛的临床表现。头颅CT显示除硬脑膜下积液外,尚有颅内出血,蛛网膜下腔出血。"离经之血即为瘀血"，瘀血内停，不能及时排出体外，阻遏气血的正常运行，又会造成新的出血。治当活血止血之法，在复元活血汤的基础上加三七、花蕊石等活血止血之品。后期瘀热伤阴，加鳖甲、麦冬、天冬、白芍等滋养阴液之品。

（李春岩　整理）

血管性痴呆（益肾填精，活血通窍）

刘某，女，85 岁。

主诉：沉默寡言，嗜睡近 1 年。

现病史：自 2016 年初渐进性睡眠增多，坐在轮椅上也能入睡，沉默寡言，答非所问，对任何事物不感兴趣，全身萎软乏力，能勉强起立，但行动迟缓、不稳。所幸食欲正常，饮食不呛，间有二便失禁，生活不能自理。汉密尔顿抑郁量表等检查，诊断为血管性痴呆。用脑血管扩张剂、胆碱酯酶抑制剂、脑赋活剂等效果不显。服用硝苯地平缓释片 10mg（每日 2 次），格列美脲 1mg（每晚 1 次）。

2016 年 11 月 28 日首诊：面白少神，垂头不语，高声呼唤，约数分钟后见沉睡，答非所问，简单两位数加减困难（本科文化水平）。舌淡紫红，苔薄，舌下脉迂曲发紫明显，脉虚细弦。BP 110/68mmHg。指血：HbA1c 9%，餐后 2 小时血糖 20.8mmol/L；血电解质 Na^+ ↓，Cl^- ↓；余生化（−）。

西医诊断：血管性痴呆，多发性脑梗死，高血压，糖尿病。

中医辨证：肾虚髓空，瘀阻脑窍。

治法：益肾填精，活血通窍。

山茱萸 24g	益智仁 30g	肉苁蓉 15g	首乌藤 30g
天冬 30g	黄精 30g	太子参 30g	生黄芪 30g
炒苍术 10g	茯苓 15g	葛根 30g	丹参 30g
石菖蒲 20g	远志 10g	红景天 30g	灵芝 6g

14 剂，水煎服，每日 1 剂。

2017 年 2 月 13 日二诊：患者嗜睡减少，间有兴趣打麻将 1 小时，或给儿子做简单饭菜，精力、体力均有改善，舌脉无变化。仍守原方调治，降压方案停用硝苯地平缓释片。

2017 年 3 月 13 日三诊：精神状况进一步好转，能在家人扶持下室内步行,并与家人语言交流,白天打麻将 1 小时,就诊时已能做简单两位数加减法,舌苔未变,脉转细弱。再守原方缓图,改缬沙坦分散片为 40mg(每日 1 次);降糖方案改盐酸二甲双胍为 250mg(早、中、晚餐后),晚停服格列美脲。

2017 年 4 月 17 日四诊: 在家人搀扶下步入诊室,已无嗜睡,能进行正常的语言交流,思维稍慢,计算力、记忆力进一步提高,苔薄舌衬紫、不淡,脉细弦。考虑病情已趋稳定,且气候慢慢转热,停用降压药。降糖方案再改为:格列美脲 1mg(每日 1 次),盐酸二甲双胍 250mg(早餐后,中、晚餐停服)。

2017 年 6 月 19 日五诊: 面色转红润,双目有神,正常与人交流,主动给儿子做饭,并爱好打麻将,步履较前轻便,舌脉同前。改拟中药汤剂为 2 日 1 剂。

按: 血管性痴呆是老年期痴呆中仅次于阿尔茨海默病的第二大类原因。由关键部位脑梗死(左侧优势半球及额叶、顶叶皮质、半球深部的基底节、内囊前肢、丘脑、皮质下额叶白质)或多发性脑梗死引起。

本案辨证属肾之精血亏损致髓海不足而又瘀阻脑窍,神明失聪。正如《医方集解》所云:"人之精与志,皆藏于肾,肾精不足则志气衰,不能上通于心,故迷惑善忘也。"故方中选用山茱萸、益智仁、肉苁蓉、黄精等补肾填精之品,同时配以参、芪以阴中求阳。用苍术、茯苓健脾以先后天同调,防止滋腻之品碍胃。根据前辈祝谌予经验,葛根、苍术、茯苓、丹参等还有一定降糖作用,用石菖蒲、远志意在旁开脑窍。红景天具有中枢兴奋作用及类似人参"扶正固本"疗效,可加强记忆力与注意力,对中枢神经系统作用是很明显的。灵芝安神,健胃,祛痰,活血,药理还有耐缺氧,抗疲劳,一定的降脂、降压、降糖作用。本病为慢性病,守方一般要半年以上。通过上方(出入)半年多的调治,患者在记忆力、计算力、定向力、语言功能及情感行为等方面都有了很大进步。

血管性痴呆、膀胱过度活动症(左归丸、水陆二仙丹、缩泉丸)

李某,男,75 岁。

主诉: 渐进性反应迟钝,尿频数年。

现病史: 家属代诉最为苦恼的是排尿频多,不能自控,以致多次出现泌尿系感染。神情呆钝,情感缄默,极少言语,懒坐不动,计算力、记忆力、判断力均减退,行走需人扶持,生活不能自理,唯食欲良好,大便正常,夜寐安宁。虽然血压、血糖控制尚可,但临床症状改善不显。

辅助检查：2011 年 7 月头颅 MRI 示多发性腔隙性脑梗死，脑萎缩，脑积水，脑室旁多发白质病。肌电图：未见神经源性损害。认知量表筛查显示认知障碍：MMSE 27 分，MOCA 23 分，记忆力、注意力、语言流畅性减退。2011 年 7 月 B 超：前列腺增生，膀胱未见明显异常，有残余尿约 45ml。泌尿外科会诊诊断：良性前列腺增生症，膀胱过度活动症。

2011 年 11 月 29 日首诊：面色少华，观舌嫩红，苔薄，舌下脉无迂曲，脉虚细弦。神经系统检查：步态自如，双上肢有摆动，翻身、坐起不困难，四肢张力不高，反射对等，病理反射阴性。

西医诊断：血管性痴呆，脑梗死，高血压，2 型糖尿病，膀胱过度活动症。

中医辨证：肾精不足，髓海失充，脑失所养，肾气不固，开合失司，膀胱失约。

治法：拟固肾止遗，填精益髓。予左归丸、水陆二仙丹、缩泉丸、桑螵蛸散等化裁：

金樱子 30g	芡实 15g	黄芪 30g	益智仁 30g
山药 15g	砂仁 4g	龟甲 15g	鹿角胶 15g
巴戟天 10g	菟丝子 10g	山茱萸 15g	红景天 15g
桑螵蛸 30g	覆盆子 30g	车前子 30g	

28 剂，水煎服，每日 1 剂。

2011 年 12 月 29 日二诊：尿失禁好转，余无变化，再守原方出入。

2012 年 5 月 22 日三诊：尿失禁大有好转，昼日排尿已能自控，夜间或见失禁，数月来未再发生泌尿系感染，面有神采，愿与他人进行交流，言语表达正确，计算能力也有明显提高，生活可以基本自理，舌苔同前，脉虚象好转。仍予原方出入，继续调理。

按：高血压与糖尿病，并由此引发的脑梗死、脑白质病变是血管性痴呆的最重要病因。脑梗死体积大于 50ml 时可以引起痴呆，但多发性腔隙性脑梗死虽然体积小，由于数量多，也容易引起血管性痴呆，本患者就属于这种情况。

本病属中医"呆病""痴呆""遗尿"范畴。《医方集解》曰："人之精与志，皆藏于肾，肾精不足则志气衰，不能上通于心，故迷惑善忘也。"由于久病耗损肾精，不仅出现迷惑善忘，且肾气不固，开合失司，膀胱失约为遗尿，故治拟"精不足者，补之以味"，予补肾填精缩尿之法，在治疗 1 个月后，首先出现尿失禁有好转，守方治疗半年后，认知障碍亦有改善。值得一提的是，本患者辨证属单纯肾精不足,与肾阴虚和肾阳虚不同之处是有虚象而没有明显的虚热或虚寒见证;另外"久病多瘀"之证在本患者也不太明显,故没有考虑用活血通络之法。根据《景岳全书》"善补阳者,必于阴中求阳,则阳得阴助而生化无穷;善补阴者,必于阳中求阴,则阴得阳升而泉源不竭"之理,在大队补肾填精方中加入黄芪一味,补益气阳,以达阳中求阴,兼有益气升提之用。现代药理研究认为,黄芪具有加强学习记忆,有利于大脑对信息的储存作用,并且黄芪中的铜、锌等微量元素,对防治痴呆也具有一定作用。由于血管性痴呆的病情多半呈波动性进展,故治疗时间也是漫长的,老年慢性久病在辨证无误前提下,守方也很重要,只要疾病没有大的转化,如虚证转化为虚实夹杂或有其他突变,治疗大法宜基本不变为妥。

第四节 周围神经肌肉病

带状疱疹后遗神经痛(瓜蒌红花甘草汤)

丁某,女,62岁。

主诉:右胸胁背部带状疱疹后遗神经痛50天。

2017年11月27日首诊:右胸胁背部带状疱疹经西药治疗半月后疱疹消失,局部仍有间断性、刀割样疼痛,夜间加重,彻夜不眠。腑行1次,便干成形。舌质嫩、边尖红,苔白腻根厚,脉沉细弦滑。

西医诊断:带状疱疹后遗神经痛;高血压;陈旧性心肌梗死,冠脉支架术后。

中医辨证:血虚肝旺,挟瘀阻络。

治法:舒肝活血,通络止痛。予瓜蒌红花甘草汤加味:

全瓜蒌30g	红花10g	生甘草10g	全蝎末2g^{分冲}
蜈蚣末2g^{分冲}	川芎15g	白蒺藜15g	

5剂,水煎服,每日1剂。

2018年1月15日随访:药后3天带状疱疹疼痛明显缓解,药后5天疼痛完全消失。

按:带状疱疹由水痘-带状疱疹病毒引起,对此病毒无免疫力的儿童被感染后,发生水痘,部分人感染后不出现水痘,是为隐性感染,成为带病毒者。此种病毒为嗜神经性,在侵入皮肤感觉神经末梢后可沿着神经移动到脊髓后根的神经节中，并潜伏在该处，当宿主的细胞免疫功能低下时病毒又被激发，致使神经节发炎、坏死，同时再次激活的病毒可以沿着周围神经纤维再移动到皮肤发生疱疹并导致神经病理性疼痛。

带状疱疹后遗神经痛属于中医"蛇串疮"范畴，多发于胸胁部，故又名缠腰火丹，亦称火带疮、蛇丹、蜘蛛疮等。病因主要是由于血虚肝旺，湿热毒蕴，导致气血凝滞，经络阻塞不通，以致疼痛剧烈，病程迁延。

本例患者带状疱疹位置在右侧肋间神经，为肝经循行所经之处，辨证为血虚肝旺，挟瘀阻络。处方以瓜蒌红花甘草汤加味，以舒肝、活血、通络、止痛。瓜蒌红花甘草汤出于孙一奎《医旨绪余》，由孙一奎之师黄古潭首创，近贤何绍奇定名为"瓜蒌红花甘草汤"。《医旨绪余》记载："余弟于六月赴邑，途行受热，且过劳，性多暴躁，忽左胁痛，皮肤上一片红如碗大，发水泡疮三五点，脉七至而弦，夜重于昼。医作肝经郁火治之……其夜痛苦不已，叫号之声，彻于四邻，胁中痛如钩摘之状。次早观之，其红已及半身矣，水泡疮又增至百数。……先师黄古潭……以大栝蒌一枚，重一二两者，连皮捣烂，加粉草二钱，红花五分……一剂而愈。"方中瓜蒌性味甘寒，不唯以清化热痰、通腑开结见长，且能"舒肝郁，润肝燥，平肝逆，缓肝急"（《重庆堂随笔》），而《药性类明》更说"甘合于寒，能和，能降，能润，故郁热自通"。因瓜蒌用大量易滑肠而引起腹泻，故用甘草甘缓和中；些许红花，则取其入络行瘀。为加强活血通络祛瘀之力，方中另加全蝎开瘀蠲痹，蜈蚣祛瘀解毒，又名"止痉散"，虫蚁搜剔，祛风定痛，效果优于一般草本药物；加川芎活血行气，白蒺藜疏肝解郁。方得四辅，功力倍增，药后3天带状疱疹后遗神经疼痛明显缓解，药后5天疼痛完全消失。

（陈　辉　整理）

腰骶神经根病（真武汤）

田某，女，36岁。

主诉：右臀部自觉震颤2年，加重1个月。

现病史：患者2012年跑步及体位变换（平卧翻身）时右臀部自觉震抖，体表不能触及，持续20秒左右缓解。无疼痛，肢体麻木无力。2014年3月以来加重，每日发作20次左右，肌电图检查后发作加重，时间延长到1分钟。予维生素B族治疗，症状无缓解。

既往史：2004年无明显原因出现腰臀部疼痛，持续性，伴颈后部至胸前或右臀部过电感，每日数十次，伴右下肢麻木不适，协和医院检查无明确病因，自诉行瑜伽锻炼后缓解。病前有情绪刺激。且在酒店工作 10 余年，其间尽管空调温度较低觉腿冷，但因工作需要，仍穿短裙。

辅助检查： 颈髓 MRI 显示 $C_{4~5}$ 异常信号，曲度变直；肌电图示右侧 $L_5~S_1$ 神经源性损害；腰椎 MRI 示 $L_5~S_1$ 椎间盘突出；头颅 MRI 增强未见异常；神经元烯醇化酶（NSE）21.7ng/ml（0~16.3ng/ml）；脑电图未见痫样放电；脑脊液寡克隆区带弱阳性。神经内科会诊未发现阳性体征，认为不符合多发性硬化（MS），骨科会诊认为不排除腰椎病变所致。

2014 年 4 月 14 日首诊： 右臀部自觉震颤，胸颈部热，腰以下冰凉，偶有烘热上冲头面。颈部束缚感明显，胸闷，打嗝后可缓解，腹部急迫收缩感（夜间明显），排尿不畅，大便溏。右脉沉细弦滑，尺脉弱；左脉沉细，关弦，尺弱。舌质暗苔黄腻，有齿痕。

西医诊断： 腰骶神经根病。

中医辨证： 肾虚水泛，真阳浮动。

治法： 温经潜阳。予真武汤加减：

黑附子 15g ^{先煎}	茯苓 30g	白芍 15g	生姜 15g
炒蒺藜 15g	生龙齿 30g	酒山茱萸 15g	生牡蛎 30g

7 剂，水煎服，每日 1 剂。

服药后自觉臀部轻松，抖动减轻，怕冷，胸闷，憋气明显减轻。效不更方，略作加减，又进 7 剂，已经可以跑步和轻松翻身。服药共 42 剂，患者发作次数由每日 20 次减少到 5~6 次，持续时间由 1 分钟减少到 10 秒，生活基本不受影响。8 月中旬回访，症状虽仍存在，但不影响生活。

按： 临床症状结合肌电图诊断为腰骶神经根刺激性病变。右侧骶丛神经分支如臀上神经、臀下神经、坐骨神经的病变，导致所支配的臀部肌肉失神经震颤。与受凉非特异性炎症相关。

由于常年下焦受寒，以及情绪刺激，寒凝经脉，气血不畅，肾中真火不能潜藏，"筋惕肉瞤"，不仅腰以下冰凉，胸腹部、颈部均有憋闷束缚感。关键在于舌暗有齿痕，或脉为弦大，或尺脉不足。此为肾虚水泛，真阳浮动。真武汤合温潜法：对于下焦寒盛、虚阳浮越最为对路。真武汤温阳祛寒，山茱萸添精补肾，龙齿、牡蛎潜镇浮阳。若一味用镇肝息风，必然寒者越凝，甚至变生血瘀，进而寒瘀交阻，更无缓解之日。

（李 进 整理）

第五节　自主神经病

自汗（桂枝加附子汤）

刘某，女，44岁。

主诉：产后自汗、失眠15年。

现病史：患者自1998年以来畏寒自汗每周发作1次。每于后半夜畏寒阵发，寒彻骨髓，覆被亦不能缓解，后全身汗出，畏寒得解。

2013年6月27日首诊：自汗，失眠，每晚睡眠少于4小时。月经量少，经行并月。舌颤，苔薄质紫，脉沉细弦。

西医诊断：自主神经功能紊乱。

中医辨证：营卫失和，阳虚阴损。

治法：调和营卫，复阳固表，兼益肾阴。予桂枝加附子汤合二至丸：

桂枝15g	白芍15g	炙甘草10g	大枣15g
生姜15g	淡附片10g	女贞子15g	墨旱莲30g

14剂，水煎服，每日1剂。

2013年7月18日二诊：患者自汗止，冷彻骨髓若失。睡眠改善（>6h/d）。

按：患者自汗始于产后，产后血虚，卫阳虚弱，腠理不固，故易受寒；自汗15年，反复发作，畏寒，寒彻骨髓，为久汗伤阴，阴损及阳。故予桂枝加附子汤，温阳化气，调和营卫。桂枝加附子汤出自《伤寒论》第20条："太阳病，发汗，遂漏不止，其人恶风，小便难，四肢微急，难以屈伸者，桂枝加附子汤主之。"方中附子固少阴之阳，固阳即所以止汗，止汗即所以救液。桂枝汤调和营卫。《绛雪园古方选注》认为桂枝加附子，治外亡阳而内脱液。仲景以桂枝汤轻扬力薄，必借附子刚烈之性直走内外，急急温经复阳，使汗不外泄，正以救液也。太阳病，汗法应取"微似汗"，发汗太过，必伤津液，津竭于里，固有小便难，日久可有血分不足。此患经行量少，重或并月，也是阳损及阴、血虚的表现。患者年近七七，天癸渐竭，经方合用二至丸以滋补肝肾，补腰膝，壮筋骨也。

人体全身体表除了黏膜以外均有汗腺分布，由交感神经节后纤维支配。病理情况下，神经系统器质性疾病、神经症、大脑皮质兴奋与抑制过程的平衡失调等可导致局限性及全身性多汗症,出汗过多、过少、分布异常。本患者为半夜畏寒出汗,为病理性、自发性多汗症。伴有失眠,月经紊乱,考虑病因为自主神经功能紊乱。

总之,桂枝加附子汤,多用于桂枝汤证而里有少阴之证者,加用附子,乃助营卫调和,阴平阳秘。"凡阴阳之要,阳密乃固,两者不和,若春无秋,若冬无夏,因而和之,是谓圣度。"阴平阳秘,精神乃治,经行失常、寒战失眠也一并而愈。

(张雪芹　整理)

盗汗(黄连阿胶汤)

马某,男,71岁。

主诉: 盗汗15年。

现病史: 患者自1990年以来每夜衣服尽湿,需更衣3次,消瘦,失眠,每天睡眠4~5小时,睡前有燥热感。

2005年5月17日首诊: 盗汗,失眠,口干,尿频,下颌颤抖,手指麻木。舌紫红苔白,脉细缓两寸弱。

西医诊断: 陈旧性肺结核。

中医辨证: 阴虚内热。

治法: 滋阴散热。予黄连阿胶汤加减:

黄芩15g	白芍15g	黄连10g	阿胶10g^{烊化}
煅牡蛎30g^{先煎}	生地黄10g	当归20g	鸡子黄1个

7剂,水煎服,每日1剂。

2005年5月24日二诊: 盗汗减半,仍失眠。上方加生黄芪10g、知母10g、三棱15g、莪术15g,7剂。

2005年6月1日三诊: 盗汗十去其七,睡眠每天6小时以上,口干,手麻减,原有睡前燥热感转至凌晨。上方加浮小麦30g、苍术10g,7剂。

2005年6月8日四诊: 服前方3日,盗汗完全消失,早醒、恶风减。用酸枣仁汤加丹参30g、石菖蒲8g、炙龟甲15g,以改善睡眠。随访半年未复发。

按: 此案为滋阴清热法治疗汗症之例。患者为阴虚燥热之结核体质,以黄连阿胶汤为主治疗盗汗、失眠,共20余剂使15年顽疾获愈。黄连阿胶汤在《伤寒论》中主治"少阴病,得之二三日已上,心中烦,不得卧"。扶阴散热,黄芩、黄连之苦，以除热。阴不足，以甘补之，鸡子黄、阿胶之甘，以补血。酸收也、泄也，芍药之酸，收阴气，而泄邪热。将盗汗、失眠两症悉除。

（李　格　整理）

上半身出汗（生脉散合小承气汤）

庞某，男，77岁。

主诉：上半身出汗5年余。

现病史：患者自1999年以来上半身出汗，中、西医迭治鲜效，补益固表，滋阴清热，均无寸功。

2004年10月10日首诊：上半身出汗，干咳，伴便秘，夜尿频多，平均2小时1次，排尿不畅。舌暗红，苔黄厚腻，脉沉弦短，结代。

西医诊断：泌汗异常，高血压，冠心病，心房颤动，前列腺癌。

中医辨证：气阴不足，肠胃积热。

治法：通腹泄热，兼补气阴。予生脉散合小承气汤加味：

太子参15g	麦冬10g	五味子10g	生大黄6g
枳实15g	厚朴10g	炙桑白皮15g	北刘寄奴30g

4剂，水煎服，每日1剂。

2004年10月14日二诊：大便畅，汗出减。上方加生黄芪15g、熟地黄12g、苍术10g、决明子30g、桑叶60g，10剂。

2004年10月24日三诊：汗出又减，排尿次数减少。上方加三棱、莪术各10g，14剂。

2004年11月7日四诊：自汗减半，大便2次。一诊处方加桑叶40g、麻黄根15g、浮小麦30g、五倍子30g、煅牡蛎30g、生白术30g，7剂。

2004年11月14日五诊：尿频好转，每晚3~4次。上方加山药15g、益智仁10g、乌药8g、桑螵蛸20g，7剂。

自汗消失，便秘、尿频等明显好转。随访半年症状稳定。

按：此案为通腑泄热法治疗汗证之例。本例患者特点为高龄、久病，症见虚实加杂，既有气阴不足，肾阳亏虚，肌表不固，尿频不畅，又有肠胃积热，腑实不通，故以生脉散合小承气汤加味，虚实兼顾。小承气汤治疗表虚里实之汗证出自《伤寒论》第213条："阳明病，其人多汗，以津液外出，胃中燥，大便必硬，硬则谵语，小承气汤主之。"生脉散原出李东垣《医学启源》，原用于伤暑后气虚,大汗。与本案气阴不足的病机相合,补泻同施,取效亦捷。

(李 格 整理)

自汗盗汗(血府逐瘀汤)

艾某,女,74岁。

主诉:自汗、盗汗10年。

现病史:患者于1994年肺炎后自汗盗汗,以上半身为重。半日需更衣3~4次。

2004年5月26日首诊:自汗,盗汗,口干,多饮,心悸,腰背痛,左臂痛,后头顶痛,午后肢体麻木,腿肿,不能左侧卧位,失眠,2~4小时/夜。手指关节变形。舌淡紫、有齿痕,脉细弦。

西医诊断:泌汗异常,支气管扩张,冠心病,心包积液,萎缩性胃炎,高脂血症,肾囊肿。

中医辨证:血瘀络阻,玄府失司。

治法:活血化瘀。予血府逐瘀汤加减:

柴胡6g	牛膝30g	桑叶30g	桔梗6g
当归15g	桃红各10g	白芍15g	川芎15g
生地黄15g	生黄芪10g	荆防各10g	杜仲15g
浮小麦30g	益母草60g		

7剂,水煎服,每日1剂。

二诊:盗汗大减,睡眠改善。原方加潼白蒺藜各15g、北五加皮2g,改生黄芪15g。

巩固半月,盗汗消失,自汗明显减轻。予上方改桑叶60g,半月后自汗消失,其他症状均改善。随访1年,盗汗痊愈,偶有自汗,程度不及原来1/3。

按:《医林改错》云:"天亮出汗:醒后出汗,名曰自汗。因出汗醒,名曰盗汗,盗散人之气血。此是千古不易之定论。竟有用补气固表、滋阴降火,服之不效,而反加重者,不知血瘀亦令人自汗、盗汗。用血府逐瘀汤,一两付而汗止。"

此案为活血化瘀法治疗汗证之例。患者久汗伤阴,表虚不固,起因于年老加外感后气虚血瘀,故兼有身痛、肢肿等气血瘀阻之症。血汗同源,汗乃营血所化生,血液瘀滞则影响汗液的正常生成与排泄,导致汗出异常,使用活血化瘀药物促进营血运行,可以达到止汗的目的。血府逐瘀汤行气活血兼顾养血益阴,再加补气固表更能切合病机,使10年顽疾得除。

另,桑叶为止汗的专病专药,《神农本草经》载其"除寒热,出汗"。另,傅青主"止汗神丹"和陈士铎"敛汗汤"中均有桑叶。结合辨证加用桑叶,多有效验。

(李　格　整理)

自汗盗汗(二仙汤、枕中丹)

李某,女,48岁。

主诉:盗汗、自汗数年,加重20余天。

2004年4月13日首诊:患者盗汗、自汗数年。20余天前汗后冷,头晕,腰酸,手麻,多饮,便干,烘热,入睡困难,可睡6~7h/d,阵发性血压升高。已停经。舌暗红,苔薄黄。

西医诊断:泌汗异常(自主神经功能紊乱),甲状腺切除术后,左上肢动脉狭窄,下肢静脉血栓。

中医辨证:肾阴阳俱虚,虚火上炎。

治法:温肾阳,补肾精,泻肾火,调理冲任。予二仙汤合枕中丹加减:

仙灵脾10g	仙茅3g	知母10g	黄柏10g
巴戟天10g	当归10g	酸枣仁30g	远志10g
石菖蒲6g	炙龟甲30g	龙齿30g^{先煎}	

7剂,水煎服,每日1剂。

2004年4月20日二诊:仍失眠,盗汗、自汗、晨起腿酸胀好转,夜尿减少。上方加桑叶30g,7剂。

2004年4月27日三诊:自汗、盗汗止,失眠亦好转,夜尿3次,舌暗红有齿痕,苔薄黄。上方去桑叶,加川芎10g、夜交藤30g,7剂,以巩固疗效。随访1年,汗证痊愈,未再复发。

按:此案为调和阴阳法治疗汗证之例,伴有围绝经期其他的神经内分泌紊乱症状(烘热、停经、血压波动、失眠),为自主神经功能紊乱所致的出汗异常。围绝经期妇女肾之阴阳俱衰,其他脏腑必受其累,导致脏腑之气偏胜偏衰,阴阳失于和谐而发病。从临床病例观察来看,大部分患者表现为肾阴不足,肝失涵养,肝阳偏亢,心肝火炽,汗出、烘热、失眠等为常见症状。此为肾阴虚累及心肝肾失调之证。然从肾立论,乃为根本之法。二仙汤中的黄柏、知母滋肾阴,除虚热,然其性苦寒;巴戟天、仙茅、仙灵脾,性辛温,补肾阳而壮筋骨,强腰膝。女子以血为本,以当归补血、和血共奏其效。寒热相佐,药虽六味,均中肯綮,可谓围绝经期综合征之良方。

故以二仙汤调节肾之阴阳,与枕中丹合方治疗盗汗兼失眠证。治疗只有抓住主症,才能事半功倍,从容应对。另在辨证用药的基础上,加桑叶、五倍子和牡蛎散等敛汗药物,亦可增强疗效。

(李 格 整理)

第六节 神 经 症

抑郁焦虑状态(百合地黄汤合半夏白术天麻汤)

刘某,女,55岁。

主诉: 失眠,眩晕,呕吐反复发作年余,彻夜不寐伴精神恍惚、不食1周。

现病史: 患者2017年以来经常失眠,用艾司唑仑少效,常焦躁不安,眩晕欲吐。2018年4月初因精神刺激后彻夜不寐,卧床不起,不能进食。

2018年4月16日首诊: 形瘦憔悴,精神委顿,面红似醉状,由他人扶入门诊,勉强仰头支撑于椅子上。询云头晕目眩,为立舟车之中,动则欲吐,不能进食。欲寐不能寐,少言寡语,精神恍惚,口不渴,头不昏,尿便均少,舌质偏红,苔中根白腻,脉细弦。BP 109/64mmHg,P 82次/min,身高156cm,体重35kg。

西医诊断: 焦虑-抑郁症。

中医辨证: 情欲不遂,肝郁化火,肝旺夹痰,蒙蔽清窍,郁热伤阴,百脉失养,心神不宁。

治法: 滋阴清热,化痰开窍。予百合地黄汤合半夏白术天麻汤加味:

百合30g	鲜地黄30g	天麻30g	法半夏30g
夏枯草30g	生白术60g	茯苓30g	荷叶15g
泽泻24g	车前草30g	柴胡15g	生龙骨30g^{先煎}
生牡蛎30g^{先煎}	炒枣仁面12g^{冲服}		

7剂,水煎服,每日1剂。

2018 年 4 月 23 日二诊： 患者喜形于色，双目有神，自行步入诊室，询云眩晕呕吐悉除，诉述了自己发病的隐曲，情绪已趋平稳，正常饮食，夜寐也安，尿便调畅，望腻苔已化，舌仍偏红，脉细弦。原方继服，以固其效。

2018 年 5 月 11 日三诊： 因故近又见头晕，程度较前轻浅，曾呕吐 1 次，为胃内容物，生活尚能自理，苔脉同前。考虑仍为阴虚郁热、肝火上冲过甚使然，仿张锡纯镇肝熄风汤之意，原方参入煅赭石、生龟甲、玄参、天冬，以滋阴潜阳，镇肝息风。

2018 年 5 月 25 日四诊： 药后症情平稳，近 2 日因故又彻夜未寐，尚无头晕，但身热汗出，双下肢厥冷（需穿 3 条长裤并热敷始能缓解），食欲不振，食入腹胀，大便干结，舌苔中、根白腻，舌质偏红，脉细弦。

迭经月余调治，肝火已降，但气郁痰热未除，脾胃纳运未健，中焦气机的升降失常，堵塞了上下交通的通道，致下焦肾水不能上承于心，上焦心火不能下济于肾，故出现热盛于上、寒滞于下的上热下寒之象。转方拟理气解郁，清化痰热，清上温下，条达气机。予越鞠丸、黄连温胆汤、交泰丸（《韩氏医通》）三方加减化裁。处方：

川芎 15g	炒苍术 15g	炒神曲 15g	醋香附 10g
生栀子 6g	黄连 10g	肉桂 4g	法半夏 30g
夏枯草 30g	竹茹 30g	枳实 15g	茯神 30g
陈皮 10g	夜交藤 30g	紫芝 6g	荷梗 12g

2018 年 7 月 20 日复诊： 诸恙悉除，偶有头晕，寐安，纳便均调。今穿单裤 1 条无肢冷，仍汗出（天气已热）不多，苔中根微腻，舌质偏红，脉细小弦。BP 112/62mmHg，P 83 次 /min，体重 45kg。考虑患者本为阴虚郁热之证，结合时令，仍按原拟调治，参入芳香清暑利湿之品，以冀巩固疗效。用 2018 年 4 月 16 日方加佩兰 10g、藿梗 10g。

按： 神经症是一组精神障碍的总称，包括焦虑症、抑郁症、恐怖症、神经衰弱、强迫症、躯体形式障碍等等。临床表现复杂多样，以头痛、记忆力减退、失眠，以及心脏和胃肠道症状等自主神经功能紊乱的表现最为常见。诊断符合 2 条必要条件：①经过仔细检查无可以解释症状的器质性损害；②精神因素对发病和病情波动有明显影响。本患者是一例典型的由情志不遂引起的神经症，诊为躯体化障碍。

神经症符合《金匮要略》"百合病"范畴。"百合病者，百脉一宗，悉治其病也。意欲食复不能食，常默然，欲卧不能卧，欲行不能行……"为百脉因一源而合病，此一源主要为忧思过度，郁热伤阴，百脉失养，神明不能自主而得病。此患者常年失眠，精神抑郁，最易损伤人体精血津液，尤其1周的彻夜不寐，焦虑烦躁，不吃不喝，使体内精血津液进一步耗伤，病情即由量变转向质变，所以选用百合地黄汤养阴清热、宁心安神。百合地黄汤原为心肺同病，阴虚内热而设，但根据方中仅百合、地黄两药的性味归经，并不一定专为心肺同病而设，只要是阴虚郁热之证皆可选用。《日华子本草》也认为百合"安心，定胆，益志，养五脏，治颠邪狂叫惊悸……"故对情志疾病的调治是甚为贴切的。在百合地黄汤基础上，又加用了半夏白术天麻汤（《医学心悟》），意在平肝祛风，健脾化痰，且重用生白术，则化痰利水作用强于补气健脾，还有运脾助便作用，二则还可佐制鲜地黄、夏枯草苦寒伤脾之虑。按《医学心悟·眩晕》所云："有湿痰壅遏者……头眩眼花，非天麻、半夏不除是也。"

　　《黄帝内经》云："卫气……行于阳，不得入于阴……故目不瞑……饮以半夏汤一剂，阴阳已通，其卧立至。"说明半夏不仅能降逆止呕，燥湿化痰，消痞散结，还具有交通阴阳的作用。清代医学家邹润安进一步阐释为："是故半夏非能散也，阴不格阳，阳和而气布矣；半夏非能降也，阳能入阴，阴和而饮不停矣。"半夏既能引阳入阴，使阴阳交合，则不寐之症可除矣。方中之所以用夏枯草，乃因《本草纲目》引丹溪之说："此草夏至后即枯，盖禀纯阳之气，得阴气则枯。"也为从阳引阴之作用，与半夏相须为用，使交通阴阳之力更宏。方中还用柴胡、生龙骨、生牡蛎，意在疏肝解郁，重镇安神。对阴虚郁热所致心肝之病，治则宜滋宜柔，故本方用酸枣仁之甘缓，以养肝柔肝，宁心安神。

　　本患者首诊时的形象，让我极度担心1周的不进食可引起血容量不足及电解质紊乱而随时发生意外，也考虑是否有肿瘤、结核等慢性消耗性疾病隐藏，所以首先在确认患者生命体征平稳前提下，根据既往经验及症情分析，认为属精神障碍引起的可能性较大，故先拟1周中药汤剂作为试探，并适度进行心理辅导，口嘱饮食起居注意事项等。二诊时出现了让医患都惊喜的疗效，证实了最初诊断是正确的，也进一步体会中医辨证到位，对这类疾病可起"立竿见影"之效。但焦虑-抑郁症终由情志而起，极易因细小的额外刺激而出现反复且症状多变，临证宜抓主症，方随证变，或作微调，更重要的是不断的心理辅导，使之"开窍"。正如《中藏经》所曰："宜节忧思以养气，慎喜怒以全真，此最为良法也。"

焦虑症（血府逐瘀汤）

洪某，男，36岁。

主诉：乏力易倦4年。

现病史：心烦，甚则坐立不安。医院焦虑抑郁量表（HADS）测评焦虑分值为11（肯定存在焦虑），抑郁分值为7（正常）。

2014年10月16日首诊：胸腹闷，气短，肠鸣，腹内气转、上顶感，安静时疲乏感明显，稍事活动反减。纳可，眠差，便调。舌质暗，苔薄白，脉沉细弦。

西医诊断：焦虑症。

中医辨证：气滞血瘀。

治法：理气活血。予血府逐瘀汤加减：

柴胡 15g	枳壳 15g	赤芍 15g	桃仁 10g
红花 10g	川芎 15g	当归 12g	生地黄 15g
桔梗 10g	川牛膝 15g	白蒺藜 15g	

7剂，水煎服，每日1剂。

2014年10月27日复诊：乏力、胸闷等症状显减，心烦未作，腹内气转肠鸣现象亦减，但觉呼气时腹部不适，气下沉感。舌暗苔白，脉细弦滑。效不更方，前方加生黄芪15g、法半夏15g、陈皮15g、升麻10g益气健脾化痰，以调理善后。

2015年1月随访：患者停药2个月，病情无反复，心烦、坐立不安、腹内气转等症悉除。

按：患者青年男性，病史较长，无器质性病变，症状较多，涉及头、胸、腹、全身，以乏力、胸闷为突出表现，结合HADS，诊断为焦虑状态、躯体化障碍。而焦虑症患者在临床的躯体化表现，与血府逐瘀证的证治特点颇有相似。血府逐瘀汤为王清任所创，用以治疗"胸中血府血瘀"所致诸症。王清任在《医林改错》中列本方所治症目共19条，包括头痛、胸疼、胸不任物、胸任重物、天亮出汗、食自胸右下、心里热（名曰灯笼病）、瞀闷、急躁、夜睡梦多、呃逆（俗名打咯忒）、饮水即呛、不眠、小儿夜啼、心跳心忙、夜不安、肝气病、干呕、晚发一阵热等。其中，情志所致疾病，除常见的胸闷、胸胁疼痛、心悸心烦、急躁症状外，更可见多种奇怪或杂乱症状，或可造成辨证的困难，然抓住情志致病和气滞血瘀两点病因病机，即可应用本方。

详审患者，虽乏力易倦，但稍事活动乏力疲惫感反减；虽有胸腹胀闷，气短似不能接续，但腹内气转、上顶。症状貌似虚证，实则为实证。结合其心烦时作，失眠，舌质暗，苔薄白，脉沉细弦，考虑为气滞血瘀证。患者为生意人，平素因生意往来及家事繁杂，思虑过多，情志不畅，不善调节情绪，肝气郁结，久之则气滞血瘀，症状倍出。另，白蒺藜一药，"主恶血，破癥结积聚，喉痹，乳难"（《神农本草经》），入肺肝经，"入足厥阴肝经……手少阴心经"（《本草经解》），是疏肝解郁，兼顾气血的良药。

（贺　琳　整理）

恐惧症（癫狂梦醒汤）

某女，36岁。俄国人。

主诉： 入夜惊恐，心悸6年。

2013年11月6日首诊： 患者因2007年歹人撞入房中受惊吓，此后不敢独居一室。伴眩晕，短气，乏力，嗜睡，身痛，失眠多梦。经行量少，便约不畅。脉沉细弦。苔薄净，质暗。

西医诊断： 恐惧症。

中医辨证： 气郁痰瘀，心无所倚。

治法： 理气散郁，祛瘀除痰。予癫狂梦醒汤加味：

桃仁10g	柴胡10g	香附10g	木通6g
桔梗10g	炙桑白皮10g	青皮10g	陈皮10g
苏子10g	赤芍15g	枳壳10g	当归15g
吴茱萸3g	黄连3g		

5剂，水煎服，每日1剂。

2013年11月11日二诊： 药后入夜惊恐未作，心悸亦罢。余诸症均显减。效不更方，上方续投。

2014年9月底，其子来京求诊他疾，代诉治疗后至今近1年，未发作。

按： 《素问·举痛论》："恐则气下……惊则气乱……惊则心无所倚，神无所归，虑无所定，故气乱矣。"癫狂梦醒汤出自王清任《医林改错》，治"气血凝滞脑气，与脏腑气不接"，尤其适用于惊恐所致气血逆乱，升降失调。方中桃仁用量达八钱（24g），但个人经验，仍可从常规剂量（10g）用起，也能起效，以防大量桃仁之不良反应。

第七节 精 神 疾 病

幻听幻视(柴胡加龙骨牡蛎汤)

某女,44 岁。

主诉:头晕头痛,时有幻听幻视伴晕厥,胸闷心悸而烦 2 年。

现病史:患者 2015 年因"卵巢破裂",手术切除卵巢后,出现头痛头晕,幻听幻视。

2017 年 8 月 17 日首诊:头晕头痛,时有幻听幻视伴晕厥,胸闷心悸,身体沉重,乏力,失眠,手抖,易汗,血压波动。时测血压 130/80mmHg,心率 115 次 /min。苔腻微黄,边有齿痕,舌颤抖,脉弦滑。

西医诊断:自主神经功能紊乱。

中医辨证:少阳枢机不利,日久邪扰三焦。

治法:和解少阳,通阳泄热,镇惊安神。予柴胡加龙骨牡蛎汤加减:

柴胡 20g	黄芩 15g	法半夏 30g	党参 12g
磁石 60g^{先煎}	生龙牡各 30g^{先煎}	生姜 15g	大枣 15g
桂枝 12g	生大黄 8g	茯神 15g	

5 剂,水煎服,每日 1 剂。

2017 年 8 月 22 日二诊:头痛头晕解除,幻听幻视未再出现,身重、手抖罢。胸满、烦惊未作,睡眠改善,可达 8h/d,大便一日 2 次。症状全面显著缓解,患者满意。血压 120/80mmHg,心率 80 次 /min。上方加琥珀 1.5g,共研为末,每次服 8g,一日 2 次,巩固疗效。

2018 年 1 月随访,疗效巩固。

按:柴胡加龙骨牡蛎汤见于《伤寒论》107 条:"伤寒八九日,下之,胸满烦惊,小便不利,谵语,一身尽重,不可转侧者,柴胡加龙骨牡蛎汤主之。"该方为少阳枢机不利,误下正虚邪扰三焦而设,症状多错综复杂,但应以神经、精神症状突出为特点;临床治疗焦虑、抑郁症及自主神经病变有效。本方实为小柴胡汤去甘草合桂枝去芍药加蜀漆牡蛎龙骨救逆汤(《伤寒论》112 条)去蜀漆而成。后者原文为:"伤寒脉浮,医以火迫劫之,亡阳,必惊狂,卧起不安者,桂枝去芍药加蜀漆牡蛎龙骨救逆汤主之。"其"以火迫劫之"至"惊狂,卧起不安",亦为误治伤正,邪陷致悸而设。虽临证多变,更宜谨守病机。

偏执型精神分裂症（羚角钩藤汤合礞石滚痰丸）

赵某，男，39岁。

主诉： 情志抑郁突发焦虑、幻听、幻视3天。

现病史： 患者2018年7月23日自觉左侧胸闷，气短，心悸，时有焦虑、幻听、幻视，心神不安，头痛。

2018年7月26日首诊： 焦虑，气短，心悸，口干，口苦，口黏，怕热，汗多。食欲差，大便不成形日1~2次，眠浅梦多。血压162/93mmHg。舌质暗红，苔黄腻糙，脉弦滑数。

西医诊断： 偏执型精神分裂症，胆囊炎。

中医辨证： 肝风内动，痰火扰心。

治法： 凉肝息风，豁痰宁心。予羚角钩藤汤合礞石滚痰丸加味：

羚羊角粉1.8g^分冲	钩藤15g	桑叶15g	野菊花15g
浙贝母15g	竹茹15g	胆南星15g	茯神30g
生地黄20g	鲜地黄20g	赤芍15g	生甘草10g
青礞石30g	生大黄8g	黄芩15g	生山栀15g
白蒺藜15g	法半夏30g	炒薏苡仁30g	炮姜10g

5剂，水煎服，每日1剂。

同时加服清心滚痰丸，每服2丸，日1次。

2018年7月30日二诊： 幻听、幻视十去其四，心悸消失，胸闷、气短减轻，食欲改善，睡眠好转，血压正常，余症依然，舌脉如前。原方加牡丹皮15g、水牛角30g、川黄连10g、地龙30g，生大黄增至15g，煅青礞石增至60g，野菊花、生地黄、胆南星、赤芍均增至30g，7剂。清心滚痰丸，每服1丸，日1次。

2018年8月6日三诊： 幻听、幻视已消失，胸闷、气短明显减轻，食欲、睡眠持续好转，口干、口苦、口黏明显减轻，痰量少、难以咳出，苔黄腻不糙，余症依然。原方去生地黄、牡丹皮，加蛤壳30g、青黛15g、厚朴15g、枳实15g，鲜地黄增至30g，7剂。继续服用清心滚痰丸。

2018年8月13日四诊： 幻听、幻视未发作，偶胸闷，口苦，无气短，食欲佳，睡眠质量持续好转，汗出明显减少，咳痰减少，心悸发作于雷雨天气，苔黄腻渐褪。原方去炮姜，加石菖蒲15g、远志10g、炙甘草15g、桂枝15g、磁石60g、莲心10g，桑叶增至30g，同时继续服用清心滚痰丸。

随访1个月，患者幻听、幻视等诸症悉平，未再发作。

按：根据该患者临床表现可诊断为偏执型精神分裂症。偏执型精神分裂症是最为常见的精神分裂症类型，病初表现为敏感多疑，逐渐发展成妄见妄闻，并有泛化趋势，有时可伴有幻觉和感知觉综合障碍，情感和行为常受幻觉和妄想支配，表现多疑、多惧，甚至出现自伤及伤人行为。

偏执型精神分裂症，中医学可归属于癫狂之狂证范畴。《景岳全书·杂证谟·癫狂痴呆》云："凡狂病多因于火，此或以谋为失志，或以思虑郁结，屈无所伸，怒无所泄，以致肝胆气逆。"本案患者正因债务缠身，升职受挫而发病，当合谋为失志与思虑郁结。该患者焦虑、幻听、幻视、心神不安、胸闷、气短、心悸、头痛、口干、口苦、口黏、怕热、眠浅梦多、舌质暗红、脉弦滑数，均为"肝经热盛，热灼阴伤，痰火攻心"之候。法当清热凉肝，豁痰宁心，处方以羚角钩藤汤合礞石滚痰丸加味。服用 4 天后幻听、幻视十去其四，经过 1 个月治疗，病情得以彻底缓解。

羚角钩藤汤治疗"肝经热盛"之肝热生风证。礞石滚痰丸主治痰火扰心证。本案以生山栀、白蒺藜代沉香，清热泻火且平肝疏肝（沉香过于贵重）。此外，清心滚痰丸增强清心涤痰、泻火通便之功。

本案重点在于肝火化风，痰火扰心，应抓住风、痰、火之辨治。该患者还有眠浅梦多、怕热、汗多、苔腻脉滑，故合用半夏、薏苡仁，取半夏秫米汤燥湿化痰，消瘰散结，交通阴阳；另，该患者大便不成形，合用炮姜，意在大队清泻中反佐以护胃。

（陈　辉　整理）

第八节　癫　痫

癫痫（升降散、抵当汤、白金丸、礞石滚痰汤）

王某，男，31 岁。

主诉：癫痫 30 年，加重 3 个月。

现病史：患者 1 岁时因化脓性脑膜炎导致癫痫发作，智力障碍。2016 年 6 月开始发作频繁，每周 2~3 次，每次持续数小时，伴吐泻，严重时全身抖动，呼之不应，但未跌倒。发作后嗜睡，第 2 天完全恢复。

2016 年 9 月 6 日首诊：神情呆顿，交流困难，能看懂部分手势，知道进食，大小便自理。舌质红，苔黄腻，脉弦细。

西医诊断：癫痫。

中医辨证：风痰瘀热内结。

治法：息风祛痰，逐瘀泻热。予升降散合抵当汤、白金丸加减：

姜黄 10g	蝉蜕 10g	僵蚕 30g	熟大黄 8g
炙水蛭 10g	生虻虫 8g	桃仁 15g	郁金 15g
白矾 1.5g^{从1g开始冲服}	生黄芪 30g	酒乌梢蛇 30g	法半夏 15g
鸡血藤 30g	醋莪术 15g	陈皮 15g	

7 剂，水煎服，每日 1 剂。

2016 年 12 月 13 日二诊：服药后，发作频率明显减低，自行按原方服用，近 3 个月发作共计 4~5 次，近 2 次出现在近 2 周内，发作程度轻，持续时间短，仅数分钟到十几分钟，表现为愣神，无吐泻及抖动，每次发作都有黏痰吐出，只有最后一次发作时出现呕吐。发作后仍嗜睡。脉弦，舌质红暗苔黄腻。效不更方，加青礞石 30g，取礞石滚痰丸之意。

2018 年 3 月，患者吉林同乡癫痫患者前来诊治，得知该患者自服药后至今控制良好。

按：患者青年男性，因颅内感染导致癫痫，反复发作 30 年，从其描述类似肌阵挛性发作，其大脑功能严重损伤，大脑发育障碍。发作时呕吐、吐黏痰，发作后昏睡，平素呆顿，舌苔腻提示痰浊痹阻清窍，舌红、苔黄提示内热盛。久病入络，久病必瘀，综上分析，应息风祛痰、逐瘀泻热。

《素问·调经论》："血并于阴，气并于阳，故为惊狂……血并于下，气并于上，乱而喜忘。"《类经》言："血并于阴，是重阴也。气并于阳，是重阳也。重阴者癫，重阳者狂……血并于下则阴气不升，气并于上则阳气不降，阴阳离散，故神乱而喜忘。"因而癫痫、癫狂之证，重在气血升降逆乱的调整。

升降散出自杨栗山《伤寒温疫条辨》，功在"火郁发之"，在临床中多用于皮肤病，也有用于肾病、扁桃体炎的报道，极少在癫痫中应用；从四味药的性味功能分析，既可以疏散郁热，同时也具备息风止痉、化痰逐瘀的功效，因此切合风痰瘀热类型的癫痫。

白金丸又名截癫丸，出自《医方考》引《普济本事方》，由白矾、郁金二药组成，白矾祛痰，郁金开郁，是用于治疗痰郁性癫狂、痫呆的有效方剂。

抵当汤出自《金匮要略》，"集水、陆、空最善活血之药于一体"，治疗太阳蓄血发狂。而"发狂""如狂"等"蓄血证"以及"独语不休""妄行"等表现往往是癫痫精神运动性发作、多动症，因而用于治疗瘀血风动型癫痫和癫狂。

礞石滚痰丸出自《丹溪心法附余》引王隐君方，方中大黄、黄芩苦寒，荡涤积滞；礞石攻逐顽痰，沉香疏畅气机。诸药合用，气机直降，共奏降火逐痰之效。目前常用于精神病、失眠、多动症等治疗中。

此外，方中重用生黄芪。王清任《医林改错》指出"抽风之症，气虚无疑"，所创可保立苏汤和黄芪桃红汤均重用补气药，尤其重用生黄芪。且莪术与黄芪配伍，取升陷祛瘀汤之意，推动一身大气，"大气一转，其气乃散"。乌梢蛇搜风通络，增强升降散息风作用；鸡血藤活血养血，治风、治血相得益彰；二陈用以增强祛痰之效。

诸方合用，升降同调，寓降于升，使阴阳气血各得其所，癫痫发作程度明显减轻，频率显著降低。

（李　进　整理）

癫痫、自闭症（防己地黄汤、抵当汤、白金丸）

某男，13岁。乌克兰人。

主诉：癫痫、自闭症10年。

现病史：患者自3岁起喜欢独处，不与其他小朋友交流，自己跟自己小声说话，伴躯干和上肢抖动、不能控制。10岁时开始出现癫痫发作，偶尔出现"停机"状态，对他说话没反应，流口水、面红，数分钟或数秒后恢复正常。当地医院行头部MRI、脑电图检查异常，提示"大脑皮质"损伤，诊断为"自闭症""癫痫"。服用抗癫痫药利必通（拉莫三嗪）治疗。

既往史：患者为早产儿，出生时有脐带绕颈。

2017年10月30日首诊：患者头痛，每月发2次，需服用止痛片。记忆力减退，尤其近期记忆力差。说话发音不清，语音含混，学习成绩差。时便秘，另时双足后跟不能着地（左脚明显）。脉细寸浮，苔薄微黄。

西医诊断：癫痫，自闭症，头痛。

中医辨证：先天不足，痰瘀交阻，阴火风动。

治法：予防己地黄汤合抵当汤、白金丸加减：

生地黄30g	熟地黄30g	防风30g	防己10g
炙甘草10g	水蛭10g	蛇虫10g	桃红各10g
生大黄10g			

7剂，加黄酒100ml煎服，每日1剂。

服药 1 周后,患者诸症有明显缓解后,上方加郁金 10g、白矾 1g、砂仁 10g、黄柏 15g,共研末,每服 8g,一日 2 次,共 2 个月。

2018 年 1 月 20 日来电诉:疼痛及癫痫未再发作。"独语不休"明显改善,时间很短,过去是整天连续不断。记忆力明显好转,成绩上升。发音较前清楚,语汇更加丰富,表达清楚。

按:患者西医诊断为"自闭症、癫痫",皆属于发病机制复杂、治愈困难的疾病。该患者为早产儿且出生时脐带绕颈,先天发育不良及出生时的脑部缺氧是导致目前病变的原因之一。据其临床表现及舌、脉,以"化痰逐瘀、滋阴息风"为治疗原则,故选用养血息风之防己地黄汤、逐瘀血之抵当汤、开郁痰之白金丸,合方治疗,疗效颇为满意。

一氧化碳中毒性癫痫(黄连解毒汤、牵正散、羚角钩藤汤)

吴某,男,49 岁。

主诉:癫痫间断发作 20 余年,加重 1 个月。

现病史:患者于 1975 年工作过程中发生一氧化碳中毒,深昏迷 2 天,经抢救苏醒后遗留行动不利,言语不清,其间癫痫间断发作。近 1 个月来病情加重。发作前恶心欲呕,每次发作 10 秒,发作时四肢抽搐,意识丧失,小便失禁,口中有少量白沫。之后全身酸痛,疲乏无力,夜卧不安,口干而苦,耳鸣,便约、2 日 1 行。

查体:双下肢运动功能障碍,肌力减弱,肌张力增高,共济失调。双下肢膝腱反射、跟腱反射消失。

辅助检查:脑电图示 A 主峰频移异常。颅脑 MRI 示小脑萎缩。

1995 年 4 月 5 日首诊:近来每周癫痫发作 3 次。就诊时神志清楚,行走困难(坐轮椅就诊),语言謇涩不清,性情急躁易怒,面色红赤,舌红苔黄腻而厚,脉弦动而滑。

西医诊断:一氧化碳中毒性癫痫,小脑萎缩。

中医辨证:热毒壅盛,肝风痰扰。

治法:清热解毒,平肝涤痰。予黄连解毒汤、牵正散合羚角钩藤汤加减:

黄芩 15g	黄连 8g	栀子 15g	生川大黄 10g
羚羊角 0.9g	钩藤 15g	僵蚕 10g	全蝎 2g
白花金钱蛇 1 条	干地黄 15g	海浮石 12g	三棱 15g
莪术 15g			

水煎服,14 剂,每日 1 剂。

二诊：药后癫痫未作，已能拄杖站立 10 分钟，欠寐稍安，耳鸣已罢，大便较前通畅，仍口干，舌红苔薄腻黄，脉弦滑。原方基础随症加减，继进中药年余。

再诊：癫痫仅发作 1 次，已能 1 次独立行走 3 000m（不需拄杖），迈步起动较艰难，步履较前平稳，仍呈慌张步态。食欲夜寐均可，大便时干，口微苦，脉弦滑，苔黄腻渐化。嘱间断服药以资巩固。

按：对于一氧化碳中毒性癫痫，国内外均报道病情顽固，不易控制。中医认为，由于一氧化碳中毒，毒气外邪损伤正气，脏腑功能失调，阴阳升降失职，致风、痰、火、气、瘀交杂，病变以脏腑为主，与肝脾心肾关系密切，风痰瘀为病变关键。患者性情急躁易怒，口苦而干，大便秘结，苔黄腻，脉弦滑，均为一派肝火炽盛之征。木旺化火，热极生风，肝风内动，出现四肢抽搐。内风引起积痰，痰壅络阻，窍道郁闭，则舌强言謇，行动不利。故以清肝泻火，通络解痉为治。用黄连解毒汤合泻心汤为主清热泻火，配羚羊角、钩藤凉肝息风，僵蚕、全蝎、白花金钱蛇搜风通络，干地黄、浮海石益肾滋肝，三棱、莪术祛瘀通滞。方证相宜，痼疾也可速见效机。

第九节 其他神经系统疾病

慢性抽动障碍（桂枝加桂汤合血府逐瘀汤）
陶某，女，19 岁。
主诉：不自主腹部抽动 3 年，伴咽部不自主发声半年。
现病史：患者 2015 年考试准备阶段逐渐出现腹部不自主抽动，感觉有气往上顶，紧张时出现，逐渐加重，睡前重，使用手机或看电视时较看书时严重，半年前出现气短，咽部不自主发声，最多持续 1~2 分钟，适应后就不再剧烈抽动，发声亦减。曾服疏肝解郁中药方半月无效。
2018 年 1 月 22 日首诊：不自主腹部抽动，咽部不自主发声，易出汗，自汗，四肢觉冷，腹部抽动，大便偏干，爱生闷气，眠可，磨牙，易急躁，生闷气，进食后胃胀，月经调、色可。体瘦，声低，舌淡苔薄白，脉沉细短。
西医诊断：慢性抽动障碍，慢性鼻炎。
中医辨证：奔豚病——阳虚寒逆，气血不和。
治法：温冲降逆，行气活血。予桂枝加桂汤合血府逐瘀汤加减：

桂枝 30g	赤芍 15g	生姜 15g	炙甘草 15g
大枣 15g	生地黄 12g	桃仁 9g	红花 9g
当归 15g	桔梗 6g	枳壳 6g	柴胡 6g
川芎 6g	牛膝 15g	白蒺藜 15g	

14 剂，水煎服，每日 1 剂。

2018 年 2 月 5 日二诊：因来月经只服 10 剂药，症状减轻，腹部抽动减少，咽部声音亦减，自诉三去其二。四肢不冷，昨晚激动失眠，抽动次数加多，嗓子干，有痰、难咳，偶有鼻塞，咽干，咽痒，喜漱嗓子。舌苔薄淡暗，舌颤动，脉细弦。继续平冲降逆，兼降肺气。原方去白蒺藜，增桂枝为 40g，加桑皮 10g、辛夷 10g、山豆根 6g。14 剂。

按：抽动障碍是一种起病于儿童时期，以抽动为主要表现的精神神经疾病。根据耶鲁大体抽动严重程度量表（YGTSS）进行量化评定，该患者 YGTSS 总分＜25 分，属于轻度慢性抽动障碍。目前一线用药为多巴胺受体阻断剂及 α_2 受体阻滞剂。该患者应用中药治疗 1 个月，抽动明显减少，疗效满意。

此青年女性，素体虚弱。心阳如离照当空，可使阴霾自散。患者心阳不足，阴气自下上凌心阳，冲气上逆，故出现腹部不自主抽动；汗为心之液，心阳不固，故自汗多汗；阳虚不能通达四肢之末，故四肢冷凉。阳气为气血运行动力，心阳虚，气血运行失和，而可生气郁之象，故见脾气急，大便偏干。综合舌脉，辨证为阳虚寒逆、气血不和证。

阵发性抽动，按常规思路，多为肝风、痰火、脾湿（土壅木郁）、阴虚风动等所致。但该患者腹部不自主抽动，感觉有气往上顶的症状，当是冲气上逆，故从经典出发，考虑为奔豚病。《金匮要略》中相关记载："奔豚病，从少腹起，上冲咽喉，发作欲死，复还止。""奔豚气上冲胸。""奔豚，气从小腹上至心。"并且记载了奔豚汤、桂枝加桂汤、苓桂甘枣汤等针对性方剂。桂枝加桂汤出自《伤寒论》第 117 条："烧针令其汗，针处被寒，核起而赤者，必发奔豚。气从少腹上冲心者，灸其核上各一壮，与桂枝加桂汤更加桂二两也。"该方辨证要点是：阵发性气从少腹上冲心，可伴心悸，四肢欠温，舌质淡，苔白润，脉浮缓或沉迟。此为阳气虚弱，阴寒上冲之奔豚病证。此方在桂枝汤基础上加用桂枝二两而成。桂枝为平冲降逆主药，《神农本草经》记载桂枝"主上气咳逆，结气喉痹，吐呕，利关节，补中益气"。另，病已 3 年，脉沉细短，气病及血，故合血府逐瘀汤。该方以桃红四物汤加柴胡、桔梗、牛膝、枳壳、甘草而成，气血双调。本案用药是经方与时方复合调治的又一思路。

（王　昀　整理）

不宁腿综合征（佛手散合杞菊地黄汤）

沈某,女,80岁。

主诉:晚间双小腿不适10年,加重1年。

现病史:患者2002年以来每晚静卧时双小腿肚肌肉发胀,内有虫行感,间或麻痛不重,需多次下床按压,行走始安,由此严重影响睡眠。昼日感头晕乏力,双耳蝉鸣,双目干涩,食少腹胀(每餐主食不到50g),且畏食荤腥,大便多为溏泄,终日不禁风寒,但稍热又难耐于常人,如是闭门自守,莫衷一是。屡服镇静安神、扩张血管平滑肌、营养神经等中西药物罔效。

2012年11月19日首诊:晚间双小腿不适,轻度贫血貌,四肢关节无异常体征,下肢腓肠肌无萎缩,双下肢肌力、肌张力正常,病理征阴性。形容瘦削萎黄,步态迟滞,寡言少语,舌淡暗红,苔薄黄,舌体瘦长,脉虚细尺弱。

西医诊断:不宁腿综合征。

中医辨证:肝脾肾多脏亏损,精血不足,生化乏源,筋脉失养,清窍失利。

治法:填补精血,多脏同调。予佛手散合杞菊地黄汤加减:

当归15g	川芎15g	菊花10g	枸杞子15g
熟地黄15g	牡丹皮10g	沙苑子15g	菟丝子10g
天麻10g	钩藤15g	石菖蒲15g	远志10g
珍珠母30g^{先煎}	煅磁石30g^{先煎}	葛根30g	焦神曲15g

50剂,水煎服,每日1剂。

2013年1月11日二诊:诉小腿肚不适已彻底消失,夜能安寐,故头晕、耳鸣、目涩减轻,面色红润,食欲大进,增重3kg,全身有力。

按:根据临床症状和肌电图检查结果排除了多发性周围神经病和小舞蹈病,诊断为不安腿综合征,又称不宁腿综合征(RLS)。表现为夜间或静息时下肢出现难以形容的不适感,迫使患者不停地活动或按摩下肢,因而严重干扰睡眠。神经系统无明显阳性体征,脑电图、肌电图检查正常。可继发于多种疾病(周围神经病、慢性肾衰竭、缺铁性贫血、叶酸和维生素 B_{12} 缺乏等)和药物作用,而原发性RLS的病因、发病机制多不明,与遗传和脑内多巴胺功能异常有关。西医尚无特效疗法。

本患者主诉双小腿肚肌肉发胀、有虫行感等,这是筋膜功能失调,为动风之征。缘于素体羸弱,加之高龄久病,属"虚风内动"无异。肝肾精血不足,筋脉失养,虚风内动,可致筋脉拘挛,伸缩不能自如。故《诸病源候论》曰:"肝藏血而候筋,虚劳损血,不能荣养于筋,致使筋气极虚,又为寒邪所侵,故筋挛也。"昼属阳,夜属阴,夜来阴气较盛,且寒主收引,故症状每于晚间发作。明代章潢《图书编·肝脏说》云:"肝亏则筋急。"进一步表明该病与肝肾有关。肝肾乙癸同源,本患者的精血不足,一因禀赋不足,二因后天脾胃亏虚,既有摄入不足,又有纳运不健,使"中焦受气取汁,变化而赤,是谓血"之血源不足。故方中选用佛手散(当归、川芎)养血柔肝,杞菊地黄汤亦加菟丝子滋肾填精,加珍珠母、磁石、天麻、钩藤、石菖蒲、远志以息风潜阳,开窍通闭。另,石菖蒲之辛温,入心肝经,还能宁神、健胃,加入上方中可以增强疗效。此外,方中加入焦神曲以健脾消食,是为防止患者虚不受补。复方合治,多脏同调,方能建功。

帕金森病(桂枝加附子汤合防己地黄汤)

丛某,男,78岁。

主诉:手脚颤抖13年,伴漏汗不止2个月。

现病史:患者2004年出现手脚颤抖,肌肉强直,运动迟缓,走路前倾、易摔倒,口角流涎,视物模糊。2017年2月以来漏汗不止,每夜湿透需更换3件衣服。

2017年4月27日首诊:手脚颤抖,运动迟缓,时有饮水呛咳,口干,气短,双下肢浮肿,手脚冰凉,尿频,尿急,尿有泡沫,夜尿2~3次。腑行干结,不畅,2日一行,需用开塞露辅助。入睡困难,服安眠药,每晚可睡5~6小时。血压131/86mmHg,表情淡漠,沉默寡语,唇舌紫暗,舌胖大颤抖,伸舌偏斜,舌下络脉迂曲,苔白腻厚,脉沉细短滑。

西医诊断:帕金森病,高血压,糖尿病,心动过缓(心脏起搏器辅助)。

中医辨证:阳虚阴损,血痹虚劳。

治法:复阳固表,缓中补虚,祛瘀生新。予桂枝加附子汤加味:

桂枝15g	赤芍15g	生姜15g	炙甘草10g
大枣15g	黑附片15g^{先煎}	生黄芪30g	莪术15g

14剂,水煎服,每日1剂。

大黄䗪虫丸(同仁堂),一次1丸,早晚服用,14天。

2017年5月18日二诊:手脚颤抖,口角流涎,便秘,自汗改善,十去其三,余证及舌脉如前。继续以原方合防己地黄汤加味治疗,以养血清热,祛风散邪。

桂枝 15g	赤芍 15g	生姜 15g	炙甘草 10g
大枣 15g	黑附片 15g^{先煎}	生黄芪 30g	莪术 15g
鲜地黄 20g	防己 10g	防风 10g	砂仁 10g
蛤壳 30g			

14 剂，水煎服，每日 1 剂。

大黄䗪虫丸(同仁堂)，一次 1 丸，早晚服用 14 天。

2017 年 6 月 8 日三诊：震颤、流涎明显改善，十去其七，自汗无，大便秘结，浮肿也缓，舌脉如前。效不更方，继续以上方加生地黄 20g、刀豆子 30g，14 剂，水煎服。继续服用大黄䗪虫丸。

按：帕金森病是中枢神经系统变性疾病，主要是因位于中脑部位"黑质"中的细胞发生病理性改变后，多巴胺的合成减少，乙酰胆碱的兴奋作用相对增强。主要表现为慢性进展性行动迟缓、震颤、肌张力增高。尚不能治愈。

帕金森病在中医学系统中可归属于"颤证"范畴。一般多从"肝风"论治，但从整体辨证。本案核心病机为"阳虚阴损，血瘀络阻"。本患者综合辨证为阳虚阴损，血痹虚劳，初诊处方以桂枝加附子汤加味，同时服用大黄䗪虫丸，效果尚显。

桂枝加附子汤出于《伤寒论·辨太阳病脉证并治上》："太阳病，发汗，遂漏不止，其人恶风，小便难，四肢微急，难以屈伸者，桂枝加附子汤主之。"此处"四肢微急，难以屈伸"，均为大汗伤阳，阳虚阴损所致，与帕金森病之肌张力增高、震颤有相似之处。柯琴曰："发汗太过，阳无所止息，而汗出不止矣；汗多亡阳……津液外泄，不能润下，故小便难；四肢者，诸阳之本；阳气者，柔则养筋，开阖不得，风寒从之，故筋急而屈伸不利也；是方以附子加入桂枝汤中，大补表阳也；表阳密则漏汗自止，恶风自罢矣；汗止津回，则小便自利，四肢自柔矣。"此外，加黄芪也取"桂枝加黄芪汤"意，且桂枝加黄芪汤原文亦提及"身重汗出已，辄轻者，久久必身瞤"。

大黄䗪虫丸出于《金匮要略·血痹虚劳病脉证并治》："五劳虚极羸瘦，腹满不能饮食，食伤、忧伤、饮伤、房室伤、饥伤、劳伤、经络营卫气伤，内有干血，肌肤甲错，两目黯黑，缓中补虚，大黄䗪虫丸主之。"其针对久病正虚而内有瘀血之候，劳伤既成，经络气血运行迟滞，瘀血内留，日久而成干血。瘀血内停，自当化瘀为法，然瘀由虚起，劳先瘀成，故临证不宜猛攻，宜用丸剂缓图之，并酌加扶正之品。本案丸汤合用，方得丸辅，相得益彰。

防己地黄汤出于《金匮要略·中风历节病脉证并治》："治病如狂状，妄行，独语不休，无寒热，其脉浮。"该患者表情淡漠，沉默寡语，为癫证范畴。患者汗证日久，阳虚液脱。"阳加于阴谓之汗"(《素问·阴阳别论》)，汗为阳化津而成，大汗伤阳也更损阴。防己地黄汤中重用地黄(鲜者更佳)，以养阴息风;《宣明论方》之地黄饮子将其发挥，治中风之阴亏阳浮者，也颇合拍。

(陈　辉　整理)

脑外伤，硬脑膜下腔血肿、积液(复元活血汤)

王某，男，31岁。

主诉: 左侧肢体活动不利2个月。

现病史: 患者1984年10月因车祸致头颅外伤，昏迷2天，清醒后遗留左侧肢体活动不利，舌强语謇，持续头痛，头晕，复视，夜不能寐。头颅CT示双侧额颞骨内板下硬脑膜下腔积液。

1984年12月24日首诊: 担架抬入诊室，意识蒙眬，反应迟钝，检查不合作。不完全性感觉性失语，左眼睑下垂，左眼外下斜位固定，左上肢肌力3~4级，左下肢肌力4级。舌质紫暗，苔腻、根部厚，脉细短滑。

西医诊断: 脑外伤，硬脑膜下腔血肿、积液。

中医辨证: 痰瘀交搏，蒙闭清窍，经隧不利。

治法: 化瘀祛痰，通络开窍。予复原活血汤加味:

柴胡18g	天花粉18g	当归10g	生川大黄6g
炮山甲10g	甘草10g	桃仁10g	红花10g
白附子10g	僵蚕10g	全蝎6g	丹参30g
川芎20g	乳香6g	没药6g	

10剂，水煎服，每日1剂。

1985年1月20日二诊: 意识转清，对答合理，构音清楚，肌力有改善，可扶物站立，左手能抓握拖把，可扶杖缓行，睡眠时间延长，不服安眠药可安睡一夜，仍诉头沉发木，如醉酒感，左眼睑下垂，左侧肢体沉重，乏力，舌紫暗，苔薄，脉细弦。原方加太子参15g、生黄芪12g、三棱10g、莪术10g。守方40剂。

1985年6月12日三诊: CT复查见右硬脑膜下腔积液已吸收，左侧仅剩额叶硬脑膜下宽10mm条状低密度区。患者步态正常，可独自行走20m，记忆力、视力恢复。舌质红，苔少，脉细弦。方药改为:地黄、当归、川芎、赤芍、白芍各15g，桃仁、红花、白蒺藜各10g，天花粉30g，半夏12g，钩藤20g，全蝎2g

（研分冲），羚羊角粉0.6g（分冲）。20剂。

1985年9月18日四诊：可步行2.5km，左手握力已近正常，语言流畅，唯头部发沉，左眼稍有胀感，并轻度外斜位固定。已开始恢复部分工作。方药：当归、川芎、桃仁、红花、白蒺藜、半夏、天花粉、玄参各15g，炙龟甲、牛膝各30g，生代赭石45g，僵蚕10g，蜈蚣5条。间断服用。

1986年春节后逐步恢复工作，症状未复发。同年5月13日CT复查：双侧额颞骨内板下硬脑膜下腔积液已完全吸收。

按：因伤致瘀已为常理，瘀滞痰聚则易忽略。本例患者除头痛外，兼见偏瘫、语謇、头昏、苔腻等痰浊蒙闭清窍，闭阻脉络的表现，辨证为痰瘀互结，治疗始以复元活血汤合牵正散加味，意在化瘀祛痰，通络开窍。次以前治加入芪、参扶正益气，取其化气利水，益气化瘀。终以养血化瘀，育阴潜降，以助瘀血去而新血生，阴津复而虚阳潜。治虽分三，但相互连贯，活血化瘀贯穿始终。

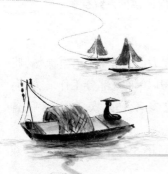

第五章 肾脏疾病

第一节 心肾综合征

心肾综合征Ⅰ型（大青龙汤）

张某，男，45岁。

主诉：间断喘憋、浮肿反复发作7年，加重半年，发热9天。

现病史：患者2010年始间断出现喘憋，活动后气促，夜间阵发性呼吸困难，端坐呼吸。伴胸闷，心悸，头晕，间断双下肢水肿。于北京大学第一医院诊断为"扩张型心肌病，心力衰竭，胸腔积液"，胸腔穿刺抽取积液约1 000ml。2014年于首都医科大学附属北京安贞医院查超声心动图示全心增大，左室壁运动普遍降低，左心功能减退，左室射血分数（LVEF）30%。冠状动脉造影未见明确冠状动脉病变。行强心、利尿、扩张血管、控制血压血糖、降脂治疗。2016年发现血肌酐水平升高，为200μmol/L。2017年3月6日患者外感后，出现喘憋加重，伴恶寒发热，最高体温38.9℃，咽痛，咳黄痰，端坐呼吸，乏力，纳差，夜寐欠安，大便可，小便少。遂于2017年3月9日入院。

既往史：2型糖尿病23年，糖尿病肾病Ⅳ期4年，糖尿病视网膜病变4年，高血压8年。

入院查体：体温38.3℃，脉搏84次/min，呼吸20次/min，血压120/80mmHg。颈静脉充盈，肝-颈静脉回流征阳性，右下肺叩诊实音，双肺听诊呼吸音粗，中上肺可闻及少量散在湿啰音，双下肺呼吸音消失、右侧为著，心尖部可见抬举样搏动，心界向左下扩大，心音强弱不等，心律绝对不齐，未闻及病理性杂音，无心包摩擦音。腹软，肝脾未触及，双下肢轻度可凹性水肿。

辅助检查：血常规示白细胞计数（WBC）11.52×10⁹/L，血红蛋白（HGB）

101g/L;脑钠肽(BNP)2 091pg/ml;肾功能示血尿素氮(BUN)16.26mmol/L,肌酐(Cr)247.1μmol/L;尿常规示尿蛋白(+),潜血(-),尿糖(+);胸部X线片示左心增大,双侧胸腔积液,肺淤血改变(图3-5-1)。腹部B超示慢性肝淤血,胆囊小,胆囊壁厚。动态心电图示心房颤动伴R-R长间歇(R-R$_{max}$1.781秒),平均心率67次/min,最大100次/min,最小42次/min,室性期前收缩6个,ST-T全程改变。超声心动图示左房前后径40mm,左室舒张径59mm,左室收缩径52mm,室间隔厚度10mm,左室后壁厚度10mm,左室射血分数30%,左室壁运动普遍减低,左心扩大。

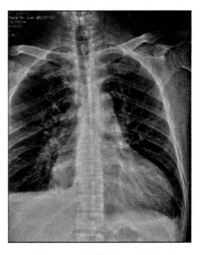

图3-5-1 胸部X线片示左心增大,双侧胸腔积液,肺淤血改变

入院诊断:扩张型心肌病,心功能Ⅳ级(NYHA分级),心房颤动,2型糖尿病,糖尿病肾病Ⅳ期,糖尿病视网膜病变,高血压3级,肺部感染。

入院后予托拉塞米40mg(每日1次)、呋塞米40mg(每日1次,泵入)、氢氯噻嗪12.5mg(每日1次)、托伐普坦15mg(每日1次)利尿;亚胺培南西司他丁钠0.5g(每12小时1次)抗感染;苯磺酸氨氯地平片(络活喜)5mg(每日1次)降压;富马酸比索洛尔2.5mg(每日1次)、卡维地洛25mg(每日2次)降压及降低心肌氧耗;单硝酸异山梨酯5mg/h扩血管;门冬胰岛素注射液10U—12U—10U、甘精胰岛素12U(每晚1次)皮下注射控制血糖及对症处理。

2017年3月14日患者体温正常,但其余症状未明显缓解,喘憋浮肿加重,Cr 603μmol/L,尿量500ml/d。肾内科会诊后认为患者慢性心力衰竭急性加重,肾功能恶化伴尿量减少,符合急诊透析指征。患者拒绝透析,要求中医中药治疗。

2017年3月15日首诊:患者诉自此次发热以来,周身皆觉不适。心前区冷甚如冰,连及后背疼痛,入夜尤甚,影响睡眠,周身畏寒,需用热水袋反复焐热。发热,无汗,胸闷,气短,乏力甚,端坐呼吸,全天大部分时间为半卧位,如下床行走3~5步则汗出、气喘,需立即休息。腹胀,纳差,夜寐欠安,烦躁,大便一日3次,每日尿量500ml。患者面色晦暗,唇色暗淡,双下肢凹陷性水肿明显,心室率60次/min。舌暗,舌苔腻,脉沉弦,左寸右尺脉弱。

西医诊断：心肾综合征 I 型，慢性心衰急性加重，急性肾衰竭。

中医辨证：内外合邪，虚实夹杂，真阳虚衰。痰瘀内阻，浊毒化热。急则治其标，先从"溢饮"论治。

治法：振奋阳气，发越水湿。予大青龙汤。

生麻黄 30g	桂枝 20g	苦杏仁 20g	生石膏 60g
生姜 15g	大枣 15g	炙甘草 15g	

3 剂，水煎服，每日 1 剂。

外用：芒硝 250g，密封储存；紫皮独瓣大蒜 125g，用时捣烂；乳香、没药各 15g，研末。上 4 味，单独保存，用时混匀调和，先以凡士林涂于皮肤，再将上药和匀后敷于两侧肾俞穴，外以保鲜膜覆盖固定，每次敷 20 分钟，每日 2 次，共 3 天。

西医治疗方案不变。

2017 年 3 月 17 日复诊：患者服药后周身微汗出，Cr 268.6μmol/L，尿量 3 000ml/d。双下肢水肿渐消，心前区冷感明显减轻，可以平卧入睡，夜可安眠，能够下地行走，发热消退，体温正常，烦躁消除，胸闷、气短、乏力改善。以真武汤合升陷祛瘀汤，温肾助阳，升陷祛瘀，活血利水。

炮附子 15g先煎	茯苓 30g	生白术 20g	赤芍药 15g
生黄芪 30g	桔梗 10g	柴胡 6g	升麻 6g
山茱萸 15g	知母 10g	三棱 10g	莪术 20g
益母草 15g	党参 15g		

6 剂，水煎服，每日 1 剂。

2017 年 3 月 23 日复查血 Cr 194.2μmol/L（图 3-5-2），WBC 7.88 × 10^9/L，BNP 248pg/ml。肾功能恢复至基线水平，心衰状态好转，肺部感染有效控制，病情平稳出院。

2017 年 9 月 5 日随访：患者一般状态可，能进行日常活动，复查 Cr 185.5μmol/L，HGB 115g/L。

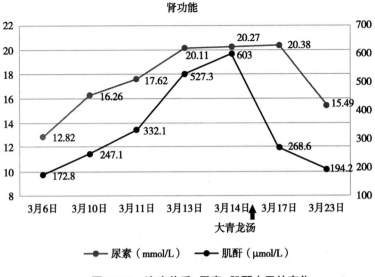

图 3-5-2　治疗前后，尿素、肌酐水平的变化

按:心肾综合征(cardiorenalsyndrome,CRS)于 2004 年由美国国立卫生研究院国家心肺和血液研究所专家会议首次提出。2008 年意大利肾病学者 Ronco 等提出 CRS 具体分型:Ⅰ型为心功能的急剧恶化引起急性肾损伤;Ⅱ型为慢性心功能不全使慢性肾脏病进行性恶化;Ⅲ型为肾功能急性恶化(急性肾缺血,或急性肾小球肾炎)导致的急性心力衰竭;Ⅳ型为慢性原发性肾脏疾病造成心功能减退;Ⅴ型为急性或慢性全身性疾病所致的心肾功能不全。本例患者符合Ⅰ型 CRS,病情危重,部分患者需透析治疗。

本例患者入院前有慢性心功能不全及糖尿病肾病、慢性肾功能不全病史。患者入院后符合急性肾功能损伤诊断标准:"① 48 小时内 SCr 升高 ≥ 26.5μmol/L;②SCr 升高超过基础值的 1.5 倍及以上,且明确或经推断上述情况发生在 7 天之内;③尿量 < 0.5ml/(kg•h),且时间持续 6 小时以上"。因本患者是心衰急性加重导致的肾衰加重,因此可诊断为Ⅰ型 CRS。欧洲心脏病学会 2012 年版指南建议对利尿剂治疗无效的急性心力衰竭患者应用透析超滤治疗。本例患者符合透析超滤指征,但患者拒绝透析治疗,要求采用中医中药治疗。

Ⅰ型 CRS 以心肾阳虚为本,以水饮、痰湿、瘀血内阻为标,以风邪外袭为客邪,故诊治需标本兼治、祛除诱因。《金匮要略·痰饮咳嗽病脉证并治》曰:"饮水流行,归于四肢,当汗出而不汗出,身体疼重,谓之溢饮""咳逆倚息,短气不得卧,其形如肿,谓之支饮""夫心下有留饮,其人背寒冷如手大"。本例患者，双侧胸腔积液，双下肢水肿，自觉心前区连及后背冷甚如冰，实为真阳虚衰，"三饮"并存。加之感受外邪，诸症加重。患者入院后心功能及肾功能急剧恶化，水饮为患，急则治其标，可取大青龙汤宣发阳气，发越水湿。大青龙汤由麻黄、桂枝、甘草、杏仁、生姜、大枣、生石膏7味药组成，实为麻黄汤与越婢汤的合方。方中重用麻黄为君，开泄腠理，透发毛窍，利小便，并直入血脉，通营分。臣以桂枝温通经脉，解肌发表，通达营卫，助麻黄发汗、温通血脉。佐以石膏清里热，又可制约麻黄辛燥峻烈之性；生姜、大枣固护胃气。使以甘草调和药性。七药寒温并用，表里同治，标本兼除，用于该患者，既有效控制了肺部感染，又使心肾功能得以恢复。

本例取效较为迅捷，用药3剂，尿量从每日500ml增加到3 000ml，血肌酐由603μmol/L下降到268μmol/L。心功能改善，由端坐呼吸、难以下地到可以平卧入睡、能够下地行走，发热消退，体温正常。关键在于重用生麻黄30g。纵观《伤寒论》《金匮要略》，书中麻黄用量最大的方子即为大青龙汤及越婢汤类方，用量皆为六两，折合成现代剂量约为80~90g。且生麻黄发越水湿之功除得力于发汗、利小便以外，其活血通滞、祛瘀浊的作用常常被忽视。麻黄归肺、膀胱经，可宣发阳气，通达三焦，开发腠理，且其中空似络，入于络脉，可活血通滞，解散寒凝，调畅血脉。《神农本草经》谓其能"破癥坚积聚"。徐灵胎《神农本草经百种录》言麻黄"能透出皮肤毛孔之外，又能深入积痰凝血之中。凡药力所不到之处，此能无微不至"。麻黄发汗、利小便、活血利水的作用恰合《素问·汤液醪醴论》治水三法："平治于权衡""去宛陈莝""开鬼门，洁净府"。其中，"去宛陈莝"之"宛"同"郁"，积也；"莝"，腐也，积久之腐秽，乃污秽之血也，"血不利则为水"。"去宛陈莝"为祛除积久之恶血之意。故此治水三法即祛瘀浊、发汗、利小便。因此，麻黄在治疗CRS中一药多能，应用得当，可收桴鼓之效。

然而大青龙汤龙腾雨降，立竿见影，实为峻烈之剂，当中病即止。患者心肾阳虚，血瘀水停之象仍明显，故以真武汤合升陷祛瘀汤善后。真武汤由附子、茯苓、芍药、生姜、白术组成，具温肾阳利水之功效。升陷祛瘀汤由柴胡、升麻、桔梗、生黄芪、知母、党参、山茱萸、三棱、莪术、益母草10味药组成，适用于大气下陷之血瘀证。升陷祛瘀汤是以张锡纯升陷汤加味化裁而成。对于升陷汤，"方中黄芪补气升气，其性稍热，故以知母之凉润以济之；柴胡为少阳之药，能引大气之陷者自左上升；升麻为阳明之药，能引大气之陷者自右上升；桔梗为药中之舟楫，能载诸药之力上达胸中；党参能培气之本，山黄肉能防气之涣"。已故国医大师朱良春认为,益母草具有活血、利水之双重作用,对于血、水同病或血瘀水阻,堪称的对之佳品。张锡纯称三棱、莪术性近平和,能治心腹疼痛等血凝气滞之证,"若治瘀血积久过坚硬者,原非数剂所能愈,必以补药佐之,方能久服无弊"。故于上述补气升陷药中,加入三棱、莪术,破血逐瘀,祛痰消癥。正如张锡纯所言:"补破之力皆可相敌,不但气血不受伤损,瘀血之化亦较速。"临床应用,对于心功能不全、冠心病等证属气陷血瘀证者,效果显著。

　　本例患者经过中药治疗后,心衰症状明显好转,肺部感染控制,最终肾功能恢复至基线水平。患者选择单纯采用中药治疗不仅因此避免了中心静脉置管及血液透析替代治疗相关的并发症,而且使患者在较短的时间内取得了症状的恢复及病情的改善,最终使患者得以早日回归日常生活,体现了中医中药在心肾综合征等危重症中的重要治疗价值。

(朱婷婷　整理)

第二节　慢性肾功能不全

慢性肾功能不全(温脾汤)

徐某,男,41岁。

主诉:头晕乏力15年,加重1个月。

现病史:患者1997年体检时发现尿蛋白(+++),当地诊断为慢性肾小球肾炎。2000年查肾功能血肌酐为150μmol/L,2009年行腹部B超显示双肾缩小,2012年5月查肌酐为269μmol/L。其间未予系统治疗。2012年10月因肠道感染后,头晕乏力症状明显加重,当地医院10月29日查血肌酐为580μmol/L,11月13日查血肌酐升高至667μmol/L,遂来北京就诊。

既往史:肾性高血压,服硝苯地平缓释片。

2012年11月19日首诊:患者神疲,乏力,头晕,耳鸣,纳呆,欲呕、肠鸣。面色晦暗,肢体困重。大便秘结,小便黄、有泡沫。舌红苔黄厚腻,脉沉细弱。

西医诊断:慢性肾功能不全。

中医辨证:脾肾两虚,寒积化热,血瘀络阻,升降失调。

治法:温补脾肾,攻下冷积,寒热并调,升陷祛瘀。予温脾汤加减:

黑附片 15g	党参 30g	生大黄 15g	炙甘草 10g
干姜 10g	桔梗 10g	山茱萸 15g	生黄芪 30g
仙鹤草 60g	白蒺藜 15g		

3 剂，水煎服，每日 1 剂。

2012 年 11 月 22 日二诊：患者服药后大便畅通，乏力、头晕、纳呆、欲呕等症状均有所缓解，复查血肌酐为 582μmol/L。舌红苔黄厚腻，脉沉细弱。效不更方，原方加生杜仲 15g、萆薢 15g、莪术 15g，并于次日收住院。

住院后患者继续服用本方 14 剂，至 12 月 6 日出院时，血肌酐已降至 473μmol/L。

按：慢性肾衰之病机，多为虚实夹杂，寒热交错，升降失调。虚者常因疾病日久、脾肾阳虚，实者则为瘀浊滞留。本例患者慢性肾衰终末期（Cr > 442μmol/L），病程日久，初见神疲乏力，面色晦暗，毫无润泽之色，胃纳不馨，大便不通，身体困重，舌红苔黄厚腻，脉沉细弱。此皆脾胃虚寒，中阳不运，湿浊内生，且肾阳虚衰，不能温化，而水湿困着，故神疲乏力、头晕耳鸣、纳呆便秘、肢楚腰酸，诸症并见。治宜暖土补中，温补肾阳，通腑泄浊。

温脾汤出自《备急千金要方》，宗大黄附子汤温下法衍化而成，功效温脾益肾，泻浊祛瘀。附子温脾暖肾，以驱散凝滞浊邪；大黄通腑导滞，祛瘀解毒，推陈出新，泻下体内蓄积浊邪。二者相须为用，温而不燥，寒而不凝，脾肾兼顾，下而不损。干姜，助附子温壮中阳，升降脾胃枢机，并止呕恶。人参大补元气，助精养神。甘草益气补中，调和诸药。全方配伍温补以治本，泻浊以治标，宣清导浊，标本兼顾，使温下而不伤阳，补益而不留邪。此外加用仙鹤草活血利水，杜仲补肝肾强筋骨，萆薢利湿去浊，莪术破瘀行气。患者遂诸症得减，血肌酐在半个月内降低了近 200μmol/L，大大延缓了肾衰竭的进程。

右肾癌切除术后慢性肾功能不全（知柏地黄丸合四君子汤）

史某，男，70 岁。

主诉：右肾癌切除术后 10 年，伴乏力便溏半年。

现病史：患者 2006 年因右肾癌行右肾切除术，2016 年 6 月出现乏力便溏。

辅助检查：血肌酐 188.4μmol/L。

2016 年 12 月 12 日首诊：近半年来食欲下降、乏力、皮肤干燥，大便每日 2~3 次、不成形，偶感腰酸。舌质淡暗，苔薄腻微黄，脉细弦。

西医诊断：右肾癌切除术后慢性肾功能不全。

中医辨证：肝肾阴亏，脾胃气虚。

治法：补益肝肾，滋阴降火，益气健脾。予知柏地黄丸合四君子汤加减：

知母 10g	黄柏 10g	熟地黄 12g	砂仁 10g
山茱萸 15g	山药 15g	泽泻 15g	牡丹皮 15g
茯苓 15g	炒白术 15g	铁皮石斛 6g	炒薏苡仁 30g
仙鹤草 30g	生黄芪 30g	太子参 15g	莪术 10g

14 剂,水煎服,每日 1 剂。

2017 年 1 月 9 日二诊:药后症减,食欲可,乏力无。腑行 1 次,成形。仍有皮肤干燥。血肌酐 174.4μmol/L。舌脉象仍如前。上方加萆薢、牛蒡子以加强清热利湿之功。

2017 年 2 月 13 日三诊:药后皮肤干燥十去七八,血肌酐 134.5μmol/L。舌脉象仍如前。效不更方,继续以上方加减巩固。

5 月初复查肾功能,血肌酐 120μmol/L。

按:右肾癌切除术后慢性肾功能不全的基本病理变化为脾肾虚衰、气化不利、湿浊毒邪内蕴三焦。本例患者综合辨证为脾肾虚衰、气化不利、湿浊毒邪内蕴三焦,故以知柏地黄丸合四君子汤加减。

阴平阳秘,精神乃治;若阴阳偏胜,则疾病丛生。于六味地黄丸中加知母、黄柏补阴秘阳,而使阳有所贮藏,终至阴滋火降,同时合用主治脾胃气虚证的四君子汤。在本病例中,加砂仁以通脾肾之元气,一可通方之滋补,再者配黄柏取“封髓丹”意,益肾固精,水火既济,阴阳化合;加生黄芪以补正气之虚,加炒薏苡仁清热利湿以益气,加铁皮石斛滋阴清热以治五脏之虚劳,用仙鹤草替换炙甘草以加强扶正补虚。君得五辅,则功力倍增、元气大振,相得益彰。

“癥坚之处,必有伏阳。吐下之余,定无完气。”该患者虽右肾癌肿切除多年,然病因未除,病机仍在,当遵《黄帝内经》“有故无殒”之旨,治当缓图,故方中加莪术配参芪祛瘀消癥。肾一侧切除后,保住健侧肾功能至关重要,健脾益肾实为大法。

肾衰血液透析并发高热(桂枝加附子汤)

翁某,男,73 岁。

主诉:发现肾功能不全年余,加重 3 个月。

现病史:患者 2013 年于外院检查时发现血肌酐 259μmol/L,伴双下肢可凹性水肿,夜尿增多、尿中泡沫增多。2013 年底出现活动后喘憋症状,双下肢水肿加重,外院查血肌酐最高 607μmol/L。本次入院行透析治疗。

既往史:糖尿病 17 年,高血压 4 年余。

患者入院后出现发热,每次血液透析后发热明显(39℃)。使用抗生素后效果不明显。

2014年2月26日首诊: 发热,恶风,自汗盗汗兼有,每次血液透析后热势更显。双下肢水肿,纳呆,失眠,无尿。舌质淡暗,苔花剥,苔少色白,舌下脉络紫暗迂曲,脉细散。

西医诊断: 慢性肾衰竭透析后发热。

中医辨证: 营卫不和,阳虚漏汗。

治法: 调和营卫,温阳止汗。予桂枝加附子汤:

桂枝15g	白芍15g	炙甘草12g	生姜15g
大枣15g	附子15g^{先煎}		

3剂,水煎服,每日1剂。

患者服药后,热势顿减,每次血液透析后体温≤37℃。抗生素亦停用。且服药后睡眠质量提高,自汗盗汗亦消失。

按: 甘温除热法是临床上治疗发热性疾病的常用治法之一。医家见发热性疾病,往往投以发汗解表,或者清热解毒,抑或和解少阳等方案,亦有不奏效之时。

一提起"甘温除大热"之法,往往首先映入脑海的就是补中益气汤。李东垣补中益气汤的甘温除热,主要治疗的是气虚发热,症见身热自汗,渴喜热饮,气短乏力,舌淡,脉虚大无力。其理论依据,李东垣认为是"阴火",主要是脾胃元气虚馁,升降失常,清阳下陷,脾湿下流,下焦阳气郁而生热上冲,加之化源不足,"中焦取汁"不足以化赤生血,则心血不足以养心,致心火独亢而出现热象。治疗这种发热,要以甘温之剂,补其中,升其阳,甘寒以泻其火则愈。

殊不知在《伤寒论》中,桂枝汤类方即是甘温除热之滥觞。《伤寒论》第20条云:"太阳病,发汗,遂漏不止,其人恶风,小便难,四肢微急,难以屈伸者,桂枝加附子汤主之。"此为太阳病发汗太过,致阳虚汗漏并表证不解的临床表现和治疗。发汗太过既致表邪不解,又伤阳伤津。汗为阴液,大汗反复,而致阴伤,故可见四肢拘急、难以屈伸,而花剥苔亦是。发汗太过,阴损及阳,导致阴阳两虚,气血亦不调。桂枝汤除了发表解肌之外,更重要的是调和营卫,而所谓营卫即气血也。胡希恕老师言无论表里,陷于阴者,即可用桂枝加附子汤。此方是在桂枝汤调和营卫基础上,尤以附子复阳,重在扶阳温通。

且本患者营卫得调之后,失眠症状也解除,是《黄帝内经》"阴平阳秘,精神乃治"的绝好体现。

血液透析发热临床并不少见,抗生素鲜效,其他中药益肾、清解、活血等亦然。但辨证准确,适时治疗,可以获效。透析多伴随明显脱水,气随津脱,与"太阳病,发汗过多"同理,且可能致营卫不和而发热。本案自、盗汗显、恶风,小便无(透析后更甚),虽无四肢微急,难以屈伸,但苔剥、失眠、脉细散,此方证已显见。此方原文中并无"发热",但我临床往往可退高热,或治难治性发热,值得重视,也开"甘温除热"之另一途径。

(柳 翼 整理)

右肾切除、左肾积水伴腰痛足肿(济生肾气丸合封髓丹)

袁某,女,73岁。

主诉: 左腰酸痛伴双下肢及双脚浮肿2年。

2017年5月18日首诊: 患者2015年出现左腰酸痛伴双下肢及双脚浮肿,自觉双下肢酸痛、乍热乍凉,时有咳嗽、咳大量白色黏痰,夜尿大于3次。纳可,便干不畅,入睡困难。舌淡暗、质嫩、有齿痕,苔薄白水滑,脉沉细短、尺弱。时测血压160/95mmHg。

辅助检查: 2017年4月24日北京大学第一医院超声示左肾结石(0.7cm×0.5cm)、左肾轻度扩张。血肌酐108μmol/L。

既往史: 高血压20年,右肾脓肿切除术后2年。

西医诊断: 右肾切除,左肾积水。

中医辨证: 肾虚脾弱,水湿内停。

治法: 温肾化气,利水消肿。予济生肾气丸合封髓丹加味:

鲜地黄10g	山药15g	山茱萸15g	泽泻15g
茯苓30g	牡丹皮15g	车前子15g	怀牛膝30g
肉桂8g	附片6g	生黄芪15g	莪术12g
杜仲30g	巴戟天10g	砂仁10g	黄柏10g

14剂,水煎服,每日1剂。

2017年6月8日二诊: 药后左腰酸痛、双下肢及双脚浮肿、入睡困难均明显改善,余证及舌脉象如前。效不更方,继续以原方合理中汤加减,14剂。

按: 本患者综合辨证为脾肾两虚、水湿内停,法当温肾化气、利水消肿,首诊处方以济生肾气丸合封髓丹加味。服用2周后左腰酸痛、双下肢及双脚浮肿、入睡困难均明显改善,余证及舌脉象如前。效不更方,继续以原方合理中汤加减,以温中祛寒、补气健脾。

济生肾气丸又名加味肾气丸、资生肾气丸,出于严用和《济生方》,主治肾虚水肿、腰膝酸重、小便不利、痰饮喘咳。其针对肾阳虚水肿之候。张景岳曰:"地黄、山药、丹皮以养阴中之真水;山萸、桂、附以化阴中之真气;茯苓、泽泻、车前、牛膝以利阴中之滞。能使气化于精,即所以治肺也;补火生土,即所以治脾也;壮水利窍,即所以治肾也。补而不滞,利而不伐,治虚水方更无有出其右者。"该患者左腰酸痛、双下肢及双脚浮肿、时有咳嗽、咳大量白色黏痰、胸闷、苔薄白水滑,为肾虚脾弱、水湿内停上泛于肺之候,故二诊合用仙鹤草、炙甘草、干姜、苍白术,取理中丸意,当相得益彰。

封髓丹出于元代医家许国祯《御药院方·补虚损门》:"封髓丹为固精之要药。方用黄柏为君,以其味性苦寒,苦能坚肾,肾职得坚则阴水不虞其泛溢,寒能清肃,秋令一至,则龙火不至于奋阳,水火交摄,精有不安其位者乎;佐以甘草,以甘能缓急,泻诸火与肝火之内烦,且能使水土合为一家,以妙封藏之固;若缩砂者,以其味辛性温,善能入肾,肾之所恶在燥,而润之者惟辛,缩砂通三焦,达津液能纳五脏六腑之精,而归于肾,肾家之气纳,肾中之髓自藏矣。"本患者乍热乍凉、入睡困难、夜尿频、脉沉细尺弱,为心肾不交所致,故用封髓丹降心火、益肾水以纳气归肾。

第三节　肾病综合征

难治性肾病综合征(半夏泻心汤)

王某,女,7岁。

主诉: 反复双眼睑及双下肢水肿年余,加重伴腹部膨隆半月余。

现病史: 患者2011年6月感冒后出现双眼睑及双下肢水肿,逐渐出现腹胀不适,就诊于临沂市人民医院,查尿常规示尿蛋白(+++),诊断为"肾病综合征",给予泼尼松20mg晨起顿服,住院17天后化验尿蛋白转阴,后泼尼松每月减5mg。泼尼松减量过程中病情多次反复,每次家属自行将泼尼松用至40mg,多次复查尿常规(+++)。2012年5月24日,患者受凉后出现鼻流清涕,偶有咳嗽咳痰,渐出现双眼睑及双下肢水肿加重,腹胀明显,复查尿蛋白(+++),遂于2012年6月8日入我院。入院时患者全身水肿,腹胀、腹痛,咳嗽、咳痰，纳呆，纳食后腹痛、腹胀加重，恶心反酸，无呕吐，24小时尿量200ml，大便溏、日2~3次，体重25.9kg。

入院查体：血压90/60mmHg。神志清，精神差，颜面及双眼睑浮肿，双肺呼吸音粗糙，可闻及少许湿啰音，腹部膨隆，移动性浊音（+），双下肢重度凹陷性水肿。

实验室检查及辅助检查：血常规示 WBC 9.9×10^9/L，N% 79%。尿常规示蛋白（+++）。血沉125mm/h。生化全项示血清总蛋白（TP）39.5g/L，ALB 18.1g/L，Cr 58μmol/L，CHO 14.65mmol/L。腹部彩超示双肾体积增大并实质回声略增强；双肾血流指数符合正常范围；腹水（深约6.5cm）。胸部正侧位片示双侧胸腔积液（右侧少-中量，左侧少量）。

入院后给予头孢曲松钠静脉滴注，鼻塞、咳嗽咳痰症状消失。复查 WBC 7.9×10^9/L，N% 51%，给予甲泼尼龙40mg静脉滴注13天，后改为泼尼松40mg晨起顿服，予补钙、利尿、降脂、抗凝、补充白蛋白等治疗，尿量稍有增加，24小时尿量在600ml左右，仍有腹胀、纳呆、全身水肿。

2012年6月30日首诊：患者全身浮肿，腹胀，纳呆，偶有恶心反酸，无呕吐，24小时尿量600ml左右，大便溏。辅助检查：尿常规示蛋白（+++），葡萄糖（+），潜血（-）；生化全套：TP 40.9g/L，ALB 16.6g/L，BUN 13.9mmol/L，Cr 44μmol/L，TG 4.78mmol/L，CHO 15.03mmol/L。舌质暗红，苔薄黄腻，脉沉弦。

西医诊断：肾病综合征，慢性肾小球肾炎，上呼吸道感染。

中医辨证：水肿寒热错杂、痞结水聚，阴阳失于交通。

治法：因"胃关不能飞渡"，治宜开结除痞、打通胃关、和胃降逆，交通阴阳。予半夏泻心汤加味：

半夏10g	黄芩8g	干姜8g	黄连6g
大枣10g	炙甘草8g	党参8g	鸡内金8g
焦四仙各8g			

5剂，每日1剂，水煎200ml分早晚分服。并嘱患者家属加强饮食中蛋白摄入量，以补充体内缺失之蛋白质。

2012年7月5日二诊：服上方1剂后，当天尿量转多，24小时尿量约1500ml。目前患者饮食较前增加，全身水肿明显减轻，腹水消退，体重下降4kg，大便正常，日1次，舌脉同前。效不更方，继服上方。

2012年7月12日三诊：服上方后，体重持续下降，纳食转佳，24小时尿量维持在 900~1 800ml，唯近 2 日突然小便量转少，每日尿量约 300ml。患者舌尖红，苔黄腻，脉沉。上方基础上加白术 9g 健脾利湿，生地黄 12g、麦冬 10g 以滋胃肾之阴。继服 12 剂。服药当日，小便量转多，24 小时尿量约 1 800ml。

2012 年 7 月 25 日四诊： 水肿已消，无腹胀，纳眠佳，24 小时尿量 1 000~1 500ml，体重下降约 6kg。复查：尿常规示蛋白（＋＋）。生化全项：TP 48.5g/L，ALB 20.6g/L，CHO 8.67mmol/L。舌尖红，苔薄白，脉弦细。证属气阴两虚，肾失固摄。方用参芪地黄汤加减。

生黄芪 15g	党参 15g	生地黄 15g	茯苓 15g
泽泻 9g	山药 10g	山茱萸 10g	牡丹皮 9g
益母草 30g	金银花 12g	连翘 12g	车前子 20g
川牛膝 12g	芦根 30g	白茅根 30g	焦四仙各 8g

7 剂，水煎服，每日 1 剂。

患者出院 1 个月，随访全身无水肿（书末彩图 6），纳食可，患者母亲述小便量正常，小便泡沫较少。

按： 患者就诊时腹胀纳差，偶有恶心反酸，尿少水肿，便溏，舌质暗红，苔薄黄腻，脉沉弦。辨证为寒热错杂、痞结水聚，治宜开结除痞、打通胃关、和胃降逆。以半夏泻心汤加味。《素问·水热穴论》云："肾者，胃之关也，关门不利，故聚水而从其类也。上下溢于皮肤，故为胕肿。胕肿者，聚水而生病也。"张景岳亦指出："关者，门户要会之处，所以司启闭出入也。"肾精充足时，肾主二阴启闭正常；肾精不足时，二阴启闭失于常度，会出现关门不禁或开启不利。关门不禁则见泄泻、消渴；关门不利则肢体水肿、便秘。然而肾精之充足有赖于脾胃运化水谷精微的不断充养，而脾胃水谷精微的化生，又依赖于肾中精气的滋生和推动。因此，胃与肾关系密切，有相互依存、相互为用、相辅相成之要义。

该案例应用半夏泻心汤平调寒热，和胃降逆，胃肾同治，故应手而瘥。半夏泻心汤记载于《伤寒论》第 149 条，原文述小柴胡汤证误下后损伤中阳，少阳邪热乘虚内陷，以致寒热错杂、心下痞结之证。《金匮要略·呕吐哕下利病脉证治》云："呕而肠鸣，心下痞者，半夏泻心汤主之。"所谓痞者，痞塞不通，上下不能交泰之意；心下即是胃脘，属脾胃病变。脾胃为阴阳升降之枢纽，若升降失司，加之中气虚弱，寒热错杂，以致痞证。脾主升清，胃主降浊，升降失常，则上见呕吐，下则肠鸣下利，于该患者即见恶心、反酸、纳呆、腹胀、水肿、便溏。半夏泻心汤可调其寒热,益气和胃,散结除痞。方中以辛温之半夏为君,臣以干姜之辛热,共奏降逆止呕、温中散寒之功,以消痞结;而黄芩、黄连苦寒之功则在泄热开痞。四味相伍,寒热平调,辛开苦降。然寒热错杂,又缘于中虚失运。该患者乃小儿,先天禀赋不足,脾肾两虚,故方中又以党参、大枣甘温益气,以补脾虚,为佐药。使以甘草补脾和中而调诸药。中焦不足、运化不及,患儿纳差不能饮食,故加鸡内金健脾消食,焦四仙健脾助消化。

该患儿服药 1 剂后,症状明显变化。胃关打通后,患者水肿渐消,纳食转佳,舌苔转薄。此时,患儿病之根本——脾肾气阴两虚便显现出来,故以参芪地黄汤加减善后,以滋补脾肾之气阴。临床证实,中药参与治疗后,患者各项症状、体征均于短期内明显改善,且疗效巩固。

(王铁民　侯建媛　整理)

第四节　糖尿病肾病

糖尿病肾病(愈消方)

张某,女,53 岁。

主诉:乏力神疲 4 年,发现尿蛋白 1 个月。

2014 年 7 月 10 日首诊:患者 2010 年出现神疲乏力,诊断为糖尿病,口服降糖药治疗,血糖控制欠佳。平素感乏力、神疲、易倦,右胁疼痛,腰痛,纳可,便约,失眠,入睡困难,每日睡眠 5~6 小时。舌质暗红,苔薄根腻,脉沉细短、尺弱。

辅助检查:2014 年 6 月查空腹血糖 7.6mmol/L,糖化血红蛋白 7.1%,尿微量白蛋白 48.8mg/L,24 小时尿蛋白定量 0.46g。肝肾功能未见明显异常。

西医诊断:糖尿病肾病 3 期。

中医辨证:阴虚痰阻,气陷血瘀。

治法:滋阴化痰,升陷祛瘀。予愈消方加味:

天花粉 60g	苍术 30g	生鸡内金 15g	生黄芪 30g
莪术 20g	三棱 15g	僵蚕 10g	知母 20g
仙茅 3g	淫羊藿 15g	巴戟天 10g	黄柏 15g
当归 15g	草决明 30g	法半夏 30g	炒薏苡仁 30g
地黄 10g			

50 剂,水煎服,每日 1 剂。

2014 年 9 月 4 日二诊：上方出入服用近 2 个月。乏力易倦明显改善，入睡困难好转，夜寐安，每晚可睡 7 小时，便约胁痛已止。复查尿微量白蛋白降至 24.5mg/L（正常＜ 30mg/L），空腹血糖 6.8mmol/L，餐后血糖 8~9mmol/L。继以上方加减巩固。

按：患者糖尿病，血糖控制欠佳，来诊时尿微量白蛋白和 24 小时尿蛋白定量升高，处于糖尿病肾病 3 期，如不加以控制，肾功能将进一步恶化。愈消方为我治疗糖尿病及其并发症的经验方，对气阴两虚、痰瘀阻络的糖尿病，多使得患者血糖趋于稳定，三多症状消除，从而控制并发症的发展。

糖尿病辨证多属气阴两虚、痰瘀阻络，且变证丛生。本案病程 4 年余，久病及肾，肾为人体先天之本，为阴阳之根，肾脏病变，出现尿蛋白，其检验指标可视为中医四诊之外诊查手段的延伸，提示脾肾固摄功能的失常、体内精微物质的流失。故应用愈消方，滋阴化痰，育阴除痹。然本案患者已经出现并发症，尿蛋白高于正常，结合其乏力、神疲、腰痛，两尺脉弱，肾虚证显见，故合二仙汤调补肾中阴阳，顾护脾肾。此外，患者长期失眠，亦与痰湿内阻有关，合用半夏秫米汤以健脾化痰、调和阴阳。三方合用，既补消渴气阴两虚之本，又消其痰、瘀之标，也兼顾肾虚之变证。患者持续服用月余，不仅症状明显好转，血糖平稳，尿微量白蛋白指标也随之下降至正常范围。

糖尿病肾病（真武汤合愈消方）

崔某，男，52 岁。

主诉：糖尿病 15 年，尿蛋白阳性、浮肿 2 个月。

现病史：患者自述 2003 年发现 2 型糖尿病，持续口服二甲双胍及西格列汀治疗，糖化血红蛋白维持正常。2008 年时发现尿中时有泡沫、尿微量白蛋白持续阳性，2018 年 3 月 25 日血肌酐 81.5μmol/L，尿微量白蛋白 103.7mg/L ↑，尿微量白蛋白 / 尿肌酐 86.73mg/g ↑（正常值＜ 30mg/g），尿常规示蛋白定量 300mg/L（ + ）。

既往史：高血压 20 年，勃起功能障碍 2 年。

2018 年 4 月 12 日首诊：患者面色㿠白、少华，自觉疲乏，纳可，双下肢浮肿（胫前指压明显凹陷）。眠浅易醒，有效睡眠 5 小时。血压 121/86mmHg。大便成形黏腻、日 1 次。舌质淡暗、有齿痕，苔薄白微腻，脉沉细短滑。

西医诊断：糖尿病肾病，高血压。

中医辨证：阳虚水泛，气阴两亏，饮停络阻。

治法：温肾健脾，益气养阴，祛瘀化饮。予真武汤合愈消方加减：

附子 15g	茯苓 30g	苍术 30g	白芍 15g
熟地黄 60g	天花粉 30g	僵蚕 30g	生黄芪 30g
三棱 15g	莪术 15g	白蒺藜 15g	生姜 15g
仙鹤草 30g	红景天 30g	香加皮 3g	

14剂,水煎服,每日1剂。

2018年4月26日二诊:诉自觉体力改善,尿泡沫减,双下肢轻度浮肿减轻。此后患者每2周复诊1次,尿中泡沫减少,效不更方,随症加减以治之。

至2018年12月24日十六诊:多次复查尿微量白蛋白及24小时尿蛋白定量均在正常范围,双下肢稍有水肿(胫前指压无明显凹陷),尿中有泡沫但易破,睡眠改善,面色红润,舌脉同前。依辨证在前方基础上加减用药。

按:糖尿病肾病是糖尿病全身微血管病性并发症之一,因此发生糖尿病肾病时也往往同时合并其他器官或系统的微血管病如糖尿病视网膜病变和外周神经病变。由于其存在复杂的代谢紊乱,一旦发展到终末期肾病,往往比其他肾脏疾病的治疗更加棘手。西医学对糖尿病肾病没有根治性办法,主要以控制血糖、控制血压、饮食疗法等对症治疗为主,甚至终末期肾脏替代治疗、器官移植。

本例患者综合脉症,辨证属于阳虚水泛、气阴两亏、饮停络阻,法当温肾健脾、益气养阴、祛瘀化饮,处方以真武汤合愈消方加减。服用14天后自觉体力改善、尿泡沫减、双下肢轻度浮肿减轻,第六诊开始尿蛋白排泄逐渐恢复正常,此后尿微量白蛋白及24小时尿蛋白定量均正常,一直随诊至今。

《伤寒论·辨少阴病脉证并治》言:"少阴病,二三日不已,至四五日,腹痛,小便不利,四肢沉重疼痛,自下利者,此为有水气,其人或咳,或小便利,或下利,或呕者,真武汤主之。"论述了阴盛阳衰、土不制水的发病、症状与治法。真武汤适用于脾肾阳虚,水气内停之证。该患者双下肢浮肿、大便黏腻、勃起障碍、舌质淡暗有齿痕、苔薄白微腻、脉沉细短滑,皆为"脾肾阳虚、水气内停"之候,故用本方。

愈消方为我治疗糖尿病及其并发症的经验方。该患者消渴日久、尿微量白蛋白持续阳性、尿中时有泡沫、自觉疲乏,皆为"气阴两虚、痰瘀阻络"之候,用本方当相得益彰。

糖尿病肾病病机复杂,涉及脾肾、阴阳、气血、痰瘀。本案应用"补下启中"之法:温阳与滋阴(重用熟地黄)并进而取效。"补下启中"之法,始于张景岳。《景岳全书》云:"治水者必先治气……惟下焦之真气得行,始能传化;惟下焦之真水得位,始能厘清。"南通名医陈继明在《肝炎与肝硬化的中医辨治》中指出:"温补肾阳,有补火生土之意,而峻补真阴,亦有濡养脾阴之功。因火衰不能生土者,温肾即所以补脾;因阴伤而脾土运迟者,滋肾亦可以赞化。"温肾阳、滋肾水对气化功能的影响是辨证统一的;"补下启中"用药,有壮阳与填阴的侧重,全靠临证审慎,灵活运用。

(陈 辉 整理)

第五节 尿路感染

急性下尿路感染(甘草泻心汤)

陆某,男,63岁。

主诉:尿热痛、尿潜血20天,加重伴肉眼血尿3天。

现病史:患者2015年4月15日无明显诱因出现尿热痛,查尿潜血阳性。5月1日出现肉眼血尿。无发热、尿频、尿急、尿潴留及腰部不适,尿量正常。在当地医院曾以急性下尿路感染行规范抗感染治疗,效果不佳。测血压154/80mmHg。当地医院尿常规示白细胞8.4个/HPF,红细胞3~6个/HPF;泌尿系B超未见异常;泌尿系CT示右肾皮质小囊肿,前列腺钙化。

2017年5月4日首诊:尿热痛,反复口腔溃疡,食欲可,便干、日2次,眠浅多梦。舌质淡暗、有齿痕,苔黄腻,脉沉细滑。

西医诊断:急性下尿路感染。

中医辨证:湿热内蕴。

治法:清热化湿,解毒和中。

予甘草泻心汤加味。

炙甘草6g	生甘草6g	黄连8g	黄芩10g
法半夏10g	炮姜10g	大枣10g	白茅根30g
刘寄奴30g	夏枯草15g	川牛膝15g	

14剂,水煎服,每日1剂。

患者以上方调服2周,2017年5月22日复诊时见:尿热痛、尿血、口腔溃疡均已消失,睡眠明显改善,大便正常,现自觉口苦、怕冷。舌质淡暗、有齿痕,苔腻微黄,脉沉细弦。效不更方,继续以原方巩固。

1个月后,患者随妻子因病来院,问及诸症,均平。

按: 尿路感染在中医学系统中可归属于"淋证"范畴。《金匮要略·消渴小便不利淋病脉证并治》云:"淋之为病,小便如粟状,小腹弦急,痛引脐中。"巢元方《诸病源候论·淋病诸候》言:"诸淋者,由肾虚膀胱热故也。膀胱与肾为表里,俱主水。水入小肠,下于胞,行于阴,为溲便也。肾气通于阴,阴,津液下流之道也。若饮食不节,喜怒不时,虚实不调,则腑脏不和,致肾虚而膀胱热也。膀胱,津液之府,热则津液内溢而流于睾,水道不通,水不上不下,停积于胞,肾虚则小便数,膀胱热则水下涩。数而且涩,则淋沥不宣,故谓之为淋。其状,小便出少起数,小腹弦急,痛引于齐。""热淋者,三焦有热,气搏于肾,流入于胞而成淋也。其状,小便赤涩。亦有宿病淋,今得热而发者,其热甚则变尿血。亦有小便后如似小豆羹汁状者,蓄作有时也。""血淋者,是热淋之甚者,则尿血,谓之血淋。心主血,血之行身,通遍经络,循环腑脏。其热甚者,血则散失其常经,溢渗入胞,而成血淋也。"这种以肾虚为本,膀胱热为标的病机理论,已为后世所宗。尤在泾在《金匮翼·诸淋》中说:"初则热淋、血淋,久则煎熬水液,稠浊如膏,如砂、如石也。"说明各种淋证可互相转化,或同时存在。

本例患者为尿热痛、尿潜血、肉眼血尿,无发热、尿频、尿急、尿潴留及腰部不适,尿量正常,伴发反复出现口腔溃疡,食欲可、便干、日2次,眠浅多梦,舌质淡暗、有齿痕,苔黄腻,脉沉细滑。故综合辨证为湿热内蕴,从"狐惑"论治,上蚀于喉为惑(口腔溃疡),下蚀于阴为狐(下尿路感染、血尿),故以甘草泻心汤加减。甘草泻心汤可清热解毒、化湿和中。服用2周后,尿热痛、尿血、口腔溃疡已消失,睡眠明显改善,大便正常,自觉口苦、怕冷。舌质淡暗、有齿痕,苔腻微黄,脉沉细弦。效不更方,继续以原方巩固。

甘草泻心汤出自《金匮要略·百合狐惑阴阳毒病脉证治》:"狐惑之为病,状如伤寒,默默欲眠,目不得闭,卧起不安,蚀于喉为惑,蚀于阴为狐,不欲饮食,恶闻食臭,其面目乍赤、乍黑、乍白,蚀于上部则声嗄,甘草泻心汤主之。"方中甘草、大枣补中之虚,半夏涤痰而泄水,生甘草清胃中之虚热,芩、连抑心肺两脏之热,使上热下行,湿与痰俱去,炮姜温中以反佐。盖肺为水之上源,肺脏热则水之上源不清,上源不清则下游之水气不泄;另心与小肠相表里,心热下移小肠,泌别失职,故见小便热痛。方中另加白茅根善清肺胃之热,又能凉血止血,还有利尿之功,可导热下行;刘寄奴能破血通经,消肿止痛;夏枯草清热泻火，解郁散结；川牛膝活血通经，祛瘀止痛，利尿通淋。热毒湿气起于中焦，客于下焦，气化失常，小便不利，故用甘草泻心汤加减清热解毒化湿，执中治下。

仲景甘草泻心汤所治并无淋病之症，然既用于寒热错杂之痞泻，又用于狐惑病湿热酿毒蚀于上部者。患者口腔溃疡、尿热痛，舌淡，亦是湿热蕴于三焦、寒热错杂之象，因而方证相应，病机相投。仲景之术亦有触类旁通之法，无须限于八正散、小蓟饮子等常规思路。

（陈　辉　整理）

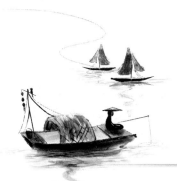

第六章 糖 尿 病

第一节 2型糖尿病

2型糖尿病（愈消方合四藤一仙汤）

高某，男，68岁。

主诉：乏力15年。

2009年6月11日首诊：患者1994年出现乏力症状，诊断为2型糖尿病，现使用胰岛素治疗，血糖控制尚可。2006年因"缺血性肾病"行左肾动脉支架术。现诉乏力懒动，手足心热，左下肢疼痛，足麻，便干，舌暗红，苔薄，脉弦滑、尺弱。

西医诊断：2型糖尿病。

中医辨证：气阴两虚，瘀血阻络。

治法：益气养阴，活血通络。予愈消方合四藤一仙汤加减：

天花粉30g	鸡内金15g	僵蚕10g	苍术15g
生黄芪15g	山茱萸30g	三棱10g	莪术10g
沙苑子10g	白蒺藜10g	怀牛膝20g	补骨脂15g

7剂，水煎服，每日1剂。

2009年6月18日二诊：易乏力，仍肢痛足麻，大便偏干，空腹血糖4mmol/L，餐后血糖6mmol/L，舌暗红，苔薄，脉弦长。上方加青海风藤各15g、鸡血藤30g、忍冬藤15g。水煎服，7剂。

2009年7月9日三诊：诉乏力改善，腿疼、足麻亦明显减轻，大便通畅，舌质紫暗，苔微腻，脉弦滑。效不更方，在上方基础上去青海风藤，另加钩藤

15g(后下)、威灵仙10g。水煎服,7剂。

随诊,诸症缓解。

按: 糖尿病并发大血管病变是糖尿病主要并发症之一,也是导致糖尿病患者死亡的主要原因之一。本例患者糖尿病病史10年以上,并且因肾动脉狭窄行左肾动脉支架术。下肢疼痛考虑与下肢动脉粥样硬化导致的供血不足有关,故治疗以益气养阴、活血通络为主。方以愈消方合四藤一仙汤加味。愈消方加潼白蒺藜补肾疏肝;怀牛膝、补骨脂补肾强筋。二诊、三诊在上方基础上加鸡血藤、忍冬藤、青风藤、海风藤、威灵仙,即取四藤一仙汤意,以奏养血通络、祛风止痛之功。

(李春岩　整理)

2型糖尿病、颅内血管重度狭窄(愈消方)

马某,女,66岁。

主诉: 糖尿病10年,发现颅内血管重度狭窄半个月。

现病史: 患者2006年体检发现血糖升高(具体不详),诊断为糖尿病,一直注射胰岛素治疗。现为诺和灵30R(早16U+晚16U)。2016年3月初,检查发现大脑缺血灶,颈动脉斑块以及颅内血管重度狭窄。目前服用阿托伐他汀钙、氯吡格雷。

既往史: 高脂血症15年。

辅助检查: 2016年2月26日头颅MRI示半卵圆中心缺血灶。经颅多普勒超声(TCD)示双大脑中动脉流速增快,右侧达217cm/s,涡流,声频粗糙,左侧流速达187cm/s,估计中重度狭窄;左大脑前动脉流速203cm/s,声频粗糙,涡流,中度狭窄;颈内动脉终末段右侧流速显著升高达355cm/s,涡流,乐性杂音,左侧201cm/s,中重度狭窄。

2016年3月15日首诊: 空腹血糖6~9mmol/L,餐后血糖11~12mmol/L。头颈部感觉异常,自觉左侧额颞部有"痰一样的"团块涌动,牵及左后肩和脊柱,"呼呼作响",影响睡眠。平素下肢乏力,左手麻,左耳堵塞感,左拇指颤动,头昏闷,失眠,眠2~3h/晚。口干,便秘、2日1行,必须依赖开塞露。舌质瘀暗,舌根苔腻、前部花剥,舌底静脉粗黑,脉沉弦滑短。

西医诊断: 2型糖尿病,颅内动脉重度狭窄,高脂血症。

中医辨证: 气阴两虚,痰瘀阻络,风动上扰。

治法: 益气养阴,息风化痰,逐瘀通络。予愈消方、赭夏清震汤、四藤一仙汤、黄连温胆汤合方加减:

生黄芪 30g	知母 15g	炒苍术 30g	僵蚕 30g
三棱 12g	莪术 15g	山茱萸 20g	天花粉 60g
炒蒺藜 15g	生赭石 15g^{先煎}	法半夏 15g	升麻 6g
荷叶 40g	威灵仙 15g	钩藤 15g	忍冬藤 30g
鸡血藤 30g	夜交藤 30g	络石藤 30g	黄柏 15g
黄连 8g	胆南星 10g	羚羊角粉 1.2g^{冲服}	

7 剂，水煎服，每日 1 剂。

2016 年 4 月 12 日二诊：患者头部团块涌动明显减轻，眠 5~6h/ 晚，大便顺畅，下肢乏力缓解，可坚持运动乃至爬山。建议改胰岛素为诺和灵 50R（16U+14U），监测夜间血糖。

后患者规律复诊。2017—2019 年基本以愈消方、清震汤合方，间断使用血府逐瘀汤、化肝煎、龙胆泻肝汤等，症状持续缓解。监测空腹血糖 5~6mmol/L，餐后血糖 6~8mmol/L，糖化血红蛋白 5%~6%，胰岛素 50R 共 21U/d。

2020 年 6 月，新冠肺炎疫情后复诊，糖化血红蛋白 5.9%，空腹血糖 5.5~7.2mmol/L，餐后血糖 6~10mmol/L。仍以愈消方为主治疗，停用胰岛素。头部团块涌动感轻微，左手轻度麻木。2020 年 7 月 7 日经颅多普勒超声检查：双侧大脑中动脉、前动脉、后动脉，双颈内动脉终末段，双椎动脉、基底动脉，血流速度正常，动脉指数正常，频峰融合，声频正常。

按：患者老年女性，患 2 型糖尿病、高脂血症、颅内动脉重度狭窄，近 4 年坚持服用中药，血糖逐渐改善，胰岛素减量最终更换为口服降糖药，血糖控制良好，经颅多普勒超声示严重颅内血管狭窄几乎消失。患者最为欣慰的是主观感受显著缓解（自述消失 99.5%）。其主诉为自觉头部团块涌动和"呼呼作响"，自认是"痰"在流动，一般多考虑神经症，不予重视，然而仔细分析其检查结果，该响动不排除为血管狭窄所产生涡流振动和杂音所致。

中医治疗上体现了治痰之特色。以愈消方为基础，前后所用的治痰方包括排脓散、癫狂梦醒汤、牵正散、指迷茯苓丸、礞石滚痰丸、温胆汤、天麻钩藤饮、化肝煎、龙胆泻肝汤、清震汤（赭夏清震汤）等。整体上，兼顾养阴益气、清热化瘀等诸法。

患者严重便秘，依赖开塞露排便已多年，属浊阴不降，而愈消方与诸化痰方合用，恢复阳升阴降之气机，治疗后无须再用开塞露，每日腑气畅行。睡眠时间由 2~3 小时增加到 5~6 小时，亦气机升降出入恢复的重要体现。气虚络阻、痰瘀互结导致下肢乏力，也得到改善，可以坚持运动。从现代医学看，上述3点都有助于血糖的改善。

（李　进　整理）

第二节　糖尿病周围神经病变

糖尿病周围神经病变（真武汤合四藤一仙汤）

张某，男，62岁。

主诉：四肢疼痛麻木1年，加重1个月。

现病史：患者1989年发现糖尿病，未做正规治疗。2000年才正规应用降糖药，但血糖控制不理想。此后逐渐出现四肢疼痛、麻木。2001年7月以来四肢痛麻加重，入院诊断为糖尿病周围神经病变。应用胰岛素治疗，血糖控制可，静脉滴注血栓通，口服去痛片、芬必得、卡马西平等，效差。曾服愈消方合四藤一仙汤，胸闷减轻，余症同前。

2001年8月7日首诊：肢体痛麻以夜间为甚，伴头晕耳鸣、面目浮肿、胸闷憋气、便秘，舌暗苔白腻，脉沉细。

西医诊断：糖尿病周围神经病变。

中医辨证：阳虚水泛，血瘀络阻。

治法：温肾利水，活血通络。予真武汤合四藤一仙汤加减：

淡附片8g	茯苓15g	白芍12g	白术10g
干姜10g	苍术10g	猪苓15g	忍冬藤15g
鸡血藤15g	海风藤10g	络石藤12g	威灵仙10g
天花粉50g			

7剂，水煎服，每日1剂。

2001年8月14日二诊：四肢痛大减，浮肿亦减，已停服止痛药，近5天可安睡。舌质淡暗，苔薄白，脉沉细。效不更方，上方淡附片加至10g，加山茱萸12g、生黄芪10g。继服7剂。

2001年8月21日三诊：四肢痛完全消失、无反复，麻木轻微，浮肿基本消退，仍头晕耳鸣。舌苔薄白，边有齿痕，脉左沉细、右细弦。以上方进退，继服14剂，以巩固疗效。

随访4年，虽四肢有时轻微麻木，但疼痛未再发。

按：患者糖尿病日久，合并周围神经病变，曾予愈消方合四藤一仙汤，效果不明显。糖尿病周围神经病变的主要病机是肾气亏虚、瘀血阻络，患者脉象始终以沉细为主。患者消渴日久，阴损及阳，久病及肾，致肾阳不足，水气不化而见面目浮肿。故治疗应针对上述病机，标本兼顾，以真武汤合四藤一仙汤加减，一温肾壮阳利水，一通络活血止痛，收效明显且疗效巩固。现代研究认为，糖尿病的各种并发症（含周围神经病变），均有不同程度的微循环障碍。该患者既有气阴不足，又久病及肾，致肾阳不足，水气不化，病机较复杂，但血瘀络阻所致的四肢痛麻为当前主要矛盾，故治疗抓住主要矛盾不放，始终以四藤一仙汤加减，善于守方。同时，针对患者气阴、肾阳不足，进行调整变化，守变结合，终获良效。

（谷万里　整理）

糖尿病合并双下肢周围神经病变（祝谌予降糖方合四藤一仙汤）

刘某，男，69岁。

主诉：糖尿病20年，双下肢麻冷胀伴无力10年。

现病史：患者1998年患糖尿病，从未系统正规治疗，2008年以来渐见双下肢麻、冷、胀、无力，进行性加重，伴不时抽搐，赴多处诊治罔效。查双下肢腓肠肌稍有萎缩，皮肤色泽正常，肤温对等稍凉，足背动脉搏动正常。

辅助检查：HbA1c 9.7%，FPG 9.7mmol/L，BP 120/66mmHg；双下肢动脉超声示双下肢动脉粥样硬化伴斑块形成。

2018年7月27日首诊：双下肢膝关节以下对称性麻、冷、胀、无力，时有行走不稳，遇寒则下肢抽搐、疼痛，入夜症状加重，多年来需穿戴厚裤、厚袜、厚鞋，似可减轻痛苦。纳可，从未控制饮食，运动不多，二便尚调。舌红，中有多处深度裂纹，舌下脉迂曲、紫，苔白腻，脉左弦右细。

西医诊断：糖尿病合并双下肢周围神经病变。

中医辨证：阴虚郁热，浊瘀阻滞，经络不利。

治法：滋阴清热，泄浊祛瘀通络。予祝谌予降糖方合四藤一仙汤加减：

玄参15g	炒苍术15g	天花粉15g	玉竹30g
葛根30g	丹参30g	炒僵蚕15g	鸡血藤30g
络石藤15g	海风藤15g	威灵仙15g	蜈蚣2条
全蝎6g			

14剂，水煎服，每日1剂。

并开立糖尿病饮食处方做基础治疗，嘱局部保暖等注意事项。

2018 年 8 月 10 日二诊：查指血 FPG 4.9mmol/L，2hPPG 7.3mmol/L，血糖监测理想，半月来未见下肢抽搐，但麻、冷、胀感依然，苔腻白已化，余同前。上方加生黄芪30g、生地黄30g、桂枝10g，继服14剂。

2018 年 8 月 24 日三诊：查指血 2hPPG 5.8mmol/L，双下肢麻、冷、胀感已减轻，未见抽搐，偶头晕，似低血糖反应，舌面多处深而宽裂纹、少津，舌质仍紫暗，舌下脉迂曲，苔薄。脉不弦，偏细。中药内服处方在首诊方基础上加生黄芪60g、生地黄50g、桂枝10g、当归10g、赤芍30g、怀牛膝15g，继服14剂；另金蝉花粉2g冲服，每日3次。并予中药外治处方：肉桂10g、透骨草10g、伸筋草10g，14剂，泡足，每日1剂。

2018 年 9 月 7 日—2018 年 10 月 8 日四至六诊：查指血 FPG 4.6~6.2mmol/L，2hPPG 6.9mmol/L。双下肢已有力，正常步行1小时仅足背有发胀、发木感。查双下肢肤温对等，不冷，足背动脉搏动正常，苔中裂较浅，舌红好转，脉细。中药内服、外治继用。

2018 年 10 月 22 日—2018 年 11 月 5 日七至九诊：查指血 FPG 5.9mmol/L左右，2hPPG 9.0mmol/L左右，HbA1c 6.5%。调治3个月余，血糖控制已完全达标，双下肢麻、冷、胀感也明显改善，舌转嫩红，中裂苔薄，舌下脉轻迂曲，脉细。鉴于气候已转寒冷，结合四诊变化，转拟益气养阴、活血通络为治。

生黄芪60g	山茱萸15g	桂枝15g	酒白芍18g
秦艽15g	蜂房10g	鸡血藤30g	青风藤15g
络石藤15g	全蝎6g	蜈蚣2条	三七粉3g^{冲服}

24剂，水煎服，每日1剂。

停用金蝉花粉。外治方同8月24日方，继续泡足，每日1剂。

2018 年 11 月 19 日—2019 年 3 月 15 日十至十六诊：查指血 FPG 5.8mmol/L左右，2hPPG 9.1~9.9mmol/L左右，睡前6.0mmol/L。血糖继续达标，时值寒冬，双下肢麻、冷、胀感已完全消失，步态正常。步行1小时以上也无不适感，舌脉如前。

至此，病情已稳定半年以上，嘱上方改每周一、周三、周五、周日服用1次，以资巩固疗效，天气转暖后停药。

按：糖尿病周围神经病变是糖尿病最常见的慢性并发症之一，其中远端感觉神经病变可占所有糖尿病神经病变的50%以上。本患者病情隐匿，进展缓慢达 10 余年，因影响了患者的生活质量而来就医。从患者四诊综合分析，辨证为阴虚郁热，浊瘀阻滞，经络不利，故以滋阴清热治本，泄浊祛瘀通络治标，并选用中西医结合方法，加二甲双胍、格列美脲降糖西药以稳定地控制血糖，是治疗糖尿病周围神经病变的重要措施。只有纠正了糖尿病的代谢紊乱（血糖、血脂），才可改善神经血管的血流和营养，使症状得以缓解。

先辈祝谌予降糖方，用生黄芪配生地黄，益气养阴以治本；苍术配玄参，用苍术敛脾精，其性虽燥，但伍玄参之润可制苍术之燥，又能滋阴补肾；葛根配丹参，既升津液又活血通脉。上述六味中药经现代药理学证实均有确切的降糖作用。祝老的四藤一仙汤用藤枝攀绕、性能多变的四藤——钩藤、络石藤、海风藤、鸡血藤，加走行十二经的威灵仙，可达疏通经络、养血活血、解痉止痛的目的。结合本患者，因舌红中裂，津液亏损明显，故在降糖六味药中，暂不用生黄芪、生地黄，而选用了玉竹、天花粉以加强养阴降糖作用；在四藤一仙汤中去钩藤加青风藤之苦平，可加强祛风除痹功效。至二诊后血糖已控制理想，进而加入生黄芪、生地黄以气阴双调，并加桂枝解肌通络通阳，以改善下肢麻、冷、胀症状。从三诊开始又加用了金蝉花粉冲服。金蝉花又称蝉菌蝉蛹草，历史记载比冬虫夏草早 800 年，性味甘寒，无毒，具疏风热、明目止痉、定抽搐作用；现代医学研究认为它能提高免疫力、抗肿瘤、抗辐射，辅助降糖、降脂、降压，并可改善肾及中枢神经系统功能。用肉桂、透骨草、伸筋草外洗双下肢，意在加强局部温阳活血通络，以达改善循环的作用。

患者从 2018 年 7 月 27 日开始用中西医结合方法治疗，中药内服方也从滋阴清热、泄浊祛瘀通络法转拟益气养血、滋阴补肾、活血通络为大法。因病程已 10 年以上，用虫类药活血、搜剔络道始终贯穿治疗全过程。

第三节　糖尿病眼肌麻痹

糖尿病眼肌麻痹（熊羊散）

郭某，男，59 岁。

主诉： 突发右侧头痛 1 天。

现病史： 患者 2015 年 6 月 10 日无明显诱因突发右侧剧烈头痛，呈跳痛，伴视物成双，左足跟麻，腰胁部疼痛。时测血压 140/90mmHg。

2015 年 6 月 11 日首诊： 剧烈头痛。舌质暗，苔黄腻根厚，舌下络脉怒张，脉弦滑。患者情绪烦躁，强烈要求迅速止痛。

西医诊断：糖尿病，糖尿病眼肌麻痹，糖尿病眼底病变 V 期；腔隙性脑梗死；高血压（病史 10 年，极高危组）；冠心病（支架 2 枚）。

中医辨证：肝经火旺，痰浊血瘀痹阻。

治法：清热平肝，化痰祛瘀通络。予熊羊散：

熊胆粉 0.25g　　　生大黄面 2g　　羚羊角粉 1.2g　　　三七粉 3g

14 剂，冲服。

2015 年 7 月 2 日二诊：右侧头痛、左足跟麻、腰胁部疼痛均明显减轻，唯视物模糊仍明显。舌质暗，苔黄腻渐化，舌下络脉怒张，脉弦。原方基础上加珍珠粉 0.3g，巩固疗效。2015 年 7 月 20 日随访，患者头痛解除，视昏改善。

按：该患者既往冠心病病史（支架术后）、脑梗死病史、糖尿病病史、糖尿病眼底病变 V 期、高血压病史，此次突发右侧头痛，呈跳痛，伴视物成双，诊断可考虑糖尿病眼肌麻痹。另外，患者头痛还伴有左足跟麻，由于未行磁共振检查，不能除外有无新梗死灶。

患者素体肥胖，性情急躁，嗜食肥甘厚腻，嗜烟酒，为肝旺痰盛之体，患高血压、糖尿病、脑血管疾病多年，久病入络，舌下络脉怒张，血瘀内阻之象明确。此次突发右侧头部剧烈跳痛，据《黄帝内经》"诸逆冲上，皆属于火"，考虑为肝经火盛上冲。肝开窍于目，视物模糊与肝火上扰不无关系。左足跟麻，腰胁部疼痛，为经络不通之象。结合舌脉，四诊合参，辨证属于肝经火旺，痰浊血瘀痹阻，治以清热平肝，化痰祛瘀通络。

首诊处方由四味粉末类药物组成，为自拟验方熊羊散（熊胆、生大黄、羚羊角、三七）。因视物模糊明显，二诊中，酌加珍珠粉。方中熊胆清热解毒，平肝明目；大黄推陈致新，化瘀通络，并清热泻火；羚羊角平肝息风，清肝明目，散血解毒；三七散瘀止血，消肿定痛；珍珠安神定惊，清肝明目，解毒生肌。以上 5 味药物，共奏清热平肝、化痰祛瘀通络之效。

九、散、膏、丹原为中药常用剂型，尤其对于急危重症，散剂可迅速得手，免于煎煮，取效亦快。有些动物药等，不宜加热煎煮者（可能破坏其蛋白等有机成分），亦应改为研末吞服；再者，散剂还可节约药材。宋之后，还有些煮散剂，也可参考，结合临床应用。

（朱婷婷　整理）

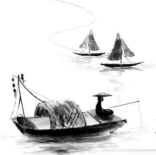

第七章　风湿免疫疾病

第一节　幼年特发性关节炎

幼年特发性关节炎（四妙勇安汤合犀角地黄丸）

某女，3岁半，乌克兰人。

主诉：左膝关节肿胀半年。

2010年10月18日首诊：患者左膝关节肿胀半年，局部肿胀，皮肤有热感，红不明显，曾经检查抗链球菌溶血素O试验（ASO test）正常、类风湿因子（RF）正常。曾于莫斯科当地抽取膝关节液120ml，并予口服及关节腔注射泼尼松，效果不显。X线检查提示膝关节关节腔增大。大便两三日一行、呈球状。舌质偏红，舌苔薄腻微黄、中剥脱，脉细弦数。辗转来中国治疗。曾在某院风湿病科予独活寄生汤、四妙散、四神煎等方药治疗，效果不显。

辅助检查：X线检查（图3-7-1）提示膝关节关节腔增大。

西医诊断：幼年特发性关节炎。

中医辨证：热毒内蕴，瘀浊凝滞。

治法：清热解毒，祛瘀化浊。

方药：1. 大黄䗪虫丸（同仁堂）1/4丸，一日2次。

2. 四妙勇安汤合犀角地黄丸加减

金银花30g	当归15g	玄参15g	甘草15g
丹参30g	牡丹皮15g	赤芍15g	生地黄30g
土茯苓15g	萆薢15g	皂角刺10g	牡蛎30g
鸡内金15g	川牛膝15g		

30剂，水煎服，每日1剂。

汤剂间断服用,大黄䗪虫丸坚持服用。以上方剂为末,装胶囊,每粒 3g,一天 2 次。后关节肿胀和局部发热均逐步消退好转,渐恢复至正常(书末彩图 7,图 3-7-1)。

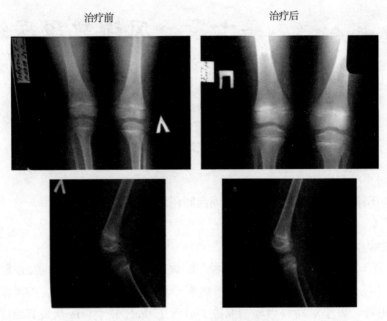

治疗前　　　　　　　　　　治疗后

图 3-7-1　治疗前后影像学对比

　　按:幼年特发性关节炎(JIA)是指 16 岁以下儿童不明原因关节肿胀,持续 6 周或 6 周以上的单关节炎或多关节炎,并除外其他已知原因,是小儿常见的风湿病之一。本病以慢性关节肿胀、疼痛,常伴发热,也可伴皮疹、内脏损害为特征,临床表现有较大差异,可分为不同类型。中医主要隶属于"痹证""风寒湿痹"范畴。大黄䗪虫丸见于《金匮要略·血痹虚劳病脉证并治》:"五劳虚极羸瘦,腹满不能饮食,食伤、忧伤、饮伤、房室伤、饥伤、劳伤、经络营卫气伤,内有干血,肌肤甲错,两目暗黑,缓中补虚,大黄䗪虫丸主之。"是为虚劳病而有瘀血的证治。本案小儿形气未充,脏腑娇嫩,先天不足,素体虚弱,病程长达半年之久,经络气血运行受阻,从而产生瘀血停于体内,此即所谓"干血"。瘀血内停,不通则痛,且妨碍新血生成,复导致疾病迁延不愈。故以大黄䗪虫丸祛瘀生新,缓中补虚。同时结合患儿舌苔薄腻微黄、中剥脱,舌质偏红,脉细弦数的特点,辨证属热毒血瘀,佐以四妙勇安汤、犀角地黄汤,以增强清热解毒、凉血活血止痛之功。诸药并用,共奏活血化瘀、补虚止痛之功。

(刘　妙　整理)

第二节 反应性关节炎

右膝反应性关节炎（四神煎）

梁某,女,56岁。

主诉:右膝关节肿痛伴乏力1年,加重2周。

现病史:患者2011年无明显诱因出现双膝关节疼痛,疼痛性质为间断性钝痛,长时间行走、站立和上下楼梯后疼痛加重,休息后和夜间疼痛不明显。2012年11月11日突发右膝关节肿痛,活动受限,逐渐发展至右下肢肿胀。就诊于北京大学第三医院并住院,行右膝磁共振检查,关节穿刺液培养结果阴性,经对症治疗后肿痛略缓解。

查体:右膝关节肿胀,双膝关节略屈曲畸形,未见局部肿块。触诊右膝皮肤温度略高,右膝关节内前关节间隙压痛(+),髌上囊压痛(+)。特殊检查:右膝浮髌试验(+)。

辅助检查:X线片示双膝关节内侧及髌股关节间隙狭窄消失,关节软骨下硬化,骨赘形成,为关节软骨退行性改变。右膝MIR示右膝关节腔内积液,余未见异常。

2012年11月28日首诊:右膝关节肿胀如同鹤膝,并热痛,大便溏,小便热。舌红苔花剥,脉弦滑。

西医诊断:右膝反应性关节炎。

中医辨证:寒湿瘀热,血脉阻滞。

治法:清热解毒,益气祛湿,蠲痹止痛。予四神煎:

生黄芪250g	远志90g	金银花40g	石斛120g
川牛膝90g			

7剂,200ml黄酒加水同煎,每日1剂。

2012年12月5日二诊:患者服四神煎后因药量大,气味难以下咽,故服2剂后暂停。此时膝关节肿胀有所好转,但突发腹痛明显,呕不能食,大便2日未行,脉沉细。考虑其腹中寒痛,遂予补虚缓急、散寒止痛之大建中汤加减:

川椒 10g	干姜 15g	党参 15g	饴糖 30g
炙甘草 10g			

2剂,水煎服,每日1剂。

2012 年 12 月 7 日三诊: 服大建中汤后患者腹痛大减。可以经搀扶而缓慢行走。大便一日1次,成形。遂继续服用原先的四神煎。患者病情好转,遂出院。

2013 年 1 月 10 日四诊: 患者服四神煎后病情明显好转,出院后膝关节已不疼痛,肿胀显著消退,已可自行行走。已无纳呆,食欲正常。轻度胃痛,无反酸恶心呕吐,大便一日一行。脉沉细短,舌暗红,苔薄中抽根腻。遂予和胃消痞、散结除水之生姜泻心汤善后。服药后患者诸症好转,追访至今未反复。

按: 反应性关节炎是指继身体其他部位发生感染后出现的一种无菌性炎性关节病,与免疫失调有关。此患者病情复杂而多变,主症为膝关节热痛,符合中医"鹤膝风"的诊断。鹤膝风是一种非化脓性的膝关节疾病。《医学心悟》中曰:"患痹日久,腿足枯细,膝头肿大,名鹤膝风。"说明是发生在膝关节的痹痛。至于本病的成因,《疡科心得集》曰:"由足三阴经亏损,风寒湿之邪乘虚而入,血脉阻滞,不得流行,注膝成病。"故对本病的治疗,多从补气养血着手,佐以祛风除湿。四神煎初见于清代鲍相璈《验方新编·腿部·两膝疼痛》:"鹤膝风……久则日肿日粗,大腿日细,痛而无脓,颜色不变,成败症矣,宜早治之。……又方:四神煎。"是治疗鹤膝风的专病专方,具有清热解毒、益气托毒、蠲痹止痛作用。著名中医学家岳美中先生指出:"膝关节红肿疼痛,步履维艰,投以《验方新编》四神煎恒效。"原方由生黄芪半斤,远志肉、牛膝各三两,石斛四两,金银花一两组成。生黄芪、远志肉、牛膝、石斛用水十碗煎二碗,再入金银花一两,煎一碗,一气服之。服后觉两腿如火之热,即盖暖睡,汗出如雨,待汗散后,缓缓去被,忌风。方以五味药物组成而名四神者,可知功效全在黄芪、石斛、牛膝、远志四味。黄芪、远志为温性药,牛膝虽云性平,既能"主寒湿痿痹",可知亦属接近温性药,只有一味甘寒的石斛,欲在大队温药中发挥其浸润作用;势难展其所长,故附加甘寒的金银花,清热解毒,既补石斛之不足,兼防肿痛之成痈,尤其在使用大剂量温性药黄芪的情况下,更具调节作用。

脉象由弦滑转为沉细,说明痹阻关节之风寒湿热之邪尽去,而虚寒之本显现。患者治疗过程中腹痛可能与远志有关,因其用量较大,所含皂素有刺激黏膜作用。因此,要注意交代患者餐后服用,并且密切关注胃肠道反应。

(柳 翼 整理)

第三节　类风湿关节炎

类风湿关节炎合并银屑病（桂枝芍药知母汤合活络效灵丹）

何某，女，51岁。

主诉：周身关节疼痛4年，加重半个月。

现病史：患者2012年无明显诱因出现周身关节疼痛，以双腕、掌指关节为甚，晨僵约30~60分钟，手腕肿胀，足部稍肿，畏风、畏寒、恶湿，肿胀发作明显时有关节红肿，曾就诊于北京大学第一医院、复旦大学附属华山医院等医院，化验类风湿因子及抗环瓜氨酸肽抗体均明显升高，诊断为"类风湿关节炎"，服用雷公藤多苷、氨甲蝶呤、柳氮磺砒啶等药物治疗，后因出现白细胞计数降低停用。患者2016年5月关节疼痛症状加重。5月8日查类风湿因子245U/ml，血沉60mm/h。既往史：银屑病10余年。

2016年5月19日首诊：双腕、掌指关节疼痛肿胀，晨僵1~2小时，足部肿痛，皮损红肿，皮肤瘙痒、影响睡眠，伴有脘腹胀满，纳谷尚可，夜寐欠安，二便调。舌暗苔腻，脉沉细。

西医诊断：类风湿关节炎，银屑病。

中医诊断：历节病，白疕风。

中医辨证：风湿痰瘀痹阻、寒热错杂，日久耗损气血，为风湿痰瘀寒热虚滞并见。

治法：祛风散寒，除湿通络。予桂枝芍药知母汤合活络效灵丹加味。

桂枝10g	赤芍15g	知母15g	炙甘草10g
生麻黄6g	干姜10g	附子10g	防风10g
防己10g	苍术20g	丹参30g	乳香6g
没药6g	当归15g	生石膏30g	乌梢蛇30g
首乌15g	白蒺藜15g	熟地黄15g	鲜地黄10g
生黄芪30g	莪术15g	知母12g	黄柏12g

7剂，水煎服，每日1剂。

2016年5月26日二诊：患者诉关节疼痛缓解，晨僵消失，手腕肿、足部肿缓解，脘腹胀减轻，皮损仍然，大便溏。舌苔薄腻，脉沉细尺弱。考虑患者治疗有效,继用上方加减。

2016年10月17日患者回当地后,继续服用上方。药后关节疼痛明显缓解,化验提示类风湿因子61U/ml,血沉15mm/h(图3-7-2)。手腕、足肿消退,便溏,夜间偶有盗汗。唯皮损反复,皮肤干裂痒甚,舌暗苔白微腻、边嫩红,脉沉细。

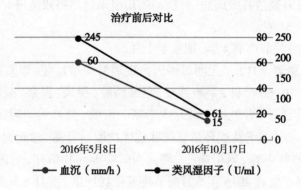

图3-7-2　治疗前后,类风湿因子、血沉的变化

辨证为瘀热在里。处方以桂枝芍药知母汤合麻黄连翘赤小豆汤、升陷祛瘀汤加减。

桂枝15g	赤芍20g	知母15g	炙甘草10g
炒白术20g	防风10g	防己10g	附子15g
生麻黄6g	连翘15g	赤小豆30g	乌梢蛇30g
白鲜皮60g	白蒺藜15g	首乌15g	鲜地黄20g
生黄芪30g	三棱15g	莪术18g	益母草30g
生石膏40g			

7剂,水煎服,每日1剂。

2016年11月17日随访,关节疼痛基本好转,皮损基本未再发作。

2018年5月1日及2020年10月随访,患者关节疼痛、皮损基本未反复。

按: 类风湿关节炎(RA)是一种以侵犯外周关节及关节周围软组织为主要病变特征的慢性炎症性自身免疫性疾病。RA的基本病理表现为持续进行性滑膜炎,具体发病机制目前尚不清楚。《金匮要略》述及"诸肢节疼痛",乃属"历节病"。如类风湿关节炎不能得到有效的治疗,会导致关节软骨破坏、功能丧失,致畸致残等不良后果。银屑病是一种常见的慢性炎症性皮肤病,也可以累及关节导致银屑病关节炎。当类风湿关节炎合并银屑病时，明确诊断及辨证至为关键，尤其西医治疗鲜效而不良反应明显时，突出中医思维，运用经方治疗，或可另辟蹊径。

该患者以类风湿关节炎合并银屑病就诊，外院应用多种药物，效果不佳，且副作用明显。本例患者在诊断及治疗上均存在一定的困难。因银屑病亦可累及手关节出现银屑病关节炎，故需要鉴别本病为类风湿关节炎合并银屑病，还是银屑病关节炎合并类风湿因子阳性。银屑病关节炎的关节受累主要累及外周关节，中轴关节也可以受累，多以多关节炎起病。WrightV 等指出，银屑病关节炎虽然也可以出现多关节炎，如出现对称性多关节炎时与类风湿关节炎的鉴别较为困难；但银屑病关节炎多为非对称性，且手关节主要累及远端指间关节，血清类风湿因子及抗环瓜氨酸肽抗体阴性。另外，中轴关节的受累也有助于区别类风湿关节炎及银屑病关节炎。本患者以双腕关节及双手掌指关节关节炎为表现，且伴有类风湿因子及抗环瓜氨酸肽抗体阳性，因此本病考虑类风湿关节炎合并银屑病。

该患者既有类风湿关节炎，亦有银屑病，风湿痹阻，则见关节疼痛、肿胀；病症日久，寒热错杂，故见怕风寒恶湿，肿胀发作明显时有关节和皮损红肿，皮温升高；气滞血瘀，故见脘腹胀满，瘙痒夜甚，影响睡眠。结合舌暗苔腻，脉沉细，治疗以桂枝芍药知母汤祛风除湿、寒热同调，活络效灵丹活血理气。服药后，患者关节疼痛、肿胀有所缓解。然而其皮损反复发作，甚至有加重迹象时，关节痛、肿反而明显缓解。其后合用麻黄连翘赤小豆汤、桂枝芍药知母汤、升陷祛瘀汤，以表里双解、祛风除湿、泄热祛瘀立法，患者关节痛、皮损皆有明显好转。

对于皮损发作明显，关节痛反而缓解的问题，概因于"伏邪外出"。伏气学说起源于《黄帝内经》，并有多处体现。《素问·阴阳应象大论》提到："冬伤于寒，春必温病。"《素问·金匮真言论》又提到："夫精者，身之本也。故藏于精者，春不病温。"这两条经文提出了感邪之后，伏而后发，导致温病的机制，为后世伏气温病奠定了基础。此外，《灵枢·贼风》曰："夫子言贼风邪气之伤人也，令人病焉，今有其不离屏蔽，不出室穴之中，卒然病者，非必离贼风邪气，其故何也？岐伯曰：此皆尝有所伤于湿气，藏于血脉之中，分肉之间，久留而不去；若有所堕坠，恶血在内而不去。卒然喜怒不节，饮食不适，寒温不时，腠理闭而不通。其开而遇风寒，则血气凝结，与故邪相袭，则为寒痹。"指出湿邪伏于血脉，遇新感引触，新故相引而发为寒痹的机制，可为伏邪致痹之源。至张仲景《伤寒论·平脉法》始提出伏气之名，经后世医家不断总结完善，伏气与新感也得到了明确的区分，伏邪性质也渐从伏寒、伏温、伏疟、伏暑，扩展至六淫皆可伏藏。内生痰、瘀、虫、积皆可为伏邪,治疗范围也由外感扩展到内伤,而邪气藏匿的部位广泛,如三焦、脏腑、经络、气血营卫、阴分、阳分、三阴三阳、膜(募)原、骨节、骨髓、脂膜、俞穴,都是藏邪之处。伏邪为病,治疗中要处处以透邪为念。结合具体病邪性质,给邪气以外出之机。该患者即在邪气外达之后,关节痛、银屑病皆得以好转,随访4年余未复发。

（朱婷婷 整理）

第四节 皮 肌 炎

皮肌炎（益气温阳,祛湿活血）

李某,男,38岁。

主诉: 全身乏力半年,加重2个月。

2005年7月21日首诊: 患者2005年初无明显诱因出现双下肢无力,咀嚼、抬头无力,每次进餐需中间休息2次。最多可步行20m。用胞磷胆碱、肌苷、黄芪注射液、丹参注射液等不效。并口服泼尼松治疗2个月无效。脉细寸弱,舌淡暗。

既往史: 有长期劳累及居住潮湿受冷史。

辅助检查: LDH 567U/L, CPK 500U/L↑, AST 47U/L, HBD 485U/L, ALT 47U/L, CK-MB 47U/L, UA 8.7U/L, IP 6.8U/L,血常规、尿常规无异常。胸部CT正常。B超:肝、胆、脾、胰、双肾正常。肌电图呈肌源性损害:右胫骨前肌、股四头肌、髂腰肌、左肱二头肌NUP面积减少,波幅减弱,时限缩短;四肢神经传导速度正常。肌肉活检(肱三头肌,送检横纹肌组织):部分肌纤维轻度大小不一,以肌束周边部为明显。小数肌细胞核增生,呈串珠状。个别肌纤维变性,横纹不清。局灶肌束间小血管周围及少数肌纤维之间可见少许散在T淋巴细胞浸润。

西医诊断: 皮肌炎。

中医辨证: 脾肾阳虚,湿瘀阻络。

治法: 益气温阳,祛湿通络。

生黄芪60g	党参15g	苍术15g	三棱15g
莪术15g	薏苡仁30g	附子10g	制马钱子粉0.6g^冲服
茯苓15g	炙甘草6g		

4剂,水煎服,每日1剂。

2005 年 7 月 25 日二诊：症状有所好转，进餐不需休息，可步行 30m。上方减制马钱子，加干姜 12g、杜仲 15g、川牛膝 15g，5 剂。

2005 年 8 月 1 日三诊：症状继续好转，舌淡润，苔薄白。上方生黄芪加至 80g，附子加至 20g，3 剂。

2005 年 8 月 4 日四诊：上方加制马钱子 0.6g（冲服）、巴戟天 10g，3 剂。复查心肌酶谱指标无明显变化。

服药共 2 周，因感冒停上方。可去天安门广场步行一周无疲劳感。于 8 月 11 日出院，回原籍黑龙江省。20 天后电话随访，诉复查心肌酶谱指标均在正常范围，嘱继用汤药巩固 1 个月。停药至今，随访 3 个月，可正常生活，上八层楼不需休息。

按：皮肌炎（DM）是一组免疫介导的以淋巴细胞浸润为主的非化脓性炎性骨骼肌疾病，可伴有或不伴有多种皮肤损害。肌肉活检即可确诊。但对于无皮损的皮肌炎诊断相对困难，肌肉活检结果很重要，特异性表现是"束周萎缩"，即肌束周边部位明显。

脏腑辨证以脾为主，病因辨证以湿为主。《素问·痿论》："脾主身之肌肉。"《素问·阴阳应象大论》："清阳实四肢。"即人体的四肢，需要脾胃运化的水谷精微等营养以维持其正常的生理活动。脾气失于健运，则四肢的营养不足，可见倦怠无力，甚至痿废不用；若四肢肌肉被邪侵袭（或寒湿或湿热），必是"邪之所凑，其气必虚"，脾虚何由？或先天禀赋不足致肾阳虚，命火衰，火不生土，致脾阳虚；或劳倦内伤致脾气虚；或后天饮食不节，涉水淋雨、过食肥甘厚腻等致湿热壅脾；终致脾的生理功能失调而易患本病。治疗或补火生土，或补脾益气，或温脾化湿，或清热利湿运脾，或数法灵活合用。本患者有长期劳累及居住潮湿受冷史，在外务工饮食不节，导致脾肾阳虚，气虚血瘀，湿浊留驻肌肉不化。现全身无力，肢体痿废。治疗以益气温阳、祛湿活血为法，重用生黄芪 80g、附子 20g、党参 15g，佐以活血药三棱、莪术，仿张锡纯用药配伍，使参芪补而不滞，三棱、莪术通而不伤元气。用茯苓、苍术、薏苡仁健脾化湿；干姜、杜仲、巴戟天温补肾阳，川牛膝引经通下强腰膝，同时加制马钱子粉 0.6g 吞服。《医学衷中参西录》言："马钱子即番木鳖，其毒甚烈，而其毛与皮尤毒，然制之有法，则有毒者可至无毒。而其开通经络，透达关节之力，实远胜于他药也。"张锡纯在治疗肢体痿废的振颓丸中使用了制马钱子。本例治疗皮肌炎病案，病程半年，服药 2 周即见显效，可见辨证恰当，药证相应，取效也速。

（李　格　整理）

第五节　干燥综合征

干燥综合征、间质性肺炎（升陷祛瘀汤合消瘰丸）

程某，女，61 岁。

主诉：口干、眼干 20 年。

2014 年 9 月 22 日首诊：患者口干、眼干，需要人工泪液（5 次/d），北京协和医院诊断为干燥综合征。乏力、气短，心悸、失眠（2~3h/d），时有抽筋。脉沉细短滑，舌质暗，苔腻根稍黄，舌下络脉迂曲粗大。

辅助检查：抗细胞质抗体（+）（1∶320），抗 Ro 52 抗体（++），抗 SSA 抗体和抗 SSB 抗体阴性。胸部 CT 示双肺间质性病变（图 3-7-3）。

西医诊断：干燥综合征，间质性肺炎。

中医辨证：气陷血瘀，痰瘀互结。

治法：升陷祛瘀化痰。予升陷祛瘀汤合消瘰丸加减：

生黄芪 30g	知母 15g	桔梗 10g	山茱萸 15g
三棱 15g	莪术 20g	升麻 8g	柴胡 8g
浙贝母 15g	玄参 15g	生牡蛎 30g	红景天 30g
香加皮 2g	生鸡内金 15g	白蒺藜 15g	黄柏 15g
巴戟天 10g			

14 剂，水煎服，每日 1 剂。

患者服药后，诸症好转。后于 2014 年 12 月 5 日复查抗细胞质抗体和抗 Ro 52 抗体均转为阴性。2015 年 3 月 4 日复查胸部 CT，间质性病变明显好转（图 3-7-4）。

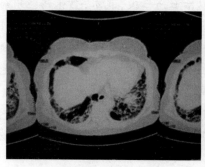
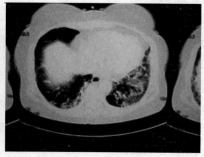

图 3-7-3　治疗前 CT

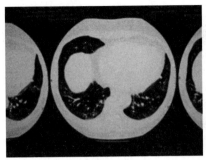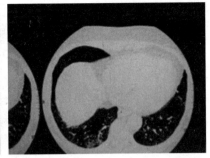

图 3-7-4　治疗后 CT

2015 年 3 月 19 日复诊：乏力、气短、心悸显减。失眠和抽筋均解除。只有眼干大致如前（人工眼泪 4 次 /d）。抗细胞质抗体和抗 Ro 52 抗体均转为阴性。脉细涩，舌质暗，苔薄微腻。效不更方，原方加威灵仙 10g、麦冬 15g、生地黄 15g、沙参 15g。14 剂，水煎服。

2015 年 6 月 1 日随访，诸症又有缓解，眼干亦有好转。

按：干燥综合征大约 20%~30% 胸片可显示肺间质纤维化。这种肺纤维化，中医可视为"癥积"，多为痰瘀交阻，故治当化瘀消积，遂取消瘰丸。消瘰丸从阴阳互根、气血相关理论出发。张锡纯谓："阴分虚损，血亏不能濡润""阳分虚损，气弱不能宣通"。

本患者乏力、气短、心悸、失眠、抽筋，脉沉细短滑，舌质暗，苔腻根稍黄，舌下络脉迂曲粗大，乃气陷血瘀之典型辨证，损伤肺脾肾三脏，大气化源不足，终至大气虚而下陷，不能发挥司呼吸、行气血的功能，故以升陷祛瘀汤益气升陷，化瘀通络。加威灵仙、麦冬、沙参，是取宣阳济阴之意。

（柳　翼　整理）

第六节　强直性脊柱炎

强直性脊柱炎（桂枝芍药知母汤）

苑某，男，44 岁。

主诉：骶髂关节疼痛 8 年，加重 3 天。

2014 年 4 月 17 日首诊：患者自 2006 年起骶髂关节疼痛，并逐渐加重。2010 年髋关节 X 线片示骶髂关节间隙变窄、融合。HBL-B27（＋），诊断为强直性脊柱炎。曾注射激素、口服氨甲蝶呤片，效果不理想，已停用。平素腰骶部隐痛、转侧不利,夜间为甚。每于受凉、劳累后疼痛加重,持续 10 日方逐渐减轻。近 3 日疼痛加重,背部、腰骶部疼痛、僵硬,夜间痛剧,翻身困难,影响睡眠。舌暗苔薄,脉沉细滑。

西医诊断:强直性脊柱炎。

中医辨证:风寒湿痹阻。

治法:通阳行痹,祛风逐湿。予桂枝芍药知母汤加味:

桂枝 10g	知母 15g	赤芍 20g	麻黄 4g
防风 15g	防己 15g	炙甘草 10g	川牛膝 15g
苍术 30g	茯苓 30g	巴戟天 30g	生地黄 20g
细辛 3g	青风藤 15g	海风藤 15g	穿山龙 60g
山甲珠 10g			

14 剂,水煎服,每日 1 剂。

2014 年 5 月 8 日二诊:患者服上方次日即感疼痛有所减轻。服完 14 剂后疼痛明显减轻,僵硬感亦减,夜间翻身活动轻度受限,长时间站立或受凉后疼痛加重。上方加生黄芪、三棱、莪术、山茱萸益气活血。

2014 年 6 月 23 日三诊:疼痛已十去其六,晨僵消失,夜间疼痛减轻,可安睡。询其 10 余年前有腰部外伤史,且常睡卧地板,有受凉史。在前方基础上细辛加量至 6g,并加水蛭、补骨脂、鹿角胶补肾温阳活血,继服巩固。

按:本案患者强直性脊柱炎诊断明确,西医治疗效果不理想,且每于劳累、受凉后加重,严重影响生活质量。询其曾有腰部外伤史及反复受凉史,既有风寒湿邪伏于经脉筋骨,又有瘀血留着。故予桂枝芍药知母汤通阳行痹,祛风逐湿,并酌加益气温阳、通络止痛之品,标本兼顾,祛邪兼以扶正,故能迅速改善症状。

(贺 琳 整理)

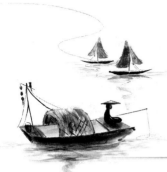

第八章　肿瘤疾病

胃癌术后高热（大柴胡汤合葛根汤）

尉某，男，45岁。

主诉：胃癌术后高热10天。

现病史：患者10天前行腹腔镜辅助下胃癌根治术，术后患者持续发热伴右上腹痛，急查腹部CT提示急性胆囊炎。遂于2013年6月27日在局麻并超声引导下行经皮经肝胆管引流术，术后患者仍然发热，体温39~40℃。前医曾予麻杏薏甘汤合六君子汤加味3剂，患者仍发热不解。

辅助检查：胃镜及病理检查提示黏液癌（胃体小弯侧可见约4cm×3cm溃疡，底覆污秽苔，边缘黏膜增生）；慢性浅表性胃窦炎。腹部CT提示急性胆囊炎。

2013年7月1日首诊：往来寒热（寒战高热），口苦咽干，大渴，便秘，无汗，腹痛，发热时头晕头痛、耳鸣重听。舌红苔白浊腻根厚，脉弦滑。

西医诊断：胃癌术后高热，急性胆囊炎。

中医辨证：三阳合病。

治法：外解太阳，中和少阳，内通腑实，三阳并治。予大柴胡汤合葛根汤加减：

柴胡15g	生大黄15g	枳实15g	黄芩15g
半夏15g	赤芍15g	生姜15g	葛根30g
生麻黄10g	桂枝12g	生石膏100g	大枣15g

3剂，水煎服，每日1剂。

2013年7月3日二诊：患者服药后，汗出不畅，恶寒渐轻，热势已挫，体温降至37.8℃。腹痛好转，耳鸣重听已消失，口不苦，有气短，无恶心呕吐。舌红白腻微黄根厚，脉弦滑。此非矢不中的，乃力不及鹄也，拟原意加量缓进。原方生石膏加至120g,柴胡加至25g,大黄加至30g,麻黄加至15g。3剂,水煎服。

2013年7月10日三诊:患者服药后畅汗,热退寒罢,体温降至正常,但其于7月8日调整穿刺引流管后,再次发热。体温38.2℃,恶寒发热,口苦口干咽干,耳鸣,头晕目眩,不欲饮食,大便间日行。舌红苔腻白根厚,脉细弦。仍予原方加清热利胆之品:茵陈15g、生鸡内金15g、金钱草60g。3剂,水煎服。患者服药后体温正常,病情稳定。

按:此患者为胃癌术后,术后引流不畅致使反复感染,病情迁延不愈,多次使用广谱抗生素效果均不理想。患者虽然反复发热,但每次感染症状则较为一致,均可见太阳、少阳、阳明经合病之征:发热无汗,恶寒头痛为太阳受邪;往来寒热,口苦咽干,脉弦为少阳之为病;便秘便干,亦为热结在里之阳明腑证。《伤寒论》136条:"伤寒十余日,热结在里,复往来寒热者,与大柴胡汤。"大柴胡汤外解少阳、内泻热结,故为治少阳阳明合病之首选。《伤寒论》31条:"太阳病,项背强几几,无汗恶风,葛根汤主之。"葛根汤发汗解表,升津舒筋。两方合用,外可解太阳,中可和少阳,内可通腑实,三阳并治。

大柴胡汤与柴葛解肌汤均为柴胡剂、均是复方,其意颇近,治疗少阳阳明腑实时亦不必拘泥,只要辨证精当,多可奏效。识证、守方是本案取效关键。一旦确认,乘胜追击,虽有反复,仍坚定不移,实践证明只要"方证相对",疗效多可重复。此案也是对中医"疗效不可重复论"的回应。

(柳　翼　整理)

胃癌术后反复发热(柴胡桂枝汤、玉屏风散合枳术丸)

邱某,男,84岁。

主诉:胃癌术后3年,间歇性高热寒战2个月。

现病史:患者2017年行胃癌手术(切除2/3);2018年发现胆管转移,放支架1枚;2019年10月原位癌复发(伴上消化道大出血),行手术切除;2020年初胆总管下段阻塞,行胆肠吻合术。2020年3月,患者因消化道出血,行开腹肠管切除手术;4天后再次大出血,内科止血无效,再次开腹切除一段肠管,此后仍5~6日出血1次,共8次(多次内镜电凝不能根除,自诉最终服康复新液方未再出血);此后胃瘫85天,依靠外周中心静脉导管(PICC)营养支持。2020年6月15日开始未再出血,目前一餐进食25~50g,营养液300ml/d。2020年7月出院开始反复发热恶寒,约9天1次,已3次,最近8月22日再次发热39.4℃。

辅助检查:2020年8月6日血常规示白细胞、中性粒细胞等均在正常范围,白蛋白 37.5g/L。2020 年 8 月 10 日血常规示白细胞计数 3.57×10^9/L,血红蛋白 107g/L。

2020 年 8 月 25 日首诊: 消瘦,乏力,纳差,声低懒言,口苦,咳嗽轻,无汗,不怕风。大便一天 1 次,便干结,依赖乳果糖、开塞露和酵素。无发热,眠可。舌红嫩、有裂纹瘀斑,少苔(大便畅则舌苔去),脉弦、按之空。

西医诊断: 胃癌术后反复发热。

中医辨证: 气阴两虚,痰热瘀内结。

治法: 清热祛湿,益气养血,消积益脾。予柴胡桂枝汤、玉屏风散合枳术丸加减:

柴胡 15g	桂枝 12g	白芍 12g	黄芩 15g
党参 15g	法半夏 15g	炙甘草 10g	枳实 15g
生白术 30g	生黄芪 15g	防风 10g	

7 剂,水煎服,每日 1 剂。

2020 年 9 月 8 日二诊: 2 周来未发热。晚上血压 90/50mmHg,伴头晕,白天 120/70mmHg。乏力,纳增,营养液减量,未再用开塞露。2020 年 9 月 1 日,上腹部 MRI 示胆管癌术后胆肠吻合,肝内胆管扩张积气,肝内可疑软组织肿块,腹腔少量积液。脉弦、寸关不足,舌质胖红嫩润,苔薄腻。更方为补中益气汤加味。

生黄芪 15g	生白术 10g	红参 10g	柴胡 15g
升麻 10g	炙甘草 10g	当归 15g	陈皮 15g
桔梗 15g	制马钱子 0.3g^{分冲}	法半夏 10g	

7 剂,水煎服,每日 1 剂。

2020 年 12 月 1 日三诊: 药后 1 个月未发热,后停药,但从 10 月 8 日又开始复发,9~10 天 1 次。从 10 月 20 日后,7~8 天发热 1 次。从 11 月 10 日后,3~5 天发热 1 次。下午开始寒战、高热,局部出汗,前胸汗出使衣服湿透,用左氧氟沙星 2~3 次可以缓解,曾经连服 7 天左氧氟沙星,其间体温正常,因超疗程停药。11 月 21 日开始每日发作,体温多在 37.8℃,最高 40℃,曾自服病毒灵、小柴胡口服液各 2 支,体温降到 37.3~37.6℃。病前饮食肥腻,目前不恶心,无腹胸胁胀痛,大便稀,小便黄、灼热。舌质红嫩胖,苔黄腻,右脉弦、寸关不足。更方为柴胡桂枝干姜汤加味。

柴胡 20g	桂枝 10g	干姜 10g	生牡蛎 30g
天花粉 30g	黄芩 15g	炙甘草 10g	生鸡内金 15g
决明子 30g	生山楂 15g		

14 剂，水煎服，每日 1 剂。

服药至 12 月 6 日，体温已降至正常，但头晕明显，遂每日 4g 红参另炖兑服。之后，患者 2 个月余未再发热，食欲也较前好转。

按：患者高龄，5 次开腹手术，反复消化道出血，胃气、元气衰微，间歇性发热 2 个月，乏力、纳呆、口苦、便结，舌红嫩裂纹瘀斑少苔，脉弦而空，为气阴两虚、痰热瘀内结之象。《伤寒论》230 条："阳明病，胁下硬满，不大便而呕，舌上白胎者，可与小柴胡汤。上焦得通，津液得下，胃气因和，身濈然汗出而解也。"可予小柴胡汤，而其发热恶寒，有太阳病，因此合桂枝汤，在内可化气调阴阳，在外可解肌和营卫。玉屏风散主气虚易感，符合久病体虚之证。重用白术 30g，合枳实，为枳术丸，消积益脾。药毕，未发热，大便干结亦解。二诊以补中益气汤善后，其方亦为甘温除大热的代表，益气血、清湿热，标本兼顾，此后 1 个月未再发热。

患者停药 1 个月后复热，为邪气深伏，趁气血亏虚之际再燃。舌胖、便溏、寒战为虚寒之象，高热、小便赤热、舌红苔黄腻、局部出汗为湿热内盛，遂与柴胡桂枝干姜汤清热除湿、温阳化饮、润燥散结。加鸡内金、山楂、决明子以散结、运脾、利湿，红参以补元气托邪外出。

首诊柴胡桂枝汤、玉屏风散合用，清热祛湿、益气养血，二诊转用补中益气汤，其实与前方相似，前者立论为外感、后者立论为内伤劳倦，然遍阅东垣升阳诸方组成极似小柴胡汤合防己黄芪汤，论有别而治相仿，其义耐人寻味。

柴胡桂枝干姜汤寒温、燥热并用，可退高热，无论便溏、便干皆可以用之，关键在于核心病机，已在既往病例中讨论，资不赘述。

（李　进　整理）

壶腹癌术后肠麻痹（生姜泻心汤合桃核承气汤）

郭某，女，78 岁。

主诉：壶腹癌术后 2 周，腹胀、无排气 8 天。

现病史：患者因疑诊壶腹癌，于 2019 年 10 月 22 日行胰腺、十二指肠切除术，第 5 天排气，排少量便；第 6 天行上消化道造影，示胃肠蠕动可，嘱患者进流食；第 7 天开始出现腹胀、嗳气，无成形便，无排气，B 超见上腹部散在液性区，较大者 2.5cm×2.6cm，下腹部游离性暗区，最大深度 2.9cm，予调整引流管位置；第 10 天见肠鸣音弱，无压痛，腹平片未见肠管扩张及宽大气液平面。嘱禁食水，并行盐水灌肠 1 次，后有多次少量不成形便。第 14、第 15、第 16 天分别行上消化道造影和 2 次腹平片检查，可见结肠有造影剂，小 - 胰肠瘘，目前肠鸣音消失，白细胞和体温正常，无机械性梗阻表现，考虑肠麻痹，予针灸、静脉注射甲氧氯普胺，均无效。

既往史：糖尿病、高血压病史。

2019 年 11 月 7 日首诊：心下痞满，中下腹不胀，打嗝，不排气，腰痛如折。失眠，口干苦黏。听诊无肠鸣音。舌质嫩，苔薄润，脉沉细短滑有力，左脉沉细弱。

西医诊断：壶腹癌术后肠麻痹。

中医辨证：虚实夹杂，气滞水停血瘀，升降失司。

治法：温胃降气散饮，化瘀行水。予生姜泻心汤合桃核承气汤加味：

生姜 30g	法半夏 15g	干姜 10g	茯苓 15g
黄连 8g	黄芩 12g	红参 10g	大枣 10g
桂枝 10g	桃仁 10g	生大黄 6g	炙甘草 10g
刀豆子 30g	芒硝 6g	生黄芪 15g	莪术 10g

7 剂，水煎服，每日 1 剂。

外用：丁香 15g、肉桂 15g、沉香粉 2g、槟榔 10g、生黄芪 15g，5 剂，打粉外敷脐部适量。

2019 年 11 月 14 日二诊：服第 2 剂药就排气通便，当日 3 行，心下痞满豁然，打嗝减少，肠鸣音正常，腰疼好转，不影响睡眠（原彻夜未眠，睡十几分钟就需移动腰部）。至 14 日早上再次排便。腰怕冷，脚麻，口干，舌质淡暗嫩，苔黄腻干，脉沉细短滑尺弱，左脉较前有力。改生黄芪 18g、莪术 12g，加炒白术 10g、淡附片 10g。

2019 年 11 月 28 日三诊：为改善耳聋就诊，诉上药服用后病情平稳，纳便恢复，按计划出院，并已拔除引流管。

按：患者老年女性，高龄体弱，因局部占位性病变，行十二指肠、胰腺切除术，二者皆是脾胃之要塞，且术后瘀血水饮阻遏，B 超亦见散在液性暗区，此为升降失司，气血水停滞，而表现为肠麻痹、心下痞满、打嗝、无排气排便。舌嫩苔薄润，脉沉细弱，为虚损之象，因而虚实夹杂。而中下腹不胀，故邪结于中焦，以生姜泻心汤温胃降气散饮，重用生姜30g，并用红参大补元气。合以轻剂桃核承气汤以推陈致新，化瘀行水降气，大黄、芒硝仅6g，桃仁10g，以防克伐正气，桂枝、甘草各10g，要在助生姜泻心汤通阳降气。黄芪、莪术取升陷祛瘀汤意，以恢复大气之升降，气血水之运转。同时，以丁香、肉桂等温润辛散之药打粉敷于脐部，以助消散之力。数法相合，覆碗而愈，且后续服用未见腹泻，相隔5日再次排便，说明药力恰如其分。

经方应用当重视方证对应，谨守病机。本案"无肠鸣、不排便"，与《伤寒论》157条生姜泻心汤证"干噫食臭……腹中雷鸣，下利"颇不一致，"中下腹不胀"与106条桃核承气汤证"少腹急结"相悖，因而不可死于条文之下。

（顾　焕　整理）

结肠癌致不全肠梗阻（硝菔通结汤合大承气汤）

吴某，女，72岁。

主诉： 腹胀、腹痛伴恶心、呕吐10余天。

现病史： 患者10余天前出现腹胀、腹痛、恶心、呕吐。住北京协和医院急诊观察，予禁食、禁水、补液及中药通里攻下等治疗，症状逐渐加重，阵发性腹痛，腹胀难忍。经介绍转至我科，此次发病前大便形状正常，无便血等症状，体重无明显减轻。

既往史： 高血压7年，否认其他病史。

辅助检查： 立位腹平片可见气液平，诊断为肠梗阻。

2006年6月7日首诊： 表情痛苦，腹胀，阵发腹痛、约几分钟1次，疼痛时腹部较硬，恶心欲吐，昨晚排便1次，眠差，小便尚可。腹部膨隆，有压痛，肠鸣音亢进。舌质淡暗，苔黄厚燥，舌下细络紫暗，脉沉滑。

西医诊断： 不完全性肠梗阻，高血压。

中医辨证： 食积热结，腑气不通。

治法： 急下存阴。予硝菔通结汤合大承气汤加味：

莱菔子40g	大黄40g	鸡内金20g	生代赭石60g
槟榔15g	木香15g	厚朴15g	焦三仙各10g
枳实15g	淡附子10g	干姜10g	炙甘草10g
芒硝12g^{冲服}			

3剂，每剂分4~5次鼻饲。

另以食用油鼻饲缓慢注入,每次20ml。

2006年6月9日二诊:患者排便3次,总量1 200ml,排气较多。腹胀、腹痛均明显减轻,腹部按之柔软。腹部立位平片示左侧气液平较前明显减轻。食用油改为每日1次,中药改益气、行气、活血,鼻饲,每日4次。仍禁食。调整处方如下:

生黄芪15g	木香15g	槟榔15g	厚朴15g
枳实30g	三棱20g	莪术20g	鸡内金20g
莱菔子30g			

2006年6月11日三诊:患者无腹痛、腹胀,每日大便2~3次,为褐色稀便,无发热及恶心、呕吐等。肠鸣音正常。停用中药。

后经结肠镜检查提示结肠癌,遂行右半结肠癌根治术。术后病理示横结肠中分化腺癌。行化疗后病情稳定出院。

按:肠梗阻是居急腹症第3位的常见病,多数属机械性肠梗阻,其次是肿瘤性肠梗阻。一般观念认为,中药对属肠功能不良的动力性梗阻或手术后粘连性梗阻以及术后肠麻痹有效,对肿瘤性肠梗阻则鞭长莫及。本例患者主诉为腹痛、腹胀、恶心欲吐,无排气排便。舌紫苔黄燥,脉沉滑。提示积滞内停、气滞血瘀。效仿《医学衷中参西录》通下之法,取硝菔通结汤、赭遂攻结汤两方之意,与大承气汤合方,急下存阴;同时考虑老年妇女,饥饿加用抗生素多日,阳气渐消,精神不振,属虚人便结,攻下消积之中佐以温阳顾本,使症状迅速缓解,精神明显改善。如张锡纯所言:"故以赭石之镇逆,干姜之降逆,协力下行,以参赞甘遂成功也。且干姜性热,朴硝性寒,二药并用,善开寒火之凝滞。寒火之凝滞于肠间者开,宿物之停滞于肠间者亦易开也。"继以补气活血与消导化积并用彻底缓解症状。食用油鼻饲以滑肠润下,平和而不伤正气,对虚人便结亦是妙法。

还有梗阻解除后,应尽早查明梗阻原因,是对后续治疗方案的前提。此案佐证,中医对肿瘤性肠梗阻也有效。

直肠癌术后肠梗阻(桃核承气汤)

孙某,男,46岁。

主诉:直肠癌术后半月,伴腹胀1周。

现病史:患者于2012年6月行肠镜检查示直肠癌、结肠息肉。病理示中分化腺癌。行化疗 5 周期后，于 2012 年 12 月 25 日行直肠癌根治术，术后第 4 天出现腹胀，排气不畅，排尿不畅。腹部平片可见结肠阶梯状液平（图 3-8-1），考虑肠梗阻。经补液对症支持治疗未见明显缓解。

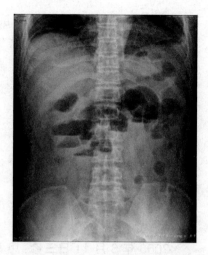

2013 年 1 月 7 日首诊：全腹胀满，站立状态腹胀加重，而平卧状态可缓解。大便秘结，小便不利、量少且黄，纳呆（一日仅服少量米汤），乏力气短，动则汗出、盗汗，每晚只能睡 2~3 小时，口干苦，手足心烦热。舌质红，苔黄厚腻，脉沉细。

图 3-8-1　腹部平片

西医诊断：直肠癌术后肠梗阻。

中医辨证：瘀热互结，下焦蓄血。

治法：攻下通腑，活血祛瘀。予桃核承气汤加味：

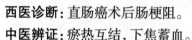

| 生大黄 30g | 芒硝 8g | 桃仁 12g | 炙甘草 10g |
| 桂枝 15g | 柴胡 10g | 生黄芪 30g | 莪术 20g |

2 剂，水煎服，每日 1 剂。

2013 年 1 月 9 日二诊：患者诉服药后初感腹胀明显，继而造瘘口大便量增加，稀溏如水，排气量也增加。腹胀减轻，自述十去四五。已可食用小米粥。脉短数，右寸尺皆不足。舌红较前次有减轻，苔黄腻根厚。方予大承气汤合升陷祛瘀汤加减。

2013 年 1 月 14 日三诊：大便已通，大便量增加，排气增加，饭后腹胀减轻，现四末不温，盗汗，干呕不吐，口干咽干，气短乏力汗出，失眠，小便少，舌边尖红，苔从黄厚腻转为黄腻不厚，脉沉细短数。上方去大承气汤，加生牡蛎、白蒺藜。

2013 年 1 月 21 日四诊：患者服药后，精神大为好转，原先几乎不能行走，行走即出大汗，现已明显好转，可自行行走。脸色也有明显好转。饭后胀满、小便少均有缓解。大汗、气短都消失，乏力减轻。苔黄薄腻，舌淡暗，仍口干，食欲显著好转。原方加猪苓汤。

按：本例患者术后出现典型的痛、呕、胀、闭四大肠道梗阻症状。中医病机为瘀血留滞肠道。通降失调，肠道气血瘀结，不通则痛；肠腑闭阻，胃气上逆则呕；清气不升，浊气不降，气、液积于肠内则胀；腑气不通则闭。因此，治疗以攻下通腑为原则，腑气通畅则梗阻自解。首先使用桃核承气汤攻下通腑，活血祛瘀。桃核承气汤治疗太阳蓄血证，实为调胃承气汤加桃仁、桂枝而成，共奏通里攻下、行气止痛、活血化瘀之功。但仔细研读《伤寒论》第106条："少腹急结者，乃可攻之，宜桃核承气汤。"可见本方适用于下腹部及小腹两侧急结、压痛、拒按之症，相对来讲主治病位偏下的梗阻。但本例患者主要症状是全腹胀满，故虽然患者服用桃核承气汤后腹胀十去四五，但疗效仍然不够理想。

此外，本患者因为长期营养不良加上手术创伤，故此时实乃虚实夹杂之证，所谓无降则无升，无升则无降，既然患者虚实夹杂，升降失调，腑气不通，因此治当升陷祛瘀，通腑降浊。二诊应用升陷祛瘀汤合大承气汤，在应用承气汤通腑泄浊基础上，尤其注重使用升陷祛瘀之法提举下陷之大气，且黄芪、山萸肉实为塞因塞用，可收敛耗散之气，使祛瘀而不伤正。因此，比之先前仅仅通腑之桃核承气汤，收效更捷。在治疗后期，当患者肠梗阻症状基本缓解后，又加投益气活血、利水之品，标本虚实兼治，以竟全功。

（柳　翼　整理）

直肠癌术后腹胀（升陷祛瘀汤、甘草干姜汤合小陷胸汤）

刘某，男，80岁。

主诉： 直肠癌术后半月，伴腹胀1周。

现病史： 患者于2013年6月18日行直肠癌根治术，于2013年6月26日再行回肠造瘘术，术后患者出现纳呆，饭后腹胀明显，甚至胀至需半卧位，坐椅时，必须挺腹托肚。服用补中益气汤加味汤剂，诸症无缓解。

辅助检查： 病理示直肠腺癌。

2013年7月3日首诊： 患者腹胀如鼓，口干不欲饮，不思饮食。舌苔净质偏红，脉沉弦大。

西医诊断： 直肠癌回肠造瘘术后，消化不良。

中医辨证： 上虚不能制下，气化失司，血瘀络阻。

治法： 益气升陷，活血化瘀。予升陷祛瘀汤、甘草干姜汤合小陷胸汤加减：

生黄芪30g	升麻10g	柴胡10g	桔梗10g
三棱15g	莪术20g	知母15g	炙甘草15g

炮姜 10g　　　　全瓜蒌 30g　　　半夏 30g　　　　黄连 12g

生鸡内金 15g　　益母草 30g

5 剂,水煎服,每日 1 剂。

2013 年 7 月 10 日二诊:患者服药后腹胀明显减轻,但在 8 日始发热,体温最高 38℃,约下午 2 点开始发热,至晚间 8 点最高。休作有时,汗出,伴有腹痛,向下部放射。白细胞计数 $6.24 \times 10^9/L$,中性粒细胞百分比 82%。饭后腹胀如鼓,口干少津,光红无苔,脉弦滑。治以宣湿达原之新定柴胡达原饮。处方如下:

柴胡 18g　　　　黄芩 15g　　　　槟榔 15g　　　　厚朴 20g

草果 15g　　　　知母 15g　　　　白芍 15g　　　　炙甘草 10g

炮姜 10g

7 剂,水煎服,每日 1 剂。

2013 年 7 月 18 日三诊:患者服上药后热退胀消,唯昨日起左下腹痛,排尿不畅,既往有前列腺肥大。脉细寸弱,苔薄质嫩。改予升陷祛瘀汤,合用大建中汤以善其后。

生黄芪 15g　　　知母 10g　　　　桔梗 10g　　　　升麻 10g

柴胡 10g　　　　莪术 12g　　　　三棱 12g　　　　山茱萸 10g

蒲公英 30g　　　刘寄奴 30g　　　黄柏 10g　　　　巴戟天 10g

党参 10g　　　　川椒 10g　　　　干姜 10g　　　　小茴香 10g

6 剂,水煎服,每日 1 剂。

药后患者腹胀显著减轻,已无腹痛。后继服 7 剂即出院。至今未反复。

按:对于直肠癌,中医治疗上多数医家根据"六腑以通为用"论治,治疗以通腑为主。但此患者 80 岁高龄,短期之内迭经 2 次手术,身体损伤明显,正气虚耗,气虚而致推动无力导致腹胀,此即上虚不能制下,此时一味攻伐太过,只能适得其反。患者 2 次手术,出血量亦不少,离经之血亦为瘀血,加之其气虚推动无力(气为血帅),可知瘀血亦为主证之一。既知气化失司,血瘀络阻,故治之以升陷祛瘀汤。亦合用温上制下的治疗肺痿之甘草干姜汤(本案首诊用炮姜),而患者仅见口干不欲饮之症,看似相去甚远,但实际上颇合中医"肺合大肠"脏腑相表里的理论。此外,舌质红,甚至光红无苔,亦知其津亏阴伤之象(甘草干姜汤亦名复阴汤也)。方中干姜苦辛,守而不走,故君以甘草,甘温补虚,使辛从甘化,则能守中复阳。两味药辛甘化阳,温复中焦阳气,以散上焦寒邪,实乃仲景培土生金之意。

本案曾以补中益气汤治疗鲜效。而改为升陷祛瘀合小陷胸汤、甘草干姜汤加益母草,为何效显?核心仍为气、血、水三者不但关联,而且升降联动,非补中益气所能胜任,宜深究。此外,患者腹胀而发热,结合其基本病机是柴胡达原饮取效之关键,可读俞根初《通俗伤寒论》。

(柳 翼 整理)

直肠癌术后盆腔感染(生脉饮合桂枝茯苓丸)

文某,女,82岁。

主诉:直肠癌术后盆腔感染半月。

现病史:患者于2016年6月14日行直肠癌根治术,术后出现盆腔感染,切口脂肪液化,血培养回报血液内有粪肠球菌(D群)感染,经万古霉素、美罗培南等治疗后,患者虽发热渐平,但血常规白细胞总数13.58×10⁹/L,中性粒细胞总数11.67×10⁹/L,中性粒细胞百分比86%,血红蛋白73g/L。

2016年6月30日首诊:患者神疲乏力,无寒热,血象居高不下,腹痛,下腹为甚。舌质嫩苔薄,脉弦滑短。

西医诊断:直肠癌术后盆腔感染。

中医辨证:气阴两虚,邪盛血瘀。

治法:扶正祛邪。予生脉饮合桂枝茯苓丸加减:

西洋参15g	麦冬15g	五味子10g	桂枝10g
茯苓15g	牡丹皮15g	桃仁15g	益母草30g
莪术15g	生大黄4g	生黄芪30g	

7剂,水煎服,每日1剂。

患者服药5天后腹痛消失,精神好转。复查血常规示白细胞总数7.65×10⁹/L,中性粒细胞总数5.15×10⁹/L,中性粒细胞百分比67.3%,血红蛋白78g/L。诸症好转,1周后出院。

按:本案患者82岁高龄,全麻下行大手术,术后即感染发热,血红蛋白下降明显,呈中度贫血(血红蛋白73g/L)。这是因为手术造成脉络损伤,气滞血瘀，并导致体质虚弱、正气受损，气血失调，升降失司。而另一方面，患者发热，且血培养回报血液内有粪肠球菌（D群）感染，已近于脓毒血症，外邪已明。下腹痛且手术切口脂肪液化，亦是瘀血的明证。面对这样一个复杂的局面，单纯依靠针对感染的对抗性治疗已无能为力，而调节机体阴阳升降平衡，改善机体内稳态，调动自身抗邪能力显得更为重要。

本患者存在抗生素过度使用，长期、广谱抗生素的联合应用（美罗培南＋万古霉素），不仅仅未将感染控制，而且易导致二重感染及抗生素的耐药。而此时，中医扶正祛邪、活血化瘀的治疗原则就显示出了明显优势。

（顾 焕 整理）

直肠癌术后反复消化道大出血（三黄泻心汤合黄白止血凝胶）

王某，男，61岁。

主诉：反复消化道出血9个月，直肠癌术后4个月。

现病史：患者2017年11月出现便血，于2017年11月17日行直肠镜检查，病理提示腺癌（中分化）。2018年4月行腹腔镜辅助直肠癌低位前切除＋回肠造口术。2018年8月6日因消化道出血，在全麻下行"腹腔镜下腹腔探查、肠粘连松解、回肠部分切除、回肠造口还纳术"。术后第14日患者大量便血，急查血常规，血红蛋白66g/L，考虑存在消化道出血，于2018年8月20日再次在全身麻醉下行"剖腹探查术＋肠粘连松解术＋小肠部分切除"。术后予抗感染、抑酸、静脉营养，输入人血白蛋白及利尿治疗。第3次术后第4日，引流管内引出约300ml暗红色液体，血常规示血红蛋白下降至66g/L。患者自肛门排出血便，量大。继续对症予红细胞4U，血浆400ml输血治疗。但仍排出暗红色血便，于2018年8月24日第4次在全麻下行"开腹探查，小肠部分切除，回肠造口，电子胃镜及电子肠镜检查术"。术后第3日（2018年8月27日）患者自回肠造瘘口流出鲜红色血液，量约50ml，查血常规示血红蛋白（HGB）90g/L↓，考虑存在消化道出血，予血浆400ml、红细胞2U输血及止血治疗。术后第4日（2018年8月28日）患者诉间断腹痛，回肠造瘘口接袋，可见鲜红色血液流出，共引流800ml血性液体。心脏血管外科于2018年8月28日在局麻＋强化下行"腹腔干及肠系膜上动脉造影术"，腹腔干及肠系膜上动脉供血区域未见明显造影剂外溢，术后安返病房，予血浆200ml输血治疗。

2018年8月28日首诊：面色白，精神差，语声低微，心烦失眠，造瘘袋内可见鲜血。舌质淡，脉虚大、尺弱。

西医诊断：反复消化道出血，直肠癌术后。

中医辨证: 血虚阴伤,心火内盛。

治法: 清热泻火,滋阴润燥,养血止血散瘀。予泻心汤合黄白止血凝胶:

生大黄 1g	黄芩 1g	黄连 1g	白及 10g
三七粉 3g	阿胶 10g^{烊化}		

3剂,打粉,用米油分 2~3 次送服。

除阿胶外,其他药味均打成粉,把药粉、烊化的阿胶和在一起形成胶冻样物,用米汤送、顿服。米汤选用上好的大米,开锅后小火慢慢炖,上面有一层黏糊样的物质就是米油,有滋阴润燥的功效。西医治疗严重的消化道出血一般禁食禁水,但绝对的禁食胃会空蠕动,反而对整个疾病的发展不好,而果冻状的药材送服比较黏,形成一个涂抹层,对消化系统黏膜有一个保护作用。

患者自 2018 年 8 月 30 日起出血减少,造瘘口引流袋内可见黄色大便但仍有血色。复查血红蛋白亦逐渐恢复,9 月 1 日复查血红蛋白 73g/L,9 月 3 日血红蛋白 75g/L,引流袋内未见出血,病情平稳,转回普通病房。此后患者状态逐渐好转,血红蛋白逐渐恢复,消化道出血停止。

2018 年 9 月 18 日随访患者,造瘘口引流袋内只见黄色大便。

按: 自拟的"黄白止血凝胶"乃治疗上消化道出血验方。白及收敛止血;三七止血祛瘀,生肌止痛;阿胶养血补血之中有止血之功。大黄泻火通腑,止血散瘀,推陈致新。此患者反复手术,直肠腺癌切除,肠粘连松解、吻合口恢复不良,反复出血,应属中医"痈肿恶疮败疽"。《神农本草经》谓白及"主痈肿,恶疮,败疽,伤阴,死肌,胃中邪气,贼风……"反复出血及肠液丢失,是明显"血虚阴伤"。阿胶养血止血,经方中用阿胶多为止血剂,如胶艾汤、黄土汤、温经汤等等。且泻心汤改末,与白及末以阿胶、米油(米饮汤)和匀后极黏,并可形成胶冻(果冻)状,令患者分次吞服,米饮汤送下此剂型可延缓药物在胃肠内的停留时间,且起局部涂敷,有外治作用。三七活血止血且有养血作用不必赘述。还有,米油(《纲目拾遗》)又称粥油(《重庆堂随笔》),味甘、性平,"补液填精,有裨赢老"(《随息居饮食谱》),且有止血作用。

患者精神恍惚、萎靡、面色白,心烦不寐,声低息微,舌淡苔净,脉虚大、尺弱。止血救急当为第一要务,选泻心汤加味。该方出自《金匮要略·惊悸吐衄下血胸满瘀血病脉证治》:"心气不足,吐血、衄血,泻心汤主之。"此处"心气不足"而使用"泻心汤"。此处应宗《素问·阴阳应象大论》:"壮火之气衰,少火之气壮;壮火食气,气食少火"之旨。《周礼·天官冢宰·亨人/兽医》:"凡药……以苦养气,以甘养肉,以滑养窍。"泻心汤虽三黄俱苦,但用味苦之品作为补益之用称作"苦补"(朱步先《小议"苦补"》)。"苦入心""以苦养心"不可不知。

（顾 焕 整理）

胆囊癌术后胆肠吻合口瘘腹膜炎（柴茵芪莪汤）

郝某,男,56岁。

主诉: 发热腹胀3天。

现病史: 患者因胆囊癌在外院行手术根除治疗,术后发生胆肠吻合口瘘腹膜炎,经外科紧急处理,抗感染治疗后,仍然持续发热不退(38℃左右),伴黄疸、腹胀、便秘不能缓解。

2013年6月26日首诊: 重病容,面色黄染无华。腹大如鼓,胀满身黄,便结数日未行,夜不成寐。心下拒按。舌苔黄腻、质暗红,脉弦滑。

西医诊断: 胆肠吻合口瘘腹膜炎。

中医辨证: 瘀热内结,少阳阳明合病。

治法: 和解少阳,内泻热结。予自拟"柴茵芪莪汤":

柴胡15g	生大黄30g	枳实15g	黄芩15g
半夏30g	生姜15g	大枣15g	白芍15g
茵陈15g	金钱草30g	生鸡内金15g	生黄芪30g
莪术20g	芒硝8g^冲	炙甘草10g	

2剂,水煎服,每日1剂。

药后便畅数行,第2日热平,胀渐消。黄亦退,后未再反复。

按: 此案为瘀热内结,少阳阳明合病,症状颇合《金匮要略》"按之心下满痛者,此为实也,当下之,宜大柴胡汤"。选用自拟"柴茵芪莪汤",是以大柴胡汤、茵陈蒿汤加生黄芪、莪术而成。开腹断肠之后,多有气虚瘀阻,故加用生黄芪、莪术。此方多年来应用于肝胆疾患,尤其术后诸疾颇验,特录于此。方中大黄量大,临床可以依情酌定。

肺转移癌合并放射性肺炎高热（柴胡桂枝干姜汤、甘草干姜汤）

部某,男,69岁。

主诉: 间断发热、咳嗽咳痰40天。

现病史: 2014年7月11日于海军总医院行肺部恶性肿瘤放射治疗后出

现发热、咳嗽咳痰，最高 38.5℃，有汗出，白痰，量少，痰黏，可咳出，一般为上午发热，下午和晚上减轻。给予抗生素及醋酸泼尼松治疗，症状缓解 10 天后再次出现发热、咳嗽咳痰，服药后症状缓解不明显。于 2014 年 8 月 21 日收住院。入院后请呼吸科会诊认为不能排除放射性肺炎。查血常规：WBC 10.44×10⁹/L，N% 83.4%。考虑是放射性肺炎与细菌性肺炎混合感染，应用哌拉西林他唑巴坦钠、亚胺培南（泰能）等抗生素以及糖皮质激素治疗，体温不降反升，最高达 39.6℃。

既往史：患者 2011 年 8 月于北京口腔医院诊断为"右颊部鳞状细胞癌"，行右颊部颌颈联合根治术 + 左前臂皮瓣转移修复术 + 腹部取皮植皮术。2013 年可疑恶性肿瘤继发肺部转移，于海军总医院行放射治疗。2014 年 7 月 11 日于海军总医院再次行肺部恶性肿瘤放射治疗。有高血压、胃溃疡出血、冠心病搭桥术后病史。

2014 年 9 月 3 日首诊：患者发热，恶风，每日发热 1 次（目前固定在早上发热），汗出，清涕，发热时全身骨关节疼痛，咳嗽，白痰量多，有时黏。纳呆，头晕，耳鸣，口干苦，恶心，右肋痛。失眠。大便 1 日 2 次，质稀。舌淡，苔厚腻。右脉沉细微，左脉无（行造影及搭桥）。

西医诊断：右颊部鳞状细胞癌，右颊部颌颈联合根治术 + 左前臂皮瓣转移修复术 + 腹部取皮植皮术，肺转移癌，肺部感染。

中医辨证：少阳寒化。

治法：温阳散饮。予柴胡桂枝干姜汤加减：

柴胡 30g	桂枝 15g	干姜 15g	天花粉 20g
黄芩 15g	生牡蛎 30g	炙甘草 10g	金荞麦 100g

7 剂，加黄酒 70ml 与水同煎，每日 1 剂。

2014 年 9 月 10 日二诊：患者服汤药后头 3 天热势顿挫，体温降至 37℃，但 3 日后又升到 39.4℃，为弛张热。仍然汗出，恶寒，白黏痰、有泡沫，痰量减少，但喘势加剧。苔腻色褐（部分灰黑色）。脚冷，小便清长。改从肺痿辨证，予甘草干姜汤合麻黄杏仁甘草石膏汤：

炙甘草 15g	炮姜 8g	麻黄 10g	杏仁 18g
生石膏 120g			

7 剂，水煎服，每日 1 剂。

患者服药后高热得退,仅余低热(37~38℃以下)。因此加用半枝莲 30g、白英 30g、白花蛇舌草 30g 等抗肿瘤药品以治疗原发病。

按: 本患者经多次放疗后,出现放射性肺炎合并细菌感染,虽迭经多种广谱强力抗生素治疗,高热仍然不退。患者每日发热 1 次,均在早上发热,且发热和恶寒相间,可谓是寒热往来,休作有时。故初用少阳寒化证之柴胡桂枝干姜汤。但经中药及泼尼松和泰能治疗后,患者痰量减少,但喘势加重,咳吐白痰黏沫,汗出,脚冷,小便清长。从中可得出 2 个辨证分型,其一是上虚不能制下之肺痿,其二是汗出而喘、无大热之麻杏甘石汤证。《金匮要略·肺痿肺痈咳嗽上气病脉证治》:"肺痿吐涎沫而不咳者,其人不渴,必遗尿,小便数,所以然者,以上虚不能制下故也。此为肺中冷,必眩,多涎唾,甘草干姜汤以温之。"此患者咳吐白痰黏沫、汗出、脚冷、小便清长等症状均属上虚不能制下,为肺阳气不足、肺气虚之表现。甘草干姜汤为理中汤之半,乃辛甘化阳之温补剂,用辛温的干姜温脾阳,甘草和中,且甘草剂量大于干姜 1 倍,旨在既扶脾阳又不伤已受劫之营阴。且本患者有汗出而喘之症状,但似乎体温为高热,不符合"无大热"的症状,但其实本患者即使在发热之际,精神状态仍然是神气活现,古人没有温度计,其病症描述均体现的是观察到的外在表现,因此从观察的表现来看,本患者仍然是可以符合"无大热"的标准的。

本患者病情复杂,预后不良。应用大量激素和抗生素后,舌苔成为褐色甚至灰黑色,干扰诊断。另外,患者做过搭桥术,因此寸口脉道受损,中医四诊去了两诊,不仅对辨证造成困难,而且长期大量应用激素之后,对治疗也有较大影响,对中医药治疗也增加了许多困难。

（柳 翼 整理）

声带息肉(乌梅丸合苦酒汤)

金某,女,37岁。

主诉: 感冒后声音嘶哑 4 个月。

现病史: 患者 2019 年 4 月外感后低热,头痛,服用伤风停片(散寒解表)缓解,后出现声音嘶哑,言语多则咽干咽疼,服用甘桔冰梅片未改善。后服汤药(内容不详)明显减轻。2019 年 7 月因食辛辣之品而复发。

既往史: 胆囊息肉,子宫内膜息肉,乳腺纤维腺瘤。

辅助检查: 中日医院耳鼻喉科内镜示声带息肉。

2019 年 8 月 8 日首诊: 声音嘶哑,咽痛,讲课非常痛苦,眠 5~6h/晚,大便时黏。脉弦细不畅(细而缓散),舌尖红,苔薄质嫩。上次月经:7 月 11 日,量少,有血块。BP 90/60mmHg。

西医诊断: 声带息肉。

中医辨证: 寒热错杂,痰气内结。

治法: 涤痰散结,散瘀止痛。予乌梅丸汤剂内服,苦酒汤含咽:

乌梅15g	黄柏10g	西洋参10g	附子10g
细辛3g	黄连10g	当归12g	川椒8g
干姜8g	炙甘草10g	桔梗15g	赤芍15g
木蝴蝶10g	蝉蜕8g	僵蚕15g	全蝎末2g

另,苦酒汤含咽,每日1剂。制法:生半夏破小块适量,鸡子1枚(去黄,纳上苦酒,着鸡子壳中)。上二味,纳半夏,着苦酒中,以鸡子壳置刀环中,安火上,令三沸,去滓,徐徐含咽之。

患者反馈: 诸症十去其六。用苦酒汤,一次见效。喝完1个小时很难受,咽喉轻度刺痛感,还有烫了似的感觉,就服用了几次。乌梅丸汤药太苦,且引起便秘,服用3剂后停服。

2个月后,其同学就诊时,问及其病情,告知基本缓解,可正常讲课。

按: 患者声带息肉,咽痛、声嘶,辨证为寒热错杂,痰气内结。其4个月前感外邪,舌质嫩,苔薄,脉细,体内有多处息肉病变,本为虚寒,局部燥热之邪为寒邪所束,内外合邪,结于咽喉,故予苦酒汤合乌梅丸。

苦酒汤出自《伤寒论》第312条:"少阴病,咽中伤,生疮,不能语言,声不出者,苦酒汤主之。"为少阴病咽痛的证治。半夏涤痰散结,鸡子润燥,苦酒散瘀止痛,解热毒,消痛肿,敛咽疮。

本案使用生半夏,且按照仲景制法。患者服用后最初反应为咽部灼热扎痛感,1个小时后,不适感减轻,声音嘶哑逐渐改善,遂坚持含服数次,显著好转。生半夏"戟人咽喉",仲景用半夏皆为生用,在大多方剂中,煎煮时间与其他药物同,不再有此黏膜刺激性。而本方制法强调仅"三沸",即不可过煮,且需含咽,必然刺激咽喉。从本案起效过程分析,先感觉针状结晶的局部刺激,感到灼热,然后症状改善,可能起到了"微针刺"的作用,使本已形成息肉的组织发生渗出性炎症,而启动修复机制,促进息肉的吸收,与发疱疗法起效的机制类似。生半夏少许药末则可引起咽部如针刺感,而且持续数小时,仲景作苦酒汤之法巧在控释和减毒,经过苦酒和蛋清的作用,半夏的刺激性已大大减轻,适合临床应用。

半夏大小不一,14 粒枣核大小的干半夏重量 4g 左右,参考"少阴病,咽中痛,半夏散及汤主之",半夏散为"白饮和服方寸匕",即热米汤加入 1~2g 半夏散,其中生半夏末不足 1g;或者在沸水中加 2~4g 半夏散,再"三沸",微冷含咽,日 3 次,半夏末 1~12g/d。临床中可以从 2~3g 起始,逐步加量,以知为度。

此外,患者反映,鸡蛋壳很容易就破,煮不了三沸,因此加热不足,刺激较明显。患者用的鸡蛋可能不是柴鸡蛋,所以蛋壳薄,容易破;且考证汉代的鸡蛋比今天的小,药房中生半夏是晾干之品,较鲜半夏小,剂量不可太大,且关键在于适度的局部刺激感。

乌梅丸方仅服用 3 剂。该方除寒热并济以治"蛔厥""下利"等外,现代常用于治疗肠息肉。《神农本草经》载乌梅去"死肌""恶肉",与本案相应。

(李 进 整理)

食管不典型增生切除术后呕吐(升陷祛瘀汤)

郭某,男,64 岁。

主诉: 食管切除术后 2 个月,进食后恶心、呕吐月余。

现病史: 患者因食管不典型增生于 2011 年 7 月 22 日行内镜下食管病变切除术,术后发生食管穿孔,于 2011 年 8 月 4 日行食管切除、胃食管颈部吻合术,术后患者出现进食后恶心、呕吐,呕吐为胃内容物,伴反酸、烧心,因无法进食,置入空肠营养管,并予能全力鼻饲。

既往史: 有吸烟、熬夜等不良习惯。

2011 年 9 月 29 日首诊: 胸脘胀满,食入即吐,每日只能进食几勺流食,伴声音嘶哑,心慌,畏寒,眠差,大便干,形体消瘦。舌光红无苔,脉沉细。

西医诊断: 食管切除术后胃潴留。

中医辨证: 气阴两伤,瘀血内结。

治法: 养阴益气,祛瘀破结。予升陷祛瘀汤加减:

生黄芪 30g	三棱 15g	莪术 20g	山茱萸 15g
桔梗 10g	柴胡 6g	升麻 6g	知母 10g
生鸡内金 15g	山药 15g	白蒺藜 15g	天花粉 30g
槟榔 6g	白芍 10g	炙甘草 8g	生地黄 10g
北沙参 20g	西洋参 10g		

7 剂,浓煎 100ml,每日 1 剂。

2011 年 10 月 7 日二诊： 恶心、呕吐明显减少，每日可进食 2 碗面条，音哑减轻，痰多，白黏痰，大便正常，舌红苔少，脉沉细、寸弱。原方去白芍、沙参、生地黄、甘草。

2011 年 10 月 14 日三诊： 食后痰多，咽部堵塞感，未再恶心呕吐，现每日进食 4 餐，每餐大半碗，无反酸及烧心，大便正常，舌红少苔，脉沉细弱。以升陷祛瘀汤加北沙参、丹参、茯苓、浙贝母、柿蒂、荷叶、郁金，即启膈散。辅以脉血康胶囊口服。

2011 年 11 月 3 日四诊： 诉仍食后咽堵，白黏痰，痰量减少，饭量增加，每日可吃 3 碗饭，肢凉，大便日一行，舌红苔水滑，脉沉细弱。上方去丹参、北沙参，生黄芪加至 60g，加淡附片、干姜、山茱萸、南沙参。

2011 年 11 月 10 日五诊： 进食后仍咽部阻塞感，偶有恶心、呕吐，呕吐物为食物混杂痰液，大便偏干，舌红苔薄，脉沉细、尺弱。调整处方如下：

生黄芪 60g	知母 15g	桔梗 10g	柴胡 10g
升麻 10g	三棱 15g	莪术 30g	鸡内金 15g
浙贝母 15g	南沙参 30g	柿蒂 15g	郁金 20g
山茱萸 15g	山慈菇 15g	急性子 12g	藤梨根 30g

7 剂，水煎服，每日 1 剂。

2011 年 11 月 17 日六诊： 食后咽部阻塞感减轻，无恶心呕吐，进食增加，已拔出空肠营养管，舌红苔薄，脉细弱。上方三棱加至 20g、生黄芪加至 80g，加生牡蛎 30g、守宫（壁虎）10g，水煎服，14 剂。带药回家。

按： 本例患者因食管不典型增生（癌前病变）行食管部分切除、胃食管颈部吻合术，术后患者不能进食，食后呕吐，只能靠空肠营养管鼻饲以营养支持。本病属于中医学"噎膈"范畴。噎即吞咽时哽噎不顺，膈指饮食不下，或食入即吐。本病的发生与痰气交阻、阴津亏虚及瘀血内阻等有关。正如《局方发挥》所言"血液俱耗，胃脘干槁"致生噎膈。声音嘶哑、大便干，形体消瘦，舌光红无苔等均是阴虚津亏之象。加之术后易于留瘀，瘀血内阻，阻于食管，也是噎膈产生的重要因素。治疗以养阴益气，祛瘀破结为主。方中天花粉、白芍、生地黄、北沙参、西洋参、山茱萸补益肾胃，滋阴生津；阴液的化生有赖于脾胃之气的运化，养阴必先补气，故用生黄芪、山药、炙甘草以补脾益气，以资后天；三棱、莪术祛瘀破结；槟榔、鸡内金下气消积；更加桔梗、柴胡、升麻升提之品，寓降于升，使中焦气机升降归于正常。全方攻补兼施，气阴兼顾，寓降于升,使胃阴得复,胃气得生,升降正常,诸症可平。

(李春岩 整理)

骶尾部脂肪瘤(消瘰丸、四神丸合金铃子散)

薛某,女,63岁。

主诉:骶尾部粉瘤10余年,发现脑膜瘤2年。

2014年8月28日首诊:该患者骶尾部脂肪瘤10余年,如栗子大小,无痒痛感。CT检查发现脑膜瘤2年,未处置。偶有头晕头痛,痛连颈项,与劳累及情绪波动有关。两胁刺痛,情绪波动时加重,活动后心悸,心烦,自汗,畏寒,便不成形,晨起即泻。舌暗,苔薄白,脉沉细涩。

西医诊断:骶尾部脂肪瘤,脑膜瘤。

中医辨证:寒凝气滞,痰瘀内阻。

治法:温补脾肾,疏肝理气,活血止痛,化痰散结。予消瘰丸、四神丸合金铃子散加减:

土茯苓100g	生牡蛎30g	浙贝母15g	玄参10g
黑附片15g	补骨脂10g	吴茱萸4g	肉豆蔻10g
五味子10g	川楝子10g	延胡索30g	生黄芪30g
知母15g	黄柏15g	莪术15g	白蒺藜15g
乌蛇30g			

7剂,水煎服,每日1剂。

2014年9月15日二诊:患者头晕头痛基本缓解,胁痛十去其七,耳鸣亦罢。骶尾部脂肪瘤逐渐缩小至花生大小。心悸、自汗等症状减轻。唯睡眠仍欠佳,畏寒,便稍成形。舌暗,苔薄白微腻,脉沉细尺弱。上方土茯苓加至110g,加土贝母15g、白鲜皮30g。续服。

2015年9月随访:患者未再发作头晕头痛,因无症状亦未做头颅CT复查脑膜瘤情况。骶尾部脂肪瘤逐渐缩小至黄豆大小,无痒痛。胁痛、心悸等症亦微。

按:患者病证较多且杂,主要有脂肪瘤、脑膜瘤、头晕痛、胁肋疼痛、五更泻等。综合四诊辨证为虚实夹杂,既有脾肾阳虚所致五更泻,又有肝气郁结、气滞血瘀所致头痛、胁肋疼痛,也有瘀血痰浊阻滞聚集而成积聚(脂肪瘤)。故而治疗上攻补兼施,针对不同病证逐个击破,又在选方用药上适当选择配伍,以期取得最佳效果。

患者脑膜瘤、皮下脂肪瘤，既有先天禀赋因素，又有饮食、情志等后天因素影响，使气血阻滞、痰浊停留日久而成积聚痰核。故重用土茯苓100g解毒除湿、通络散结，配合消瘰丸加强化痰散结功效。此药味淡性平，功擅除湿化浊，常用于治疗湿热淋浊、带下、痈肿、瘰疬等。近代亦有应用大剂量土茯苓治疗脑瘤的报道。据不同医书记载，消瘰丸组方各有差异。我们所用《医学心悟》消瘰丸，由生牡蛎、玄参、浙贝母三药组成，其中玄参滋阴清热、凉血散结，浙贝母清热化痰，生牡蛎软坚散结，三药合用清热散结之功尤强，常用于瘿瘤、瘰疬、痰核聚结等。加虫类药乌蛇，取其祛风湿、通经络，以助药力通行经络。患者连续服药月余，原栗子大小的脂肪瘤逐渐缩小。

患者本属脾胃虚寒体质，平素畏寒、便不成形、晨起即泻。所用消瘰丸中药物又偏寒凉，故佐以黑附片温肾固元，以防寒凉药物更伤肾阳。又以四神丸温肾散寒，涩肠止泻。四神丸常用于治疗慢性腹泻、非特异性结肠炎、肠道易激综合征、糖尿病合并顽固性腹泻、虚寒便秘、五更泄泻、遗尿、滑精等。本案中应用，恰对应其脾肾虚寒、晨起即泻之证。方中补骨脂补命火，散寒邪；吴茱萸温中散寒，肉豆蔻温暖脾胃，涩肠止泻；五味子收敛固涩，用于肾阳不足所致的泄泻。

患者平素性情急躁易怒，时有情志不畅、肝气郁结，日久肝失疏泄，郁而化火，进而气滞血瘀，不通则痛，时有胁肋疼痛如针刺，且于情绪波动后加重。故选用《太平圣惠方》所载金铃子散疏肝泄热，活血止痛。方中金铃子(即川楝子)疏肝气，泻肝火；延胡索行气活血，长于止痛。此外，加生黄芪、知母、黄柏、莪术益气养阴、活血化瘀，白蒺藜疏肝活血，以增强疗效。

综观本方，补虚泻实兼施、寒热温凉共享，以消瘰丸、四神丸、金铃子散为主，配合相应药物增强祛湿、化痰、活血、通络疗效以及反佐寒凉偏性，软坚散结基础上加莪术、乌蛇、延胡索祛瘀，附子、吴茱萸散阴结，使得错综复杂的病情得以兼顾，取得明显的临床疗效。

（贺　琳　整理）

多发性脂肪瘤(土贝涤痰汤合甘麦大枣汤)

李某，女，55岁。

主诉：全身皮下酸痛，皮下小疙瘩2年余。

现病史：患者2012年于牙科治疗后，出现全身皮下酸痛，自己能触及许多皮下大小不等疙瘩样结节，位置不固定，按之疼痛，以腋下、双肩、大腿疼痛明显，受冷后加重，影响睡眠。纳可，二便正常。

既往史：桥本甲状腺炎病史。1 个月前因发热、间断咳嗽咳痰住院，诊为肺部感染，服中药已好转。

2014 年 2 月 20 日首诊：全身酸痛，以肢体疼痛为主，皮下疙瘩，位置不固定，压痛，遇冷加重，影响睡眠；素喜甜食。口苦干，时悲而欲哭。脉沉细滑，苔腻根厚。

西医诊断：多发性脂肪瘤。

中医辨证：宿痰失运，脏躁血瘀。

治法：祛痰软坚，调气化瘀，清热利湿。予土贝涤痰汤合甘麦大枣汤加味：

枳实 10g	竹茹 15g	法半夏 30g	胆南星 15g
茯苓 15g	陈皮 15g	土贝母 20g	石菖蒲 15g
炙桑白皮 15g	炙甘草 10g	大枣 15g	白蒺藜 15g
夏枯草 20g	生牡蛎 30g	生黄芪 30g	三棱 20g
青礞石 15g	生鸡内金 15g	炮山甲 10g	

7 剂，水煎服，每日 1 剂。

2014 年 2 月 27 日二诊：全身疼痛缓解，不影响睡眠。因母亲住院上火，腰部出现皮疹。苔薄根腻，脉沉细短滑。效不更方，上方青礞石加至 40g，加决明子 15g，14 剂，每日 1 剂，水煎服。

2013 年 3 月 17 日三诊：患者身痛显减，触诊皮下结节完全消失，心情好转，不复欲悲伤而哭，偶腰坠痛，痰多。苔薄腻，质暗紫，脉沉细短滑。上方三棱减至 15g，加川牛膝 15g。

按：痰核多因脾弱不运，湿痰结聚于皮下而成。本案患者中年女性，全身疼痛，可及皮下结节不固定，不红，以四肢、肩颈多见，压痛阳性，影响睡眠。脉沉细滑，苔腻根厚，为一派湿热之象，加上患者素喜甜食，甘能助湿，影响脾之健运，故也是促成痰核形成的因素。治以祛痰软坚，调气化瘀，选涤痰汤加味，软坚散结，配合清热利湿的竹茹、夏枯草、石菖蒲。根据气血水理论，血不利则为水，痰饮同源，痰凝气阻，气滞则血瘀，气行则血行，故予三棱、莪术推动气血运行、化积消癥；桑白皮利肺，开水之上源，且"肺主皮毛"。日久气虚，改涤痰汤中人参而用黄芪、大枣，取甘麦大枣汤意；另加白蒺藜，疏肝理气。土贝母为专病专药，最大剂量，我有用到 30g。我于 20 年前曾遇到类似病例，脉证也多相仿，服药两月余，疙瘩消尽。本案疗程更短，可能与加生黄芪、三棱有关，初定本方为"土贝涤痰汤"，对痰核、痰癖可以试用。

（张雪芹 整理）

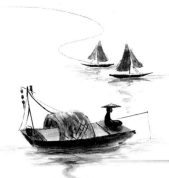

第九章 外科疾病

肩周炎（指迷茯苓丸）

杨某，男，63 岁。

主诉：双侧肩痛伴外展受限 2 个月。

2016 年 12 月 22 日首诊：该患者因双侧肩痛伴外展受限 2 个月就诊，肩痛以右侧为重，夜间明显。时有胸闷、气短、乏力、口苦，眠浅易醒，大便 1 次，便干成形。舌质红，苔黄腻，舌下脉络迂曲，脉弦数。

西医诊断：肩关节周围炎。

中医辨证：痰饮停滞，挟瘀阻络。

治法：祛痰、通经、止痛。予指迷茯苓丸加味：

茯神 30g	炒枳壳 15g	法半夏 30g	芒硝 6g^{分冲}
桂枝 10g	威灵仙 15g	片姜黄 15g	

7 剂，水煎服，每日 1 剂。

2016 年 12 月 29 日二诊：药后肩痛十去其八，口苦改善，胸闷、气短、乏力、舌脉象仍如前。主证巩固，改他方转攻兼证继续治疗。

按：本案之肩痛为西医之肩关节周围炎，是以肩关节疼痛和活动不便为主要症状的常见病症，可以归属于中医"痹证"范畴。痹证的发生主要是由于正气不足，感受风、寒、湿、热之邪所致。《素问·痹论》曰："风寒湿三气杂至，合而为痹也。其风气胜者为行痹，寒气胜者为痛痹，湿气胜者为著痹也。"

指迷茯苓丸出于《景岳全书》："人有臂痛，手足不能举，或时左右转移。此伏痰在内，中脘停滞，脾气不能流行，上与气搏，脾属四肢而气不下，故上行攻臂，其脉沉细者是也。但治其痰，则臂痛自止。"（本方亦见于《证治准绳·类方》）方由半夏、茯苓、枳壳、芒硝 4 味药组成，适用于痰湿阻络之痹证。

方中半夏散瘀止痛,解毒消肿;茯苓利水渗湿,健脾宁心;枳壳行气宽中,消食化痰;芒硝泄热、润燥、软坚。本病例尚有瘀血阻络,故加用桂枝温通经脉、助阳化气;威灵仙祛风湿、通经络、消痰涎;片姜黄破血行气、通经止痛。服用1周后,肩痛十去其八,改他方转攻兼证继续治疗。

本案提示:疾病辨证,需紧抓病机,据证候用方,时时注意邪与正的关系,遣方用药中攻补兼施,最终而取效。

(陈 辉 整理)

双膝骨关节炎(肾着汤)

赵某,男,48岁。

主诉:膝关节及下肢冷痛1年。

现病史:患者为机场司机从事搬运工作,有长时间夜间工作史,2016年以来膝关节及下肢冷痛。

2017年3月16日首诊:膝关节及下肢冷痛明显,右侧下肢自觉肌肉痛,腰酸痛,易困倦、乏力,身上红疹成片,时瘙痒,面部及前胸部起痤疮,口苦、口黏、咳痰、质黏,纳眠可,平素喜食肉食,大便溏,小便正常。舌暗尖红,苔腻微黄根厚,脉沉细短。

西医诊断:双膝骨关节炎。

中医辨证:寒湿内盛,日久化热证。

治法:温阳散寒,清热祛湿。予肾着汤加味:

炙甘草10g	干姜15g	茯苓15g	苍术30g
土茯苓60g	萆薢30g	川牛膝15g	车前草30g

7剂,水煎服,每日1剂。

2017年3月23日二诊:膝关节及下肢冷痛改善约70%,红疹渐退,怕冷,舌淡苔白腻,脉弦细滑。3月16日查:类风湿因子、抗链"O"正常,CRP 0.92mg/L,尿酸正常。上方基础上,去土茯苓、车前草、萆薢、川牛膝,加杜仲30g、川断30g、巴戟天10g。

2017年4月10日三诊:下肢冷痛已无,现右肩痛、怕冷风、活动受限,汗出不畅、自觉发热、肩关节活动时有弹响、酸疼、舌淡苔白腻、脉浮滑。更换方剂,拟小续命汤加减巩固善后。

按:肾着汤又名甘姜苓术汤,见于《金匮要略·五脏风寒积聚病脉证并治》："肾着之病，其人身体重，腰中冷，如坐水中，形如水状，反不渴，小便自利，饮食如故，病属下焦，身劳汗出，衣里冷湿，久久得之，腰以下冷痛，腹重如带五千钱，甘姜苓术汤主之。"该患者长期夜间工作，身体受夜间寒湿之邪，着而不去，故见膝关节及下肢冷痛。寒湿日久化热，故见口苦、口黏、痰黏、起疹色红，舌尖红，苔腻微黄根厚。湿邪困遏机体，阳气不展，故见易困倦、乏力；湿热之邪犯于肌肤，故见肌肤起疹、痤疮。患者"身劳汗出，衣里冷湿，久久得之，腰以下冷痛"，说明寒湿之邪偏盛，易原方中白术为苍术，并加大苍术之剂量，加强燥湿健脾之效。方中干姜温里散寒，茯苓健脾利水，苍术燥湿健脾，甘草补气和中，调和诸药。加用土茯苓清热除湿、泄浊解毒、通利关节。萆薢，《神农本草经》中记载："味苦，平……主腰背痛，强骨节，风寒湿周痹，恶疮不瘳，热气。"加用牛膝、车前草清热利湿，引湿热下行从小便而出。车前草之寒亦能制约苍术、干姜之温热之性。全方寒热并用，配伍得当，故复诊时膝关节及下肢冷痛改善约70%，遍身红疹改善。患者长期熬夜工作，耗阴伤阳，加用杜仲、川断、巴戟天补益肝肾，也寓"阴中求阳"之意，故随访知，此后积年之下肢冷痛已瘥。此案为肾着汤之变法，首先不一定局限于本方所主之"腰痛"，下肢冷痛也可速效。再者，久病之后，寒湿化热，病机多变，须方随机转。

（陈 英 整理）

右侧肩背痛（葛根汤）

姚某，女，66岁。

主诉：右侧肩背痛5天。

2018年12月17日首诊：患者近5日无明显诱因出现右侧肩背痛，逐渐加重。局部伴有发凉感。畏寒，无汗，心慌，情绪低落，夜尿1~2次，大便偏稀、日2次。脉沉细，舌紫暗、有裂纹，苔白腻。

西医诊断：右侧肩背痛。

中医辨证：风寒之邪束表，太阳经输不利。

治法：发汗散寒，升津舒筋，升发清阳。予葛根汤加味：

葛根20g	麻黄8g	桂枝10g	炙甘草10g
白芍10g	生姜10g	大枣10g	桔梗15g
川芎15g			

7剂，水煎服，分2次服。

2018年12月24日二诊：右侧肩背痛、发凉感明显减轻，十去其七，心慌症状亦明显缓解。

按：葛根汤在《伤寒论》《金匮要略》中凡三见：《伤寒论·辨太阳病脉证并治》第31条："太阳病，项背强几几，无汗恶风，葛根汤主之。"第32条："太阳与阳明合病者，必自下利，葛根汤主之。"《金匮要略·痉湿暍病脉证治》："太阳病，无汗而小便反少，气上冲胸，口噤不得语，欲作刚痉，葛根汤主之。"其主要病机为风寒束表，卫阳被遏，营阴郁滞。除此之外，尚兼有"项背强几几"的主症，即项背拘紧不舒，活动不能自如。

观此患者右侧肩背痛，局部伴有凉感，无汗，畏寒，大便稀，与条文极为吻合，有是证用是方，故效捷。此外，该患者素有心悸之宿疾，复于方中加入桔梗，一方面为"舟楫之剂"，可载诸药上行，同时还"主胸胁痛如刀刺，腹满，肠鸣幽幽，惊恐悸气"。故于方中加入桔梗，颇为合拍。另，川芎祛风活血，《神农本草经》谓："主……寒痹，筋挛缓急。"还有《丹溪心法》认为川芎"总解诸郁"，是名方"越鞠丸"之主要组成。此患者素有抑郁，情绪低落，舌质紫暗，加川芎兼顾气血。

（刘　妙　整理）

腰椎间盘突出症（肾着汤合活络效灵丹）

王某，女，73岁。

主诉：间断腰酸痛10年，加重1年。

现病史：患者2008年出现腰骶部酸痛，2017年以来疼痛加重，向左下肢放射，足背部麻木及膝关节刺痛，症状多在受凉后及夜间加重，活动受限，不能转身，恶风、怕冷，严重时夜间1小时发作1次，影响睡眠。曾在中国中医科学院望京医院骨科依MRI表现诊断为"腰椎间盘突出症"，治疗年余，疗效不佳。通知手术，患者拒绝，转来求治。

既往史：甲状腺功能减退症病史。

2018年4月26日首诊：腰骶部酸痛。食欲差，大便偏干。无晨僵、乏力、发热、口干口苦，舌淡暗，舌下瘀显，苔薄白，有齿痕，脉沉细短滑。

西医诊断：腰椎间盘突出症。

中医辨证：下焦寒湿，气血凝滞。

治法：祛寒除湿，活血通络。予肾着汤合活络效灵丹加减：

干姜 15g	茯神 30g	炒白术 30g	炙甘草 10g
乳香 6g	没药 6g	丹参 30g	当归 30g
川断 30g	杜仲 30g	怀牛膝 30g	附子 15g先煎

14 剂，水煎服，每日 1 剂。

2018 年 5 月 10 日二诊：自诉腰骶部、脚背痛明显改善，十去八九，但仍怕风恶寒，大便正常。食欲改善，睡眠略有好转。舌胖大质暗，苔薄白，脉细弦。上方加巴戟天 10g、肉苁蓉 15g。共 14 剂，日 1 剂，早晚分服。

2018 年 5 月 24 日三诊：诉腰骶部疼痛消失，但大腿后部肌肉偶有疼痛，左侧较重，已经不影响睡眠，可正常入睡。大便正常，日 1 次。舌淡暗，苔薄白微腻，脉细弦。治疗在原有基础上加强温阳作用，去肉苁蓉，加鹿角（镑）10g。

2018 年 7 月 5 日复诊时诉腰痛症状未再复发，双下肢肌肉疼痛亦缓解。自觉服用汤药时可感觉到腰部发热。

按：肾着汤出自《金匮要略·五脏风寒积聚病脉证并治》云："肾着之病，其人身体重，腰中冷，如坐水中……腰以下冷痛，腹重如带五千钱，甘姜苓术汤主之。"甘姜苓术汤即肾着汤。"腰以下冷痛"即指腰痛、下肢疼痛、遇寒加重。方中以干姜为君，温中祛寒；以茯苓为臣，淡渗利水；佐以白术健脾燥湿，以助除湿之力；使以甘草调诸药而和脾胃。活络效灵丹出自张锡纯《医学衷中参西录》，由当归、丹参、乳香、没药组成。方后案例颇多，云："主治气血凝滞，痃癖癥瘕，心腹疼痛，腿疼臂疼，内外疮疡，一切脏腑积聚，经络湮瘀。"活络效灵丹以丹参为主药，配合乳香、没药、当归理血活血，化瘀止痛。两方合用，共奏祛寒除湿、活血通络之效，则寒湿尽去，血濡筋脉，诸症缓解。

（顾　焕　整理）

急性膝关节滑膜炎（四神煎合活络效灵丹）

韩某，女，86 岁。

主诉：左膝肿痛 2 年，加重 1 周。

现病史：患者 2018 年以来反复左膝关节肿痛，2020 年 11 月初肿痛剧烈，动则加剧，不能步行，亦无法站立，影响睡眠。血压 170~180/80~90mmHg。

2020 年 11 月 13 日首诊：轮椅推进诊室，左膝时热时凉，得热痛减，肿胀明显。舌暗淡嫩、有裂纹剥苔，舌底脉络迂曲，脉细弦数。

西医诊断：急性膝关节滑膜炎。

中医辨证：气阴两虚，寒湿热瘀壅盛。

治法：益气养阴，通阳化瘀，清热利湿。予四神煎合活络效灵丹加减：

生黄芪250g	石斛120g	川牛膝100g	远志60g
金银花60g	磁石60g	丹参60g	乳香6g
没药6g			

4剂，黄酒250ml泡煎，每日1剂。

2020年11月27日二诊：服2剂疼痛显减，未汗出，局部觉温，目前十去其七，已可站立，步行无碍，睡眠好转，血压平稳，控制在130~150/80~90mmHg。反酸，大便偏干，舌暗红、有裂纹，苔剥脱、薄白腻。更方桂枝芍药知母汤加味巩固。

按：黄芪为君药，主"痈疽，久败疮"（《神农本草经》），无独有偶，金银花、远志所主皆有痈疽败疮之证。鹤膝风，关节肿大疼痛，胫股细小，实与败疮痈疽无异。而黄芪尤专擅此，《金匮要略》中芪芍桂酒汤、防己黄芪汤、乌头汤、防己茯苓汤等方均用黄芪治疗水湿引起的肿痛重等痹阻之证，尤其是下肢病变。

远志辛行苦泄，《中药学》载其功擅疏通气血之壅滞而消散痈肿。川牛膝活血利水，"主寒湿痿痹，四肢拘挛，膝痛不可屈伸。逐血气，伤热，火烂，堕胎"（《神农本草经》）。《医学衷中参西录》："（牛膝）原为补益之品，而善引气血下注，是以用药欲其下行者，恒以之为引经。故善治肾虚腰疼腿疼，或膝疼不能屈伸，或腿痿不能任地。"金银花主"一切风湿气，及诸肿毒、痈疽疥癣、杨梅诸恶疮，散热解毒"（《本草纲目》），现代研究证实其有明显的抗炎及解热作用。石斛"主伤中，除痹，下气，补五脏虚劳羸瘦，强阴，久服厚肠胃"（《神农本草经》），于大队利水除湿药中（药后多有大汗）可防阴液亏耗。此方，效专力宏，不可久服。

合用之张锡纯活络效灵丹，"于流通气血之中，大具融化气血之力，连服十剂全消。以后用此方治内外疮疡，心腹四肢疼痛，凡病之由于气血凝滞者，恒多奇效"。再次证明，疮疡与腿疼臂疼可等同辨治。

此方服用后虽未大汗，但局部温暖，亦为阳气通达之征，且本方大量温燥之品并未引起燥热，尤其生黄芪超量使用使原本升高的血压反趋平稳，体现了大剂量黄芪对血压有降低作用。

（李 进 整理）

慢性阑尾炎急性发作（大黄牡丹汤合大承气汤）
邵某，男，31岁。
主诉：间断右下腹痛2年，复发10小时。

现病史：患者 2014 年 6 月 26 日因酒食过饱出现中上腹胀痛，持续 10 小时，伴恶心，无呕吐；排气、排便减少，夜间不能入睡；疼痛渐转至右下腹部，不能进食，欲排气排便而不得。近 2 年来相似症状发作 4 次，诊断为"阑尾炎"，曾建议手术治疗而未施行。

2014 年 6 月 27 日首诊：右下腹痛，腹胀明显，不能进食，微恶寒，无汗，小便色黄，大便稀量少，舌红，苔黄腻，边有齿痕、瘀点，脉沉滑。

西医诊断：慢性阑尾炎急性发作。

中医辨证：湿热壅积肠腑。

治法：行气祛瘀，通腑泄热。予大黄牡丹汤合大承气汤加味：

生大黄 30g	牡丹皮 30g	桃仁 30g	芒硝 12g ^{分冲}
冬瓜子 30g	枳实 30g	厚朴 15g	红藤 50g

3 剂，水煎服，每日 1 剂。

嘱避免饮酒、饱食，清淡饮食。

患者服药后腹痛、腹胀消失，可正常饮食，每日大便 3~4 次，为深褐色稀便，停药后大便每日 1 次，为稀软便。后随访，未复发。

按：阑尾炎属于中医的"肠痈"范畴。肠痈是由于饮食不节、寒温不适等因素损伤肠胃，导致肠道传化失司，糟粕停滞，积滞生湿生热，致使气血不和，经络壅塞而成气滞血瘀，瘀久化热，热甚肉腐而成痈。大黄牡丹汤为治疗肠痈之名方，具有泻热破瘀、散结消肿之功效，用于治疗肠痈证属湿热瘀滞，且方证中以"瘀痛"为主。患者腹胀明显，大便不畅，"六腑以通为用"，故原方中加用厚朴、枳实以行气通腑，寓大承气汤之意。红藤为治肠痈的专病专药，清热解毒，活血通络。诸药合用，相辅相成，取效颇捷。

（邵明晶　整理）

肋软骨炎（阳和汤）

白某，女，66 岁。

主诉：右胁肋痛及头痛 2 天。

现病史：患者 2017 年 9 月 19 日因情绪激动出现右胁肋痛及头痛，自觉后巅顶及双颞侧持续性胀痛，右胁肋持续性胀痛。血压正常。

2017 年 9 月 21 日首诊：右胁肋痛，压痛明显，时有心悸、自汗、头痛。纳差，胃部不适，腑行可，眠可。舌紫暗、有裂纹，苔白腻微黄，脉沉细微。

西医诊断：右肋软骨炎。

中医辨证：肝寒犯胃。

治法：温肝散寒，和胃止痛。予阳和汤加减：

熟地黄 15g	鹿角胶 10g^{烊化}	炮姜 10g	肉桂 6g
麻黄 6g	白芥子 10g	炙甘草 10g	乌贼骨 30g
浙贝母 15g			

5剂，水煎服，每日1剂。

2017年9月25日二诊：药后右胁肋痛及头痛明显减轻，十去其半，自汗缓解，仍有心悸，时有咳嗽，舌质紫暗、有裂纹，苔白腻，脉沉细微。予柏子养心汤加减补气养血，加以巩固。

按：阳和汤出于《外科证治全生集》："治鹤膝风，贴骨疽，及一切阴疽。"本汤证系由素体阳虚，营血不足，寒凝痰滞，痹阻于肌肉、筋骨、血脉而成。方中肉桂、炮姜、白芥子均为温肝药，地黄补肝血，麻黄通行十二经。

本案辨证关键为脉沉细微、苔白腻为主，应守"治病必求于本"之旨。肋软骨炎属非特异性炎症，现代医学病因不明，或由外感、损伤等诱发，但局部皮色不变，也无红、热。本病属中医之"阴疽""贴骨疽"。在南通工作时，学习外科大师陈鸿宾用此方治疗有卓效，验之临床也能重复。如发生在左侧，临床被误诊为"冠心病心绞痛"并不少见，应以局部明显压痛，甚或隆起加以鉴别。

（陈 辉 整理）

肉芽肿性前列腺炎（通关滋肾丸合四妙散、小承气汤）

李某，男，67岁。

主诉：排尿不畅或困难2个月。

现病史：患者于2018年9月18日突发高热，伴有排尿不畅，在附近医院查血常规示 WBC 6.9×10^9/L、NEUT 80.4%，尿常规示尿蛋白（-）、WBC 51.48个/μl、细菌508.2个/μl [（++）]。诊断为泌尿系感染。予抗炎及解热镇痛治疗，翌日热退，但排尿仍然不通畅。2018年10月5日因排尿困难，在院诊断为急性尿潴留，予插管导尿并留置导尿管。2018年10月24日收住泌尿外科病房。查血常规（-）；尿常规：尿蛋白（-）、WBC 18.2个/μl、RBC 186.2个/μl、细菌（-）；血生化 PSA 8.37ng/ml。前列腺穿刺活检病理诊断为前列腺左外周、右外周、左中央、右中央均为炎症性改变，形态学倾向伴有嗜酸细胞（非特异性）肉芽肿性前列腺炎。

2018 年 11 月 19 日首诊：拔导尿管后排尿不畅、尿分叉，无尿频急感。常服通便药虽能排大便，仍干结难行。舌质紫红，舌中裂，舌苔黄白相间、厚腻少津，脉细滑数。

西医诊断：肉芽肿性前列腺炎，习惯性便秘。

中医辨证：肾气衰退，开合失调，脾虚湿阻化热，大肠传化失司，湿热互结，下焦枢机不利。

治法：滋肾清热，化气通关，峻下热结，前后分消。予通关滋肾丸合四妙散、小承气汤加减：

知母 15g	黄柏 12g	肉桂 3g	生白术 60g
生薏苡仁 30g	砂仁 6g	川牛膝 15g	枳实 15g
姜厚朴 10g	熟大黄 6g	炒决明子 30g	郁李仁 30g
草薢 15g	土茯苓 30g	石韦 30g	泽泻 24g
车前草 30g			

7 剂，水煎服，每日 1 剂。

2018 年 11 月 26 日二诊：药后排尿较前通畅，已无须导尿治疗。大便仍艰行，苔厚腻稍化，脉仍细滑数。膀胱湿热壅阻，肠腑燥屎内结，久则瘀血内停。拟参入桃核承气汤活血逐瘀，少佐温肾助阳化气，以顾护本虚。处方如下：

知母 30g	黄柏 12g	肉桂 3g	桃仁 12g
熟大黄 6g	炙水蛭 10g	芒硝 6g	甘草 10g
生薏苡仁 50g	砂仁 20g	草薢 15g	土茯苓 30g
石膏 30g	怀牛膝 15g	补骨脂 10g	泽泻 24g
车前草 30g	地肤子 30g		

14 剂，水煎服，每日 1 剂。

2018 年 12 月 9 日三诊：排尿顺畅，色清，尿毕有滴沥现象。夜尿 2 次，大便已日行、量不多。苔转薄腻，舌淡紫红、裂纹多。脉细滑小数。尿常规：尿蛋白（－），WBC 1.8 个 /μl、RBC 0.9 个 /μl、细菌（－）。肿瘤标记物：PSA 3.6ng/ml，fPSA/PSA 0.07。B 超：双肾大小形态正常，结构清晰，左肾盏局部扩张，较宽约 0.9cm；膀胱充盈尚好，壁光滑，内未见明显异常回声。前列腺大小：

5.3cm×4.2cm×4.0cm,回声不均匀,可见线性强回声。原方继续。

2018 年 12 月 23 日四诊: 与 2018 年 9 月 18 日后的所有尿常规及 B 超前后对比,显示尿路感染已控制,前列腺增生似有缩小。但左肾盏出现局部扩张,考虑与尿潴留相关。中医治疗拟调补脾肾加三七粉活血化瘀善后。嘱定期到泌尿外科复查,防止前列腺癌的发生。

按: 肉芽肿性前列腺炎是一种非特异性多种组织模式炎症,与局部强烈的异物反应有关。本患者是因为急性尿潴留而 2 次插管并留置导尿管,在45 天拔管后畏惧第 3 次插管求助于中医中药治疗。按病史,用中医理论分析归属于"癃闭"范畴。《素问·灵兰秘典论》曰:"三焦者,决渎之官,水道出焉。"说明三焦的功能主要是津液的气化与水道的疏通。"下焦者,别回肠,注于膀胱……成糟粕,而俱下于大肠……济泌别汁,循下焦而渗入膀胱焉。"即所谓"下焦如渎"之意,实际上就是小肠主液,大肠主津,和肾与膀胱调节水液,排泄尿液气化功能的合称。患者病变集中于前后二阴,老年肾气衰退、开合失调,以及常年脾虚湿阻化热,肠腑传化失司,使三焦决渎不利,造成"膀胱热结,轻者为癃,重者为闭"(《医宗金鉴》),为本次发病的主要原因。所以脏腑定位在肾、膀胱、大肠。

中医辨证肾虚气化不利是关键,又有下焦湿热互结,致膀胱热结,大肠传化失司。且病久下焦瘀蓄内停,为虚实夹杂之证,故选方用通关滋肾丸合四妙散、小承气汤等加减化裁。

滋肾丸出于李东垣《兰室秘藏》:"不渴而小便闭,热在下焦血分也。"表明为肾与膀胱皆受热邪侵扰而致尿闭。"邪之所凑,其气必虚。"故方中既用知柏滋肾坚阴,泻热潜阳,又用肉桂之辛甘大热以振奋肾阳,增强肾的气化作用,以通利膀胱,促进排尿,使下焦血分之热开泻。本患者肾虚当以阴虚为主,在知柏与肉桂剂量的配比上,必然重用知柏,少佐肉桂,另肉桂还能引药入下焦及引火归原,可谓一药多功之用。李东垣之师张元素在《珍珠囊》记载黄柏功效有:泻膀胱龙火,利小便,除下焦湿肿,除痢疾先见血,解脐中痛,补肾不足,壮骨髓。可见黄柏清下焦之火是不伤正的。

在首诊中虽用小承气汤等攻下热结、润肠通便之品,但大便仍干结,考虑为热结膀胱,久则血结不行、瘀蓄内停。故在二诊时仿桃核承气汤意,加入水蛭活血利水以攻逐蓄血,前后分消,并少佐补骨脂、石韦以温肾助阳化气,顾护本虚。现代药理研究发现,补骨脂能兴奋平滑肌、促排尿,还有抗菌及雌激素样作用。并用地肤子以清热化湿,利小便,故用药 2 周后尿便均畅行,腻苔也化。终以调脾补肾加三七粉活血化瘀作为善后。

根据肉芽肿性炎症需 2~3 个月始能吸收，且前列腺局部纤维结缔组织替代也可发生质地变化，顾反复叮嘱患者防止病情反复发作及定期复查，防止癌变。

颌下软组织感染（普济消毒饮合仙方活命饮）

张某，男，49 岁。

主诉：颌下肿块伴红肿热痛月余。

现病史：患者 2013 年 5 月出现颌下肿块，坚硬红肿疼痛，如乒乓球（3cm×4cm）大小，语声沙哑，不能自行转头。在河北唐山当地医院住院，静脉滴注多种抗生素（头孢甲肟、奥硝唑、磺苄西林钠等）20 多天未见寸功，家属惊恐，来京求治。

既往史：糖尿病 4 年，高血压 5 年。

2013 年 6 月 10 日首诊：颌下肿块伴红肿热痛，伴乏力、自汗、口干苦，大便间日行、不畅。舌质暗、胖大，苔薄，脉弦数。

西医诊断：颌下软组织感染。

中医辨证：邪热壅聚，气血凝结，肺胃郁火积于咽喉。

治法：清热解毒，泻火消肿。予普济消毒饮合仙方活命饮加味：

黄芩 15g	川黄连 15g	板蓝根 30g	银翘各 30g
野菊花 30g	玄参 15g	僵蚕 30g	牛蒡子 15g
桔梗 12g	薄荷 8g	生甘草 10g	浙贝母 15g
炮甲末 3g^{冲服}	皂角刺 10g	白芷 10g	荆芥 10g
防风 10g	乳香 6g	没药 6g	天花粉 30
生黄芪 30g	蒲公英 30g	生大黄 10g	蜈蚣末 2g^{冲服}

7 剂，水煎服，每日 1 剂。

2013 年 6 月 18 日二诊：肿块红肿疼痛减，肿块渐消，效不更方，稍事加减，原方继进 7 剂，肿块完全消退。近日因其他疾病来诊，追问上述病情，述 2 次治疗后肿块尽消，一直未反复。

按：本案病属中医“锁喉痈”范畴。锁喉痈生于结喉之外，红肿绕喉，甚至堵塞咽喉，影响吞咽、发音、头颅转动。坚硬难溃脓者为重症，向内穿溃咽喉

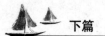

更为危重。

糖尿病感染临床常见，但特殊部位软组织感染，并不多见。近年来大量广谱抗生素的应用，使病原菌对抗生素耐药性增强，细菌谱也发生明显改变。本案多种抗生素应用20天以上无效，改用中药获愈。宗《黄帝内经》"热胜则肉腐"，大剂清热，佐黄芪（《神农本草经》）"主痈疽……排脓"（托疮）。补益从整体论治，是突显中医优势的眼点。

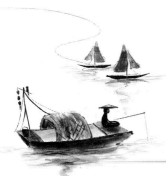

第十章 妇科疾病

输卵管脓肿（桃核承气汤合薏苡附子败酱散）

王某，女，30岁。

主诉：左下腹痛伴发热10天。

现病史：患者在外地住院，家属代诉，2019年6月29日开始发热，左下腹剧烈痛，腹胀满如鼓，腹泻，里急后重30~40次/d。当地医院诊断为输卵管脓肿。予奥硝唑、美罗培南、拉氧头孢钠等抗生素静脉滴注后，发热、腹泻改善。仍腹痛腹胀，通知手术治疗，患者拒绝，自动出院，特来就诊。

既往史：左肾切除，纵隔子宫，去年中药保胎后已顺产。

辅助检查：2019年7月2日超声检查示左侧附件区可见7.0cm×3.8cm条状无回声区，内可见一光带回声，提示左侧附件区囊性包块（输卵管积水可能）。口头告知患者其中仍有脓血。

2019年7月9日首诊：左下腹痛，无明显按压痛，腹胀，大便稍稀色黑，尿急无涩痛，尿中有绿色稠浊物。自汗畏风，纳差，早饱。头晕口干黏，困倦。舌质紫红，苔黄腻燥，舌下静脉粗、黑。

西医诊断：左侧输卵管脓肿。

中医辨证：瘀热内结。

治法：泻热逐瘀。予桃核承气汤合薏苡附子败酱散加减：

桃仁 10g	桂枝 15g	生大黄 8g^{后下}	芒硝 6g
炙甘草 10g	淡附片 10g	败酱草 30g	薏苡仁 60g
牡丹皮 15g	生黄芪 30g	莪术 15g	仙鹤草 30g
桔梗 15g	凤尾草 30g	红藤 60g	

7剂，水煎服，每日1剂。

2019 年 7 月 16 日二诊：腹痛胀显著减轻。诉从首剂服药后至今每次排尿时阴道排脓血状物，睡眠改善，大便成形，夜尿 3 次，仍头晕乏力纳差，自汗明显，怕风减轻。大小便时引左下腹疼，下腹胀大如娠。脉滑数沉短，舌质暗红质嫩，苔黄腻，舌下静脉粗。2019 年 7 月 13 日超声检查：左侧附件区脓肿明显减小，左附件区见内径 1.4cm 管道状无回声，末端膨大（4.3cm×3.6cm）。口头报告，已无脓血。效不更方，略作加减。

桃仁 10g	桂枝 15g	生大黄 8g^{后下}	芒硝 6g^{冲服}
炙甘草 10g	淡附片 10g	败酱草 30g	薏苡仁 60g
红参 10g	枳实 10g	法半夏 30g	生黄芪 30g
莪术 15g	苍术 30g	黄柏 15g	牡丹皮 15g
凤尾草 30g	桔梗 15g	蒲公英 40g	厚朴 15g
砂仁 15g	红藤 60g	藿香 15g	佩兰 15g

7 剂，水煎服，每日 1 剂。

外用：乳香、没药各 10g，皂角刺 10g，甘遂 6g，生黄芪 30g，当归 10g，金银花 30g。2 剂，打粉，加独头蒜外用。

艾灸：足三里、气海。

2019 年 7 月 23 日三诊：腹痛腹胀已完全消失。大便 3~4 次/d，便色由黑转黄，不畅量少。

2019 年 7 月 25 日复查 B 超：左侧附件区 2.0cm×0.5cm 无回声区。

按：患者青年女性，近年在国外经商劳累，经常熬夜透支，气血亏虚，导致邪气内侵，发为痈脓。西医予大量抗生素治疗后发热缓解，脓肿未消除，拟手术治疗，而患者选择中医治疗。

患者腹痛，局部肿胀痞满，B 超检查后口头告知有脓血，舌脉症相合，皆为瘀热痰湿内盛之象，故予桃核承气汤、薏苡附子败酱散合仙桔汤以泻热排脓止痛。此外，患者久虚感邪，又经抗生素攻伐，病已稽留 10 日，有自汗、头晕、乏力、纳差、畏风，加黄芪、仙鹤草等益气固脱并托邪外出。

桃核承气汤泻热逐瘀；薏苡附子败酱散利湿排脓，破瘀消肿；仙桔汤为朱良春老师治疗痢疾经验方，仙鹤草止痢，桔梗排脓，二者又兼固气升举之功。此外，大剂量凤尾草、红藤清热化湿、祛瘀排脓，生黄芪、莪术祛瘀而不伤正。

患者服药后，阴道有脓样物排出，脓肿明显缩小，如桃核承气汤条文所言"血自下，下者愈"。有学者认为"热结膀胱"中的"膀胱"指子宫附件，可资参考。结合外敷药粉,助局部散结消肿、排脓化瘀。注意外敷药对皮肤的刺激较明显,易发疱、或皮肤红疹,可间隔1日,或上下挪动。

化脓性感染形成脓肿包裹者,辨证应用中药可促进脓肿吸收,避免手术。

(李 进 孙 宁 整理)

子宫肌瘤兼卵巢囊肿(桂枝茯苓丸合血府逐瘀汤)

李某,女,44岁。

主诉:发现子宫肌瘤、卵巢囊肿半月。

现病史:患者于2017年7月因面部细胞肉芽肿就诊,经中药治疗半年余,皮疹颜色变淡,瘙痒减轻,丘疹变小、减少。2017年12月18日查子宫附件超声显示:子宫肌瘤,子宫底见低回声结节、直径约1.0cm,子宫腔内膜厚约0.5cm,子宫腔内见高回声结节、大小约1.4cm×0.4cm,左侧卵巢囊样无回声、大小约4.1cm×3.0cm。

2018年1月4日首诊:口苦,小腹坠胀,月经量少色暗,经期延后,大便稀,小便可。脉沉细弦滑,舌苔薄,质淡暗。

西医诊断:子宫肌瘤,卵巢囊肿。

中医辨证:气滞不畅,瘀血内结。

治法:调气活血,祛瘀消癥。予桂枝茯苓丸合血府逐瘀汤加减:

桂枝15g	茯苓15g	桃仁10g	赤芍10g
牡丹皮15g	红花10g	当归15g	生地黄30g
枳壳10g	生甘草8g	柴胡10g	川芎10g
桔梗10g	川牛膝15g	鲜地黄10g	炒白蒺藜10g
生栀子15g	生黄芪15g	莪术10g	三棱10g

24剂,水煎服,每日1剂。

2018年1月28日二诊:小腹胀感减轻,面部皮疹色淡,仍轻度瘙痒,睡眠差,月经量少色暗,经期延后,周期32天,经期4天,余无明显不适。脉沉细,舌苔薄,质淡暗。上方去枳壳、鲜地黄,改生地黄15g、醋莪术12g,加枳实10g、乌梢蛇15g、蜈蚣2条、白芍15g。予以苦参30g、蛇蜕10g、紫草40g煎后外用,敷于左侧面部皮疹处。

2018年6月6日三诊:患者间断服用前方4个月余,现左侧面部皮疹消失,无瘙痒,月经仍有推迟,但经色转红,经量较前增加。2018年5月30日复查子宫附件超声显示：子宫肌瘤，子宫腔高回声结节、直径约 0.6cm，子宫腔内膜厚约 1.1cm，子宫腔内见高回声结节、大小约 0.9cm×0.5cm，边界清晰、规则；双侧附件未见异常占位（表 3-10-1）。

表 3-10-1　患者妇科超声检查结果对比

检查日期	子宫腔内高回声结节	卵巢囊性占位
2017–12–18	1.4cm×0.4cm	4.1cm×3.0cm
2018–05–30	0.9cm×0.5cm	未见异常占位

按： 子宫肌瘤和卵巢囊肿均为女性常见良性肿瘤，病情多发展缓慢，常出现小腹坠胀、月经不调或不易受孕等表现，西医对二者的发病原因尚不清楚，治疗以手术切除为主，术后常会出现病情复发、反复出血、带下异常等情况。

子宫肌瘤和卵巢囊肿均属中医"癥瘕"范畴，与经、带、胎、产之病相关，二者病机为虚实错杂，多因经期或产后胞宫空虚，或伤于风冷，或情志内伤，脏腑失和，气血不调，气滞血瘀所致，故邪实以气滞、血瘀、痰阻、寒凝为主。《灵枢·水胀》便有记载："石瘕生于胞中，寒气客于子门，子门闭塞，气不得通，恶血当泻不泻，衃以留止，日以益大，状如怀子，月事不以时下。皆生于女子，可导而下。"文中"石瘕"与西医子宫肌瘤相对应，且指出此病多与气滞、恶露或瘀血相关。

历代医家对于上述疾病的认识不断发展。张仲景创桂枝茯苓丸治妇人素有癥病，胎动不安或有出血者。《金匮要略论注》云："药用桂枝茯苓丸者，桂枝、芍药一阴一阳，茯苓、丹皮一气一血，调其寒温，扶其正气。桃仁以之破恶血消癥癖，而不嫌伤胎血者，所谓有病则病当之也。患癥之初必因寒，桂能化气而消除本寒；癥之成必挟湿热为窠囊，苓渗湿气，丹清血热，芍药敛肝血而扶脾，使能统血，则养正即所以去邪耳。"后世医家多以此方加减运用于妇人癥瘕、闭经、产后恶露不尽等。清代《医林改错》等著作的问世，使活血化瘀理论在中医临床的应用更为受到重视，故治疗妇女癥瘕之病临床更多用活血消癥之药，其中血府逐瘀汤为行气化瘀之代表方，以四逆散及桃红四物汤合方而成。

该患者中年女性，妇科超声显示子宫肌瘤和卵巢囊肿诊断明确，症见小腹坠胀，月经量少色暗，经期延后，大便稀，脉沉细弦滑，舌苔薄、质淡暗，证属脏腑失调，气血不和，且瘀血之象明显，故治以调气养血、活血化瘀以消癥，予桂枝茯苓丸合血府逐瘀汤加减。生栀助牡丹皮去虚热，黄芪助芍药益脾气，三棱、莪术破血调气，可助逐瘀散结之功。张锡纯谓："三棱、莪术性近和平，而以治女子瘀血，虽坚如铁石亦能徐徐消除，而猛烈开破之品转不能建此奇功。此三棱、莪术独具之良能也。"

（肖　响　整理）

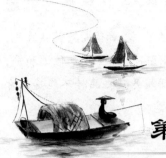

第十一章 其他疾病

第一节 不明原因发热

不明原因发热（新定柴胡达原饮）

孙某，女，38岁。

主诉： 午后发热30天。

现病史： 患者于2017年2月5日疑被他人传染发病，出现每日午后高热，最高42℃，伴畏寒、寒战、恶心、右膝关节疼痛、腰部疼痛、但头汗出，食欲差，眠可，便溏、一日两行，月经正常。

辅助检查： 血常规示WBC 4.75×10^9/L，N% 67.4%；外周血涂片示白细胞数量少，比例大致正常，可见异常淋巴细胞4%；呼吸道病原体IgM九联检均阴性；抗核抗体谱示ANA1：40核颗粒型；痰真菌、细菌培养及涂片染色均未见异常；CMV核酸阴性；血培养2次均阴性；T-SPOT（-）；PPD（++）；心脏彩超未见异常；胸腔超声示双侧胸腔少量积液；胸腹部CT示双侧胸腔少量积液、盆腔少量积液；骨髓穿刺检查示粒系增生活跃骨髓象。

入院后先后给予更昔洛韦＋莫西沙星＋舒普深、更昔洛韦＋阿奇霉素＋头孢曲松、利巴韦林＋氟康唑＋替加环素等多种抗生素，以及乐松（洛索洛芬钠片）降温及试验性抗结核治疗，均告无效。

2017年3月5日首诊： 每日午后高热1个月，最高42℃，伴畏寒、寒战、恶心、右膝关节疼痛、腰部疼痛、但头汗出，食欲差，眠可，便溏、日2次，舌质淡红，苔黄腻根稍厚，脉沉细弦滑。

西医诊断： 不明原因发热。

中医辨证： 湿热阻遏，枢机不利。

治法： 先拟疏解和营，曾投柴胡桂枝干姜汤6剂，后改柴胡桂枝汤3剂，热势稍挫,但仍午后弛张。

2017 年 3 月 15 日二诊: 每日午后发热仍达 39℃,病势稽留、缠绵,舌脉象如前。

西医诊断: 不明原因发热。

中医辨证: 湿热伏邪,阻于膜原。

治法: 宣湿化痰,疏通三焦,透达膜原。予新定柴胡达原饮:

柴胡 15g	黄芩 15g	草果 10g	槟榔 10g
厚朴 15g	知母 15g	白芍 12g	青蒿 15g
炙甘草 10g			

5 剂,水煎服,每日 1 剂。

2017 年 3 月 19 日三诊: 患者服上方第 2 剂后,每日体温降至正常,大便偏稀、日 1 次,余症无。舌淡苔薄腻,脉细弦偏数。辨证为脾虚痰阻,更改处方为香砂六君子汤,益气健脾、行气化痰以收功。

党参 10g	茯苓 15g	炒白术 10g	炙甘草 10g
陈皮 15g	法半夏 10g	木香 10g	砂仁 10g

5 剂,水煎服,每日 1 剂。

2 个月内多次随访患者,一切正常,未再复发。

按: 不明原因发热(FUO)是指患者发热持续 3 周以上,体温高于 38.5℃,经详细询问病史、体格检查和常规检查均不能确诊者。

本案患者先是辨证为少阳兼水饮,治以柴胡桂枝干姜汤。调服 6 天后每日午后体温下降,寒战减轻,辨证为少阳太阳合病,更改处方为柴胡桂枝汤以和解少阳、调和营卫。继续调服 3 天后,每日午后发热仍达 39℃,热势仍稽留,考虑为湿热伏邪、阻于膜原,更改处方为新定柴胡达原饮,宣湿化痰、疏通三焦、透达膜原。继续调服 2 天后,每日体温正常,大便偏稀日 1 次,余症无,舌淡苔薄腻,脉细弦偏数。更改处方为香砂六君子汤益气健脾、行气化痰以收功。

治疗虽分 4 步,但进退层次渐次分明,据《伤寒论》《温病条辨》辨证,依实战所需,可熔一炉耳。

(陈 辉 整理)

不明原因低热 2 个月（柴胡桂枝汤）

崔某,女,35 岁。

主诉：持续低热 2 个月余,加重 1 周。

现病史：患者自 2019 年初无明显诱因出现低热,体温波动在 37.4~38.0℃,间断应用罗氏芬（头孢曲松钠）等抗生素效果不佳。查血常规、自身抗体谱、肿瘤标记物、痰培养、痰涂片、鼻窦 CT 等均未见明显异常。2019 年 2 月 7 日因扁桃体发炎,伴咳黄痰,自行服用抗生素治疗后扁桃体炎症好转,但仍低热不退。

2019 年 2 月 14 日首诊：发热每于傍晚太阳下山后出现,最高温度不超过 38.0℃,恶寒,无汗,平素易外感,乏力,四逆,咽干、咽痛,口干欲饮,纳差,时有恶心,晨起自心下至少腹胀满,偶有胸中发热、烧灼感,身痒,头晕,耳鸣,腰痛,腹胀,夜尿 3 次,大便黏、不成形、日 2~3 次,近期月经推迟 10 天。舌淡红苔薄白,脉细弦。

西医诊断：不明原因发热。

中医辨证：少阳枢机不利,太阳营卫不和,兼有水饮不化。

治法：和解少阳,调和营卫,温阳化饮。予柴胡桂枝汤合苓桂术甘汤加减：

柴胡 15g	桂枝 12g	黄芩 12g	生姜 10g
法半夏 12g	党参 10g	炙甘草 10g	大枣 10g
白芍 12g	炒白术 10g	茯苓 15g	

3 剂,水煎服,每日 1 剂。

2019 年 2 月 18 日二诊：患者自诉服上方 1 小时后即热退,后监测体温最高 36.9℃,恶寒显减,乏力改善,背痒消失,无夜尿,腰疼减轻,大便黏好转,已逐步成形。刻下恶风,乏力,时头晕,厌油腻,腹胀,苔薄白微腻,脉细弦滑。辨证属于气虚阳郁,予玉屏风散合四逆散加减,以巩固善后。

按：本案患者发热 2 个月余,以往来寒热、休作有时为主症,同时兼有胸中发热、心下至少腹胀满、时有恶心、纳差而不欲饮食、口咽干、夜尿频多等症状,舌淡红苔薄白,脉细弦。是以少阳枢机不利、太阳营卫不和为主,复兼有水饮内停,治以柴胡桂枝汤合苓桂术甘汤以和解少阳,调和营卫,温阳化饮。患者服上方 1 小时后即热退,连续服药 3 剂后,背痒消失,夜尿已无,腰疼减轻,大便黏好转,余诸症减轻。

柴胡桂枝汤见于《伤寒论》第 146 条："伤寒六七日,发热,微恶寒,支节烦疼,微呕,心下支结,外证未去者,柴胡桂枝汤主之。"本证为太阳表证未解之际,进而邪入少阳,实属太阳少阳并病。本方为太少表里双解之轻剂。

观此案患者发热不甚,恶寒亦不显,是太阳表证未罢,风寒邪气仍留于表;往来寒热,休作有时,乃正邪纷争于少阳半表半里之位;胸中发热是与胸胁苦满同类而轻者,为邪气已入于少阳,致其枢机不利,胆热犯胃之故;患者自觉心下至少腹胀满即心下支结,是为少阳之脉,从缺盆下胸中贯膈,络肝属胆,其经气郁结之故;时有恶心,纳差而不欲饮食,为邪气已入于少阳,致其枢机不利,胆热犯胃之由。太阳证未解,自当表散,邪入少阳,则需和解,故予柴胡桂枝汤以表里双解。

《伤寒论》第67条:"伤寒若吐、若下后,心下逆满,气上冲胸,起则头眩,脉沉紧,发汗则动经,身为振振摇者,茯苓桂枝白术甘草汤主之。"《金匮要略·痰饮咳嗽病脉证并治》:"心下有痰饮,胸胁支满,目眩,苓桂术甘汤主之。""夫短气有微饮,当从小便去之,苓桂术甘汤主之,肾气丸亦主之。"此3条原文所述病证皆为水液代谢失常,气不化水,水停于内而为患,故称之为"水气病"。其治疗宗"病痰饮者,当以温药和之"之意,以温阳化饮为主,故以茯苓、白术以蠲饮气,桂枝、甘草以生阳气,以苓桂术甘汤为代表方。观此患者,上有口干欲饮,下有小便不利,夜尿3次,为水气不化,津液不能布行之故,故复予苓桂术甘汤温阳化气以蠲饮,助柴胡桂枝汤以和解少阳,调和营卫。

该患者发热日久,间断自行服用抗生素效果不佳。经日久失治误治,导致疾病迁延不愈。此时,单一方剂难以胜任,故以柴胡桂枝汤和解少阳、调和营卫为基础,同时合用苓桂术甘汤以温阳化饮。二诊时针对患者平素易感的特点,辨证为气虚阳郁,予玉屏风散合四逆散加减,以巩固善后。

(刘　妙　整理)

不明原因低热2年(血府逐瘀汤合消瘰丸)

韩某,女,46岁。

主诉:低热2年。

2017年9月12日首诊:午后发作低热(体温37.2~37.4℃),偶有恶风、自汗、面烘热。经行不定期,痛经剧烈,"痛到在床上打滚"。多处经治鲜效。脉弦细短滑,舌质暗苔薄。

既往史:乳腺纤维瘤病史。

西医诊断:不明原因低热。

中医辨证：气滞血瘀，瘀热互结。

治法：化瘀清热，化痰散结。予血府逐瘀汤合消瘰丸加味：

北柴胡 10g	炒枳实 10g	桃仁 10g	红花 10g
生地黄 20g	川芎 15g	当归 15g	赤芍 15g
桔梗 10g	川牛膝 15g	玄参 15g	浙贝母 15g
生牡蛎 30g^{先煎}	全瓜蒌 30g	皂角刺 10g	炒槟榔 10g
炮甲粉 3g^{冲服}	黄芩 15g	醋香附 10g	白蒺藜 15g
蒲公英 15g			

20 剂，水煎服，每日 1 剂。

2017 年 11 月 7 日二诊：服药 20 剂，午后发热痊，T ＜ 37℃，经行腹痛明显减轻，能够忍受。

按：《医林改错》血府逐瘀汤条下已有"晚发一阵热"，与此午后发热虽有不同，但主要病机一致。而其痛经剧烈，乳腺病变，舌质暗，提示气滞血瘀，瘀血发热。另需与阴虚发热加以鉴别，更与"日晡潮热"之阳明实证有天壤之别。

（李 进 整理）

第二节 血 液 病

高龄巨幼细胞性贫血（十全大补汤合皂矾丸）

王某，女，82 岁。

主诉：头晕、乏力 10 年，加重伴心悸 1 个月。

现病史：患者 2002 年出现头晕、乏力、纳差等症状，并曾经出现一过性晕厥。本院血液科住院治疗查血常规显示三系减少，骨髓涂片诊断为巨幼细胞性贫血。予以叶酸、维生素 B_{12} 等治疗后，患者病情好转出院。2012 年 5 月患者无明显诱因再次出现头晕、乏力，伴心悸、纳差。2012 年 6 月 7 日患者自觉乏力加重，并出现双下肢行走困难。

既往史：慢性萎缩性胃炎 40 年，胆结石 20 年，甲状腺功能亢进症 6 年，高血压 3 年。

血常规：白细胞计数 0.97×10^9/L，红细胞计数 0.79×10^{12}/L，血红蛋白 34g/L，

血小板计数 5×10^9/L。贫血三项：血清叶酸 9.12nmol/L，血清维生素 B_{12} 126pmol/L，血清铁蛋白 147.4ng/ml。

骨髓片显示：①粒系增生；②红系增生显著，可见巨变、类巨变，易见巨中、巨晚红、2~4 核红，可见子母核、核碎裂，H-J 小体，点彩红细胞、分裂象，成熟红细胞明显大小不等，部分胞体大，可见巨大红细胞，多嗜性大红细胞、异形红细胞；③全片巨核仅 6 枚血小板明显减少；④铁染色：外铁（+），Ⅰ型 25%，Ⅱ型 44%，Ⅲ型 23%（书末彩图 8）。诊断为巨幼细胞性贫血。

2012 年 6 月 12 日首诊：患者头晕、乏力、心悸。重度贫血貌，面色㿠白无华，少气懒言，气短，口唇、爪甲色淡，睑结膜苍白。食欲不振，形怯畏寒，大便溏，消瘦明显。舌胖大淡暗，舌下有瘀点，脉沉细弱。

西医诊断：巨幼细胞性贫血。

中医辨证：心脾两虚，肾阳不足。

予十全大补汤加味：

红参9g	茯苓15g	炒白术12g	炙甘草6g
熟地黄30g	当归9g	川芎15g	白芍15g
生黄芪30g	肉桂3g	阿胶珠10g	鹿角胶10g
制巴戟天10g	陈皮15g		

14 剂，水煎服，每日 1 剂。

同时服用成药"复方皂矾丸"（代"伐木丸"意）：每次 1.8g，一日 3 次。

服药 5 天后，患者病情明显好转，乏力、头晕症状基本缓解，食欲恢复。复查白细胞计数 6.03×10^9/L，红细胞计数 2.36×10^{12}/L，血红蛋白 86g/L，血小板计数 222×10^9/L。服药 2 周后，患者可自行行走，头晕、乏力症状逐步消失，饮食如常。后再复查红细胞计数已达 3.31×10^{12}/L，血红蛋白 106g/L，几近正常，较入院时病情显著好转。

按：记得在南通行医学习时，曾见汤承祖前辈以"绛矾丸"治疗虚劳（血虚），西医诊断为再生障碍性贫血患者，获效显著，印象深刻。"绛矾丸"出自《重订广温热论》，由皂矾（面裹烧红）、苍术、厚朴、陈皮、甘草、半夏等组成。现"绛矾丸""伐木丸"均难寻，可以"复方皂矾丸"代之。

（柳　翼　整理）

第三节 其他疾病

男子不育（升陷祛瘀汤合五子衍宗丸）

某男，25岁。

主诉： 结婚2年未能生育。

现病史： 患者2011年结婚后2年未能生育（妻子妇检正常），查精子形态正常50%（正常>50%），精子数量0.1百万/ml（正常>20百万/ml），活动度1（正常3~4），直线0（正常>2），非直线0（正常>50）。结论：精子数量减少，活动度极低，生殖极困难。国外治疗无效，求治于中医。

既往史： 以往有晕厥、黑蒙病史（曾经数次胃肠大手术，切除大、小肠共2m）。

2013年7月1日首诊： 全身乏力，易倦，肢冷，便溏（一日二三行）。舌质暗，苔薄白微腻，脉细弦、尺弱。

西医诊断： 男子不育。

中医辨证： 气陷血瘀，肾虚精亏。

治法： 补肾填精，升陷祛瘀。予升陷祛瘀汤合五子衍宗丸加味：

生黄芪30g	柴胡10g	升麻10g	桔梗10g
知母15g	三棱15g	莪术20g	炒白术15g
山茱萸15g	山药15g	熟地黄15g	陈皮15g
菟丝子15g	覆盆子15g	桑椹15g	枸杞子15g
车前子15g	龟甲胶10g	鹿角胶10g	

40剂，水煎服，每日1剂。

2014年5月2日国际电话报告： 妻子已经顺产一男孩（3 750g），母子安康。

按： 肾精能化气，又藏精、生髓，为生殖发育之源。《黄帝内经》"少火生气"，气由少火发生，乃元气之根本。《医学衷中参西录》："是大气者，原以元气为根本，以水谷之气为养料，以胸中之地为宅窟者也。"

该患者数次大手术，切除大、小肠共2m，有黑蒙、晕厥史，气陷血瘀证基础病变已显现。肾精亏虚既是病因也是气陷血瘀的又一病理改变，此案可资参考。

后记： 夫妻因在俄国被断定生育不可能，但经来中国中医治疗后喜得贵子，介绍其母来诊多年痼疾。她见到我时首先感谢，并说她孙子是"MADE IN CHINA"。

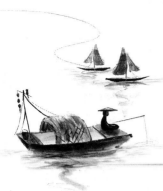

附1 英文缩写对照表

缩写	英文全称	中文全称
ACS	acute coronary syndrome	急性冠脉综合征
ACG	apex cardiogram	心尖搏动图
ACEI	angiotensin converting enzyme inhibitor	血管紧张素转化酶抑制剂
AFB	atrial fibrillation burden	心房颤动负荷
ALB	albumin	白蛋白
ALT	alanine aminotransferase	丙氨酸转氨酶
ALI	acute lung injury	急性肺损伤
AMI	acute myocardial infarction	急性心肌梗死
AMY	amylase	淀粉酶
ANP	atrial natriuretic polypeptide	心房利钠尿多肽（心钠素）
ANTs	anthracyclines	蒽环类抗生素
APTT	activated partial thromboplastin time	活化部分凝血活酶时间
ARDS	acute respiratory distress syndrome	急性呼吸窘迫综合征
ASMAE	acute superior mesenteric artery embolism	急性肠系膜上动脉栓塞
ASMAT	acute superior mesenteric artery thrombosis	急性肠系膜上动脉血栓形成
ASO test	antistreptolysin O test	抗链球菌溶血素 O 试验
AST	aspartate aminotransferase	天冬氨酸转氨酶
ATP	adenosine triphosphate	三磷酸腺苷
BNP	B-type natriuretic peptide	脑钠肽
BUN	blood urea nitrogen	血尿素氮
bFGF	basic fibroblast growth factor	碱性成纤维细胞生长因子

缩写	英文全称	中文全称
CABG	coronary artery bypass grafting	冠状动脉旁路移植术
CAE	coronary artery ectasia	冠状动脉扩张
CAP	community acquired pneumonia	社区获得性肺炎
cGMP	cyclic guanosine monophosphate	环磷酸鸟苷
CO	carbon monoxide	一氧化碳
COPD	chronic obstructive pulmonary disease	慢性阻塞性肺疾病
CPTX	catamenial pneumothorax	月经性气胸
Cr	creatinine	肌酐
CRP	C reactive protein	C 反应蛋白
CRS	cardiorenal syndrome	心肾综合征
CRT	cadiac resyn-chronization therapy	心脏再同步化治疗
DATI	diastolic amplitude time index	舒张振幅时间指数
DBIL	direct bilirubin	直接胆红素
IBS	irritable bowel syndrome	肠易激综合征
DLCO	diffusing capacity of the lung for carbon monoxide	一氧化碳弥散量
DM	dermatomyositis	皮肌炎
EDRF	endothelium-derived relaxing factor	内皮 [源性] 舒血管因子（内皮舒张因子）
ERCP	endoscopic retrograde cholangiopancre-atography	经内镜逆行性胰胆管造影术
ESR	erythrocyte sedimentation rate	红细胞沉降率
EST	endoscopic sphincterotomy	内镜下乳头括约肌切开术
ET	essential tremor	特发性震颤
FBG	fasting blood glucose	空腹血糖
FEV_1	forced expiratory volume in one second	第 1 秒用力呼气容积
Fib	fibrinogen	纤维蛋白原
FT_3	free triiodothyronine	游离三碘甲腺原氨酸
FT_4	free thyroxine	游离甲状腺素

续表

缩写	英文全称	中文全称
FUO	fever of unknown origin	不明原因发热
FVC	forced vital capacity	用力肺活量
GGT	γ-glutamyltranspeptidase	γ-谷氨酰转肽酶
H$_2$S	hydrogen sulfide	硫化氢
HFpEF	heart failure with preserved ejection fraction	射血分数保留的心衰
HFrEF	heart failure with reduced ejection fraction	射血分数下降的心衰
HGB	hemoglobin	血红蛋白
HO	heme oxygenase	血红素加氧酶
HSP	heat shock protein	热休克蛋白
ICD	implanted cardiac defibrillator	植入型体内除颤器
IM	involuntary movement	不自主运动
IMT	intima media thickness	内膜中膜厚度
IRP	isovolumic relaxation phase	等容舒张期
JIA	juvenile idiopathic arthritis	幼年特发性关节炎
LAD	left anterior descending（branch）	左前降支冠状动脉
LCX	left circumflex（branch）	左旋支冠状动脉
LHF	latent heart failure	潜在性心力衰竭
LM	left main（branch）	左主干冠状动脉
LVEF	left ventricular ejection fraction	左室射血分数
LVET	left ventricular emptying time	左心室排空时间
MODS	multiple organ dysfunction syndrome	多器官功能障碍综合征
MRSA	methicillin resistant Staphylococcus aureus	耐甲氧西林金黄色葡萄球菌
MS	multiple sclerosis	多发性硬化
MTX	methotrexate	甲氨蝶呤
MVO$_2$	myocardial volume of oxygen	心肌氧耗量
N	neutrophil	中性粒细胞
NO	nitric oxide	一氧化氮

续表

缩写	英文全称	中文全称
NOS	nitric oxide synthase	一氧化氮合酶
NT-proBNP	N terminal pro B type natriuretic peptide	N 端前脑钠肽
PBC	primary biliary cirrhosis	原发性胆汁性肝硬化
PCI	percutaneous coronary intervention	经皮冠脉介入术
PD	Parkinson disease	帕金森病
PE	pulmonary embolism	肺栓塞
PH	pulmonary hypertension	肺动脉高压
PI	pulsatility index	搏动指数
PLT	platelet	血小板
PTCA	percutaneous transluminal coronary angioplasty	经皮腔内冠状动脉成形术
PTE	pulmonary thromboembolism	肺血栓栓塞症
PTH	parathyroid hormone	甲状旁腺激素
RA	rheumatoid arthritis	类风湿关节炎
RBC	red blood cell	红细胞
RCA	right coronary artery	右冠状动脉
REM	rapid eye movement	快速眼动相
RF	rheumatoid factor	类风湿因子
RFP	rapid filling period	快速充盈期
RLS	restless leg syndrome	下肢不宁综合征（不安腿综合征）
SAD	somatoform autonomic dysfunction	躯体形式自主神经功能失调
SAF	the severity of atrial fibrillation	心房颤动严重程度
SARS	severe acute respiratory syndrome	严重急性呼吸道综合征
SFP	slow filling period	缓慢充盈期
SHS	shoulder-hand syndrome	肩 - 手综合征
SIRS	systemic inflammatory response syndrome	全身炎症反应综合征
SMA	superior mesenteric artery	肠系膜上动脉
SOD	superoxide dismutase	超氧化物歧化酶
SSS	sick sinus syndrome	病态窦房结综合征

续表

缩写	英文全称	中文全称
STI	systolic time interval	心脏收缩时期
TARTI	total apexcardiographic relaxation time index	总舒张时间指数
TBIL	total bilirubin	总胆红素
TIA	transient ischemic attack	短暂性脑缺血发作
TIMI	thrombolysis in myocardial infarction	心肌灌注分级
TMD	temporomandibular disorder	颞下颌关节紊乱综合征
TNI	troponin	肌钙蛋白
TNF	tumor necrosis factor	肿瘤坏死因子
TOBS	top of the basilar syndrome	基底动脉尖综合征
TP	total protein	总蛋白
TSH	thyroid stimulating hormone	促甲状腺激素
TT_3	total triiodothyronine	总三碘甲腺原氨酸
TT_4	total tetraiodothyronine	总甲状腺素
UA	uric acid	尿酸
UCG	ultrasonocardiography	超声心动图
VEGF	vascular endothelial growth factor	血管内皮生长因子
WBC	white blood cell	白细胞

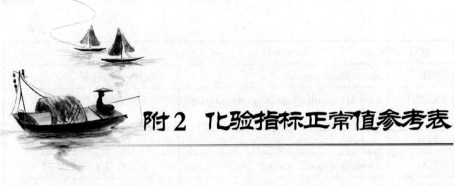

附2 化验指标正常值参考表

缩写	中文全称	正常范围
2hPG	餐后 2 小时血糖	4.4~7.8mmol/L
ALB	白蛋白	35~55g/L
ALT	丙氨酸转氨酶	< 40U/L
AMY	淀粉酶	28~100U/L
APTT	活化部分凝血活酶时间	28.0~43.5 秒
ASO	抗链球菌溶血素 "O" 试验	< 200U/ml
AST	天冬氨酸转氨酶	< 42U/L
BMI	身体质量指数	18.5~23.9
BNP	脑钠肽	< 100pg/ml
BUN	血尿素氮	2.9~7.5mmol/L
CA15-3	癌抗原 15-3	< 28U/ml
CHO	总胆固醇	< 5.2mmol/L
CK	肌酸激酶	26~200U/L
CK-MB	肌酸激酶同工酶	< 3.61ng/ml
Cl⁻	血氯	90~100mmol/L
Cr	肌酐	35~106μmol/L
CRP	C 反应蛋白	< 10mg/L
cTNI	心肌肌钙蛋白 I	< 0.04ng/ml
CYFRA21-1	细胞角质蛋白 19 片段抗原 21-1	< 3.3ng/ml
DBIL	直接胆红素	< 7μmol/L

续表

缩写	中文全称	正常范围
DLCO	一氧化碳弥散量	＞80% 预测值
DLCO/VA	肺泡一氧化碳弥散量与肺容量比值	＞80% 预测值
ESR	红细胞沉降率（血沉）	＜15mm/ 小时（男）；＜20mm/ 小时（女）
FBG	空腹血糖	3.9~6.1mmol/L
FEV_1	第 1 秒用力呼气容积	≥80% 预计值
FEV_1/FVC	第 1 秒用力呼气容积与用力肺活量比值	≥92%
Fib	纤维蛋白原	2~4g/L
FT_3	游离三碘甲腺原氨酸	2~4.4pg/ml
FT_4	游离甲状腺素	0.93~1.7ng/dl
FVC	用力肺活量	≥80% 预计值
GGT	γ- 谷氨酰转肽酶	＜52U/L
HbA1c	糖化血红蛋白	4.2%~6%
HCY	同型半胱氨酸	≤15μmol/L
HDL-C	高密度脂蛋白胆固醇	1.0~2.2mmol/L
HGB	血红蛋白	120~165g/L（男）；110~150g/L（女） 180~190g/L（新生儿）；120~140g/L（儿童）
IL-6	白细胞介素 -6	0~5.9pg/ml
IVsd	室间隔厚度	6~11mm
K^+	血钾	3.5~5.5mmol/L
LA	左房前后径	＜35mm
LDH	乳酸脱氢酶	100~250U/L
LDL-C	低密度脂蛋白胆固醇	低中危＜3.4mmol/L；高危＜2.6mmol/L 极高危＜1.8mmol/L
LVEF	左室射血分数	＞50%
LVIDd	左室舒张末径	35~55mm
LVIDs	左室收缩末径	20~40mm
LVPWd	左室后壁厚度	6~11mm

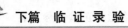

续表

缩写	中文全称	正常范围
N	中性粒细胞	$(1.8\sim6.3)\times10^9/L$
N%	中性粒细胞百分比	40%~75%
Na^+	血钠	135~145mmol/L
NT-proBNP	N 端前脑钠肽	< 125pg/ml
PCO_2	二氧化碳分压	35~45mmHg
PCT	降钙素原	< 0.5ng/ml
pH	动脉血酸碱度	7. 35~7.45
PLT	血小板	$(125\sim350)\times10^9/L$
PO_2	氧分压	95~100mmHg
PSA	前列腺特异性抗原	≤ 4ng/ml
PT	凝血酶原时间	11~15 秒
PTH	甲状旁腺激素	12~88pg/ml
RBC	红细胞	$(4.3\sim5.8)\times10^{12}/L$
RF	类风湿因子	< 20U/ml
SaO_2	动脉血氧饱和度	95%~98%
TBIL	总胆红素	5~21μmol/L
TC	总胆固醇	< 5.2mmol/L
TG	甘油三酯	< 1.7mmol/L
TP	血清总蛋白	60~80g/L
TSH	促甲状腺激素	0.27~4.2μU/ml
TT_3	总三碘甲腺原氨酸	0.8~2ng/ml
TT_4	总甲状腺素	5.1~14.1μg/ml
UA	尿酸	150~420μmol/L
WBC	白细胞	$(3.5\sim9.5)\times10^9/L$

45

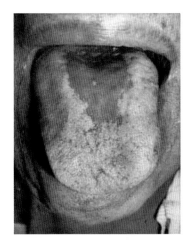

彩图 1　正中菱形舌炎

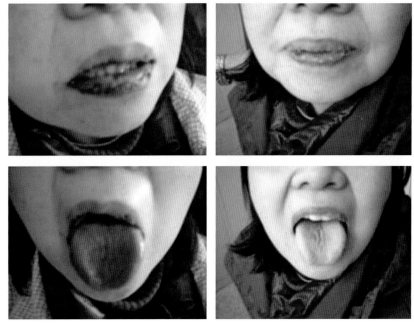

用药前　　　　　　　　　　　　　用药后

彩图 2　甘草干姜汤治疗前后舌质舌苔对比

服药前　　　　　　　　　服药后

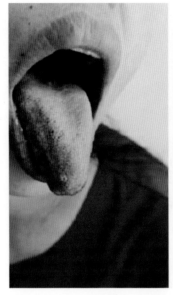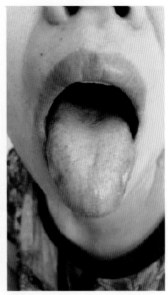

彩图 3　治疗前后舌苔舌质变化

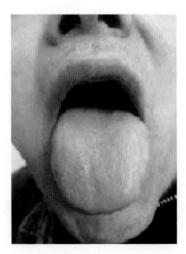

彩图 4　孙某，男，34 岁。舌质淡紫胖，苔白腻

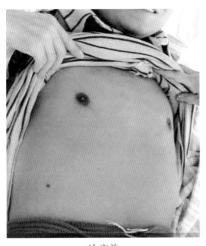
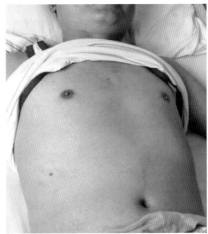

治疗前   治疗后

彩图 5　杨某，男，43 岁。重症淤胆型肝炎治疗前后

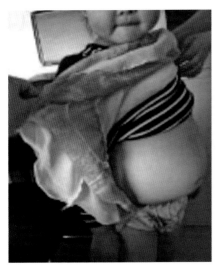
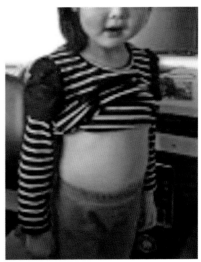

彩图 6　王某，女，7 岁。难治性肾病综合征治疗前后形体对比

治疗前　　　　　　　　　　　　治疗后

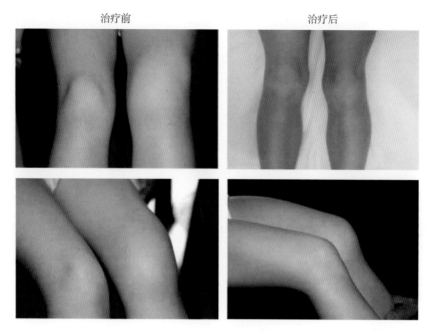

彩图 7　某女，3 岁半，乌克兰人。幼年特发性关节炎治疗前后形态对比

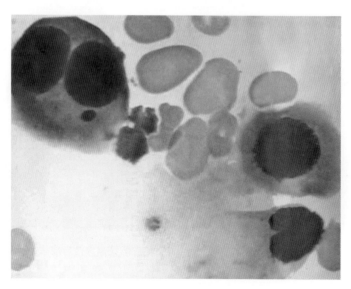

彩图 8　王某，女，82 岁。骨髓片